U0377006

口腔种植之水平骨增量

Horizontal Alveolar Ridge Augmentation
in Implant Dentistry A Surgical Manual

原　著　[美] Len Tolstunov

主　审　季　平

主　译　黄元丁　付　钢

译　者（按姓氏笔画排序）

王　涛　付　钢　白　石　李　婷

李晓东　邹华伟　张晓楠　陈　陶

周　乔　黄　弘　黄元丁　舒林径

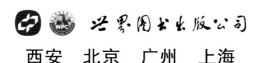

西安　北京　广州　上海

图书在版编目（CIP）数据

　　口腔种植之水平增量 /（美）莱恩·托尔斯图诺夫（Len Tolstunov）主编;
黄元丁，付钢主译 . —西安：世界图书出版西安有限公司，2018.10
　　（口腔种植经典操作指南丛书）
　　书名原文：Horizontal alveolar ridge augmentation in implant dentistry
A surgical manual
　　ISBN 978-7-5192-4914-4

　　Ⅰ . ①口… Ⅱ . ①莱… ②黄… ③付… Ⅲ . ①种植牙—口腔外科学
Ⅳ . ① R782.12

　　中国版本图书馆 CIP 数据核字（2018）第 218133 号

Horizontal alveolar ridge augmentation in implant dentistry A surgical manual by Len Tolstunov, ISBN: 9781119019886

Copyright © 2016 by John Wiley & Sons, Inc. All rights reserved

Published by John Wiley & Sons, Inc., Hoboken, New Jersey

Published simultaneously in Canada

书　　名	**口腔种植之水平骨增量**	
	Kouqiang Zhongzhi Zhi Shuiping Guzengliang	
原　　著	[美] Len Tolstunov	
主　　译	黄元丁　付　钢	
责任编辑	马元怡　卢　静	
装帧设计	新纪元文化传播	
出版发行	**世界图书出版西安有限公司**	
地　　址	西安市北大街 85 号	
邮　　编	710003	
电　　话	029-87214941（市场营销部）	
	029-87234767（总编室）	
网　　址	http://www.wpcxa.com	
邮　　箱	xast@wpcxa.com	
经　　销	新华书店	
印　　刷	陕西金和印务有限公司	
开　　本	889mm × 1194mm　　1/16	
印　　张	22.75	
字　　数	410 千字	
版　　次	2018 年 10 月第 1 版　2018 年 10 月第 1 次印刷	
版权登记	25-2017-0020	
国际书号	ISBN 978-7-5192-4914-4	
定　　价	288.00 元	

医学投稿　xastyx@163.com　‖ 029-87279745　87284035
☆如有印装错误，请寄回本公司更换☆

谨以此书献给我的父亲 Alexander Tsipis，
他会以此为荣。

致　谢
Acknowledgments

我想向这两本书的来自全球 10 个国家的 70 名编撰者表达我最衷心的感谢，他们无私地分享了自己的知识、专长、才能和时间。这是一支由顶尖专家志愿组成的团队，他们为这两本书，为口腔医学和医学教学牺牲了自己的个人时间。在本书的编撰及出版过程中，他们中很多人都成为我所敬佩和仰慕的朋友及可靠的伙伴。

此外，我要特别感谢我的妻子 Marina，她利用新的业余爱好和兴趣填补了我忙于编撰此书长时间待在办公室而无法陪伴在她身边的整整两年时间。Marina 是我一生的挚爱，我永远无法忘记她为我做出的巨大牺牲。我的孩子们，Deana 和 Antony 是我日常生活中不可或缺的、让我倍感幸福的一部分，正是因为他们，我才能心无旁骛地、真诚地、全身心地投入到此书的撰写中。

同样，我也想感谢 John Wiley & Sons 公司的员工们专业而耐心的指导。这是我编撰的第一本专著，对我来讲，出书是一个从未涉足的领域。感谢组稿编辑 Rick Blanchette，编辑助理 Teri Jensen，高级项目编辑 Jenny Seward、Catriona Cooper。文字编辑 Patricia Bateson 在每个章节的审稿中起着非常重要的作用，他保证了用词的准确性及内容的可读性。在撰书的最后阶段，Shikha Pahuja 至关重要，他与每一位编撰人员和编辑保持沟通，以确保每一个章节都符合出版标准。非常感谢 John Wiley & Sons 公司的专家们在细节上的一丝不苟，这种精神令人钦佩。同时，艺术插画家 Brittany King 的医学插图绘制技巧，其与编撰人员的耐心沟通也值得褒奖。

我还想感谢我们旧金山 Van Ness 口腔颌面外科中心的同事们，包括 Vilma Camacco、Liliya Kaganovsky、Marina Tolstunov 和 Kim Hanson，他们帮助我顺利地完成了临床工作和书稿编撰工作。

此外，还有很多专业的老师及同事通过给予我的指导，默默地为此书做出了许多贡献，他们包括来自美国旧金山太平洋大学、加利福尼亚大学以及俄罗斯莫斯科口腔医学协会的老师和口腔外科医生们。

原著作者
Contributors

Alexandre-Amir Aalam, DDS
Clinical Assistant Professor
Herman Ostrow School of Dentistry of USC
Los Angeles, CA, USA

Francesco Amato, MD, DDS, PHD
(University of Catania)
Private Practice, Catania, Italy

Shahid Aziz, DMD, MD, FACS
Professor
Department of Oral and Maxillofacial Surgery
Rutgers School of Dental Medicine
Newark, NJ, USA

Joseph Choukroun, MD
President of SYFAC (International Symposium o
Growth Factors)
Nice, France

Gregory J. Conte, DMD, MS
Private Practice, San Francisco, CA, USA

Bruno Ella-Nguema, DDS, PHD
Associate Professor
Head of Department of Anatomy and Physiology
Faculty of Dental Sciences,
Bordeaux University
Bordeaux, France

Mohammed E. Elsalanty, MBBS, MCTS, PHD
Associate Professor
Department of Oral Biology
and Department of Oral and Maxillofacial Surge
College of Dental Medicine
Georgia Regents University
Augusta, GA, USA

Edgard El Chaar, DDS, MS
Director, Advanced Program in Periodontics
Clinical Associate Professor
New York University, College of Dentistry
New York, NY, USA

Mark C. Fagan, DDS, MS
Private Practice, San Jose, CA, USA

John F. "Eric" Hamrick, DMD
Associate Clinical Professor
Department of Periodontics
Medical University of South Carolina School of Dentistry
Greenville, SC, USA

David Hatcher, DDS, MSC, MRCD(C)
Adjunct Professor, School of Dentistry, Department of
Orthodontics, University of Pacific, San Francisco, CA;
Clinical Professor, School of Dentistry, Roseman
University;
Clinical Professor, Orofacial Sciences, School of
Dentistry, University of California, San Francisco, CA;
Clinical Professor, School of Dentistry, University of
California, Los Angeles, CA;
Clinical Professor Volunteer, Department of Surgical
and Radiological Sciences, School of Veterinary
Medicine, University of California, Davis, CA;
Private Practice, Diagnostic Digital Imaging,
Sacramento, CA, USA

Alan S Herford, DDS, MD, OMFS
Chair and Professor
Oral and Maxillofacial Surgery Department
Loma Linda University
Loma Linda, CA, USA

A. Thomas Indresano, DMD
The Dr. T. Galt and Lee Dehaven Atwood Professor and Chair
Department of Oral and Maxillofacial Surgery
University of the Pacific Arthur A. Dugoni School of
Dentistry, San Francisco, CA, USA
Department of Oral and Maxillofacial Surgery and
Chief, Highland Hospital
Oakland, CA, USA

Ole Jensen, DDS, MS
Oral and Maxillofacial Surgery
Denver, CO, USA

Richard T. Kao, DDS, PHD
Private Practice, Cupertino, CA;
Clinical Professor
Division of Periodontology, University of California;
Adjunct Clinical Professor
Department of Periodontology
University of Pacific, Arthur A. Dugoni School of
Dentistry
San Francisco, CA, USA

J. Daulton Keith Jr., DDS
Private Practice in Periodontics
Charleston, SC, USA

Joseph A. Leonetti, DMD
Oral Surgeon and Partner
Main Line Oral Surgery
Paoli and Lionville, PA, USA

Ugo Macca, DDS
(University of Catania), CAGS in Prosthodontics
(Boston University)
CAGS in Prosthodontics at Boston University;
Private Practice, Siracusa, Italy

Jay P. Malmquist, DMD
Oral and Maxillofacial Surgery
Portland, OR, USA

Robert E. Marx, DDS
Professor of Surgery and Chief
Division or Oral and Maxillofacial Surgery
University of Miami Miller School of Medicine
Miami, FL, USA

Agatino Davide Mirabella, DDS, DMD
Adjunct Professor
Department of Orthodontics
University of Ferrara, Italy;
Private Practice Catania, Italy

Gary A. Morris, BA, BS, DDS
Prosthodontist
Adjunct Clinical Assistant Professor
Department of Graduate Studies
Southern Illinois University, School of Dental Medicine
Buffalo Grove, IL, USA

Katina Nguyen, DDS, OMFS
Research Fellow
Oral and Maxillofacial Surgery Department
Loma Linda University
Loma Linda, CA, USA

Sami A. Nizam II, DMD, MD
Resident
Department of Oral and Maxillofacial Surgery
Rutgers School of Dental Medicine
Newark, NJ, USA

Masamitsu Oshima
Department of Oral Rehabilitation and Regenerative
Medicine
Graduate School of Medicine, Dentistry and
Pharmaceutical Sciences
Okayama University
Okayama, Japan;
Research Institute for Science and Technology
Tokyo University of Science
Noda, Chiba, Japan

Sarah Oshman, DMD
Clinical Associate Professor, Advanced Program in
Periodontics, New York University, College of Dentistry,
NY, NY, USA

Patrick Palacci, DDS
Brånemark Osseointegration Center, Marseille, France;
Visiting Professor, Boston University, Boston, MA, USA;
Visiting Professor, Andrés Bello University Santiago de
Chile;
Visiting Professor Maimónides University, Buenos Aires

Shikha Rathi, BDS, MS
Diplomate, American Board of Oral and Maxillofacial
Radiology;
Adjunct Professor, School of Dentistry, Department of
Orthodontics
University of Pacific, San Francisco;
Private Practice, Diagnostic Digital Imaging
Sacramento, CA, USA

Ayleen Rojhani, DDS, OMFS
Senior Resident
Oral and Maxillofacial Surgery Department
Loma Linda University
Loma Linda, CA, USA

Sterling R. Schow, DMD
Professor
Department of Oral and Maxillofacial Surgery
Texas A&M University
Baylor College of Dentistry
Dallas, TX, USA

Devorah Schwartz-Arad, DMD, PHD
Head and Senior Surgeon
Schwartz-Arad Day-Care Surgical Center
Oral and Maxillofacial Surgery
Advanced Implantology, Periodontology anad
Endodontology
Ramat Hasharon, Israel

Mohamed Sharawy, BDS, PHD
Professor of Anatomy and Oral and Maxillofacial
Surgery
Georgia Reagents University
College of Dental Medicine
Augusta, GA, USA

Erica L. Shook, DDS
Assistant Professor
Department of Oral and Maxillofacial Surgery
University of the Pacific Arthur A. Dugoni School of

Dentistry and Highland Hospital
San Francisco, CA, USA

Tetsu Takahashi, DDS, PHD
Department of Oral and Maxillofacial Surgery
Tohoku University Graduate School of Dentistry
Sendai, Japan

Len Tolstunov, DDS, DMD
Private Practice, Oral and Maxillofacial Surgery, San
Francisco, California, USA;
Assistant Clinical Professor, Department of Oral and
Maxillofacial Surgery,
UCSF and UOP Schools of Dentistry, San Francisco, CA,
USA

R. Gilbert Triplett, DDS, PHD
Regents Professor
Department of Oral and Maxillofacial Surgery
Texas A&M University
Baylor College of Dentistry
Dallas, TX, USA

Takashi Tsuji, PHD
RIKEN Center for Developmental Biology
Kobe, Hyogo, Japan;
Organ Technologies Inc.
Tokyo, Japan

Kensuke Yamauchi, DDS, PHD
Lecturer, Division of Oral and Maxillofacial Surgery
Tohoku University Graduate School of Dentistry
Vice Director, Dental Implant Center
Tohoku University Hospital
Sendai, Japan

Andrew Yampolsky, DDS, MD
Resident
Department of Oral and Maxillofacial Surgery
Rutgers School of Dental Medicine
Newark, NJ, USA

郑重声明

  本书的内容旨在进一步促进科学研究，并不为特定患者推荐或推广特定的诊断、治疗方法。出版商、作者、译者没有就本书内容的精确性和完整性作任何保证，并且明确否认任何负责任的保证，例如针对特定目的健康和疗效的保证。针对正在进行的研究、设备升级、仪器更新换代、政府法规的变化、设备和用药等信息的不断完善，有读者要求审查和评估其包含的详尽信息，例如每种药物、设备和装置的各种信息，并希望对部分问题提供详细的指示、警告和预防措施，对于这种情况读者应适当咨询专家。任何组织或网站在本书中被引用时，并不意味着作者或出版商认可该组织或网站提供或建议的任何信息。读者还应意识到，本书所列的互联网网站在著书和阅读时可能发生变化甚至消失，本作品的任何推广声明，不为其提供任何担保。无论是出版商还是作者，都不对由此产生的任何损害负责。

原著序
Preface

"教育的价值不在于对事实的学习，而在于训练大脑如何去思考。"

——阿尔伯特·爱因斯坦

"生物性即命运"。

——西格蒙德·弗洛伊德

牙种植医学（口腔种植学）是一门正在不断发展的口腔外科学临床实践科学。每年有大量关于这门外科－修复联合学科不同方面的书籍问世。大量冠以"种植"和"口腔"的大部头，占据了医学书店及口腔医生的书架；但是，由于不同的原因，这些昂贵而权威的书籍却常常未能成为畅销书，被束之高阁、布满灰尘，而且更为重要的是，它们并未能按其被编撰的初衷，提供足够的实用价值。

我在三个大学里分别完成了口腔医学及口腔颌面外科专业的学习，期间，我一直青睐更加实用的书——临床操作手册类书籍。这些书通常是比较小的，精装或平装的有关临床、外科学或口腔医学的书，它们是我的随身宝物，我可以去任何地方都带上它们，在任何环境中都可以一直学习。可以说，这些实用的手册也被大部分临床医学或口腔医学的学生、住院医师和医生等所钟爱。

Dale Dubin 编写的 *Rapid Interpretation of EKG's* 就是这类临床参考实用书籍的典范。这是迄今为止，想要学习心电图的临床及口腔从业者学习和阅读最为广泛的书籍之一。这本优秀的著作现在已经成功印刷发行至第 6 版，并且一直是最畅销的书籍。这是什么原因造就的呢？我想这不仅是因为该书在其出色的编著中配有实图、图表、提问与互动，更因为该书对于所有医学生、医疗从业者，甚至非专业读者而言，都具有很大的实用性和参考性。

您手中现在拿着的这本书正是我们基于上述理念的一种尝试—— 一本与临床紧密结合的外科操作手册，一本与口腔种植学中"为什么"和"怎样做"相关的牙槽嵴骨增量的操作指南，一本易读易懂并以临床为导向的书，甚至可以随身携带进入手术室的书。

在编写此书期间，由于牙槽嵴骨增量技术繁多，Dr. Ole Jensen（我的导师，他为本书撰写了前言）认为想要在一本书里将这些海量的外科技术全部介绍给医生、住院医师及学生们是一项令人困惑且不可能完成的任务。如果这么做，这本书会非常厚重，从中寻找与您所需密切相关的内容也变得非常困难，同时不方便随身携带。这也是为什么要分成水平骨增量技术和垂直骨增量技术两本来写的原因，这两本书的风格都是包含完整病例报道和示意图的手术指南图谱。

《口腔种植之水平骨增量》介绍的外科技术主要针对宽度不足的牙槽嵴，采取水平骨增量技术；

《口腔种植之垂直骨增量》介绍了许多针对高度和体积不足的牙槽嵴的外科处理方法，主要讲解垂直和三维骨增量技术。当然，这两本书不可能囊括所有的牙槽嵴骨增量技术。在同行评审的口腔外科学、牙周病学、种植学和口腔医学杂志以及其他出版物中，几乎每天都有许多相关外科技术的报道。同样，由于新器械的开发和计算机技术的快速更新发展，这些技术也在其原有基础上不断改进。所以，为了方便读者学习，我们认为将现有的外科技术分为水平骨增量技术和垂直骨增量技术是符合逻辑的。

我们的目的是想用这两本密不可分的专著，配以照片、示意图和病例报道，以清晰而简明的方式，从不同的观点介绍常用或不常用的外科技术。这个过程需要修复医生（修复章节）和正畸医生（矫治性种植位点形成章节）的团队合作。每本书都是以颌骨的应用外科解剖学和胚胎学开篇，从诊断讲到治疗计划，然后再讲到许多不同的软硬组织增量技术。每本书的结尾对未来的发展予以展望（这些可能很快成为现实），如组织工程、干细胞技术、器官再生等。所有的章节都是由来自全球各自领域的顶尖外科专家（包括外科医生、研究者、学者）撰写。

任何技术水平或知识水平的读者，外科住院医师、刚从业的口腔执业医师、经验丰富的牙周科医生或是一位口腔颌面外科医生，都需要特别注意这两本书中所展现的以下 3 个外科理念。

1. 在美学区，通常需要进行软组织或硬组织增量，或软硬组织联合增量。

2. 静态与动态牙槽嵴骨增量（块状骨移植与牵张成骨，牙槽嵴骨劈开与正畸牵张萌出，或引导骨组织再生与骨膜扩张成骨）。

3. 骨增量特性，二维、三维与四维（考虑随年龄变化的骨改变）。

作为这两本外科手册的主编和撰稿人之一，我希望能够实现这两本书的最初目标——让它们成为您职业生涯中可能会重复阅读的临床参考外科手册，同时让您的患者受益。如果这个愿望能够实现，我将欣喜万分。

Len Tolstunov

原著导读

Introduction

在以现代种植为导向的口腔修复中，当现存牙槽骨的骨质和骨量不能满足成功的种植体骨结合要求时，则被定义为牙槽骨缺损。种植需要足够的骨质和骨量，这就催生并发展出一些有关牙槽嵴增量术的创新方法。同时，类似计算机引导种植体植入的改良种植技术减少了复杂骨增量术的必要性。有的医生可能会问，若不考虑硬组织的完全再生，还需要做什么样的特殊治疗呢？一旦考虑到大规模的重建，就必须运用到现代微创外科手术技术。临床医生可能会问，我们能够或者应该运用哪些微创外科手术来支持种植修复治疗呢？这正是本书尝试解答的问题。

除了骨结合，种植成功还需要考虑其他因素，包括重建牙槽骨形态和相应的牙龈美学轮廓，即正常的牙弓形态。然而，正常的牙弓形态意味着牙槽突和相应软组织修复均要达到理想的形态和功能（即牙弓具备功能性的颌位关系）。这不但要求骨结合成功，而且要求牙种植体具有行使远期功能所必需的牙槽骨高度、宽度及充足的牙龈覆盖。这意味着，牙槽骨不仅要恢复到初始的高度，而且有与之匹配的，尽力改善的骨和软组织质量，以期适应牙种植体的要求。为了获得正常的牙弓形态，熟悉并掌握各种外科手术操作是非常重要的。在本书中将尝试展示这些外科技术。

有时，医生会忽略他们所需要达成的最终目标。有些特定的种植程序可能根本不需要外科移植手术。对于每个特定病例，都必须基于精确的种植治疗计划，设想出最终的外科修复效果，如此方能帮助整个治疗团队理清必要的外科治疗程序。例如，外科医生必须确定种植体的植入位点，并判断现有骨量能否支持种植体以及是否需要植骨。因此需要制订出包括运用外科导板或计算机导航在内的所有修复前计划，例如，治疗的步骤和周期，是否进行同期植骨，或在种植体植入后采取二期植骨方案。无论制订何种治疗计划，外科手术的目的是通过选择有成功生物学基础的外科手术方法，获取在功能范围内的充足骨量。本书将对这些外科方法做出介绍。

外科移植的术式由种植时机（即牙槽窝的早期或延迟愈合）所决定，但也必须考虑到骨结合、功能重塑、抗吸收以及骨结合所需的生物活性。因此，理想的骨移植应该与自体骨结合良好，无大量的吸收改建，并具备充足的血供。骨移植替代物，例如，异质移植物、异种和同种异体移植物可能无法与天然骨完全结合。不同形式的自体移植、仿生重组以及基于自体细胞的治疗方法也许具备更好的生物学基础，但同样也需要与之匹配的先进外科技术的支持。本书将尝试详述这些特殊的治疗方法。

人们对理想骨移植效果的追求从未中断。新技术的应用时常用来简化、改善牙槽骨重建或扩大牙槽骨重建的适应证。目前，种植导向的牙槽骨增量术可以分为4类，包括：①引导组织或骨组织再生术（附加/不附加钛加强装置）；②骨块移植术（口外和口内）；③骨膜（带蒂）瓣形成的牙槽嵴劈开；④牵张成骨术。牙槽骨缺损也可以根据缺损形态分类，如垂直缺损、水平缺损、垂直水平联合缺损以及完全骨缺失。牙槽骨重建的科学和实践仍已描述为主，需要考虑许多变量因素，其中最重要的是"患者因素"，包括患者全身状况、患者意愿与需求以及患者的配合程度。本书即尝试阐述这些重要因素。

任何手术都需要考虑的另一个因素就是患者植入位点的愈合能力。在许多病例中，这比植入材料更加重要。如果植入位点血供充分，植入过程顺利，就会发生骨移植的完全结合。发生在1668年的第1例骨移植（从狗体内获取的）效果非常好，以至于后来患者因为宗教原因要求取出移植骨时移植的骨已经不能取出了。骨移植失败通常归因于所用的材料，但更常归因于宿主植入位点愈合能力的缺陷或有缺陷的外科手术，而不是移植材料本身的固有属性。

治疗简化现已变为非常重要的因素，即精简手术、简化治疗和节省花费。这意味着患者与医生之间的社会契约更倾向于应用微创外科、缩短治疗时间、简化外科治疗和提高支付能力。这就是即刻功能种植治疗（甚至在同期植骨面前）变得如此普遍的原因。简化的难点是正确的诊断、综合的治疗计划以及足够的训练。此外，在骨移植和决策制订过程中达成的共识，仅限于以经验为基础的病例报道知识，缺乏常难觅踪迹的Ⅰ级或Ⅱ级循证医学的对照研究。

这两本书是以临床为导向的专著，其目的是展示各种当前在临床中常见的水平和三维/垂直牙槽骨增量技术，并让读者能够很快学以致用。来自各自领域享誉盛名的专家组成国际性的多学科团队，以示意图和术中照片的形式呈现出各种外科技术。本书展示了每种技术的益处、风险、替代方案和并发症，并提供了参考文献（科学依据），让读者真正洞悉每一项外科手术。我希望这两本书能帮助读者增加对特定技术的认识，并拓宽能够在实践中成功应用的外科术式。如果你是一个勤于学习的人，这本书就是为你而作。

Ole T. Jensen

C目录
ONTENTS

第一篇

前　言

第1章 概述及骨增量分类

*Len Tolstunov**

Brånemark 发现骨结合（osseointegration）是20世纪口腔医学领域最具重大意义的事件之一[1-2]，该发现将口腔医学的发展划分为两个时期：口腔种植前时代（即症状口腔医学时代）和口腔种植时代（即生理口腔医学时代）。在口腔种植前时代，口腔修复学治疗牙齿缺失或牙列缺损只有两种有效方法：可摘活动义齿和固定桥。这两种方法有赖于邻牙和牙槽嵴黏膜的支持，而很少考虑牙槽骨的保存。

在口腔医学发展的第二阶段即当代口腔医学的后50年，口腔修复学（重建性口腔医学）已经开展了生理性治疗，即采用能够形成骨结合的骨内种植体修复缺失牙，这些种植体以类似天然牙列的方式使牙槽骨得以保存。骨保存原理基于骨内负载（endosseous bone loading，EBL）的概念。牙种植体也能避免邻牙承受不必要的负载，从而降低和消除牙支持式的可摘和固定修复体对天然牙列的损伤，增强咀嚼功能，提高美学效果和患者的舒适感。

最初，在外科手术的驱动下，口腔种植学主要考虑牙种植体的植入整合。很快另一观点变得明确：为了准确地种植修复，必须将种植体植入牙槽骨的修复性位点，即使该区骨量不足，也应植入与天然牙相同或邻近的位置。可见，口腔种植学已经发展成为一门以修复为导向的外科性修复学科。

最近几十年的发展已经明确口腔种植的成功与种植体的寿命取决于三个因素（种植三角），包括：①以修复为导向的种植体植入；②存在骨结合的基础，即足量的牙槽骨；③种植体周存在健康的软组织以维持良好的植体卫生和稳定。种植三角中任何一个因素的缺失最终都会影响种植体的健康或

寿命，并且经常导致种植失败。

由牙齿缺失、创伤（及多种其他因素）引起的骨萎缩或骨吸收，促进了以种植为导向的多种一次或分阶段骨增量技术的发展。这套丛书主要讲述应用于口腔种植学的骨增量技术。文献中已报道的修复缺损牙槽骨的多种骨增量技术[3-5]，在这两本书中均有描述。每一项技术都有其相应的适应证和禁忌证，也有其相应的支持者和反对者。本书中描述的4种常用于口腔种植学的牙槽嵴重建技术如下。

1. 颗粒状骨移植的引导性骨组织再生术（GBR）[6-7]。

2. 口外块状骨（取自髂骨、肋骨、颅骨）和口内块状骨（取自颏部、下颌支、下颌后牙区、颧骨、上颌结节）的外置式骨移植（onlay block bone graft）[8-11]。

3. 牙槽嵴骨劈开/骨移植（ridge split/bone graft）和三明治骨切开术（sandwich osteotomy）[12-14]。

4. 牙槽嵴牵张成骨术（alveolar distraction osteogenesis）[15-16]。

为了方便读者学习这些外科技术，本书的笔者将其大体分为两类：水平骨增量技术和垂直骨增量技术。本书描述了伴宽度缺损的牙槽嵴水平骨增量技术，丛书的另一本则详细讲述了伴高度缺损的牙槽嵴的垂直骨增量技术。这两本书并不是包含所有牙槽嵴骨增量技术的完整性论述。这既不可能，也不实际。同行评审的口腔外科学、牙周学、口腔种植学论文、综合性口腔医学杂志，以及其他出版物几乎每天都提出许多外科技术。同时，伴随着新设备和计算机技术的发展，这些技术的原型也不断

*Private Practice, Oral and Maxillofacial Surgery, San Francisco, California, USA
Department of Oral and Maxillofacial Surgery, UCSF and UOP Schools of Dentistry, San Francisco, California, USA

被改进。

　　分类有利于简化对特定内容的学习，便于读者全面了解复杂主题。在口腔种植学中，牙槽嵴骨增量技术存在多种不同的分类方法。表 1.1 显示的是本书笔者的分类方法。基于多年的教学和临床实践，以及编写本书的历程，我们提出了一个让学生、外科住院医师和临床医生更好理解的分类方法，该方法从概念上结合了生物学的观点（表 1.1）。

　　笔者建议这两本书的读者在打开书中任何与临床相关的章节时，都要完整地阅读、学习、研究

表 1.1　腔种植学中通过骨移植实现牙槽嵴骨增量的手术分类（水平骨增量或垂直骨增量）

术式	移植骨来源	骨增量类型	移植方式、瓣类型和移植骨血管再生	移植骨结合	增加的组织
Ⅰ. **内置式骨移植**		静态	游离移植		硬组织
A. 颗粒状骨	无或自体骨（如果需要）		有限的黏骨膜瓣；骨内来源（主要）的血管再生	编制状骨到板层骨；开始伴随骨形成	
1. 引导骨组织再生（适用于三壁或四壁拔牙窝或骨缺损）					
2. 牙槽嵴骨劈开或带蒂三明治切开（二壁的水平或垂直骨缺损）			带血管骨膜瓣[17-19]；2~3 个再生血管来源：来自劈开骨面内和骨膜来源（舌侧骨膜供应垂直增量骨，颊侧骨膜供应水平增量骨）[20]		
3. 上颌窦提升			无瓣（冲顶法）或者黏骨膜瓣（侧壁开窗法）；骨内和骨膜来源的新生血管（窦黏膜发挥了骨膜的作用）		
4. 自体块状皮质骨的帐篷植骨			黏骨膜瓣；帐篷块状骨移植不能实现血管化，并且有吸收的倾向		
B. 块状骨	口内或口外		无瓣；骨内来源（主要）的血管再生	编织状骨到板层状骨；开始伴随骨吸收	
Ⅱ. **外置式骨移植**		静态	游离移植；黏骨膜瓣；初期主要是骨内来源的血管再生，3~4 周后辅以骨膜来源的血管再生		硬组织
A. 颗粒状骨	无或自体骨移植（口内或口外）			编织状骨到板层状骨；开始伴随骨形成	
1. 引导性骨组织再生（一壁或二壁拔牙窝或骨缺损）或骨膜下隧道术					
2. 使用钛网、螺钉或种植体的帐篷植骨[21-23]			主要为颗粒状移植骨的骨内血管再生		
B. 块状骨	口内或口外		主要为块状移植骨的骨内血管再生	编织状骨到板层状骨；开始伴随骨吸收	
Ⅲ. **牙槽嵴牵张成骨**	无	动态	无移植骨；黏骨膜瓣；骨内血管再生为主并伴有舌侧或腭侧骨膜的血管再生	胖胀状骨形成，类似于骨折愈合，多数为膜内成骨，随后发生骨改建	硬组织和软组织（同时牵张/扩展）
Ⅳ. **游离骨–膜瓣移植（有微血管吻合）**	口外	静态	游离骨–软组织瓣；受植处与供骨处的微血管吻合及受植处的骨内血管再生	胖胀状骨形成，类似于骨折愈合，软骨内成骨后进行骨改建	硬组织和软组织（同时移植）

该技术。有针对性地阅读医学文献是比较常见并且富有成效的方法。在阅读完一章后，你可以返回这一章进行回顾和反思，然后，再去阅读其他不同类型（水平或垂直）骨增量技术的相关章节，并与前面的技术进行比较，同时还可查阅目前与该主题有关的文献。这有助于最终选择适合自己的技术（所掌握的并认为最好的技术）。而在为患者选择骨增量手术时，一定要记住每项技术的生物学原理。

笔者建议不论是初学的口腔外科医生，还是经验丰富的口腔医生，在学习外科方法和技术时，均要注意以下几点。

1. 软组织与硬组织增量：哪一种是必需的、哪一种优先？尤其是在美学区的治疗计划要认真考虑这些问题。

2. 静态与动态骨增量技术：块状骨移植与牵张成骨术，牙槽嵴骨劈开术与正畸牵引等。

3. 二维（2D）、三维（3D）和"四维（4D）"组织增量：水平或垂直（2D）骨和软组织移植；立体（3D）骨和软组织移植；时间（第四维）相关性骨和软组织移植，强调了增龄性变化是可预期的，并且可通过考虑充分的骨增量技术来预防（尤其是在上颌前牙区）。

读者可将这本书作为外科手术参考书或指导手册，可在任何地方（学校、家或手术室）学习，请您告诉我们您满意或不满意的地方，以及您认为应在以后的版本中需要修改、添加或删除的内容。我们希望新的版本比旧版更好。祝您在为患者利益着想而阅读本书的学习过程中有所收获。

颗粒状骨移植

1. 内置式（Inlay） 骨移植材料为异种骨，可与自体骨[含骨形成蛋白（BMP）]结合使用。比较理想的情况是种植体颈部和根部位于存留的天然骨内，而种植体的体部由移植骨包绕。植入到天然骨内的种植体的初期稳定性非常重要。

2. 外置式（Onlay） 骨移植材料为异种骨和异体骨的混合骨，并可结合自体骨（含有BMP）应用。种植体颈部由移植骨包绕，而体部植入到天然骨内，并在植入时具有良好的初期稳定性（30+NCm）。

颗粒状骨移植的帐篷植骨术（tenting procedures）

1. 自体皮质骨的帐篷植骨 在高度或宽度缺损的牙槽嵴处，游离的皮质骨块可用于实施二维骨增量，可在皮质骨块和基骨（天然骨）之间放置颗粒状植骨材料行内置式骨移植术。最开始分离的皮质"帐篷"骨是没有血供的，在 4 ~ 5 周后才仅有骨膜来源的血管系统重建形成，这种情况限制了皮质骨块的存活，并增加了随后的骨吸收。骨内和骨膜来源的再生血管为具有良好存活潜能的颗粒状移植骨提供血供。

2. 钛网帐篷植骨 钛网适用于缺损牙槽嵴的三维（立体）骨重建，并为其下方的颗粒状移植骨提供支撑和保护作用。颗粒状移植骨以外置式骨移植方式覆盖在基骨上。骨内来源的再生血管为具有良好存活潜能的颗粒状移植骨提供血供。

3. 骨膜帐篷植骨

A. 螺钉帐篷植骨：用金属螺钉固定支撑软组织基质，为基骨上的外置式颗粒状移植骨创造空间。通过水平和垂直植入螺钉可实现二维和三维的牙槽嵴骨增量。骨内和骨膜来源的再生血管为具有良好存活潜能的颗粒状移植骨提供血供。

B. 种植体帐篷植骨：用牙种植体固定支撑软组织膜，为基骨上的外置式颗粒状移植骨创造空间。可为高度缺损的牙槽嵴实现2D骨增量。骨内和骨膜来源的再生血管为具有良好存活潜能的颗粒状移植骨提供血供。

块状骨移植

外置式或内置式骨移植，水平、垂直或联合骨移植（J-graft），需采用固定螺钉和固定板，常出现继发性骨吸收。

牙槽嵴牵张成骨

水平向或垂直向牙槽嵴骨增量，需采用特殊的牵张装置。

需要微血管缝合的游离骨－膜瓣移植

垂直向和水平向牙槽嵴骨增量，需采用固位

板和固位螺钉。

移植骨血管再生（graft revascularization）意味着从血管生成到矿化和骨化的骨性愈合形成，特殊的血管来源主要有以下几种。

1. 骨内来源（中枢性或离心性）：通过血管再生促进骨性愈合（骨化）。这适用于任何的外置式或内置式骨移植，也适用于骨 – 膜瓣术形成的骨切开间隙（如牙槽嵴骨劈开后的间隙）。这是游离骨移植存活的主要血供来源。

A. 颗粒状骨移植：内在的骨沉积会转化成编织状骨；骨形成加快血管再生。

B. 块状骨移植：块状移植骨吸收血浆作为血供；骨吸收减缓血管再生。

2. 骨膜来源（外周性或向心性）：骨膜近端血管生成给骨膜外置接触的移植骨提供血供（类似于外置式块状骨移植）。这是游离骨移植存活的辅助性血供。

3. 微血管吻合：最好的血供来源。伴有软硬组织转移的血管游离移植，还可建立辅助性的骨内和骨膜来源的血供。

参考文献

[1] Brånemark P-I, Zarb G, Albrektsson T. Tissue-Integrated Prostheses. Chicago, IL: Quintessence Publishing Company, 1985

[2] Brånemark P-I, Hansson B, Adell R, et al. Osseointegrated Implants in the Treatment of the Edentulous Jaw. Experience for a 10-Year Period. Stockholm: Almqvist & Wiksell International, 1977

[3] Aghaloo TL, Moy PK. Which hard tissue augmentation techniques are the most successful in furnishing bony support for implant placement? Int J Oral Maxillofac Implants, 2007, 22(Suppl):49–70

[4] McAllister BS, Haghighat K. Bone augmentation techniques. J Periodontol, 2007, 78(3):377–396

[5] Chiapasco M, Zaniboni M, Boisco M. Augmentation procedures for the rehabili-tation of deficient edentulous ridges with oral implants. Clin Oral Implants Res, 2006, 17(Suppl 2):136–159

[6] Buser D, Brägger U, Lang NP, et al. Regeneration and enlargement of jaw bone using guided tissue regeneration. Clin Oral Implants Res, 1990, 1(1):22–32

[7] Annibali S, Bignozzi I, Sammartino G, et al. Horizontal and vertical ridge augmentation in localized alveolar deficient sites: a retrospective case series. Implant Dent, 2012, 21(3):175–185

[8] Keller EE, Triplett WW. Iliac bone grafting: a review of 160 consecutive cases. J Oral Maxillofac Surg, 1987, 45(1):11–14

[9] Bedrossian E, Tawfilis A, Alijanian A. Veneer grafting: a technique for augmentation of the resorbed alveolus prior to implant placement. A clinical report. Int J Oral Maxillofac Implants, 2000, 15(6):853–858

[10] Pikos MA.Mandibular block autografts for alveolar ridge augmentation. Atlas Oral Maxillofac Clin North Am, 2005, 13(2):91–107

[11] Tolstunov L. Maxillary tuberosity block bone graft: innovative technique and case report. J Oral Maxillofac Surg, 2009, 67(8):1723–1729

[12] Simion M, Baldoni M, Zaffe D. Jawbone enlargement using immediate implant placement associated with a split-crest technique and guided tissue regeneration. Int J Periodontics Restorative Dent, 1992, 12:462–473

[13] Scipioni A, Bruschi GB, Calesini G. The edentulous ridge expansion technique: a five-year study. Int J Periodontics Restorative Dent, 1994, 14:451–459

[14] Jensen OT, Cullum DR, Baer D. Marginal bone stability using 3 different flap approaches for alveolar split expansion for dental implants: a 1-year clinical study. J Oral Maxillofac Surg, 2009, 67(9):1921–1930

[15] McCarthy JG. The role of distraction osteogenesis in the reconstruction of the mandible in unilateral craniofacial microsomia. Clin Plast Surg, 1994, 21(4):625–631

[16] Chin M, Toth BA. Distraction osteogenesis in maxillofacial surgery using internal devises: review of five cases. J Oral Maxillofac Surg, 1996, 54(1):45–53

[17] Jensen OT, Ellis E. The book flap: a technical note. J Oral Maxillofac Surg, 2008, 65(5):1010–1014

[18] Jensen OT,Mogyoros R, Owen Z, et al. Island osteoperiosteal flap for alveolar bone reconstruction. J Oral Maxillofac Surg, 2010, 68(3):539–546

[19] Casap N, Brand M, Mogyros R, et al. Island osteoperiosteal flaps with interposi-tional bone grafting in rabbit tibia: preliminary study for development of new bone augmentation. J Oral Maxillofac Surg, 2011, 69(12):3045–3051

[20] Ewers R, Fock N, Millesi-Schobel G, et al. Pedicled sandwich plasty: a variation on alveolar distraction for vertical augmentation of the atrophic mandible. Br J Oral Maxillofac Surg, 2004, 42:445–447

[21] Le B, Rohrer MD, Prasad HS. Screw "tent-pole" grafting technique for reconstruction of large vertical alveolar ridge defects using human mineralized allograft for implant site preparation. J Oral Maxillofac Surg, 2010, 68(2): 428–435

[22] Kuoppala R, Kainulainen VT, Korpi JT, et al. Outcome of treatment of implant-retained overdenture in patients with extreme mandibular bone resorption treated with bone grafts using a modified tent pole technique. J Oral Maxillofac Surg, 2013, 71(11):1843–1851

[23] Korpi JT, Kainulainen VT, Sandor GK, et al. Long-term follow-up of severely resorbed mandibles reconstructed using tent pole technique without platelet-rich plasma. J Oral Maxillofac Surg, 2012, 70(11):2543–2548

（黄元丁　陈陶　译）

Mohamed Sharawy*

引　言

牙齿拔除后，牙槽窝愈合并形成牙槽嵴。新的牙槽嵴顶部覆盖着由密质骨组成的薄层骨皮质，其下方是由松质骨和骨髓组成的牙槽嵴内部结构。佩戴全口义齿后，患者的咬合力将从 200 磅（1 磅≈ 0.454kg）降低至 50 磅。佩戴全口义齿达 15 年的患者，其咬合力大约会降至 6 磅[1-2]。因此，大多数无牙颌患者会出现牙槽骨嵴宽度和高度的缺失，义齿的稳固性也将逐渐降低。无论是否佩戴义齿，许多无牙颌患者牙槽骨量都会发生显著或完全的缺失（图 2.1，2.2）。由于牙槽嵴的重度吸收，颏神经血管束有时会暴露于萎缩的牙槽嵴顶部，造成义齿佩戴者下颌区域的疼痛和麻木（图 2.2，2.3）[3-6]。

在极少数病例中，切牙神经和血管可暴露在牙槽嵴黏膜的下方（图 2.4）。在上颌后牙区域，考虑到上颌窦腔的扩大，牙槽骨的缺失情况会变得更为复杂（图 2.1，2.5）。由于面下 1/3 垂直距离的减少，这些患者的面容也会发生显著的改变。根据最新的美国健康调查报告，有超过 4000 万美国人为无牙颌患者。牙槽骨发生显著或完全缺失者，现在被称为 "dental cripples"。

在过去的 20 年里，我们在骨生物学和生理学领域取得了长足的进步，并积累了大量转化医学和临床试验的研究成果，这使得一系列通过骨移植物和种植体对萎缩牙槽嵴结构与功能进行生物工程重建的临床技术得到了快速的发展。这些临床技术涉及上颌骨、上颌窦及下颌骨基骨的手术入路。大多数口内入路的手术操作超出了口腔穹隆（颊黏膜皱襞）的界限，可能损伤皮下的重要头部解剖结构。

为了保证牙槽嵴重建治疗的手术安全，避免神经、血管和肌肉的损伤，牙科医生和口腔专科医生必须具备外科解剖的相关知识。这些知识也能让术者妥善处理出血、气道阻塞、神经损伤等一系列手术中的并发症。

在本章中，我们将把上颌骨和下颌骨分别作为单独的器官来进行外科解剖的介绍，包括研究对手术而言非常重要的解剖学标识、肌肉附着、动脉血供，并着重于研究术中可能被损伤的血管及可能携带并传播感染的静脉。此外，本章还将讨论上颌骨和下颌骨的淋巴引流、主要的感觉神经和运动支配神经，也会在本章中介绍上颌窦的生理解剖。

上颌骨的外科解剖[7]

从大体形态学（图 2.6）上来看上颌骨呈锥体（金字塔）形，颧弓根是这个"金字塔"的尖端。颧弓根可在口腔颊侧前庭部位用手触及，是重要的外科标识；它将上颌骨的颊面（或称侧面）分为前外侧面和后外侧面。上颌骨的第三个表面为眶板，它将眼眶与上颌窦完全分隔开。颌面部创伤可能导致眶板骨折，造成眼球向上颌窦内下垂并引起复视，这种情况称为"眼球陷没"。上颌骨的基底部形成鼻腔的外侧壁，即上颌窦的内侧壁。在上颌窦底提升手术中刺穿该骨壁可能会导致鼻上颌窦瘘。与口腔上颌窦瘘相比，前者愈合速度快且几乎不会引发不适症状。

颊黏膜皱襞（又称穹隆）被覆口腔黏膜，是上颌骨的口内界限。穹隆上部是上颌骨的基骨部分，由皮肤和皮下组织覆盖。颊肌的上端附着点位于磨

*Georgia Reagents University, College of Dental Medicine, Augusta, Georgia, USA

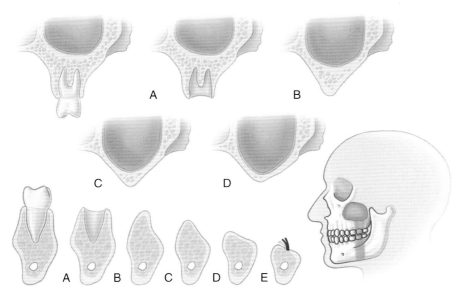

图2.1　全口义齿配戴者的咬合力从每英寸（1英寸≈2.54cm）200磅逐渐减少到50磅；有15年全口义齿佩戴史的患者咬合力会减少至大约6磅；生物力学的降低导致牙槽骨的进行性吸收；上颌窦膜朝牙槽嵴方向气化，加剧了后方无牙颌区牙槽骨的丧失。下颌牙槽骨的渐进性丧失会使神经血管束逐渐上移至牙槽嵴顶

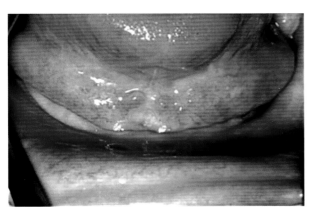

图2.2　牙槽骨的丧失改变了口底的解剖形态。注意后牙槽嵴区下颌舌骨肌引起的口底上抬。颏结节反常地靠近舌侧牙槽嵴顶

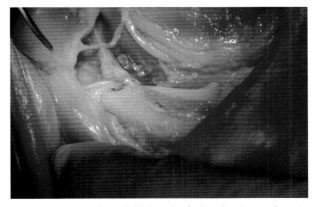

图2.4　尸体标本上的萎缩下颌骨病理解剖。注意肥大的颏结节，牙槽嵴顶的运动神经纤维束和暴露的感觉神经纤维束

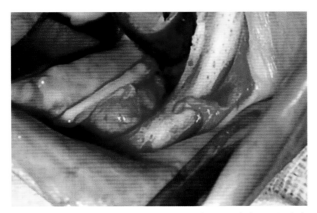

图2.3　牙槽骨的完全丧失导致颏神经血管束向牙槽嵴顶移位。留意颊肌和下颌舌骨肌在萎缩牙槽嵴上的附着丧失

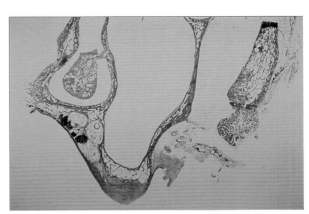

图2.5　上颌窦向牙槽嵴顶扩张并接近完全丧失的牙槽骨

牙区，它充当了口腔前庭与颊间隙皮下组织之间的屏障。在双侧尖牙之间的颊黏膜皱襞上方无肌肉屏障，因此前牙区的感染可扩散到面部间隙及上下眼睑，而颊肌则可限制感染扩散至颊侧前庭部位。如果感染扩散到颊肌起点上方，则会继续经皮下组织扩散到颊间隙（图2.7~2.9）。

上颌骨前外侧壁的牙槽突支撑着切牙、尖牙和前磨牙，而后外侧壁支撑磨牙并止于上颌结节。上颌骨前外侧壁可于皮下触及。在中线处，前鼻棘向前方突起，其上方支撑鼻中隔软骨；切除该骨突可能导致鼻中隔的下垂。在口内可触及尖牙隆起

（canine eminence）和尖牙窝，后者位于尖牙隆起的远端，颧弓根的近心端。尖牙窝向上延伸至眶下孔，向下延伸至牙槽突基部。

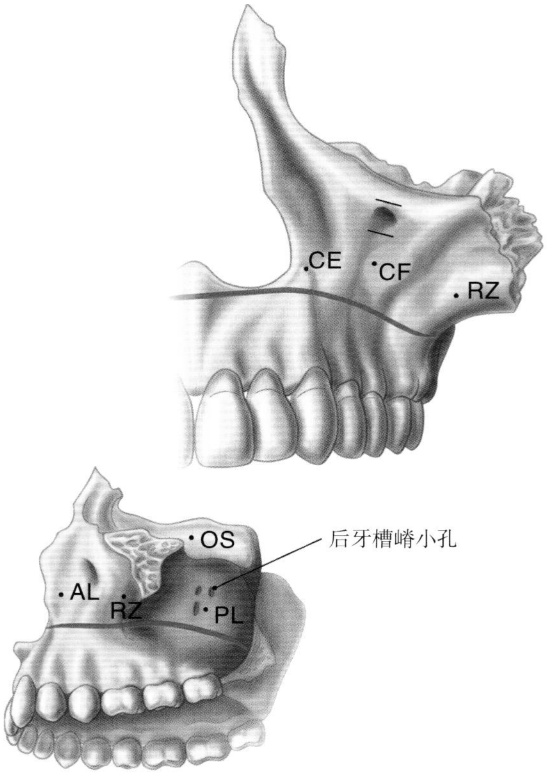

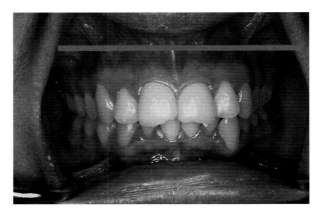

图2.7　口腔前庭。红线表示前庭切口，红线之下为口内，红线之上为皮下

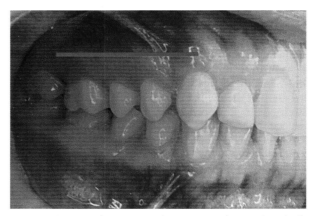

图2.8　颊肌附着位于切口线以上。附着上方是上颌骨后外侧壁或颞下窝前壁，该处可见上牙槽后动脉及神经

图2.6　左侧上颌骨的正面观和侧面观。上颌骨呈锥形，其尖端为颧弓根（RZ），基底部构成鼻骨侧壁。RZ将上颌骨侧面分为前外侧面（AL）和后外侧面（PL），第三面是眶面（OS）。注意尖牙隆起（CE），其尖端超出穹窿到达AL面的皮下层RZ与CE之间是尖牙窝（CF）或上颌窦的前面，直达眶下孔（3）。
CF的下界自口内延伸至牙槽突。颧骨根部远端是上颌骨后外侧面，被穹窿划分为口内牙槽骨和穹窿之上的颞下窝面。箭头指向后牙槽嵴小孔，是后牙槽动脉和神经的通道。注意：后侧面进入眶裂，沟通了颞下窝和眼眶。口内侧面和颞下面之间的屏障是颊肌起点。前庭切口和对颊肌的侵犯可能会损伤上牙槽后动脉及神经

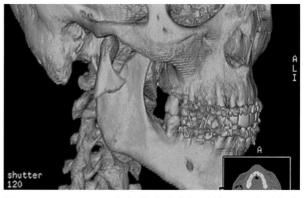

图2.9　CT显示了上颌骨的所有解剖特性。辨别颧骨根部、尖牙窝（上颌窦外手术入路的点）、眶下孔、提口角肌的起点、前庭线或穹窿和位于前庭线之上的上颌骨后外侧面或颞下窝前壁

上颌窦的手术入路（图2.5，2.6）

尖牙窝是从颌骨表面进入上颌窦的部位。在尖牙隆起和颧骨根之间做一前庭切口，在穹窿上方翻开软组织瓣，并从皮质到达尖牙窝位置，暴露骨组织以形成一个可进入上颌窦前外侧壁的骨窗。注意不要将软组织瓣向上方过度游离，以避免剥离提口角肌或尖牙肌的骨面附着或造成眶下神经血管束的损伤（图2.10）。颊侧前庭切口会切断颊肌。骨膜剥离子从前庭切口向上插入可到达上颌骨后外侧壁，同时也是颞下窝的前壁（图2.6）。在这个部位需注意不得切断上牙槽后神经和动脉。上颌骨的后外侧壁向上延伸至眶下裂，向后延伸至翼上颌裂。在上颌骨后外侧壁开窗进入上颌窦内部的手术操作中，应避免将手术器械插入这些裂缝中损伤上颌动脉和神经。

上颌骨内侧壁为下鼻甲和腭骨垂直板提供附着，后者是翼腭窝的内侧壁。腭骨垂直板上缘为蝶腭孔，通过该孔的蝶腭神经血管束从翼腭窝穿出进入鼻腔。将局麻药注射入翼腭窝，用以阻滞上颌神经，其可能通过蝶腭孔进入鼻腔，滴入上唇或口咽部。蝶腭神经和血管分布至鼻腔壁，并经过切牙管离开腭部，切牙管始于中切牙上方部位鼻底处的两个小骨孔。蝶腭神经血管束经过切牙乳突之下的切

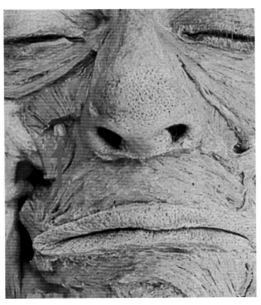

图2.10　眶下神经（红色箭头）位于提上唇肌和提口角肌之间。在经口内入路剥离提口角肌后进入上颌窦时可能会损伤该神经

牙孔穿出腭部。

上颌窦开口位于上颌骨内侧壁的一个靠近眶底的小管道，开口处由于筛骨钩状突的存在而导致直径较小，形成了上鼻甲和中鼻甲。中鼻道位于中鼻甲和下鼻甲之间，是半月裂孔所在的部位。上颌窦在半月裂孔处开口，其顶壁为上颌骨眶板。眶下管内含眶下神经及血管，并沿上颌窦腔顶部形成骨嵴。

上颌窦腔在上颌骨突内扩展：其向下扩展到牙槽嵴（50%）内形成牙槽隐窝，进入颧骨形成颧骨隐窝（41.5%），此外还可扩展至额突（40.4%）和腭突（1.75%）。上腭穿孔通常进入鼻腔而很少进入上颌窦腔。上颌窦腔被大约1mm厚的黏膜包绕，即常说的施耐德（Schneiderian）膜。黏膜的上皮层由假复层纤毛杯状黏液分泌细胞组成。上皮下结缔组织层包含前、中、后牙槽动脉和静脉，以及由上颌神经（V2）来源的上牙槽前、中、后感觉神经分支、自主神经和黏液腺体。窦内上皮纤毛向上颌窦管（sinus canal）方向摆动，使随呼吸进入的外界颗粒在黏液的裹挟下排出上颌窦开口。吸烟可麻痹纤毛，使患者鼻窦炎的发病率增高。

上颌窦底部的骨表面少有细胞，它看起来较为平坦，且不像具有骨膜细胞。实际上，上颌窦底并不平坦，而是由骨分隔分为了三个骨窝：最前方的骨窝与前磨牙相关，中间的骨窝与两个磨牙相关，而远中的骨窝与第三磨牙相关。这些骨分隔的高度从2~6mm，在全景片上显示为X线阻射的白色线条。在上颌窦底提升植骨的手术过程中，术者应该意识到这些骨分隔的存在，以避免窦底黏膜穿通。

上颌窦的功能如下。

1. 语音共振。
2. 减轻颅骨重量。
3. 增强颅面部骨对机械应力的抵抗。
4. 分泌杀菌酶，保证健康无菌的窦腔内环境。
5. 加热吸入的空气。

上颌窦行使正常功能需要以下条件：窦口的通畅、正常的黏膜纤毛功能及正常的系统/局部免疫功能。在颌骨全景片、华氏位投影、根尖投影、X线计算机断层扫描成像（CT）或锥形束计算机

断扫描（CBCT）的X线影像中，健康的上颌窦腔是完全透射的。任何由液体、息肉或黏液囊肿、窦黏膜增厚等引起的阴影，均能提示上颌窦病变的存在。强烈建议在行上颌窦提升手术前咨询耳鼻喉科专家。

上颌骨附着肌肉的外科重要性（图2.10，2.11）

随着无牙颌患者上颌骨的吸收，萎缩的牙槽嵴顶会向附着于上颌骨基底部的肌肉移动。因此，无论是口腔前庭沟部的切口或黏骨膜瓣的剥离都可能会使这些肌肉丧失附着；此外任何手术操作都将涉及皮下区域而非仅限于口内，因此很有可能切断或损伤一些重要解剖结构，如神经、血管、肌肉。将在下文详细讨论。

提上唇肌

它起自眶下孔上方的眶下缘，覆盖了眶下神经血管束。在经皮肤行眶下神经阻滞麻醉时需穿透该肌肉组织。提上唇肌的运动支配神经是面神经颧支。

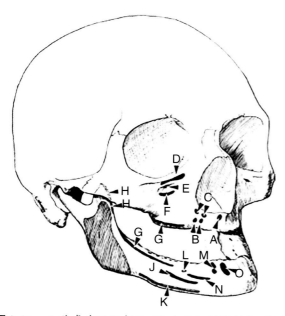

图2.11 A.降鼻中隔肌起点；B.上唇切牙肌起点；C.鼻肌起点；D.提上唇肌起点；E.眶下孔；F.提口角肌起点；G.颊肌起点；H.颞肌外侧肌腱的止点；I.咬肌止点；J.口三角肌起点；K.颈阔肌止点；L.颏孔；M.下唇切牙肌起点；N.降下唇肌起点；O.颏肌起点

提口角肌（尖牙肌）

它起自眶下孔下方的上颌骨。因此，眶下神经血管束位于尖牙肌与提上唇肌之间。在萎缩的无牙颌上颌骨，眶下神经血管束将更接近于牙槽嵴顶。在进行上颌窦底黏膜提升术（侧壁开窗）或骨移植手术时，为了暴露尖牙窝区域，术者需行前庭沟切口并翻开软组织，以上操作可能使尖牙肌丧失附着，损伤眶下神经血管束，后者会造成血肿和随后的感觉异常或眶下神经支配区域（如下眼睑、鼻翼、唇部皮肤及受损侧的前牙区牙龈）的麻木。被切断的肌肉通常能与骨膜重新形成附着，但愈合后的肌肉组织将缩短，并可能引起口角的轻微抬升。尖牙肌的运动支配神经是面神经颧支。

上唇切牙肌

上唇门齿肌起自上颌切牙窝底部，位于侧切牙隆起之上、口轮匝肌的深部。为了暴露两侧尖牙之间的前颌骨区域而剥离黏骨膜瓣时，上唇门齿肌的附着可能会丧失。它也可以分离鼻肌的分隔和斜行纤维——前者附着于鼻中隔的皮肤，后者附着于鼻翼。这些纤小的肌肉会随着瓣的复位而重新形成附着。然而，这些肌肉一旦发生损伤，就可能造成鼻中隔的下垂和鼻翼的扩张（鼻孔变大）。

颊 肌

颊肌部分起自双侧第一、二磨牙和第三磨牙相对的牙槽嵴基底部，还有一部分起自蝶骨翼突内侧板的翼钩，因此它从前到后连接起上颌结节到钩状突之间的缝隙。当骨膜下的支架材料延伸至蝶骨翼板部位时，会与颊肌纤维相互干扰从而不能为种植体提供太多的固位。颊肌穿过磨牙后三角到达翼突钩（蝶骨翼突内侧板的一个骨性突起）和翼下颌缝，后者连接咽上缩肌和颊肌（走行于翼内肌的内侧）。颊长神经和血管经磨牙后三角穿过颊肌深部纤维到达其外侧面。在下颌外斜嵴部位取升支骨块进行自体骨增量术时，需在磨牙后垫处延升支做手术切口，这可能损伤颊肌纤维、颊长神经和血管。颊肌的运动支配神经是面神经颊支。

上颌骨的感觉神经（图2.12）

支配上颌的感觉神经是上颌神经（V2）。上颌神经经圆孔出颅到达翼腭窝（翼腭段），然后穿

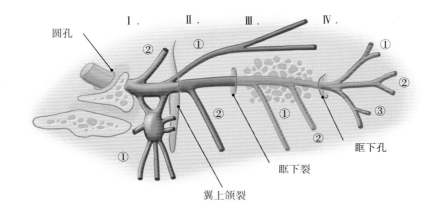

圆孔 Ⅰ. Ⅱ. Ⅲ. Ⅳ.
② ① ①
② ②
② ① ① ③
① ② ② 眶下孔
眶下裂
翼上颌裂

图 2.12 三叉神经在上颌骨的分区。该神经从颅腔内穿出圆孔到达翼腭窝（Ⅰ）。这部分 V2 分布腭降神经和蝶腭神经，然后穿过翼上颌裂到达颞下窝（Ⅱ）。该段供应颧骨和上牙槽后神经。随后进入眶下裂成为眶下段（Ⅲ）；该段供给上牙槽前、中神经，然后穿出眶下孔到达面部（Ⅳ）并发出分支到唇、鼻、眼睑神经

过翼腭裂出翼腭窝到达颞下窝（颞下段），通过眶下裂进入位于眼眶底部或上颌窦顶部的眶下神经管（眶下段），最后穿出眶下孔到达面部。

上颌神经翼腭段

上颌神经翼腭段包括腭降神经和蝶腭神经。腭降神经通过腭降管向下走行并发出腭大神经和腭小神经，前者支配硬腭黏膜组织，后者支配软腭黏膜组织。这些感觉神经从蝶颚神经节获得自主神经纤维，腭部的黏液腺由交感和副交感神经共同支配。蝶腭神经穿过蝶腭孔进入鼻腔，支配鼻腔黏膜并最终发出切牙神经，后者支配上颌 6 颗前牙所对应硬腭区域的被覆黏膜。蝶腭神经带有自主神经纤维，可支配鼻腔的黏液腺和血管。上颌神经颞下段发出颧支和上牙槽后神经，颧神经又发出颧面支和颧颞支。颧神经也带有自主神经纤维，可支配眶部的泪腺。上牙槽后神经发出一束黏膜支，支配上颌三颗磨牙所对应的牙龈，然后进入上颌窦后壁形成牙神经丛，其支配第二磨牙、第三磨牙、第一磨牙近中颊根及周围的牙槽骨。大部分牙神经支在牙齿拔除后将发生退化。然而，在一些病例中有很少一部分的牙神经支会保留在牙槽嵴内，当种植体植入并侵犯到这些残余的神经时，就可能导致患者发生幻痛——似乎疼痛是来自于已被拔掉的牙齿。在某些情况下，这些疼痛会非常剧烈，以至于只有部分旋出（减轻压力）或完全取出种植体才能得到缓解。

上颌神经眶下段

上颌神经眶下段发出上牙槽前神经和上牙槽中神经。这些神经在上颌窦前壁内的骨沟内走行，潜伏于 Schneiderian 膜的下方。这些神经支配同侧

前磨牙、尖牙、侧切牙和中切牙及对侧中切牙所对应的上颌窦壁。上颌神经的眶下面段从眶下孔穿出，向下眼睑、鼻侧和上唇部皮肤发出分支，此外还支配上唇黏膜衬里及切牙、前磨牙相对应的牙龈。经口内途径注射可进行上颌神经（V2）阻滞麻醉，如分别经腭降管、腭大孔注射，或针尖沿颧骨根部的上颌骨后外侧斜面滑动，经翼上颌裂将麻醉剂推送到翼腭窝。

上颌骨的动脉供应（图 2.13）

上颌骨大部分动脉血液由上颌动脉供应，它是颈外动脉的终末分支之一。上颌动脉始于下颌骨髁突颈部内侧（下颌段），继续沿翼外肌的浅表或深部走行于颞下窝（翼骨段），最后在翼上颌裂处分为两个小动脉支，一支进入翼腭窝（翼腭段），另一支经眶下裂穿过眶下管（眶下段），最后穿出眶下孔到达面部。

上颌动脉的分支如下。

1. 下颌段：耳深动脉、鼓膜动脉、脑膜动脉和下牙槽动脉。

2. 翼骨段：颞深动脉、翼外肌动脉、翼内肌动脉和咬肌动脉。

3. 翼腭段：上牙槽后动脉、腭降动脉和蝶腭动脉。

4. 眶下段：上牙槽前动脉、上牙槽中动脉、眼睑动脉、鼻动脉和唇动脉。

上颌骨的侧支动脉血供有 5 个途径：从面动脉颈支发出的两支动脉（腭升动脉和扁桃体动脉），从舌动脉发出的两支舌背动脉，以及从颈外动脉发出的咽升支。这些动脉在头部穿行于咽侧壁外侧、

下颌升支内侧。进行升支截骨术时医生需留心这些位于咽旁外侧的动脉。颈外动脉咽升支穿过口咽部的咽侧壁供应腭黏膜及上颌骨。在正颌手术中，术者会切断上牙槽前、中、后动脉，偶尔也切断腭降动脉。然而由于以上侧支动脉的存在，手术并不会对上颌骨的血供产生太大的影响。在正颌手术中不能剥离上颌骨面附丽的唇（颊）、腭侧黏膜，这将导致上颌骨的缺血坏死。

上颌骨的静脉引流（图 2.14）

上颌静脉提供了上颌骨的静脉引流通道，其位于颞下窝内，与翼静脉丛之间有密切交通，随后与颞浅静脉一并在腮腺内形成面后静脉。上颌骨任何地方的感染都可通过上颌静脉到达翼静脉丛，后者通过导静脉与颅中窝的海绵窦相交通，可引发感染性海绵窦血栓。对于骨再生和移植骨的重建而言，充足的动脉血供和健康的静脉引流至关重要。严重的双侧颈动脉堵塞可能危及上颌骨血供，并延缓该区域内的种植体骨结合或移植骨重建周期。

上颌骨的淋巴引流

下颌下淋巴结是上颌骨（包括上颌窦）主要的引流淋巴结群。上颌骨最后缘的区域则引流至面深淋巴结群或咽后淋巴结群，二者均是颈深淋巴结

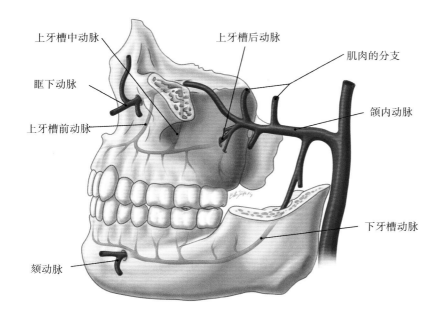

图 2.13　上颌和下颌的动脉供应

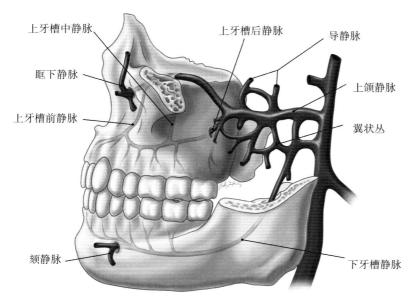

图 2.14　上颌和下颌的静脉回流

群的一部分。在临床触诊时，除颈二腹肌淋巴结群（又称扁桃体淋巴结群）和颈肩胛舌骨淋巴结（又称舌淋巴结群）外，正常情况下的淋巴结无法触及。在术前的头颈部查体中，淋巴结触诊是必不可少的检查项目。

下颌骨的外科解剖（图 2.15）[7]

　　无论是放射性评估还是临床查体，也不论是有牙颌或无牙颌，临床医生都应该熟练地掌握下颌骨的解剖标志点。在皮下可扪及颏隆凸、下颌骨下缘的咬肌前切迹、下颌角、髁状突外侧极和喙突。口内触诊下颌骨外侧面时，显著的解剖特征包括：外斜嵴（线）、喙突和磨牙后三角边界——外斜嵴形成外侧边界，颞嵴形成内侧边界，磨牙后区的牙槽骨形成基底，喙突形成三角的顶部。颏孔位于下颌前磨牙根尖部，基本与瞳孔中线相交。严重萎缩

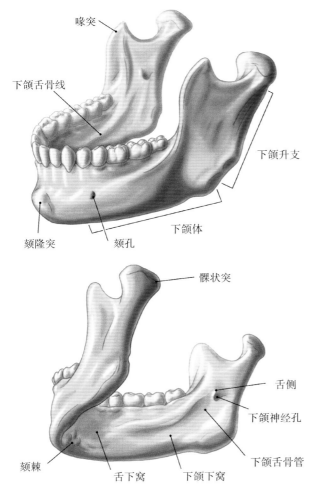

图 2.15　下颌颊舌侧观解剖标志点

的无牙颌牙槽嵴顶，有时可扪及颏孔及颏神经血管束——此时做嵴顶部切口应尽量避免损伤颏神经血管束。锥形束 CT 可帮助术者在手术前确定颏神经的位置。在下颌正中联合处做唇侧前庭沟切口会暴露颏肌。在磨牙区剥离黏骨膜瓣至颊黏膜皱襞，可能导致颊肌附着肌群的附丽丧失，当骨膜剥离超越此线时将进入皮下区域。术者需要意识到这个区域内存在着面动脉、面静脉，以及靠近下颌咬肌前切迹的面神经下颌缘支。口内触诊下颌骨舌侧面时，应可扪及以下解剖标志：内斜嵴、前磨牙区域的下颌圆枕、颞嵴（颞肌内侧肌腱的附着处）和下颌升支喙突。在一些牙槽嵴严重萎缩的下颌无牙颌病例中，下颌舌骨肌会将舌下腺推到牙槽嵴顶上方，在磨牙区的颊肌附着也可能到达牙槽嵴顶上方，更有甚者在一些病例中一些肌肉会丧失在下颌骨上的附丽。在严重萎缩的无牙颌下颌骨病例中，从舌侧中线处可扪及异常膨大的上颏结节。在无牙颌下颌骨的第三磨牙区域，舌神经与牙槽骨非常靠近，有可能靠近至萎缩的无牙颌牙槽嵴顶附近，甚至在有些病例中出现在磨牙后垫下方。术者应注意在切口线下方有存在舌神经的可能。因此，在磨牙后垫处的切口应该靠向颊侧，并尽量分层切开而不是径直切到骨面，以避免对舌神经的损伤。

下颌骨附着肌肉对口腔种植医生手术的重要性

下颌舌骨肌（图 2.16）

　　下颌舌骨肌起自双侧内斜嵴，位于最后方的肌纤维插入舌骨体部，其余的肌纤维则在中线部位从下颌骨汇入到舌骨。下颌舌骨肌形成了口底，下颌舌骨肌上方的结构属于口内组织，而其下方的结构则属于颌下区的皮下组织。萎缩的无牙颌下颌牙槽嵴将使该肌肉的起点更接近牙槽嵴顶。牙槽嵴顶切口可能会损伤此肌肉，此区域的手术操作可能引起位于下颌舌骨肌上部的舌下间隙或位于其下方的颌下间隙的肿胀和血肿。如果舌骨被舌骨下肌群固定，则下颌舌骨肌会产生降颌作用；而在吞咽过程中，当下颌骨被固定于正中颌位时，该肌肉也可起到抬升舌骨的作用。下颌舌骨肌的运动由三叉神经下颌神经支（V3）的其中一支——下颌舌骨肌神

图中标注（图 2.15）：喙突、下颌舌骨线、下颌升支、颏隆突、颏孔、下颌体、髁状突、舌侧、下颌神经孔、下颌舌骨管、颏棘、舌下窝、下颌下窝

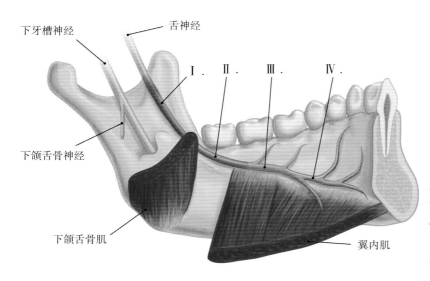

图 2.16 下颌舌面观显示位于翼下颌间隙内的舌神经（Ⅰ）沿下颌舌骨肌边缘到达口底（牙槽段Ⅱ），然后沿舌骨舌肌（Ⅲ）在口底走行并向舌体、舌侧牙龈和口底黏膜发出分支（Ⅳ）。翼下颌段在下牙槽神经阻滞麻醉时最易遭到针尖损伤，而牙槽段是在复杂的下颌第三磨牙拔除术中最易受影响的

经所支配。

颏舌肌

颏舌肌起自上颏结节上纤维，并呈扇形端到端地插入到舌体组织内，它最下方的肌肉纤维插入舌骨的体部。颏舌肌包含了伸舌运动所需的主要肌纤维。在一些无牙颌的萎缩下颌骨中，上颏结节可能接近牙槽嵴顶，或者正如在少量病例中看到的，直接与下颌前部的牙槽嵴顶高度一致。在这个部位，外科手术应该避免损伤颏舌肌的肌腱，否则可能导致舌体后缩及气道的阻塞。颏舌肌纤维由舌下神经支配，单侧颏舌肌的麻痹会导致舌体偏向患侧。

翼内肌

大部分肌纤维起自蝶骨翼突内侧板的内侧面，还有一小束肌肉起自上颌结节。翼内肌纤维插入到下颌角内侧面。翼下颌间隙位于翼内肌与下颌升支之间，该间隙内有蝶下颌韧带、下牙槽神经、下牙槽动/静脉和舌神经。行下牙槽神经阻滞麻醉时会进入该间隙。牙源性感染扩散到此间隙内是非常危险的，因为它与颞下窝内的咽旁间隙相邻接，由于后者没有解剖下界，因此感染可能向下扩散至颈间隙并到达纵膈。翼内肌对下颌骨有强大的提拉作用，其受到下颌神经（V3）的支配。

翼外肌

翼外肌位于颞下窝，分为上、下两头。上头起自颞下窝顶部（蝶骨大翼），下头起自蝶骨翼突外侧板的外侧面。上头部分肌纤维（约占 15%）止

于颞下颌关节（TMJ）盘前带，其余纤维则止于髁突颈部的关节翼肌窝；下头肌纤维插入髁突凹、髁突中极和颞下颌关节盘正中侧副韧带。由于翼外肌纤维与水平面成一个角度，因此在大张口或者打哈欠时会引起下颌升支的内收。由于下颌骨存在上述挠曲（flexure）现象，进行全口一体式（不分段）固定修复的骨内种植体患者有时可能会感到疼痛。在正常情况下翼外肌起到牵引肌的作用，可以令下颌向两侧进行运动。下颌神经分支支配该肌肉。

颞 肌

颞肌起自颞窝，下行经颧弓深部插入喙突终止于两个肌腱，其中外侧肌腱插入磨牙后三角外侧界，而内侧肌腱插入磨牙后三角内侧界（颊嵴）。在颊长神经及血管经过磨牙三角深部到达颊肌纤维之前，其与内侧肌腱紧密相邻。在下颌升支处获取骨块时，手术切口常延伸至磨牙后三角区域，术者必须知道此处颊神经血管束的存在，并防止误伤这一重要的解剖结构。颞肌既是强大的升颌肌，也能使下颌后退，支配该肌肉的是下颌神经的分支。

颏 肌（图 2.17）

颏肌起自颏嵴及颏隆凸的两侧，并插入颏部皮肤，部分浅表的肌纤维与口轮匝肌相互交错。颏隆凸位于左右两组颏肌之间，被纤维脂肪性组织所覆盖。从尖牙到尖牙的口腔前庭切口可以暴露两组颏肌。为了暴露下颌正中联合并在此获取移植骨块，需将左右两组颏肌从骨膜上剥离以暴露颏隆凸。颏肌受面神经下颌缘支支配。

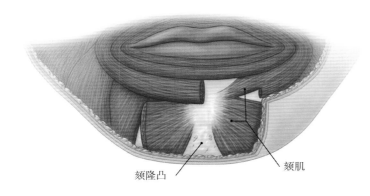

颏隆凸　　　　　　　　　　　颏肌

图 2.17　颏肌起始于颏隆凸，止于颏部皮肤，部分纤维与口轮匝肌相互交错。纤维脂肪性组织将两肌肉分隔开。尖牙到尖牙的口腔前庭切口会暴露颏肌

颊　肌（下颌部分）

　　颊肌部分起自与三个下颌磨牙相对应的外斜嵴，它是口腔前庭与皮下组织之间的屏障。在牙槽嵴萎缩的无牙颌患者中，由于牙槽嵴高度的降低使颊肌起点靠近或位于牙槽嵴顶。制备颊侧黏骨膜瓣有可能切断颊肌，损伤面动、静脉和面神经下颌缘支，其分布于第二磨牙区域的咬肌前切迹附近。

咬　肌

　　咬肌起自颧弓并插入下颌升支外侧面及下颌三角区。下颌升支手术入路应该避免从颧弓上剥离咬肌，因为很可能会损伤到走行于咬肌深部并穿越乙状切迹的咬肌神经和咬肌动脉，该肌肉被咬肌深筋膜所覆盖。咬肌与筋膜之间是一个潜在的外科间隙——咬肌间隙，感染扩散到该间隙可能引起牙关紧闭和咬肌炎。

下颌骨神经分布和相关结构（图 2.18）

　　下颌神经是三叉神经的第三支（V3），其经卵圆孔出颅腔后到达位于翼外肌深部的颞下窝。下颌神经主干分出脑膜支和翼内肌支，而后分为前支和后支。前支主要分出支配所有咀嚼肌的运动神经支，此外还分出一支感觉神经——颊长神经；后支分出的几乎均为感觉神经支（耳颞神经、舌神经和下牙槽神经），此外还有一支运动神经（下颌舌骨肌神经）。

下牙槽神经

　　下牙槽神经从翼外肌下界向下穿行进入下颌孔，它分出许多感觉神经支支配下颌骨，这些小神经在神经血管束管道内与小血管相互交缠。在到达前磨牙区前，下牙槽神经独自走行于下颌管内，然后在该区域分支为颏神经和切牙神经，颏神经由颏孔穿行出下颌管。在严重吸收的牙槽嵴病例中，颏孔及其颏神经、血管都可能位于牙槽嵴顶。当在此区域做切口或剥离黏膜瓣时，应避免损伤这些重要结构。在进行种植体窝预备时，了解下颌管的垂直向和颊舌向位置是至关重要的。计算机扫描图像重建技术和核磁共振成像（MRI）的应用能帮助我们精确定位下颌骨内的下颌管，采用较便宜的全景片也是可以的。有时，下牙槽神经可能会分为 2~3 个分支，在下颌骨内沿各自独立的神经管穿行并支配骨组织，这些分支往往能被常规的放射线诊断技术分辨出来。为了避免损伤这些下颌管内变异的神经分支，术者需要改变手术方法和种植体型号。在萎缩的牙槽骨内，不支配软组织的下牙槽神经分支在受到损伤后不会有什么严重的并发症；当种植体与上述神经支接触后，即使种植体保持牢固且外观健康，也偶尔能观察到极少数感觉敏感的症状。此外，当植入的种植体与神经周围的纤维组织接触后，可能会引起种植体周围纤维组织的增生。

舌神经（图 2.16）

　　舌神经是在牙外科手术中最容易损伤的神经之一。牙医应该详细了解该神经的走行路线及其解剖学定位，特别是它与阻生第三磨牙牙槽窝及无牙颌萎缩牙槽嵴磨牙后垫之间的位置关系。舌神经是下颌神经（V3）在颞下窝的分支，由 V3 的后支在翼外肌下腹的深部发出。在口腔临床操作中，该处的舌神经（翼段）很少受损。紧接着的舌神经段出现在翼内肌与下颌升支之间（翼下颌段），此段神经常在下牙槽神经阻滞麻醉过程中受损，但几乎没有表现出任何症状。此后，舌神经从颞下窝穿行进入口腔，到达下颌舌骨肌后部并沿它的表面走行到

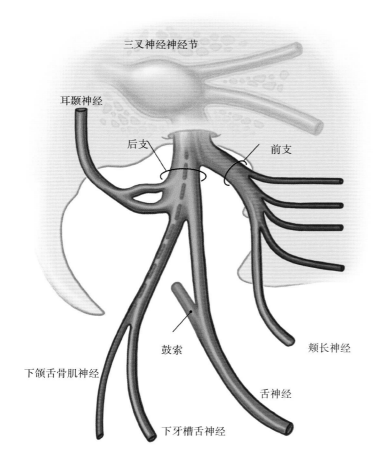

三叉神经神经节

耳颞神经

后支　　　前支

鼓索　　　　颊长神经

下颌舌骨肌神经

舌神经

下牙槽舌神经

图 2.18　如图，V3 红色为运动神经，蓝色为感觉神经。下颌神经出卵圆孔，在分为前支前可见于颞下窝内（运动神经支配咀嚼肌，只有一支感觉神经，即颊长神经）。后支皆为感觉神经（耳颞神经、舌神经、下牙槽神经，还有一支运动神经，即下颌舌骨肌神经）。鼓索为面神经（绿色）分支，含有味觉纤维促进分泌的副交感神经纤维，汇入舌神经

第三磨牙的舌侧骨板内缘（牙槽骨段）。舌神经的牙槽骨段是最容易受损的，特别是在第三磨牙的拔除过程中。然后，它继续沿舌骨舌肌表面走行（口底段）。舌神经向舌前 2/3、口底黏膜和舌侧牙龈发出分支。舌神经牙槽段受损后，患者不但会丧失一般感觉功能（痛觉、温度觉、压力觉和触觉）还会丧失舌前 2/3 的味觉（面神经分出的鼓索神经纤维），以及下颌下腺、舌下腺的自律性副交感神经促分泌功能（由舌神经携带的鼓索神经纤维）。有些患者会在神经受损后出现难以忍受的神经痛。磨牙后垫切口应稍偏颊侧并在到达骨面前分层切开，以免损伤舌神经。

下颌舌骨肌神经

　　下颌舌骨肌神经是下牙槽神经在进入下颌管前发出的一支运动神经支，该神经跟随面动脉的分支颏下动脉走行至颌下三角区域，支配二腹肌前腹和下颌舌骨肌。

颊长神经

　　颊长神经是下颌神经（V3）在颞下窝发出的分支，它出现于翼外肌上下头之间，然后向下穿过磨牙后三角，与颞肌内侧肌腱相毗邻，后者将其引导至颊肌外侧面。颊长神经发出分支支配面部皮肤，然后继续向下到达外斜嵴水平，穿越颊肌发出神经支，支配颊黏膜和下颌磨牙的颊侧牙龈。牙医在下颌升支做切口获取下颌支大块骨移植材料时，应该了解磨牙后三角区域存在着颊长神经及血管。不幸的是，颊长神经的穿行路线并不是一成不变的，它有可能紧贴着穿过喙突上方，然后进入到磨牙后三角基底的中部或与其靠近。

下颌骨血液供应 [8-9]

　　下颌骨血液供应来自上颌动脉的分支下牙槽动脉。此外，为附着于下颌骨的肌肉提供血液滋养的动脉也会为其进行侧支供应。通过尸体研究（在动脉血管内注入不能透射的聚合物）清楚地表明，正中联合部的舌侧皮质还接受了舌下、颏下动脉的

分支供血。在种植手术中发生舌侧穿孔可能会损伤这些动脉，从而引起舌体下的口底区域出血，导致舌下间隙血肿和舌体肿胀，最终可能引起气道阻塞。骨内下牙槽动脉出血应该通过挤压血管周围的骨组织或使用骨蜡的方式来控制。面动脉穿越颌下腺，并在第二磨牙部位经由下颌舌骨肌下方从下颌骨舌侧穿出腺体。在此区域植入种植体时可能引起下颌舌侧穿孔，并造成颌下区面动脉出血（图2.19）。

总结与结论

颧弓根是一个明显可触及的口内骨性标志点，具有重要的外科意义，它标志着上颌窦顶的位置，并将上颌骨外侧壁分为了前外侧壁和后外侧壁。在颧弓根与尖牙隆起之间，标志着尖牙窝或上颌窦侧窗开窗的位置。在尖牙窝部位剥离黏骨膜瓣可能会游离提口角肌的肌肉纤维附着，还可能破坏眶下神经血管束。因此，为了保护眶下神经和血管，在涉及尖牙窝的手术前进行眶下孔的皮肤标记是一项重要的保护性措施。

前庭沟（颊黏膜皱褶）定位出一个平面，将上颌骨划分为口腔黏膜覆盖的口内部分和皮下部分。位于双侧前磨牙之间的面部穹窿没有肌肉屏障，然而位于磨牙区的后穹窿则有颊肌作为口内和皮下部分之间的屏障。因此，在前颌骨区域的手术会导致面部肿胀，并可能波及上、下眼睑区域。在后牙

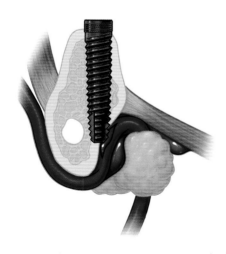

图2.19 下颌第二磨牙区冠状切口显示下颌舌骨肌之下的面动脉与下颌舌侧骨板之间的关系。此区的下颌骨由于下颌下窝的存在而更加菲薄。种植体植入过程中的舌侧骨板穿通可能会导致下颌下区严重出血

槽嵴缺牙区域附着的颊肌受到侵犯后，可能导致上颌窦后壁处的上牙槽神经和动脉损伤。

下颌颊侧黏骨膜瓣的剥离可能侵犯外斜嵴处的颊肌附丽，特别是部分或者全牙列缺失的下颌牙槽骨。外科手术可能损伤并切断下颌第二磨牙区的下颌缘支运动神经、面动脉和面静脉。在下颌骨舌侧手术时，术者应该注意上颏结节的位置以及颏舌肌的附着。颏舌肌肌腱的断裂可能导致舌体后缩及气道堵塞。磨牙后垫的切口或（和）第三磨牙区域舌侧外科操作，都可能导致舌神经的损伤。当穿越磨牙后三角区的磨牙后切口沿下颌骨前缘延伸时，可能会切断颊肌纤维及颊长神经血管束。在下颌牙槽嵴萎缩的第二磨牙区域进行种植体植入时，可能导致舌侧骨皮质穿孔并损伤面动脉，造成颌下区的严重出血。

在下颌骨正中联合部翻瓣获取自体骨块的外科操作会使得颏肌暴露。如果在手术中剥离了颏肌附丽，需要将其重新缝合固定在骨膜上，或是使用弹性绷带压迫颏部至少4d。否则，术后可能会导致"双下巴"外观。

下颌前磨牙区部分或完全的牙槽骨缺失，可能使颏神经血管束接近或达到牙槽嵴顶位置。因此，如果没有做术前CBCT检查，在牙槽嵴顶做切口时可能损伤或切断颏神经及血管。

熟悉上下颌骨的应用外科解剖是保障口腔手术安全的基础。这些知识会使术者在手术时注意到肌肉、神经、血管的分布，从而避免损伤重要组织，造成诸如出血、感觉异常、麻木感、术后神经痛等严重后果。

致 谢

作者感谢 Brittany king 女士为本章原创插图所做的熟练且细致的准备，也感谢 Linda Cullum 夫人优秀的秘书的协助。

参考文献

[1] Misch CE. Density of bone, its effect on treatment planning surgery, healing, and progressive bone loading. International Journal of Oral Implantology, 1990, 6:23–31

[2] Misch CE. Rationale for dental implants//Misch CE.

Contemporary Implant Dentistry. 3rd ed. St Louis, MI：Elsevier Publishing, 2009: 3–25

[3] Atwood DA, CoyWA. Clinical cephalometric and densitometric study of reduction of residual ridges. Journal of Prosthetic Dentistry, 1977, 26:280–299

[4] Atwood DA. Reduction of residual ridges: a major oral disease entity. Journal of Prosthetic Dentistry, 1971, 29:266–279

[5] Atwood DA. Some clinical factors related to rate of resorption of residual ridges. Journal of Prosthetic Dentistry, 1962, 12:441–450

[6] Bays RA. The pathophysiology and anatomy of edentulous bone loss//Fonseca RJ, Davis WH. Reconstructive Pre-Prosthetic Oral and Maxillofacial Surgery. Philadelphia, PA: WB Saunders, 1986: 1–17

[7] Sharawy M. Companion of Applied Anatomy. 6th ed. Augusta, GA: Medical College of Georgia Printing Service, 2015

[8] Castelli W. Vascular architecture of the human adult mandible. Journal of Dental Research, 1963, 42:786–792

[9] Hellem S, Ostrup LT. Normal and retrograde blood supply to the body of the mandible in the dog. Ⅱ. The role played by periosteomedullary and symphyseal anastomoses. International Journal of Oral Surgery, 1981, 10:31–42

（黄元丁　译）

第 3 章　颌骨的骨发育及组织发生

*Mohammed E. Elsalanty**

骨的发育

人体骨骼的发育从胚胎第 8 周开始[1]，而下颌骨大约在第 6、7 周时开始骨化[2]。骨改建最早在胎儿时期即可开始，但在孕期第 5 个月时开始变得更加明显[2]。胎儿期的骨形成进展迅速，此间胎儿需从母体获得大量的钙和磷。在胎儿骨骼发育过程中，通常每公斤胎体需要至少 150g 钙和 70g 磷[3]。经胎盘进行大量物质交换的动力学机制目前尚不清楚。胎儿降生后，新生儿无法再从胎盘获取钙、磷，但在甲状旁腺的作用下可经胃肠道进行补充吸收。此外，维生素 D 也可调节新生儿体内钙的内环境稳态。

颌骨的发育

胚胎第 4 周，第一鳃弓开始发育。第一鳃弓由外胚层中迁移至中胚层的神经嵴细胞增殖而来。左、右第一鳃弓在向中线发育的过程中分化成上、下颌突。两侧侧突起的表面向侧方增生形成咽囊。直到第 4 周末，前 4 对鳃弓在体表显而易见，相邻的鳃弓之间有浅沟，在体表侧者称鳃沟（鳃裂）。此外，还存在多于两组的鳃弓（第 5、6 对鳃弓），但体表侧并不可见[4]。

第 1 鳃弓发育形成上、下颌骨。只有第 1 鳃弓的内、外表面均被覆外胚层上皮，因此口腔上皮完全来自于外胚层。口凹周围被两侧的突起包围，即原始口腔。

左、右下颌突在中线处联合形成下颌弓。中线额鼻突向下伸展形成中鼻突和侧鼻突，二者与上颌突相联合（图 3.1）。因此，上颌是由两侧的上颌突和位于中央的中鼻突发育而来。另外，中鼻突可发育形成前上颌骨（骨内容纳 4 颗上颌切牙）、原发腭（尖牙窝前的骨三角）及被覆牙龈组织。上颌骨的其余部分、颧骨和部分犁骨均是由第 1 鳃弓的上颌突发育而来。近期研究发现整个上唇也是由上颌突发育而来[4]。

口凹与咽腔之间有一临时性的隔膜——即口咽膜，此膜在大约胚胎 26d 时破裂。第 1 鳃弓与其他鳃弓一样，都含有血管、神经、软骨杆和肌肉成分。血管由内皮细胞构成，而内皮细胞则主要来源于外侧中胚层；神经细胞来源于神经板；而肌原性细胞来源于近轴中胚层。以上所有细胞迁移分化形成鳃弓。

第 1 鳃弓中出现的第一个骨性成分是杆状透明的"麦克尔软骨"（Meckel's cartilage），此软骨在胚胎第 6 周出现。在胚胎第 7~12 周，该软骨形成了在发育中的下颌骨和颅底之间的第一个关节，此关节最后会形成中耳的锤骨 – 砧骨关节。

虽然麦克尔软骨首先出现，且貌似引导了下颌骨的发育，但其最终并未能成为下颌骨的一部分。换言之，下颌骨的发育不是以麦克尔软骨为支架的软骨内成骨。正相反，下颌骨（包括髁状突）是在麦克尔软骨旁独立进行的膜内成骨。麦克尔软骨近心端形成锤骨和砧骨，并最终成为中耳的一部分。麦克尔软骨的中间部分发生退化，但其软骨膜形成锤前韧带和蝶下颌韧带。左、右侧麦克尔软骨的腹部将在中线处融合，并引导下颌骨正中联合部三维轮廓的形成。

第 1 鳃弓的肌肉成分来源于近轴中胚层和脊

*Department of Oral Biology and Department of Oral and Maxillofacial Surgery, College of Dental Medicine, Georgia Regents University, Augusta, Georgia, USA

索前板，它们将形成包括咀嚼肌在内的多组头颈部肌肉。

支配第 1 鳃弓的神经是三叉神经（CN V）。三叉神经末端有两个分支，即上颌支和下颌支，支配来源于第 1 鳃弓的所有组织，包括：咀嚼肌（运动）、面部皮肤、面部骨骼、口腔黏膜和牙齿（感觉）。然而，三叉神经的头向侧支（眼支）不支配由第 1 鳃弓发育形成的任何组织。面神经（CN Ⅶ）伴随可形成面部肌肉的肌源性细胞，自第 2 鳃弓侵入第 1 鳃弓。

所有牙体组织均由第 1 鳃弓发育而来。牙弓在第 6 周开始发育，表现为一层外胚层细胞（牙板）向下方的外胚间叶组织生长。随后牙胚出现在牙板的特定区域。牙胚起源于外胚层和外胚间叶。牙胚由三部分组成：成釉器、牙乳头和牙囊。成釉器起源于外胚层，形成釉质和缩余釉上皮（包绕牙冠的一层上皮，对牙的萌出和功能性上皮的形成有重要作用）。牙乳头形成牙本质 - 牙髓复合体，而牙囊则形成牙骨质、牙周膜和牙槽骨。颌骨内残余的成釉器和牙板上皮在一生中可能形成不同类型的牙源性囊肿。

骨组织

任何类型的骨皆是由基质、细胞和骨髓构成。骨细胞包括骨形成细胞（成骨细胞）、骨吸收细胞（破骨细胞）和固有骨细胞（骨细胞）。

成骨细胞是一种单核细胞，可合成有机骨基质并促进其矿化。成骨细胞来源于多能干细胞，该多能干细胞源于轴骨、四肢骨的间叶组织及颌骨的外胚间叶组织（源于神经嵴）。

不活跃的成骨细胞呈扁平状（鳞状），覆盖于骨的表面，因此也被称为骨衬里细胞。一旦成骨细胞被激活，蛋白合成所需的细胞器产生大量细胞质，细胞呈立方状（图 3.2）。成骨细胞可合成 Ⅰ 型胶原蛋白，该胶原蛋白是骨基质中主要的结构蛋白。成骨细胞还可以产生碱性磷酸酶，该酶在胶原的矿化过程中起重要作用。成骨细胞及其前体细胞也可分泌不同的细胞因子和生长因子，这将影响骨

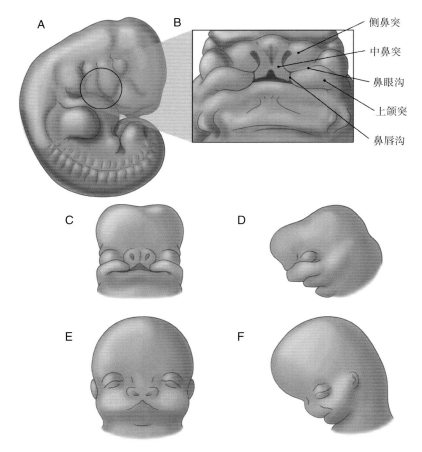

图 3.1　面部发育。上颌骨起源于双侧上颌突（第 1 鳃弓）和中鼻突（源于额鼻突）的融合。上唇完全源于上颌突（黄色）。下颌由两个下颌突（第 1 鳃弓）在中线处融合而成

内微环境中的其他细胞。这些细胞因子和生长因子包括骨形成蛋白（BMPs）、转化生长因子β、类胰岛素生长因子和成纤维细胞生长因子。非常重要的是，成骨细胞拥有甲状旁腺激素受体，其可激发受体激活蛋白配体（RANKL）受体激活物的下游蛋白的表达，而 RANKL 则被认为是激活破骨细胞的主要刺激因子[5]。

在成骨过程中，成骨细胞通过缝隙连接与其他成骨细胞和固有骨细胞维持细胞联系。随后，其中部分活跃的成骨细胞分泌骨基质，并将自身包埋于骨基质中，转变为骨细胞（图 3.3）。骨细胞所在的腔隙称骨陷窝，骨细胞的细胞突出扩展至骨小管，与邻近骨陷窝交通。由此可形成巨大的细胞交通网，借此骨细胞可与骨组织表面的成骨细胞——

尤其是处于休眠的骨衬里细胞相连。该细胞交通网对骨组织感知机械刺激做出应答、调节骨组织内平衡机制等方面都有着至关重要的作用。

破骨细胞是一种大的多核细胞，起源于造血干细胞（主要是血液循环中的单核细胞）。当破骨细胞黏附于骨组织表面时可引起特定的趋化信号应答反应。破骨细胞的黏附环在骨表面形成一个局限性的亚细胞空间——"Howship 陷窝"（图 3.4）。与陷窝相对的细胞膜上存在许多皱褶，因此称其为"皱褶缘"。破骨细胞可产生 TRAP 和许多其他的溶酶体酶，这些酶在粗面内质网合成，经过高尔基体加工，通过基质小泡运输到皱褶缘。皱褶缘拥有有效的质子泵，黏附于骨组织表面后激活的破骨细胞可释放氢离子至 Howship 陷窝。这会导致陷窝内

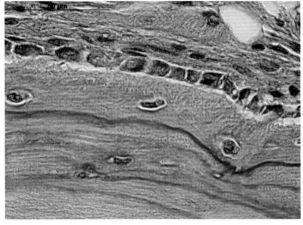

图 3.2 成骨细胞单层排列于骨组织表面，反折线表明附近有新骨形成（X40；苏木精－伊红染色）

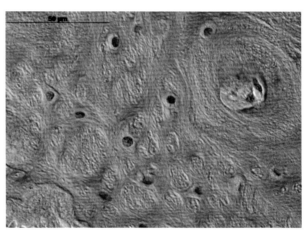

图 3.3 对健康骨骨基质进行组织学切片，可见骨陷窝内多个骨细胞（X40；苏木精－伊红染色）

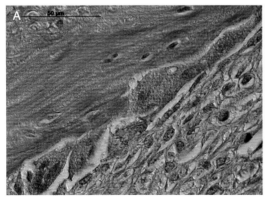

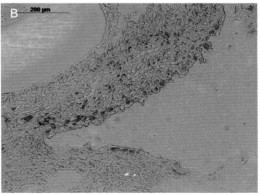

图 3.4 破骨细胞。A.组织学切片显示骨（左上）与骨髓（右下）间的界限。骨组织表面有 3 个多核的破骨细胞正处于骨吸收的活跃期（X40；苏木精－伊红染色）。B.组织学切片显示活跃的破骨细胞从表面开始吸收骨组织并形成楔状骨破坏（X10；苏木精－伊红染色）

的 PH 快速下降，引起对应的骨组织表面钙盐溶解和骨基质降解。破骨细胞通过皱褶缘吸收降解产物，并通过细胞膜的其他部分将其释放到周围组织中。随后破骨细胞从该骨组织表面分离并移动至其他位点[5]。

有机物占骨组织体积的 50%，约占其干重的 33%。无机物（羟基磷灰石晶体）占其干重的 50%~67%。因此骨组织比牙釉质和牙本质硬度小，但弹性更大。骨基质蛋白主要是 I 型胶原，另外还有 III 型以及微量的 V 型、VII 型和 XIV 型胶原。骨组织中也含有非胶原蛋白，如骨桥蛋白、骨钙素、骨粘连蛋白、牙本质基质蛋白、牙本质骨涎蛋白及其他蛋白。非胶原蛋白主要起调节作用，而非结构组分[5]。

骨——器官

从功能学的角度划分，存在多种骨的分类方法。根据骨的形成方式，可将其分为初级骨（编织骨）和次级骨（板状骨）。编织骨是原始骨组织，受到机械刺激后可改建成为皮质骨和松质骨。因此，骨的第二种分类方法是将其分为皮质骨（致密、板状）和松质骨（多孔、海绵状）。皮质骨的骨基质致密，含有哈弗斯（Havarsian）系统。每个 Havarsian 系统（骨单位）都有中央管，其间有血管和神经纤维穿行。密质骨呈向心性逐层围绕中央管排列，每层中的胶原纤维呈螺旋状排列，并与相邻层中的纤维方向互成角度。骨单位中的胶原纤维呈现如此精密的排列方式，可使皮质骨承担顺其长轴方向的压应力，并在其他方向上维持相当的稳定性。破骨细胞陷窝位于哈弗斯骨板之间，而骨陷窝通过复杂的骨小管网相互交通。骨细胞交通网起着感知并响应机械载荷的作用，其在随后的骨改建过程中也应当发挥调节作用。

与皮质骨相反，松质骨中不含哈弗斯系统。它是由相互连接的条状或薄板状骨组织网构成的。这些骨小梁的三维显微结构貌似由所受机械载荷的类别、类型和方向决定。骨小梁的形状（条状 VS 薄板状）以及数量、密度、空间、连接性和质量（矿化程度）都是决定骨组织机械完整性的重要因素。

骨的另一种分类是依据其胚胎形成机制：一是在软骨支架内成骨（软骨内成骨）；二是在结缔组织内直接成骨（膜内成骨）。颅骨（除颅底外）均为膜内成骨。下颌骨最初也是麦克尔软骨旁进行的膜内成骨（如前所述），但在髁状突发育高峰期（12~18 岁），下颌支的发育是在活跃的髁部软骨基础上进行软骨内成骨。

牙槽骨是上、下颌骨支持牙根的部分，主要由三部分构成：①构成牙槽窝内壁的固有牙槽骨（X 线上表现为筛状板或硬骨板）；②构成上、下颌骨外壳的皮质骨板；③二者间的松质骨（小梁骨，牙槽间隔）。前牙区松质骨含量很少，甚至完全不含松质骨。

神经纤维和毛细血管进入牙槽间隔，再经过筛状板进入牙周膜间隙。这说明牙周膜的血管和神经主要来源于牙槽间隔，而牙齿的血管和神经来源于根尖区。

牙槽骨的外表面有骨膜覆盖。骨膜分为内外两层，外层为粗大纤维构成的结缔组织，内层（骨祖细胞）为一层骨衬里细胞。一些 I 型胶原纤维束（沙比纤维）可穿入下方的骨质。口腔内某些特定的区域没有黏膜下层，骨膜可与口腔黏膜的固有层相连，起到使口腔黏膜牢固附着于骨组织的作用。这样的排列称为黏骨膜，其存在于附着龈和大部分腭黏膜。牙槽骨的内表面覆有骨内膜，骨内膜仅由一层骨衬里细胞构成。骨膜和骨内膜为骨再生提供主要的成骨细胞。

口腔黏膜覆盖于口腔表面，由口腔上皮、固有层和黏膜下层构成。口腔黏膜上皮为复层鳞状上皮，其中咀嚼黏膜（包括牙龈、硬腭和舌前 2/3 的背部）的上皮发生角化。角化层可保护口腔黏膜，使之可承受咀嚼食物的摩擦力和剪切力。固有层由结缔组织构成，位于口腔上皮下方，是上皮的血供和神经来源，该层由排列复杂的 III、IV、VII 型胶原蛋白组成，具有一定的机械稳定性。而黏膜下层为疏松结缔组织，富含脂肪和弹性纤维，因此弹性更强。黏膜下层含有细小的唾液腺。由于结构疏松，黏膜下层易因血肿、感染、注射等引起肿胀。

特定区域的口腔黏膜无黏膜下层，其固有层

直接与骨组织表面的骨膜相连，形成黏骨膜。这些区域包括附着龈、硬腭的前部和中间区。由于黏膜牢固附着于骨面，这些区域在行手术切口时不会发生黏膜退缩，因此不必担心伤口的关闭和缝合。而黏膜下层的切口相对麻烦，经常发生黏膜的撕裂。在进行黏膜下注射时疼痛明显，应注意注射量。

综上所述，口腔黏膜中上皮增生的速度远快于固有层下成纤维细胞增殖的速度。因此，口内伤口愈合主要是通过创面的再上皮化，而非瘢痕形成，即便黏膜间存在缝隙亦是如此。

骨改建

骨改建是骨生成和骨吸收（分解）相互作用的过程（图 3.5）。骨的改建活动在人一生中持续进行，随着年龄变化调节骨形成和吸收的相对平衡。骨转化率及骨量最终是增是减，取决于年龄、性别、解剖位置、生物力学和钙平衡机制。部分骨在一生中几乎不发生改建，如中耳听小骨和牙槽窝内壁；另外一些骨的转化率则很高，如牙槽骨的松质骨[6-8]。

骨髓腔内壁表面易集聚大量破骨细胞，因此，此处的骨转化率最高。骨的废用可激活骨改建过程。雌激素或雄激素含量下降、慢性激素治疗也可激活骨改建。另外，含有红骨髓的小梁骨比含有黄骨髓的小梁骨改建速率快。此外，不同解剖位置的皮质骨改建速率也不尽相同。然而，形成骨改建区域性差异的机制尚不清楚[6-8]。

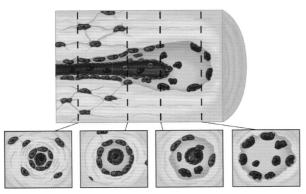

图 3.5 骨改建示意图（剖面观）。在趋化信号介导下破骨细胞在旧的骨组织内形成隧道。随后新的毛细血管长入，带来更多单核细胞和间充质干细胞（单核细胞可生成破骨细胞，而间充质干细胞可分化成成骨细胞）。成骨细胞排列于隧道内壁并形成新的板层骨

生理性负重与骨改建

1892 年，Wolff 基于当时骨组织生物学的流行观点提出了骨改建的原理：任何骨组织形态、功能或者仅仅功能上的变化都基于一定内部结构和相应外形的改变，这与数学定律异曲同工[7, 9]。从这一理论体系中可以得出两个概念：①骨骼单元所处的位置是根据负载的类型、分布、大小及优化骨组织强度的结果决定；②骨量的多少与负载的大小直接相关[10]。

一般认为成人骨骼的形成主要由两个因素决定：遗传和生理性负载，而生理性负载由其大小和受力模式决定。Frost（1987）提出了力学调控假说，该假说认为骨组织通过负反馈调节机制不断地调节自身的强度以趋于稳定，该负反馈调节机制可以控制不同位点骨量的增加和减少。根据这一假说，遗传因素在一定程度上决定了骨组织的基本条件，而负载力决定了骨骼的力学需求。目前对于力学负载与骨改建相互关系的理解集大成于"犹他范式"（Utah paradigm），其应用涉及骨、韧带、肌腱和筋膜，同样也可能适用于肌肉的构成[7]。

机械负载会引起骨质发生形变（应变），形变的大小与载荷大小成比。应变分布的影响因素包括骨的类型、质量、内外部结构及载荷的类型。应变是调控骨改建的一个关键因素：当应变大小超过"改建阈值"时，骨改建会被激活，而塑形机制将改变骨质结构以减少将会发生的应变。当载荷小于阈值，特别是小于微损伤阈值时，机械调控的模式立即停止。但在这种"失用性模式"下，骨量仍在持续减少，具体表现为皮质骨变薄，骨髓腔扩大，小梁间隙增宽，而骨的直径并不会发生明显变化[7]。

基于这种理解，骨本身具有足够的强度承受较大负载，并能够避免引起骨的损伤。对于为什么会发生骨吸收、如何发生骨吸收的认识仍在不断探索中。可以假设应变可以调控并激活骨的吸收，随后即便应变消失，骨的吸收仍在继续。在完全不负重的情况下（如截瘫），骨量最多可减少至原来的40%，但不会全部吸收[7]。这提示在没有机械应力刺激的情况下，骨改建还存在其他调控方式。这个结论与牙缺失后牙槽骨吸收的机制密切相关。

激素与骨改建

骨改建的主要目的是维持矿物质的稳态，特别是钙和磷。因此，激素可调节新陈代谢，并影响骨的代谢。骨髓对免疫细胞的生成和免疫系统的调节极为重要。激素可对骨的代谢产生重要影响，这类激素包括：甲状旁腺激素（PTH）、骨钙素、性激素、皮质类固醇、生长激素及可溶解的受体胰岛素样生长因子 -1（IGF-1）和甲状腺激素。

骨再生

骨形成是一个非常缓慢的过程。除了微小骨折，骨折断端不能仅通过直接（初期）骨愈合得以完全修复。骨折可引起骨折线周围较大的应变。因此，骨折发生后为了减小"骨折块间应变"，利于骨生成，应使骨折块保持稳定。换言之，骨折初期应变较大，此时会先形成一种中间产物固定骨折块，然后骨再生将这种中间产物替换（骨化），即二期骨愈合（骨痂）。这种中间产物可以是纤维或软骨。

骨折愈合的第一阶段为血肿形成，此阶段至关重要，可激活一连串骨再生反应。血肿形成后，首先是单核细胞源性的破骨细胞吸收坏死的骨组织边缘，同时促进间充质干细胞分化为成骨细胞。血小板可释放包括血小板源性生长因子（PDGF）在内的多种促进血管形成和骨形成的细胞因子。最初的炎性反应结束后形成软的愈合组织，该愈合组织骨化成硬的骨痂。根据成骨的方式可把骨再生分为软骨内成骨、膜内成骨和原位成骨。典型的骨折愈合需通过以上三种不同成骨机制的结合方可完成（图3.6）。

骨折愈合的最后阶段是塑形/改建，在此阶段局部的微应变不仅可调控新形成骨量的多少，也可以调控新骨的质量和结构。骨改建需要1~2年时间以维持稳定，术后复发通常在此阶段发生。因此在骨改建完成前就对骨重建的结果进行评价是不准确的。

牙槽嵴萎缩

综上所述，机械负重很大程度上决定了牙槽骨的外形和完整性。牙列部分或完全缺失会引起牙

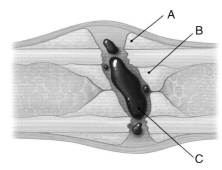

图3.6 骨折在几种骨化机制共同作用下完成愈合。骨膜上和骨内膜表面(A, B)为膜内成骨和（或）原位成骨。骨折线（C）处中间为软骨内成骨，近骨折断端边缘处为膜内成骨

槽嵴不同程度的骨丧失。缺牙导致的牙槽嵴萎缩遵循特定模式：通常先是牙槽嵴宽度减小，然后才是高度降低[11-12]。上颌骨牙槽窝唇侧骨壁比腭侧骨壁吸收快（向心性吸收）[13]；下颌骨与上颌骨相反，其舌侧骨壁较唇侧骨板吸收（离心性吸收）更快。这种吸收类型的差异会导致颌间矢状向和轴向关系的紊乱[14-15]。

牙槽嵴分类

牙槽嵴萎缩可按不同方法进行分类。

Atwood（1963）描述了牙槽嵴萎缩的6个阶段[16]。

Ⅰ. 拔牙前，正常牙槽骨。

Ⅱ. 拔牙后，正常牙槽骨：牙齿拔出后，牙槽骨吸收尚未开始。

Ⅲ. 高耸、丰满的牙槽嵴，牙槽嵴高、宽度均足够。

Ⅳ. 刃状牙槽嵴，牙槽嵴高度足够，但宽度不足。

Ⅴ. 低平牙槽嵴，牙槽嵴高度、宽度均不足。

Ⅵ. 平坦的牙槽嵴。

最近，Juodzbalys 和 Raustia 将牙槽嵴萎缩分为以下3类[17]。

Ⅰ类：牙槽嵴高度≥10mm；宽度≥6mm；前牙区的垂直骨缺损≤3mm，为种植体植入的理想牙槽骨。

ⅡA类：牙槽嵴高度≥10mm，宽度为4~5mm（缺牙区牙槽嵴过窄）。

ⅡB类：牙槽嵴高度为4~9mm，宽度≥6mm

（缺牙区牙槽嵴过低）。

ⅡC 类：牙槽嵴高度为 4~9mm，宽度为 4~5mm（缺牙区牙槽嵴低平）。

ⅡD 类：牙槽嵴高度 ≥ 10mm，宽度 ≥ 6mm，美学区牙槽嵴顶至邻牙颈部的垂直骨缺损大于 3mm。

Ⅲ类：牙槽嵴高度 < 4mm，宽度 < 4mm（对于种植来说过于低平）。

另一种当前流行的分类方法是根据骨的结构将牙槽骨分为以下 4 类[18]。

D-1 类骨：牙槽嵴几乎全由皮质骨构成，仅有少量甚至不含松质骨。通常在下颌前牙区多见。

D-2 类骨：牙槽嵴由厚层皮质骨构成，期间含有粗大的松质骨。通常在下颌骨后牙区多见，也可见于上前牙区。

D-3 类骨：由薄层皮质骨和排列精细的松质骨构成。通常在上颌前牙区多见。此类骨比 DI 和 D2 类骨质脆。

D-4 类骨：由排列精细的松质骨和极少的皮质骨构成，通常见于长期缺牙患者的上颌后牙区。此类骨是四类骨中最不利于种植体植入的。

总　结

手术干预计划的制订必须建立在充分掌握相关组织的生物学和生物力学特点的基础上。无论外科技术如何精湛，忽视或者违反组织生物学特点都会给手术的长期疗效带来负面影响。术后的组织愈合很大程度上与其胚胎发育的情况类似。最后，进行修复重建时应考虑牙齿缺失后牙槽骨吸收遵循的特定模式。

参考文献

[1] Salle BL, Rauch F, Travers R, et al. Human fetal bone development: histomorphometric evaluation of the proximal emoral metaphysis. Bone, 2002, 30:823–828

[2] Gardner E. Osteogenesis in the human embryo and fetus//The Biochemistry and Physiology of Bone. 2nd ed. Academic Press, London, 1971

[3] Neer R, BermanM, Fisher L, et al.Multicompartmental analysis of calcium kinetics in normal adult males. J Clin Invest, 1967, 46:1364–1379

[4] Moore KL, Persaud TVN, Torchia MG. The Developing Human: Clinically Oriented Embryology. 9th ed. Elsevier, Inc., 2013

[5] Nanci A. Ten Cate's Oral Histology: Development, Structure, and Function. 8th ed. Mosby, 2012

[6] Jee WSS. Integrated bone tissue physiology: anatomy and physiology//Cowin SC. Bone Mechanics Handbook. 2nd ed. CRC Press, 2001: 1–68

[7] Frost HM. FromWolff's law to the Utah paradigm: insights about bone physiology and its clinical applications. Anat Rec, 2001, 262:398–419

[8] Parfitt AM. Targeted and nontargeted bone remodeling: relationship to basic multicellular unit organization and progression. Bone, 2002, 30:5–7

[9] Rasch PJ, Burke PK. Kinesiology and Applied Anatomy. Philadelphia, PA: Lea and Febiger, 1963

[10] Goodship AE, Cunningham JL. Pathophysiology of functional adaptation of bone in remodeling and repair in vivo//Cowin SC. Bone Mechanics Handbook. 2nd ed. CRC Press, 2001, 26:21–31

[11] Cawood JI, Howell RA. A classification of the edentulous jaws. Int J Oral Maxillofac Surg, 1988, 17:232–236

[12] Zakhary IE, El-Mekkawi HA, Elsalanty ME. Alveolar ridge augmentation for implant fixation: status review. Oral Surg Oral Med Oral Pathol Oral Radiol, 2012, 114:S179–189

[13] de Wijs F, Cune M. Immediate labial contour restoration for improved esthetic: a radiographic study on bone splitting in anterior single-tooth replacement Int J Oral Maxillofac Implants, 1997, 12:686–696

[14] Adell R, Eriksson B, Lekholm U, et al. Long-term follow-up study of osseointe-grated implant in the treatment of totally edentulous jaws. Int J Oral Maxillofac Implants, 1990, 5:346–359

[15] Gaggl A, Rainer H, Chiari FM. Horizontal distraction of the anterior maxilla in combination with bilateral sinuslift operation- preliminary report. Int J Oral Maxillofac Surg, 2005, 34:37–44

[16] Atwood DA. Postextraction changes in the adult mandible as illustrated by microradiographs ofmidsagittal sections and serialcephalometric reontgenograms. J Prothet Dent, 1963, 13:810–824

[17] Juodzbalys G, Raustia AM. Accuracy of clinical and radiological classification of the jawbone anatomy for implantation–a survey of 374 patients. Journal of Oral Implantol, 2004, 31:30–39

[18] Jaffin RA, Berman CL. The excessive loss of Branemark fixtures in type Ⅳ bone: a 5-year analysis. J Periodontol, 1991, 62:2–4

（黄元丁　译）

第 4 章　以修复为导向的种植前口腔综合评估：团队协作

*Gary A. Morris**

引　言

种植治疗是从美观和功能两方面恢复牙列的一种修复和外科手段，用以替代缺失牙齿及邻近的口腔组织。这种治疗手段的综合应用需要多学科的协作，以确保患者获得可预期的、满意的疗效。本章节旨在明确并阐释外科手术之前对患者进行修复评估的各个必要环节——特别是对于需要水平骨增量的患者，为修复治疗及外科手术的远期成功奠定基础。

评估的内容

初次评估

在种植治疗实施前由修复科医生或是全科医生对患者进行评估，对整个治疗计划的最终成功至关重要。成败在于是否在治疗开始之前就以最终修复目的而考虑到诊断的需求，以及位点保存、临时修复体和修复设计的类型等。患者的修复医生、外科专家及技师要充分沟通以达成对最终治疗目标的共识[1]。治疗计划具有位点的特异性，且有赖于最终理想修复体的设计。根据解剖结构、病因、口内的位置及即将被替换的牙齿，牙槽嵴宽度的不足会带来不同的问题。牙槽嵴增宽术对种植病例的成功至关重要，然而也存在一定风险[2]。

诊断性检查

口腔修复学的诊疗程序始于对患者的综合评估和问诊，应彻底回顾患者的既往史、现病史、过敏史、生活习惯以及牙科治疗史[3-4]，并记录患者主诉及相关病史。在交谈中判断患者的诉求并评估其期望值现实与否，是十分重要的。若无法达到患者的期望，一定要告知患者治疗的预期、结果、维护的要求，以及将来需要调整或重新修复的潜在可能性。同样，替代方案的讨论也是非常重要的，包括放弃治疗及这样做的相应后果。临床评估由以下的检查构成。

放射检查

全面的放射检查对判断种植治疗的指征十分必要。三维的 X 线检查，例如，螺旋 CT 和锥形束 CT（CBCT）对能否在适当位置植入一个种植体提供了有效的信息。放射检查可以评估硬组织的缺损，以及判断是否需要种植术前植骨或是同期植骨[5]。放射导板能够提供修复体相应的植入坐标及基于诊断蜡型的最终修复体穿龈位置的信息，因而使用该技术裨益颇大。结合种植设计软件，可以在制订诊疗计划阶段就预先确定好种植体的型号及植入位置，同时可以预判牙槽嵴骨增量的必要性，并提前进行计划[6]（图 4.1）。

牙齿检查

牙齿检查包括对牙列的评估和记录。需要评估牙齿和牙周支持组织的位置和条件；观察牙齿有无龋坏、磨损、酸蚀和折断；观察并记录现存修复体的部位及其状况；评估并记录缺牙区软组织厚度、有无附着龈、牙槽嵴宽度、倒凹的部位、牙槽嵴高度的不规则及肌肉附着位置。

牙周检查

完整的牙周探诊和记录应包括出血点及溢脓的部位，该检查对于全面的诊断十分必要。记录牙龈的退缩和动度，以及牙龈附着水平，为正确的诊断提供重要的信息。牙龈生物学类型的判断有助于

*Department of Graduate Studies, Southern Illinois University, School of Dental Medicine, Alton, Illinois, USA
Private Practice, Buffalo Grove, Illinois, USA

指导手术计划，即通过软硬组织移植来获得生物学类型的转换，从而为牙列部分缺失的患者提供正常的牙周支持组织、可预期的穿龈形态或种植体周健康的龈沟。

咬合检查

完善的咬合检查至关重要，具体原因如下：首先，该检查关乎种植体在牙槽嵴内的三维位置，以确保其平台正好位于基台和修复体𬌗面的正下方，使𬌗力在功能状态下通过种植体的长轴传导。种植体可能位于牙槽嵴的正中，但是并不足以确保正确的𬌗力传导。骨骼与牙齿的关系及骨吸收的模式都会影响种植体的位置。除了通过骨增量来完善

植入区的准备之外，一些辅助性的治疗，例如，正畸改善咬合，对于植体的正确植入都是有必要的[7]。面对先天缺牙的患者时，特别要注意牙根的相邻位置。在一些病例中，位点改建（site development）得益于在拔牙和种植之前对牙齿的压低或牵引[8-9]。应在修复和手术之前考虑到咬合紊乱的情况。注意观察对颌牙号，排除对颌牙伸长影响种植体的植入和咬合的情况。在某些病例中，这一情况可以用冠、桥或正畸压低予以矫正[10]；其他一些病例中，也可以通过拔除伸长牙或额外植入种植体来纠正。同时，咬合的全面检查还应包括颞下颌关节（TMJ）的彻底检查和评估。

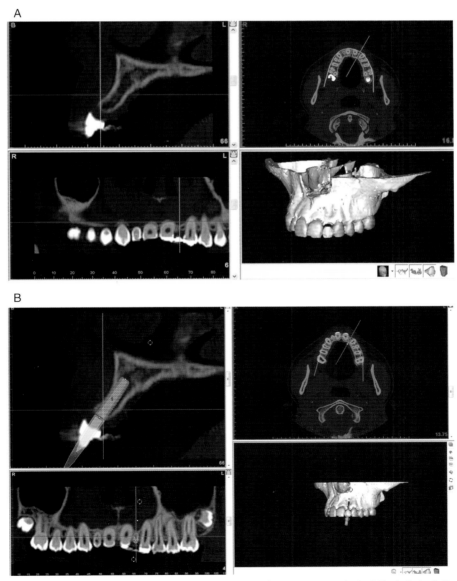

图 4.1 A. 锥形束 CT（CBCT）显示有面中份及根尖方向的水平骨缺损。B. 设计的种植体会发生骨穿孔以致种植体螺纹暴露

C

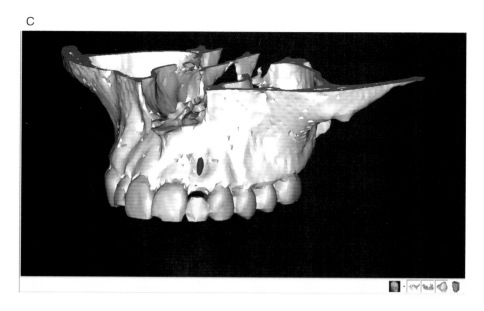

D

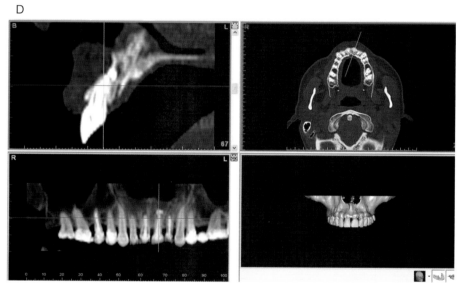

图 4.1（续） C.缺损的三维影像。D. CBCT 显示由牙髓治疗失败引起的根尖处骨缺损及随后的根尖切除术

口内外软组织的检查

　　口内外软组织的病理检查是修复学检查的重要组成部分。任何相关病损都应引起注意，并由口内及颌面外科医生来评估，必要时进行活检。种植之前应该妥善处理好患者口内外的所有癌前病变、恶性肿瘤和炎症[4]。

诊断和治疗计划

　　为患者提供诊断是告知内容的重要组成部分，也是对患者进行科普教育的好机会。一个完整的诊断应该是一个开放式的讨论，不仅包括修复计划和建议，还应包括实现目标的各个步骤。很多文献都提到种植患者的分类，其划分标准如下：缺牙区的大小和部位，是否需要植骨，以及可能改变预期的患者自身影响因素[11]。修复医生有责任告诉患者既定方案的利弊，必须讨论包括放弃治疗在内的替代方案；还应告知患者，为了给修复创造条件而进行位点改建的必要性，并与颌面外科医生探讨其必要性。之后，外科专家才能更深入地讨论所需植骨的类型或位点改建。

微笑评估

　　微笑评估很大程度上是用来判断实现美学修复的可能性。能否实现这种可能性要从修复学评估的多个数据点来考量。除了牙齿本身的特征外，还要综合考虑患者的生活习惯，如吸烟、口腔卫生状况、磨牙症，以及患者的预期，这些都会极大影响到修复的最终效果。分析患者的笑线，以及牙齿的形状和颜色。另外，还应评估患者面型的对称性及在静息状态和大笑时的唇齿关系[12]。记录高位笑线时暴露的边缘龈宽度。有必要与患者讨论他们对于微笑及牙齿健康的看法。检查和记录牙齿的形状，以及与邻牙的比例对于获得一个自然、美观的修复体是至关重要的。方形牙冠及厚龈型的牙齿接触点位于龈1/3，更接近牙槽骨，因此更易获得可预期的牙龈乳头。文献提示，形成牙龈乳头要求触点到牙间支持组织的距离必须有5mm[13-14]。如果是两个相邻的种植体则情况更为复杂。大部分软硬组织的改变发生在修复的第一年，但也并非绝对（图4.2~4.4）。

诊断模型和蜡型

诊断模型和蜡型是预测最终效果的重要工具。将诊断模型置于殆架，可以了解所设计的修复体位置和形态，在牙槽嵴上的穿龈角度，与对颌牙列的相互关系，以及伴随牙缺失发生软组织缺损的质和量。复制诊断蜡型，制作含有不同密度硫酸钡材料的放射导板，可以在CT扫描中精确定位预先设定的牙齿位置。诊断蜡型必须反映牙齿的正常大小，如此方能评估软组织的厚度。根据预期结果可以确保种植体以恰当的角度和深度植入，此外为保证治疗成功还需考虑骨及软组织的移植量。在此基础上，制作一个基于计算机设计的种植体植入导板；在导板的指示下进行外科手术，可以为外科-修复团队提供一个可预期的治疗计划，以达到可能的最佳效果（图4.5）。

放射种植导板

一个准确制作的放射种植导板在解剖上与最终修复体的设计是一致的。根据修复部位的不同，导板也不尽相同。埋于导板中的放射标记物确保拟修复体影像能在放射片中清晰可见，这些放射标记物的材料必须保证能够在放射片中得到清晰显像。多种材料都可用于获得放射显影，例如，在某些病例中曾使用一个特定大小和形状的金属球来确定全景片中影像的放大率（图4.6）。将点状的古塔波

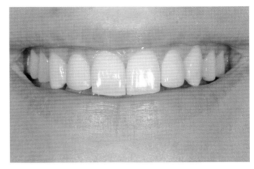

图4.2 高位笑线的患者在微笑时牙龈穿龈形态十分明显，因此在美学修复中属于高风险。在这种情况下通常是为了美观要求进行过量移植。有时移植物也从美观和功能两方面为种植体提供了足够的骨支持

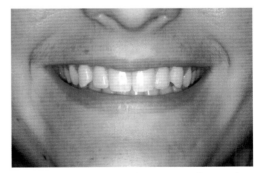

图4.3 中位笑线由于很少暴露牙龈的穿龈形态，所以美学风险不高。此时进行过量移植通常是为种植体提供支持，较少考虑牙龈美学的需要

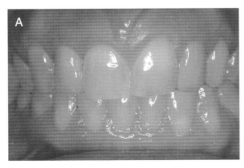

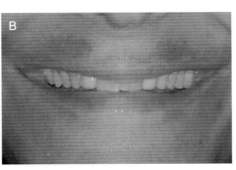

图4.4 低位笑线属于美学低风险。骨移植更多是为了给种植体提供足够的骨支持

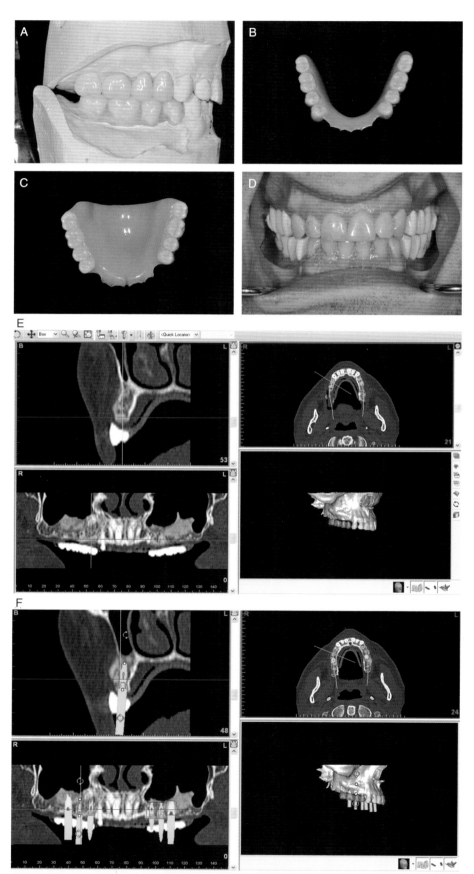

图 4.5 诊断蜡型在口内确定之后，用含有放射标记物（如硫酸钡）的聚丙烯树脂翻制成导板。CT 扫描时戴入放射导板，显示为一个光圈，用来指导种植计划。此技术能从种植体的位置和植骨的需求两方面考虑，为种植体提供良好的支持。定制一个计算机生成的种植导板可以确保种植计划能准确执行

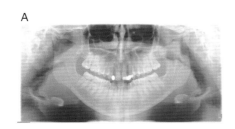

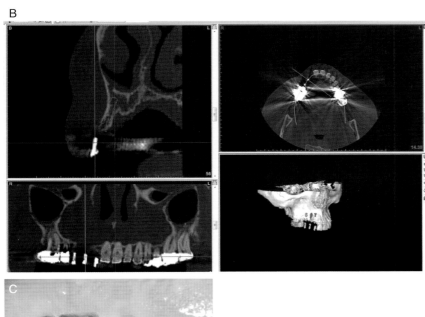

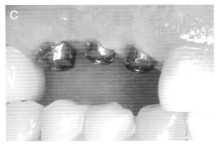

图 4.6 放射检查中使用的基准标记物：A. 有明确尺寸的金属球来确定全景片的放大率。B. 古塔波胶用于明确所设计的修复体的中线。C. 种植体植入后口内照

（gutta-percha）胶包埋于丙烯酸树脂中，置于修复体中心，或是在诊断蜡型的表面刷上放射线阻射材料，可在 X 线片中呈现出点状影或轮廓线的效果。更常用的方法是：将不同比例的硫酸钡与丙烯酸树脂混合来制作导板，从而区分修复体的不同部分，使临床医生能准确判断为了有效支持修复体所需移植的软硬组织的量和维度[15-16]。

对于部分牙列缺失的患者，可以通过复制诊断蜡型来制作放射种植导板（图 4.7），例如，可将放射种植导板与咬合矫正器设计得与硬质𬌗类似，将其稳定在邻牙上，也可以将放射种植导板设计得与可摘局部义齿一样，将其稳定在腭部或牙槽嵴上。显而易见的是，导板越是稳定在非弹性或是不可移动的组织上，定位就越精确[17-18]。

采用二次扫描技术在三维光学扫描仪中扫描诊断蜡型（图 4.8）。扫描结果可以重合到 CT 扫描数据上，从而不需要使用额外的导板就能设计出最终的数字化修复体。

无牙颌患者对修复设计提出了全新的要求。制订种植体植入计划时需要根据修复目标来考虑预留的空间。例如，如果患者需要的是杆卡支持的覆盖义齿，就需要更多的修复间隙来容纳杆卡、基台和附着体。此时通常要将种植体植入更深一些，还可能需要牙槽嵴骨增量以容纳种植体的植入。在一些病例中，可以通过牙槽嵴修整术来获得牙槽嵴的宽度。种植体的深度和角度均依赖于最终的修复设计。此外，其他诸如唇齿关系的考虑会需要了解修复设计及其与面部解剖的关系。

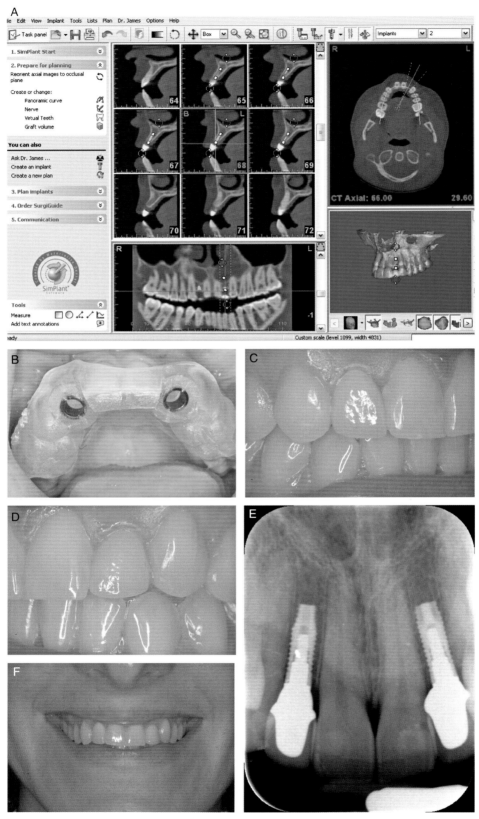

图 4.7 A.CT 扫描结合 SimpPlant 软件设计在计算机导航下行侧切牙位点的种植体植入方案。B. 牙支持的种植导板。C~F. 种植牙修复上颌左、右侧切牙

通常，在修复学中，为了将种植体放置在合适的水平上，需要进行牙槽嵴修整术。修整术后，牙槽嵴就能为种植体提供足够的宽度。有时，会需要牙槽嵴的水平骨增量。在任何情况下从放射导板获取的信息将是决定因素。

无牙颌患者需要一个完整的诊断计划来确定牙齿的正确排列。用混有不同含量硫酸钡的丙烯酸树脂复制诊断蜡型，并在 CT 扫描时戴入患者口内。树脂与硫酸钡混合的推荐比例：人工牙中为 30%，而软组织中是 10%。设计软件可屏蔽和显现导板的各个不同层次，参考牙位和基托恢复的软组织量来设计种植体的植入部位。当有余留牙存在时，设计会更具挑战性，双重扫描技术同样适用于上述病例[19]（图 4.9）。

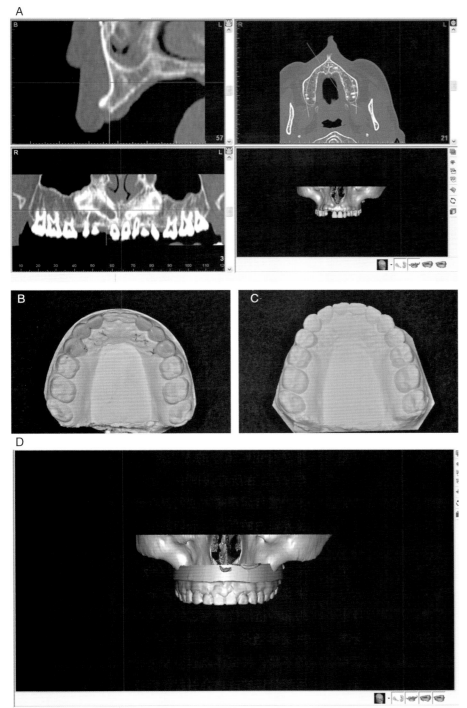

图 4.8 双重扫描技术。扫描诊断蜡型，与患者的 CT 扫描数据拟合。虚拟设计种植体和移植物，预测最终的效果。A. 没有拟合蜡型的 CT 扫描。B,C. 在石膏上复制诊断蜡型并进行扫描。D，E.CT 扫描与蜡型拟合。F. 在软件中设计种植体，基于这个设计制作种植导板

E

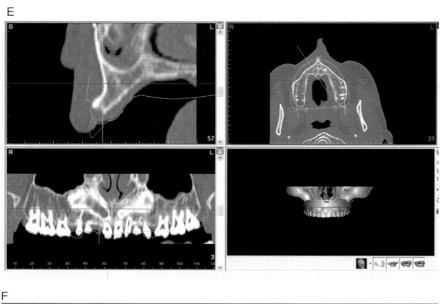

F

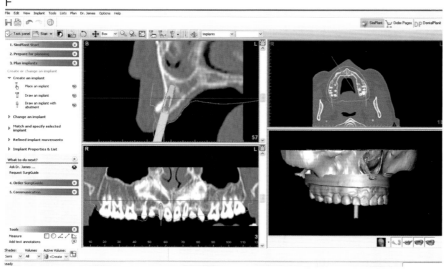

图 4.8（续）

临床应用

A：部分牙列缺失患者美学区的修复评估和治疗计划

从修复的角度很难解决牙槽嵴宽度不足的问题。上颌前牙区的牙槽嵴宽度不足会给最终的治疗计划带来很多困扰。患牙拔除手术带来的创伤会造成颊侧骨板的丧失（图 4.10），从而引起解剖位点组织量的不足。当患牙罹患过根尖病变或是做过根尖切除术时，在种植体根 1/3 部位会存在骨组织缺损（图 4.11），这时为避免骨的穿孔往往会需要调节种植体植入时的角度。扇形的薄龈生物型和先天缺牙病例也会给种植体的正确植入带来困扰，难以获得自然美观的修复效果[20]。为了在先天缺失的侧切牙位置获得理想植入位点，有必要采取植骨联合正畸治疗的方法进行种植位点改建[21]（图4.12）。在所有病例中，都需要在种植体植入前或术中进行牙槽嵴宽度的保存或重建。据缺损的解剖及在口内的部位，分期的治疗方案通常比即刻的操作更具有可预期性，尤其是在上颌前牙区[22]。

种植体的三维位置会影响骨及软组织的生物学宽度和高度。软组织的最终形态是由支持的骨组织和种植体位置决定的，这会直接影响到病例的最终美学效果[22-25]。为了避免牙槽嵴顶根方骨宽度的不足，种植体以远离颊侧的特定角度植入，那么唇侧骨板的改建会引起唇侧龈缘的萎缩，从而导致种植牙与相邻天然牙的不对称[26-27]。此外，种植

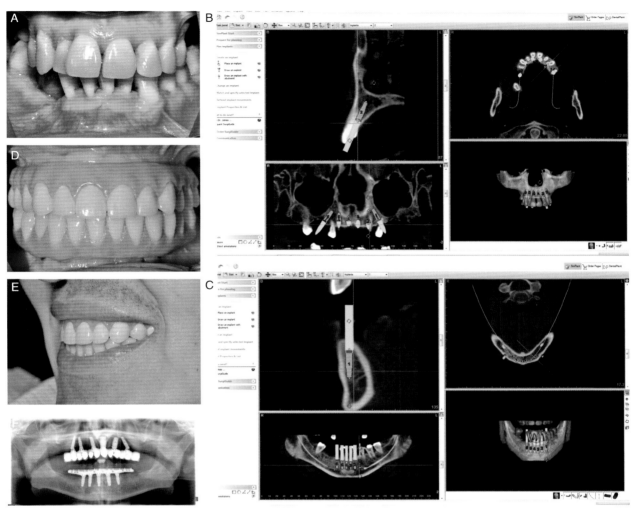

图 4.9 示例：种植体支持的上下颌全口患者的设计与最终效果

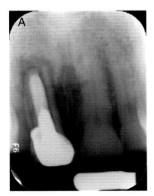 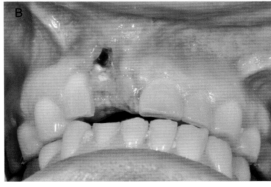

图 4.10 内科治疗失败的牙齿及拔
牙后造成的缺损

体的螺纹暴露会导致软组织的颜色与邻牙不同（图 4.13）。

　　一些并发的因素，譬如在种植体毗邻的牙位上植入另一颗种植体，也会造成影响美学效果的其他问题（图 4.14）。若种植体不能平行植入，则可能由于牙龈乳头的缺失、牙齿的不对称，或

者与面部平面不协调的唇面排列而导致不可预期的美学问题[28-29]。

　　另外，腭侧骨板的宽度不足也是一个常被忽略的并发因素（图 4.15），应该引起足够关注。在这种情形下，种植体螺纹可能暴露从而导致种植失败。这些不足常被医生忽略，最好的处理原则是分

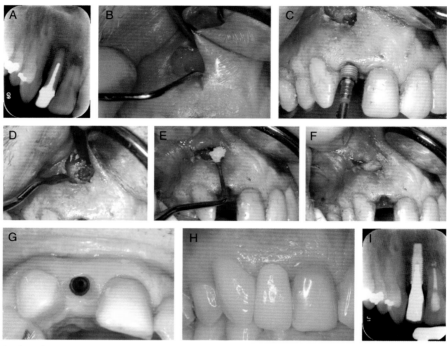

图 4.11　A，B.内科治疗失败的侧切牙，X线片及临床影像资料。C.拔除牙齿，证实唇侧骨板存在，遂经前庭沟入路对根尖炎症进行清创。D.种植牙按正确的深度和角度植入。E.暴露种植体的根尖部。F.填入骨粉。G.盖膜，缝合。I.完成种植修复

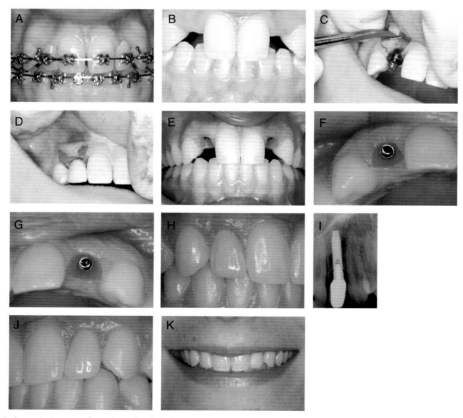

图 4.12　侧切牙先天缺失，正畸治疗调整并修复间隙。唇侧水平方向的缺陷会影响种植体的穿龈轮廓。尽管骨量足以容纳种植体，却不能支撑其穿龈轮廓。种植体植入，同期软硬组织增量。在修复阶段，已获得能够支撑修复体穿龈轮廓的牙龈生物型。8年随访的X线片和临床影像资料

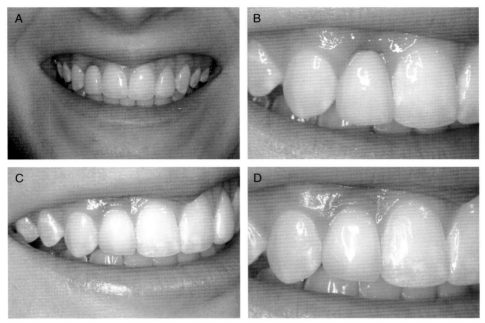

图 4.13　上颌右侧切牙出现牙龈灰线。薄龈型牙龈无法遮盖种植基台的颜色。成角度植入导致的种植体袖口的暴露是一个影响因素。把基台换为 UCLA 陶瓷基台，联合结缔组织移植以改变牙龈生物型，可改善此并发症

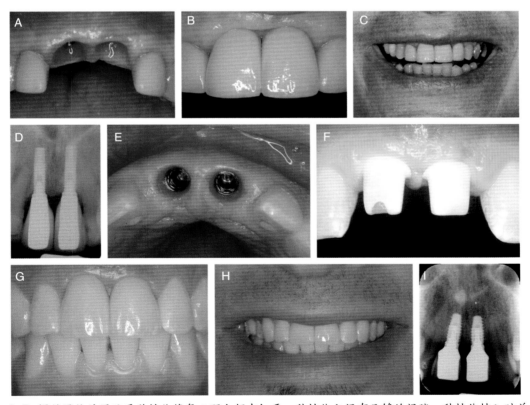

图 4.14　A~D. 螺丝固位的冠及牙种植体修复 2 颗上颌中切牙。种植体之间有足够的间隙，种植体植入时并未进行垂直向或水平向的骨增量。E~I. 外伤导致中切牙缺失。在种植之前患者接受了牙槽嵴的水平骨增量。采用陶瓷基台和全瓷冠修复。骨移植确保了正常牙齿比例的恢复

期治疗。

从力学和功能上考虑，包括种植体基台界面的成角度载荷、殆力分布不均及食物嵌塞等，也会影响到预期效果和患者的满意度。此外，还有一些其他的复杂因素，如由于种植体侧向受力导致螺丝的松动等。当种植体将就现有牙槽嵴和软组织的形态，在此基础上进行植入，而非通过软、硬组织的移植而改建得到的植入位点，那么远期效果是无法预期的，同时会给修复医生带来很多复杂的并发问题。

在美学区很容易实现理想的种植植入。逆向工程与设计是关键。植入的参数包括以下几点。

· 为避免种植体间牙槽嵴的水平向骨吸收，在平台和基台直径相匹配（非平台转移类型）的相邻种植体之间需要保持 3mm 的距离。

· 在种植体平台直径大于基台（平台转移类型）的种植体之间需要保持 2.1mm 的间距。

· 保证种植体和天然牙之间 1.5mm 的间距，以防止邻牙支持骨组织的丧失。

· 将螺丝开口置于切牙的切嵴和舌隆突之间。

· 种植体平台置于唇侧龈缘下 3mm。

为满足植入参数的要求，通常需要进行水平向的牙槽嵴骨增量。尽可能避免牙槽骨的水平缺损可以创建一个理想的种植手术区（图 4.16）。

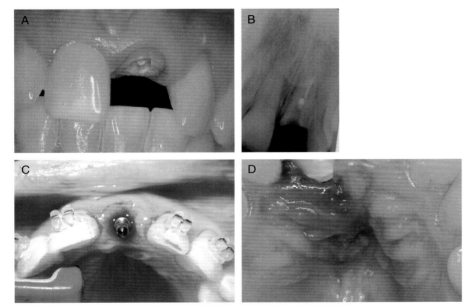

图 4.15 腭侧的缺陷常被忽视。这个病例中，种植体自腭侧骨板穿孔

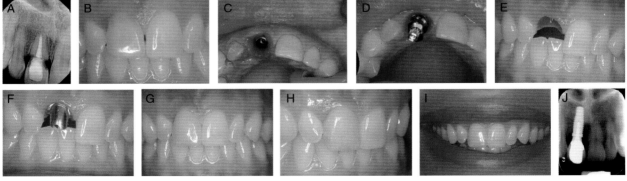

图 4.16 在某些病例中，拔牙后即刻种植可以避免骨增量。上颌右侧中切牙拔除后即刻植入种植体，无殆力负载的过渡性义齿即刻修复。愈合后，放置个性化 CAD/CAM 基台，贵金属烤瓷全冠修复。18 个月后随访，种植牙和邻近天然牙之间牙龈形态协调对称

B：后牙区牙列部分缺失患者的修复评估和治疗计划

　　当后牙区发生牙槽嵴宽度不足的情况时，会影响种植体直径和位点位置的选择。种植体的植入位点对咬合有重要影响。当上颌骨发生吸收时，上颌牙弓会变窄，如果种植体位于牙槽嵴顶正中，就会形成反𬌗关系。同样的道理也适用于下颌骨。由于下颌的骨吸收是朝向颊侧的，所以也存在相似的问题。如果需要修复的牙齿正好位于同侧的上下颌，就会放大这种后果。更为复杂的是，使用活动义齿来恢复长期缺失的后牙，会造成难以克服的解剖上的难题。暴力拔除治疗失败的牙齿会导致颊侧骨板丢失，从而造成牙槽嵴宽度不足。牙周病、龋齿、根管治疗失败和牙折是后牙缺失的常见原因。拔牙后同期植入种植体可防止该类骨丢失[30-31]。种植体的植入保存了拔牙窝，从而避免了牙槽嵴宽度丧失的问题。完善的拔牙窝保存技术也有助于避免植骨[32]。

　　有时需要通过植骨来建立足够的牙槽骨宽度，以便于放置合适直径的种植体来支撑咬合，颌面外科医生在种植体植入同期或植入前，会采用牙槽嵴水平骨增量达到此目的，大多数情况下，植骨发生在冠方1/3，而颏孔等解剖结构会使问题更为复杂。已有众多的材料和技术都应用于牙槽嵴宽度的增加，后者的临床优点众多，其中包括：为基台和修复体提供稳定的解剖基础[33-34]，通过足够的牙槽嵴宽度防止螺丝松动和断裂等并发症的发生。此外，由于种植体直径小于修复体宽度，食物嵌塞也成了一个种植义齿的牙周问题。通过增宽牙槽嵴，可以植入较大直径的种植体，从而减少修复体的外形凸度，防止食物进入龈沟或修复体的穿龈底部（图4.17）。若种植体与𬌗平面成角度植入，会影响螺丝退出的方向，从而使螺丝固位的修复方式（如果需要的话）变得困难。在先天缺失的前磨牙区，要通过正确放置种植体以获得自然美观的修复形态也是很困难的（图4.18）。在所有的病例中，都应在种植术前或术中保存或重建牙槽嵴的宽度。

　　如前所述，不管是在功能区还是美学区，种植体的三维位置都会影响到软、硬组织的生物学宽度和高度。完美的治疗计划和位点保存治疗可以防止并发症的发生。同理，在上、下颌后牙区，力学和功能方面的因素（例如，种植基台界面的斜向受力、𬌗力分布不均匀和食物嵌塞等），也会影响预期效果和患者的满意度（图4.19）。

　　在后牙区，毗邻植入种植体的风险低于前牙区。这主要是因为后牙区不存在美学的考虑，龈乳头的丧失问题不是主要考虑因素。有时，在后牙区额外植入一枚种植体对患者更为有益。

　　从修复的角度制订治疗计划，以获得后牙区理想的种植位点（图4.20）。植入的参数如下。

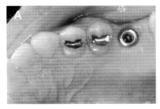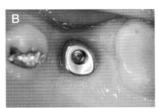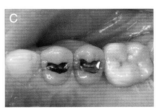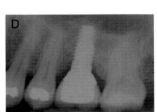
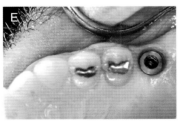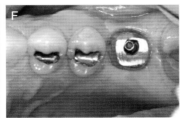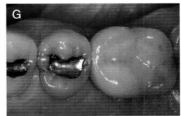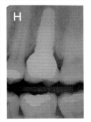

图4.17　使用一个5.0mm直径的种植体修复缺失的上颌第一磨牙，种植体颊侧可见水平向组织缺损。这个区域可能形成修复体的颊侧悬突，给患者带来困扰。此外，还可能会造成食物嵌塞。**E~H.** 选用直径6.0mm植体修复上颌第一磨牙。植入前进行了水平向和垂直向的牙槽嵴骨增量，以防止食物嵌塞

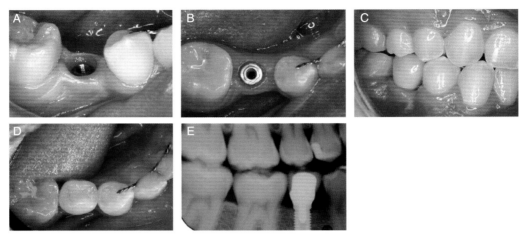

图 4.18 使用种植体、个性化基台及全冠修复下颌右侧第二前磨牙。该区域未行水平向骨移植，与邻牙轮廓相比有明显缺损，会导致穿龈部位的慢性炎症

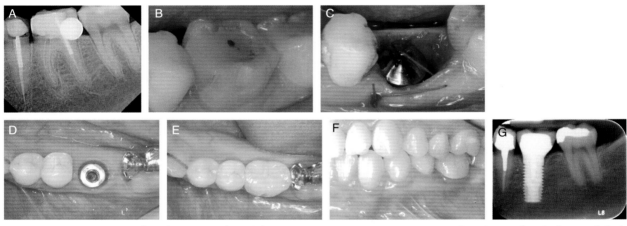

图 4.19 A~G. 下颌左侧第一磨牙折断，未行修复。拔牙后即刻植入种植体。种植体骨结合后，采用数字化设计个性化基台，金属烤瓷熔附全冠修复种植体上部结构。即刻植入种植体避免了后期需要水平骨增量的风险。采用此技术可以获得理想的穿龈形态

· 为避免种植体之间牙槽嵴改建的水平向骨吸收，在平台和基台直径相匹配（非平台转移类型）的相邻种植体之间需要 3mm 的间距。

· 种植体平台直径大于修复体基台（平台转移类型）的种植体之间需要 2.1mm 的间距。

· 保证种植体和天然牙之间 1.5mm 的距离，以防止邻牙骨支持组织的丧失。

· 螺丝的开口位于𬌗面中央。

· 平台位于颊侧龈缘下 3mm 或更浅的位置。

· 尽可能植入较宽的种植体。

C：全口失牙患者的修复评估和治疗计划

当患者想要进行单颌或全口牙列缺失的修复时，通常对治疗方案的选择缺乏清晰的认识。许多患者被问到修复方案的时候，都会要求固定（非活动）的修复方式。有的患者会出于义齿自洁的角度，选择杆卡支持的活动覆盖义齿；有的患者还需要利用基托提供额外的唇颊侧支持。是否需要进行水平骨增量以获得足够的支持，是由修复体的设计和种植体的位置所决定的[34-35]。

冠桥修复

需要冠桥修复的无牙颌患者通常在垂直向和水平向都缺少骨组织支持。这种情形下最好实行分期治疗（图 4.21）。从修复的角度来讲，种植体修复平台应距切端 9~11mm。种植体平台需要有足够的宽度来承受咬合力。骨组织的宽度必须可以容纳合适的种植体平台直径。牙槽嵴增宽术是为了使修

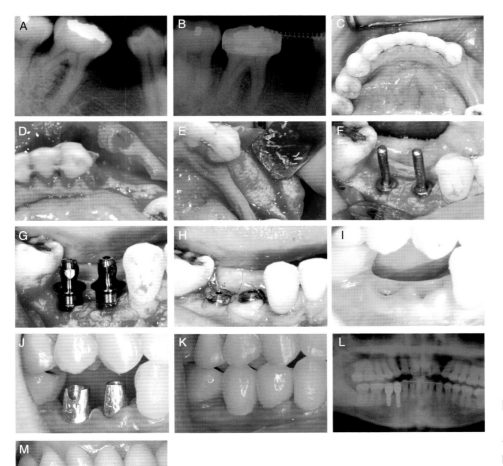

图 4.20 A.治疗前X线片。B.正畸治疗进行位点保存。C.牙槽嵴颊侧缺损。D，E.牙槽嵴增量技术为种植体的植入提供了足够的宽度。I~L.种植体上部结构的修复。M.8 年后随访的临床影像资料

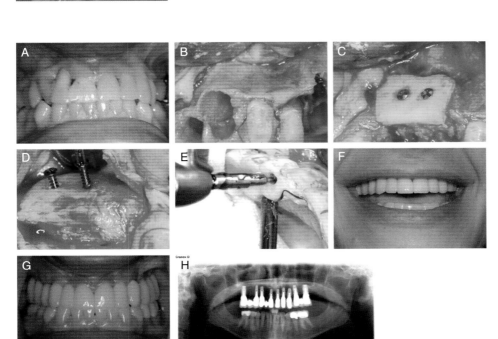

图 4.21 A.术前口内照：发生病变的上颌牙列。B，C.拔牙后行块状骨移植；D，E.种植体植入；F~H.24 个月后随访

复体的唇颊面位于正确的冠状面上。如果没有进行牙槽嵴的增宽，可能会需要一个小的盖嵴式设计来恢复正常的义齿唇颊平面。

如果垂直向的骨量不足，需要人工牙龈来获得一个正常尺寸的临床牙冠，那么可能也同时需要在种植体植入时进行水平骨增量，以提供修复体下方足够的种植体支持，这样的情况可以分期进行（图4.22）。必须重点关注临时过渡义齿的设计，基托翼缘要短于前庭，颊侧充分松弛，不能压迫移植区。

种植支持的覆盖义齿和固定全口义齿

当患者要求进行混合支持式义齿或是覆盖义齿的修复时，牙槽嵴增宽术通常是将薄的牙槽嵴改建成能充分容纳种植体的形态（图4.23），这种情况尤其多见于下颌前牙区。尽管4颗种植体支持的固定种植修复是成功可行的，但是研究显示5颗或6颗种植体支持的混合支持式修复体成功率更高[36-37]。

种植体在上颌靠后植入，可以增大义齿前后向的扩展，避免杆卡横跨上颌前牙区，使修复体更薄，增加患者的舒适感，还改善了发音情况。研究指出，靠后植入6颗种植体支持的杆卡式修复和在上颌窦间植入4颗植体的修复方式，成功率没有区别[38]。

总 结

种植患者的修复需要多学科的协作。在诊断及治疗计划过程中，团队的协同能力将决定最终治疗的成败。要达到长远的预期效果、获得患者的满意及种植–修复的成功，必须依赖于外科专家、修复医生和技师的良好沟通。因而必须事先规划，协调处理诊断信息、修复目标、步骤实施、修复体戴入及长期维护等。

致 谢

感谢我的外科搭档，他为我的患者提供了最好的治疗。

感谢我挚爱的夫人Shelley，我的孩子Taylor和Austin，感谢你们的爱与鼓励，你们让我的人生得以完整。谨以此书稿献给我的儿子Aiden，在我心中你永远与我同在。献给Ethan Wolfe，你和Aiden教会了我们祈祷，让我们从特殊儿童群体中体验到无条件的爱，让我感受到他们生活的勇气和

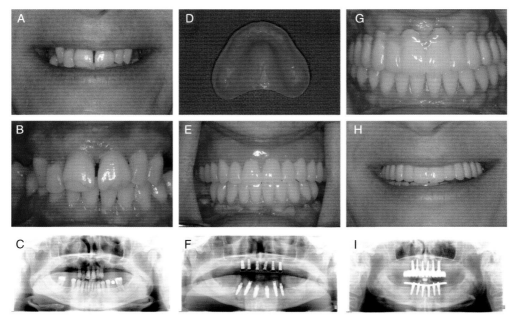

图4.22　A~C.患者的上下牙列均有病损。上颌需要在种植之前进行骨移植。D.制作翼缘短而薄的上颌即刻义齿基托，用于稳定移植物。E.上颌即刻义齿就位。下颌即刻义齿由种植体支持并即刻负载。F.术中X线片。G.最终的种植修复。上颌牙弓由烤瓷熔附金属桥修复，使用粉色牙龈瓷来获得人工牙龈乳头和正常的牙齿形态。边缘置于齐龈水平，方便清洁。H，I.最终的微笑像和X线片

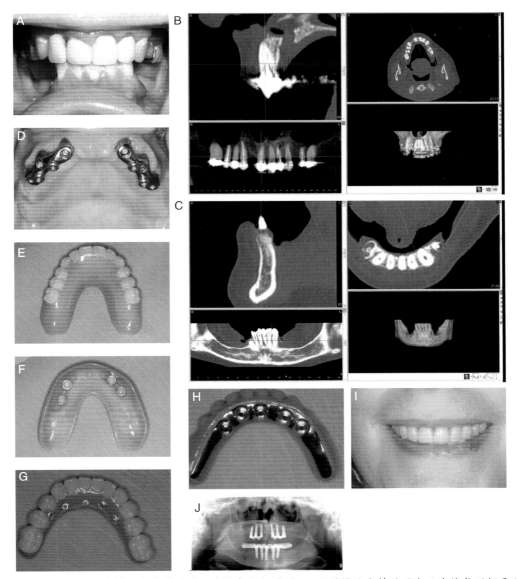

图 4.23　6 颗种植体支持的杆卡式覆盖义齿修复上颌牙列。6 颗种植体支持的固定义齿修复下颌牙列

意志。致我的导师和挚友——Charles M. Johnson 博士。感谢我的父母，感谢你们的爱与支持。

参考文献

[1] Spear FM. Forming and interdisciplinary team: a key element in practicing with confidence and efficiency. J Am Dent Assoc, 2005, 135(10):1463–1464

[2] Lizio G, Corinaldesi G, Marchetti C. Alveolar ridge reconstruction with titanium mesh: a three dimensional evaluation of factors effecting bone augmentation. Int J Oralmaxillofac Implants, 2014, 29:1354–1363

[3] Borenstein M, Cionca N, Mombelli A. Systemic conditions and treatments as risks for implant therapy. Int J Oralmaxillofac Implants, 2009, 24 Suppl:12–27

[4] Sugarman P, Barber M. Patient selection for endosseous dental implants: oral and systemic considerations. Int J Oralmaxillofac Implants, 2002, 17:101–201

[5] Borenstein M, Al-Nawas B, Kuchler U. Consensus statement and recommended clinical procedures regarding contemporary surgical and radiographic techniques in implant dentistry. Int J Oralmaxillofac Implants, 2014, 29 Suppl:79–82

[6] DeKok I, Thalji G, Bryington M, et al. Radiographic stents integrating treatment planning and implant placement. Dent Clin N Am, 2014, 58:181–192

[7] Kokich V, Kinzer G, Janakievski J. Congenitally missing lateral incisors: restorative replacement. Am J Orthod Dentofacial Orthop, 2011, 139:434–435

[8] Celenza F. The development of forced eruption as a modality for implant site enhacement. Alpha Omegan, 1997, 90(2):40–43

[9] Korayem M, Flores-Mir C, Nassar U, et al. Implant site development by orthodontic extrusion. Angle Orthodontist, 2008, 78(4):752–760

[10] Chel-ParkY, Seung-Yeon L,Doo-HyungK, et al. Intrusion of posterior teeth using mini-screw implants. Am J Orthod Dentofacial Orthop, 2003, 123(6):690–694

[11] Davidoff S, Steinberg M. A prosthodontic-based implant patient classification system. J Prosthod, 1993, 2(1):44–50

[12] Pannosian A, Block M. Evaluation of the smile: facial and dental considerations. J Oralmaxillofac Surgery, 2010, 68:547–554

[13] Choquet V, Hermans M, Adriaenssens P, et al. Clinical and radiographic evaluation of the papilla level adjacent to single-tooth dental implants. A retrospective study in the maxillary anterior region. J Periodontol, 2001, 72:1364–1371

[14] Priest G. Predictability of soft tissue form around single-tooth implant restorations. Int J Periodontics Restorative Dent, 2003, 23:19–27

[15] Mandelaris G, Rosenfeld A. Bone anatomy//Sonick M, Hwang D, Saddoun A. Implant Site Development. 1st ed. Oxford: Wiley-Blackwell Publishing, 2001: 14–34

[16] Ganz S. CT/CBCT diagnosis and treatment planning concepts for bone grafting applications//Sonick M, Hwang D, Saddoun A. Implant Site Development. 1st ed. Oxford: Wiley-Blackwell Publishing, 2001: 101–120

[17] Lal K, White G, Morea D, et al. Use of steriolithographic templates for surgical and prosthodontic implant planning. Part I. The concept. J Prosthodont, 2006,15:51–58

[18] Sclar A, Kannikal J, Fortes Ferreira C, et al. Treatment planning and surgical considerations in therapy for patients with agenesis, oligodontia, and extodermal dysplasia: review and case presentation. J Oral Maxillofac Surg, 2009, 67 (Suppl 3):2–12

[19] Annibali S, La Monaca G, Tantardini M, et al. The role of the template in prosthetically guided implantology. J Prosthodont, 2009, 18:177–183

[20] Levine R, Huynh-Ba G, Cochran D. Soft tissue augmentation procedures for mucogingival defects in esthetic sites. Int J Oral Maxillofac Implants, 2014, 29 Suppl:155–185

[21] Kokich V. Maxillary lateral incisor implants: planning with the aid of orthodontics. J Oral Maxillofac Surg, 2004, 62 (Suppl 2):48–56

[22] Kuchler U, von Arx T. Horizontal ridge augmentation in conjunction with or prior to implant placement in the anterior maxilla: a systematic review. Int J Oral Maxillofac Implants, 2014, 29 Suppl:14–24

[23] Priest G. The esthetic challenge of adjacent implants. Int J OralMaxillofac Implants, 2007, 65 Suppl:2–12

[24] Buser D, Martin W, Belser U. Optimizing esthetics for implant restorations in the anterior maxilla: anatomic and surgical considerations. Int J Oral Maxillofac Implants, 2004, 19 Suppl:43–61

[25] Saadoun A, Touati B. Soft tissue recession around implants: is it still avoidable? Part I. Pract Proced Aesthet Dent, 2007, 19:55–62

[26] Bouri A, Bissada N, Al-Zahrani M, et al. Width of keratinized gingival and the health status of the supporting tissues around dental implants. Int J Oral Maxillofac Implants, 2008, 23:323–326

[27] Small P, Tarnow D. Gingival recession around implants: a 1-year longitudinal prospective study. Int J Oral Maxillofac Implants, 2000, 15:527–532

[28] Tarnow D, Elian E, Fletcher P, et al. Vertical distance fromthe crest of bone to the height of the interproximal papilla between adjacent implants. J Periodontol, 2003, 74:1785–1788

[29] Tarnow D, Magner A, Fletcher P. The effect of the distance from the contact point to the crest of bone on the presence or absence of the interproximal dental papilla. J Periodontol, 1992, 63:995–996

[30] Walker L, Morris G, Novotny P. Implant insertional torque values predict outcomes. J Oral Maxillofac Surg, 2011, 69:1344–1349

[31] Block M. Placement of implants into fresh molar sites: results of 35 cases. J Oral Maxillofac Surg, 2011, 69(1):170–174

[32] Pagni G, Pellegrini G, Giannobile W, et al. Post extraction alveolar ridge preservation: biological basis and treatments. Int J Dentistry, 2012, 2012:151030

[33] Akca K, Iplikcioglu H. Finite element stress analysis of the influence of staggered versus straight placement of dental implants. Int J Oral Maxillofac Implants, 2001, 16:722–730

[34] Tolstunov L. 13–23–30 anatomic approach for maxillary full-arch implant reconstruction: a case report and surgical-prosthetic considerations. J Oral Max-illofac Surg, 2010, 68:818–824

[35] Krennmair G, Seemann R, Weinlander M, et al. Clinical outcome and peri-implant findings of four-implnat-supported distal cantilevered fixed mandibular prostheses: five-year results. Int J Oral Maxillofac Implants, 2013, 28:831–840

[36] Silva G,Mendonca J, Lopes L, et al. Stress patterns on implants in prostheses supported by four or six implants: a three-dimensional finite element analysis. Int J Oral Maxillofac Implants, 2010, 25:239–246

[37] Testori T, Del FabbroM, Szmukler-Moncler S, et al. Immediate occlusal loading of osseotite implants in the completely edentulous mandible. Int J Oral Maxillofac Implants, 2003, 18:544–551

[38] Krennmair G, Krainhofner M, Piehslinger E. Implant-supported maxillary overdentures retained with milled bars: maxillary anterior versus maxillary posterior concept-a retrospective study. Int J Oral Maxillofac Implants, 2008, 23:343–352

（张晓楠　译）

第 5 章　正畸种植位点重建

Ugo Macca[1], Agatino Davide Mirabella[2], Francesco Amato[3]

引　言

在当代多学科治疗计划中，正畸牵引萌出术[1-3]是一种有效的治疗方法[4]。它不仅可以在软硬组织不利条件下对骨及牙龈组织进行垂直高度的矫正，还能预防拔牙后的牙槽嵴缺损[5]。即使存在活动性牙周疾病，对单根牙的正畸牵引治疗效果是可预期的[6]。虽然目前缺乏关于多根牙的研究报道，但依据我们的临床经验其效果也是不错的。在拔牙前进行正畸治疗可以让种植体植入[7]及桥体位点[8]的牙槽嵴具备更好的组织条件。治疗无望的牙齿并非都是"无用"的[5]，它们可以被用来填充骨缺损，扩增牙龈面积，改善拔牙位点状况，通过"过度增量"来补偿拔牙后的组织重建（图 5.1）。

有时，种植体从"骨结合"的角度来看是成功的（图 5.2），但从美学的角度来看却是失败的（图 5.3）。大多数情况，成败的关键在于牙冠周围是否存在足量的组织。

该如何预防美学的失败呢？

· 手术方法的选择。

· 正畸种植位点重建（OISD）[9]（图 5.4）。

什么是正畸牵引萌出术？

恒牙的萌出始于其在口腔中的显露，一直到建立稳定的咬合接触，之后在人的一生中还会持续萌出以补偿牙体的磨耗和磨损。正畸牵引萌出术正是遵循这一生理现象的治疗性诱导过程。在诱导萌出期间，对牙齿施加轻微而稳定[10]的牵引力，拉伸牙龈纤维。这种张力作用于牙周的骨组织，刺激骨在牙槽嵴顶的沉积。随着牙齿的移动，整个牙槽骨将发生改建（housing）[11]。

此外，正畸治疗还能处理一些不能单靠手术解决的临床难题，全面改善种植位点周围的临床条件，例如，缺牙区的近远中距、牙根距离过近、缺牙区附近邻牙的位置与牙周骨组织形态、咬合状况等[4]。

牵引技术介绍
治疗方案[12]

· 组织缺损的诊断（图 5.5）。

· 牙髓治疗。

· 牙周治疗。

· 正畸矫治器的应用。

· 2 周内的牙周、咬合检查。

· 2/3 个月的正畸保持。

· 即刻不翻瓣种植手术。

· 即刻临时冠修复。

治疗从临床数据的收集开始（X 线片、牙周探诊表、照片和石膏模型），通过诊断分析筛选出适合进行正畸牵引的患牙（图 5.6~5.14）。第一步是进行根管治疗，避免由于牙周治疗和调𬌗引起的牙齿敏感。牙周袋探诊深度在 1~5mm 的牙齿需要进行刮治术和根面平整术，同时结合局部抗菌治疗（0.2% 的氯己定，每天含漱 3 次）。如果牙周袋探诊深度 ≥ 5mm，需在 1 个月后行翻瓣清创术（改良 Widman 瓣），并结合局部抗菌治疗（0.2% 的氯己定含漱 2 周，每天 3 次）。牙周治疗后即刻应用正畸托槽，如果需要，使用 0.016 英寸（1 英寸 ≈ 2.54cm）的热激活镍钛弓丝排齐牙列。

1 CAGS in Prosthodontics, Boston University, Boston, Massachusetts, USA, and Private Practice, Siracusa, Italy
2 Department of Orthodontics, University of Ferrara, Italy, and Private Practice, Catania, Italy
3 Private Practice, Catania, Italy

正畸种植位点重建（OISD）技术被定义为"慢速生物技术"。首先进行初始的"牙周激活"[13]，然后使用 0.018 英寸的不锈钢弓丝，弯制高 1mm 的垂直伸长台阶使牙齿沿牙长轴方向伸长 1mm，以后每月按相同的量继续伸长。据文献报道，这种非常轻的力（"间断持续的力"）[13]将引起骨沉积，沉积的量与牙齿伸长的量一致，每月达到 1mm。

还有一种方法，使用 0.019 英寸 ×0.025 英寸的 Beta 钛丝，弯制 1mm 的垂直伸长台阶，并加根腭向转矩。每月复诊时加大该垂直台阶。

治疗成功的关键总结如下：牙齿的移动必须沿着它的长轴进行[13]（图 5.15）。可以通过在正畸弓丝上弯制一向下、向前的台阶，使得牙根在

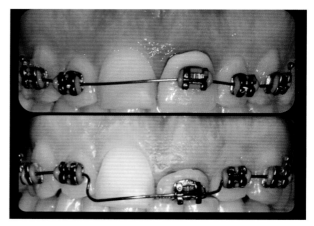

图 5.1　拔牙前正畸牵引萌出可改善未来的种植位点。为了抵消拔牙后的组织重建，有必要进行过度的牙周组织增量

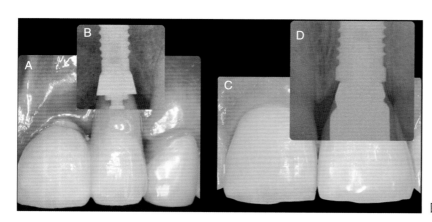

图 5.2　骨结合获得成功

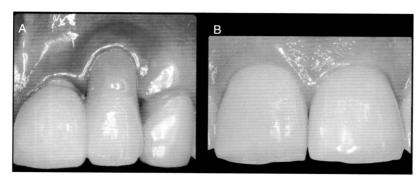

图 5.3　由于软硬组织不足而造成的美学失败

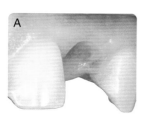
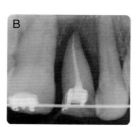
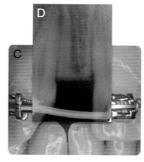

图 5.4　正畸在改善种植位点中的作用：A.软组织轮廓增加。B.硬组织增量。C.扩展修复空间

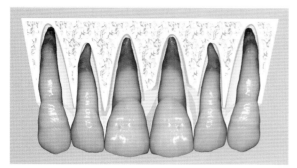

图 5.5 治疗方案

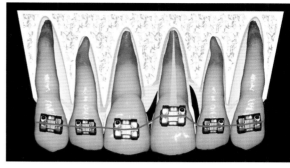

图 5.9 安装正畸装置

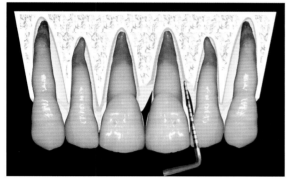

图 5.6 缺损的诊断评估

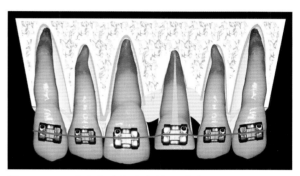

图 5.10 2 周的牙周和咬合情况追踪

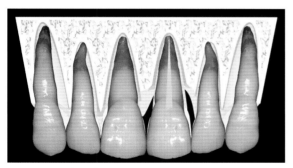

图 5.7 根管治疗

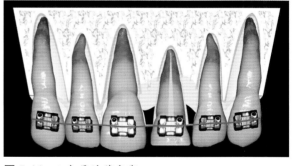

图 5.11 2 个月的稳定期

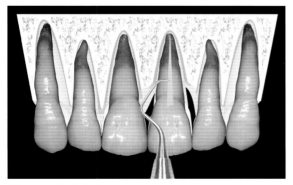

图 5.8 牙周治疗

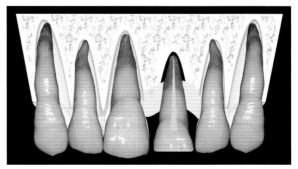

图 5.12 拔除牙齿

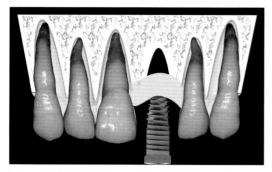

图 5.13 种植体即刻植入（若可能则采取不翻瓣方式）

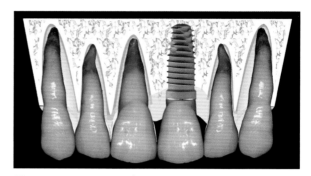

图 5.14 即刻临时冠戴入

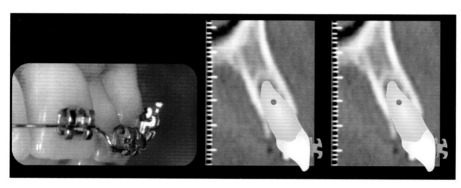

图 5.15 正畸牵引必须沿牙长轴方向

移动过程中远离颊侧皮质骨板。必须指出的是，牙根与颊侧皮质骨板间接触过紧可能会引起骨裂。笔者确信，大部分骨增量的失败可能与不恰当的生物力有关。

牙齿伸长的量应该与弓丝激活的总毫米数相等；在每次复查中，需要用金刚砂车针调磨被牵引牙的切缘和所有咬合接触区（每次 1mm 或 2mm），调磨的量也应该与牙齿的伸长量相适应。每隔一周进行复查，确保被牵引的牙齿没有咬合接触，并确认口腔卫生状况良好，预防炎症的发生。通过定期的 X 线根尖片监测牙槽骨的冠向移动，参考对侧（左 / 右侧）的牙槽骨水平，高度需至少超过对侧 2mm。结束牵引，通过 2~3 个月的正畸保持使新形成的骨基质发生矿化。最后在种植体植入的前 2d 使用快速牵引，这有利于扩大牙周韧带间隙，使得拔牙更为容易，创伤更小。

在术前 24h，患者预防性使用抗生素（阿莫西林片，每 12h 服用 1g）和抗菌的口腔含漱液（0.2% 氯己定）。

最好使用不翻瓣种植技术，连接临时基台，戴上无咬合接触的临时冠。虽然有大量的证据表明无论是即刻还是延期修复，种植体植入新鲜拔牙窝不能防止牙槽骨的吸收[14-17]，但是即刻种植和临时冠修复有助于支持和保存软组织，尤其是牙龈乳头[18]。

后 牙

OISD 在磨牙和前磨牙区均能获得满意的临床效果（图 5.16~5.18）。对于前牙，可以通过扩展附着龈的厚度和宽度来增加牙槽骨的宽度和高度。在多根牙区可以见到"引导性骨再生效应"（图 5.19），在牵引移动过程中，牙根周围和根间区域均能形成新骨，这将使种植手术更加容易、安全。

3D 骨重建[19]

在某些极端的组织缺损病例中，颊侧牙槽嵴完全缺失，同时存在深牙周袋（>8mm），此时仍可通过 OISD 有效利用近、远中，尤其是腭侧骨完全充填缺损（图 5.20~5.28）。治疗的第一步为之前描述过的牵引法，但是也会选择翻瓣手术治疗活跃性的牙周袋（图 5.29）。

牵引完成后，使用一根 0.019×0.025 的 Beta 钛丝，加根 - 颊向转矩，借助剩余的腭侧骨填充牙槽窝（图 5.30）。

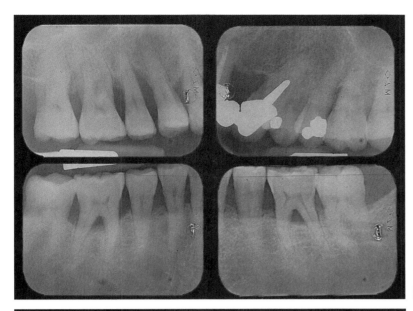

图 5.16　治疗前的 X 线片影像

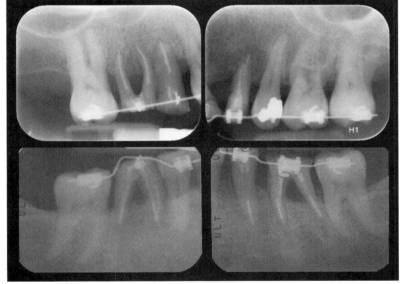

图 5.17　正畸治疗结束后的 X 线片影像

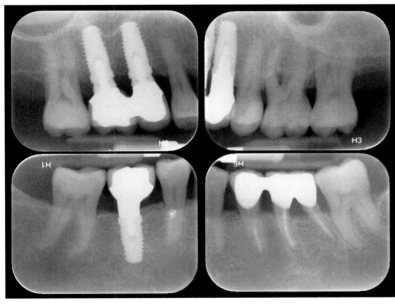

图 5.18　全部治疗结束后的 X 线片影像

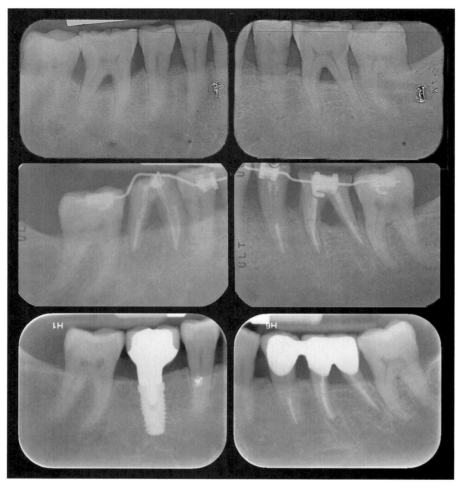

图 5.19　在根分叉区域通过正畸实现"引导骨再生效应"

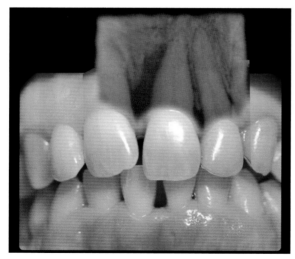

图 5.20　治疗前的临床状况

讨　论
结　果

在多学科交叉的治疗计划中，正畸学在获得成功和满意的美学效果方面起着重要作用。只要

涉及正畸力牵引的种植位点重建，早期临床结果都是高度可预期的（表 5.1）。

如果术者能够熟练掌握该技术，并充分理解其禁忌证和局限性，增加软硬组织的数量和质量是很有可能的。

禁忌证

在整个牵引过程中，一定要避免被牵引的牙齿与对颌牙发生任何静态或动态的咬合接触（图5.31）。一旦发生与牙齿移动方向相反的创伤性接触，将妨碍牵引过程中的新骨沉积。因此，为防止任何接触，应在每次复诊时将牵引牙的舌隆突和切缘部位磨短 1mm。

当患牙存在根尖周病变时，对该牙的牵引将扩大病变范围。然而，即使存在较大的根尖周病变，牵引仍可增加冠方的牙龈组织和骨组织量，从而改善美学效果。根尖周缺损在拔牙之后可自发性愈合。如有可能，应在正畸前进行根管治疗或再

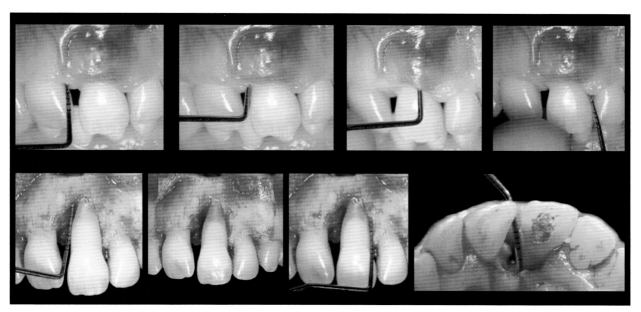

图 5.21　术前口内临床照片显示深袋（探诊深度 10mm），存在唇侧骨板完全丧失至根尖。翻开全厚瓣，在正畸治疗开始前进行完善的洁刮治

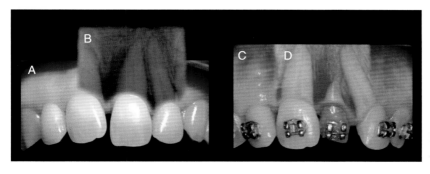

图 5.22　左侧中切牙牵引移动修复了垂直方向的骨缺损区域

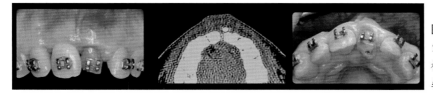

图 5.23　牙齿的移动（牙根颊侧扭转）完成后，修复了水平方向的骨缺损。牙根尖位于颊侧，穿透了软组织，从 CT 轴位片上看位于颊侧牙槽嵴的前方

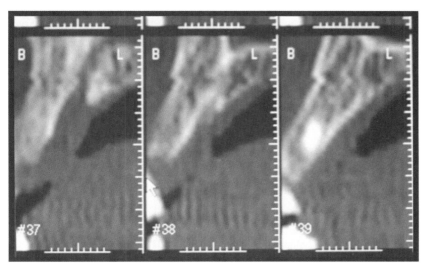

图 5.24　CT 扫描截图显示牙根尖的腭侧有大量新骨形成

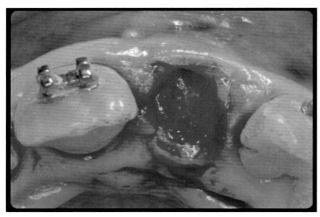

图 5.25 拔除牙后牙槽窝非常小，对于种植体来说是理想的手术位点

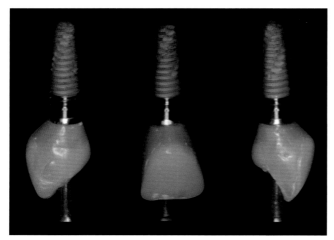

图 5.26 在口外检查即刻临时修复义齿的穿龈轮廓以确定软组织形态

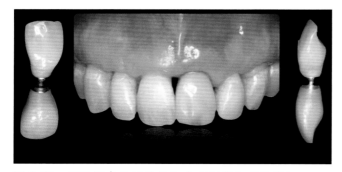

图 5.27 临时冠在种植体植入（不翻瓣）当天戴入，以维持或改善软组织轮廓

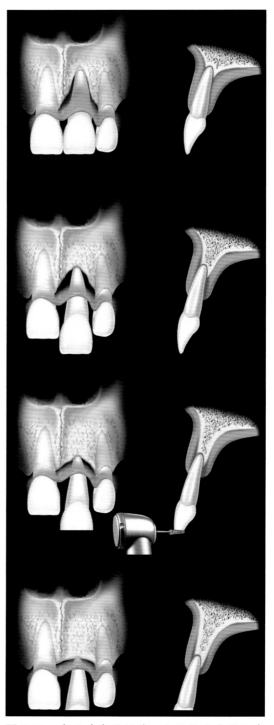

图 5.29 在正畸牵引的第一个阶段牙齿将被牵出牙槽窝，为了避免咬合创伤接触必须截短牙冠

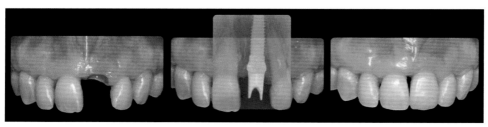

图 5.28 最终牙冠戴入

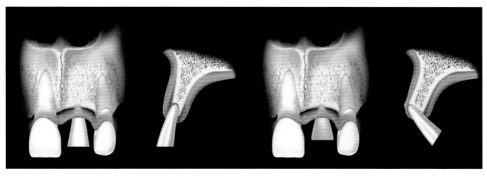

图 5.30　在正畸牵引的第二个阶段，牙根将向颊侧扭转

表 5.1　Amato 等关于临床治疗结果的研究总结[12]

通过正畸力牵引重建种植体周围组织的初步研究	
• 5 年 • 13 例持续治疗的患者 • 32 颗正畸牵引牙 • 27 个种植位点，5 个桥体位点 • 软硬组织的评估	正畸牵引 6.2 ± 1.4 mm 骨增量 4 ± 1.4 mm 牙龈增量 3.9 ± 1.5 mm 膜龈联合移动 2.1 ± 1.3 mm 角化龈增量 1.8 ± 1.1 mm 退缩 1.8 ± 1.2 mm 袋深度的减少 1.8 ± 0.9 mm 牙龈厚度增量 0.7 ± 0.4 mm 骨增量 / 正畸牵引 68.9% ± 17.3 牙龈增量 / 正畸牵引 65.2% ± 19.9

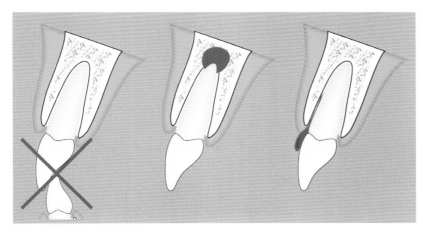

图 5.31　正畸牵引拔牙的禁忌证：A. 为了获得新骨的沉积，必须避免咬合创伤接触。B. 根尖周病变在牵引过程中范围将扩大。C. 处于活动期的牙周袋必须在正畸牵引前得到治疗

治疗，必要时进行根尖切除术。

　　活动性的牙周病变（出血和化脓）是 OISD 的禁忌证之一。建议正畸治疗前首先进行菌斑控制。若患者无不适症状，牙的松动度并非关键性的影响因素。在正畸治疗前，需通过外科或非外科清创术控制牙周炎症。

局限性

　　尽管通过 OISD 可能获得一个最终良好的种植前位点，但这一技术的成功与否与医患间的配合有相当大的关系。患者需要不断进行菌斑控制，医生须小心执行治疗方案；在治疗期间需要进行多次复查和频繁的监测。因此，患者需具有较好的依从性。种植前的整个治疗周期很长（6~9 个月）。在成人正畸治疗过程中，可能存在一些轻微的牙痛；此外由于牙齿被逐渐磨短，牙龈组织不断增加，患者经常抱怨前牙的美观问题。

优　势

　　如同其他作者在文献中所描述的[11]，运用 OISD 技术有充分的理由。表 5.2 和图 5.32 阐述了 OISD 技术的主要临床优点，表 5.3 是本章笔者对 OISD 进行的完整数据分析。

结　论

　　只要选择适当的病例，采用正确的治疗程序，OISD 技术将有效地替代外科软、硬组织增量手术。多年的观察表明，OISD 的治疗效果是稳定的（图 5.33~5.36）。虽然还有几个问题尚未得到解决（如骨的质量及其稳定周期，保证理想效果的正畸牵引速率及正畸治疗后种植的最佳时机），但毋庸置疑的是，通过骨再生原理重建种植体周围组织的 OISD 技术，对很多患者来说都是一个有价值的治疗选择。

表 5.2　OISD 技术主要的临床优势

测量指标	平均值	标准差	范围
OE	6.2	1.4	3~10
BA	4	1.4	0.6~8
KGA	1.8	1.1	−1.5~3.8
MGJM	2.1	1.3	0.4~5.0
GA	3.9	1.5	1.7~7.7
R	1.8	1.2	0.2~5.7
GTA	0.7	0.4	0.2~1.7
PDR	1.8	0.9	0~4
BA/OE%	68.9	17.3	10~97
GA/OE%	65.2	19.9	28~100
BA/GA%	115.3	50.0	22.2~285.7

OE: 正畸牵引；BA: 骨增量 ;KGA: 角化龈增量；MGJM: 膜龈联合移动；GA: 牙龈增量；R: 退缩；GTA: 颊侧牙龈厚度增加；PDR: 袋深度的减少；BA/OE%: 骨增量 / 正畸移动量的比值（功效）；GA/OE%: 牙龈增量 / 正畸移动量的比值（功效）；BA/GA%: 骨增量 / 牙龈缘的比值

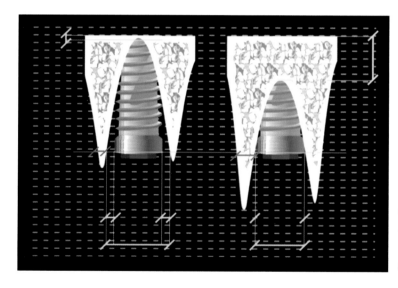

图 5.32　在正畸牵引重建位点植入种植体的机械性优点：A. 更多的基骨可增加种植体初期稳定性。B. 在种植体颈部的种植体－牙槽窝间隙减小。C. 颊侧牙槽嵴厚度增宽可避免拔牙后的完全吸收

表 5.3　完整数据[12]

优势

生物学	美学	力学
• 牙槽嵴顶冠向移动 • 牙龈缘冠向移动 • 角化龈的增加	• 牙龈乳头的垂直向增加 • 牙龈厚度的增加 • 种植体颈部颊侧骨厚度的增加	• 牙齿更容易拔除（骨保存） • 基骨的增加 • 种植体－牙槽骨间隙的减小 • 牙槽骨直径的减小

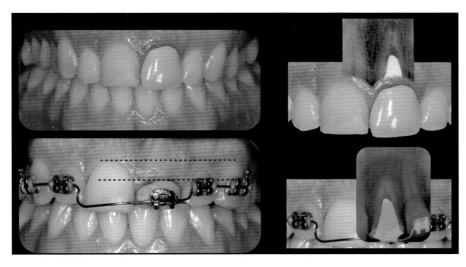

图 5.33 左侧中切牙无法修复必须拔除。为防止拔牙后的改建，先利用 OSID 技术改善软硬组织情况

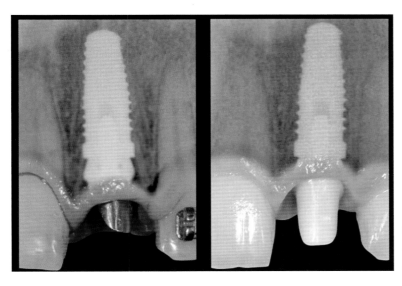

图 5.34 骨结合成功，种植体平台转移可稳定骨水平：A. 植入后当天，使用了临时基台。B. 6 个月以后，获得了良好的牙龈轮廓，选择了氧化锆基台

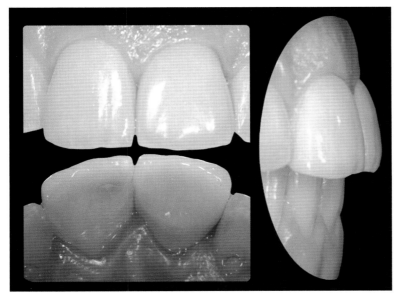

图 5.35 最终修复体：陶瓷氧化锆牙冠黏结固位于种植体氧化锆基台，另一颗中切牙黏结了瓷贴面修复体

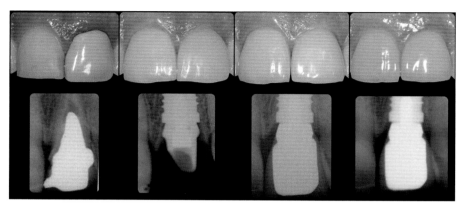

图 5.36 治疗效果长期可靠。牙龈和骨的水平在种植体植入时、治疗后 3 年、7 年均保持一致

参考文献

[1] Ingber JS. Forced eruption: Part Ⅰ. J Periodontol, 1974, 45:199–206

[2] Ingber JS. Forced eruption: Part Ⅱ. J Periodontol, 1976, 47:203–216

[3] Ingber JS. Forced eruption: alteration of soft tissue cosmetic deformities. Int J Periodont Rest Dent, 1989, 9:417–425

[4] Spear FM, Kokich VG, Mathews DP. Interdisciplinary management of anterior dental esthetics. J Am Dent Assoc, 2006, 137, 160–169

[5] Salama H, Salama M. The role of orthodontic extrusive remodeling in the enhancement of soft and hard tissue profiles prior to implant placement. Int J Perio and Rest Dent, 1993, 13:312–333

[6] Van Venrooy JR, Yukna RA. Orthodontic extrusion of single rooted teeth affected with advanced periodontal disease. Am J Orthod, 1985, 87:67–74

[7] Kois JC. Esthetic extraction site development: the biologic variables. Contemp Esthet Restor Pract, 1998, 2:10–17

[8] Mantzikos T, Shamus I. Forced eruption and implant site development: soft tissue response. Am J Orthod Dentofacial Orthop, 1997, 112:596–606

[9] Spear FM, Matthews DP, Kokich VG. Interdisciplinary management of single tooth implants. Seminars in Orthodontics, 1997, 3(1):45–72

[10] Reitan K. Clinical and histologic observation on tooth movement during and after orthodontic movement. Am J Orthod, 1967, 53:721–745

[11] Oppenheim A. Artificial elongation of the teeth. Am J Orthod Oral Surg, 1940, 926:931

[12] Amato F, Mirabella AD, Macca U, et al. Implant side development by orthodontic forced extraction: a preliminary study. Int J Oral Maxillofac Implants, 2012, 27:411–420

[13] Zachrisson BU. Alveolar bone augmentation for implants by orthodontic extru-sion. World J Orthod, 2003, 4(2):168–173

[14] Araujo MG, Wennstrom JL, Lindhe J. Modeling of the buccal and lingual bone walls of fresh extraction sites following implant installation. Clin Oral Implants Res, 2006, 17:606–614

[15] Botticelli D, Persson LG, Lindhe J, et al. Bone tissue formation adjacent to implants placed in fresh extraction socket: an experimental study in dogs. Clin Oral Implants Res, 2006, 17:351–358

[16] Botticelli D, Berglundh T, Lindhe J. Hard tissue alterations following immediate implant placement in fresh extraction sites. Clin Oral Implants Res, 2006, 17:606–614

[17] Wohrle PS. Single tooth replacement in the aesthetic zone with immediate provisionalization: fourteen consecutive case reports. Prac Periodontics Aesthet Dent, 1998, 10:1107–1114

[18] Kan YK, Rungcharassaeng K, Lozada J. Immediate placement and provisonaliza-tion of maxillary single implants: 1-year prospective study. Int J Oral Maxillofac Impl, 2003, 18:31–9

[19] Zuccati G, Bocchieri A. Implant site developement by orthodontic extrusion of teeth with poor prognosis. JCO, 2003, 6(37):307–311

（附 钢 陈 陶 译）

第6章 口腔种植中的牙槽嵴放射影像学评估：CBCT 技术

Shikha Rathi*, David Hatcher*

引 言

在制订种植诊疗计划的过程中，放射影像学评估发挥着重要的作用：确认牙槽骨高度、宽度、骨的质量、颌骨形态与方向，以及重要的解剖结构，排除潜在的局部病灶。二维放射影像检查（如全景片、口内根尖片）是对口腔种植位点进行术前评估的传统方法，由于它价格便宜且患者易于接受，因而在临床上得到广泛应用。然而，每种检查方法都有其特殊的适应证和局限性。与所有的放射平片一样，二维放射影像片容易造成解剖结构的重叠、几何结构的变形及定位的错误。

根尖片

利用平行投照技术，根尖片可以较客观地反映检查区的垂直向和近远中向情况。根尖片的影像分辨率高，能够显示出骨组织的精微细节。为了增加线性测量的精确性，可以使用放射标记物或已知尺寸的金属坐标网来进行校准[1]。然而，根尖片单次投照所能检查的牙槽嵴区域非常有限，且无法提供任何横断面（颊舌向）的信息。由于缺乏第三个维度（颊舌向）的信息，根尖片上的解剖结构影像都是重叠在一起的，这往往会导致放射影像信息的误读（图 6.1A 相应区域的根尖片影像，图 6.1B、C 相应区域的 CBCT 影像）。根尖片可用于对种植位点的初步评估，还可用于评估术后骨–种植体界面的骨结合状态，以及是否存在由种植体周围炎引起的骨吸收等。

曲面体层（全景）片

曲面体层片可以粗略反映颌骨及其相应解剖标志的全貌，同时也能协助确认颌骨的病理性异常（图 6.2）。通过预知尺寸的放射标志物，可以从曲面体层片中估测出特定区域的牙槽嵴高度。尽管如此，从曲面体层片上得到的测量结果在可靠性和准确性上仍有局限（图 6.3）。曲面体层片的测量误差主要是由于在水平向（近远中向）上的不同放大倍数及影像的畸变造成。在被测颌骨的不同检查区域之间，在不同检查设备之间，这种误差的大小也存在着差异。此外，偏差还可能来源于患者的体位差别，以及患者牙弓曲度和设备焦距设置的不一致。因此，想要得到精确再现的曲面体层影像是非常困难的。再次强调，曲面体层片只能提供测量区域在垂直向及近远中向的信息，但不能提供横断面上（颊舌向）的信息。若被测量区域存在骨性倒凹或刀状牙槽嵴，曲面体层片的测量结果可能会误导医生的判断（图 6.4、6.5）。由于这一技术存在诸多的局限性，曲面体层摄影仅仅作为种植手术前的一种选择性放射学评估检查[2-4]。

咬合片

咬合片能够显示牙弓的整体形态及尽可能多的颊舌侧信息，但不能提供任何有关骨形态、角度及倒凹的影像学信息。由于上颌骨的形状本身就存在倾斜，故通过咬合片得到的影像也存在变形。因此，咬合片仅能够为术后种植体颊舌侧方向的定位提供有限的信息。

锥形束计算机 X 线断层扫描（CBCT）

CBCT 的引入克服了传统放射影像检查的缺点，并为口腔种植影像学开创了新的纪元[5-8]。该技术能够以亚毫米级的分辨率直观呈现种植位点在三维方向上的解剖形态，从而完善术前诊断信息，并可提高治疗效果[9]。测量软件可允许在任何平面进行断面扫描，从而获得最佳的种植体植入位点的

*Private Practice, Diagnostic Digital Imaging, Sacramento, California, USA

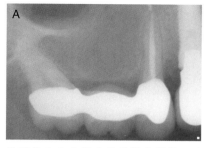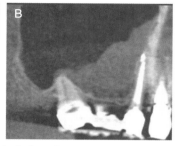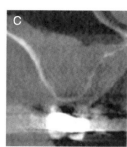

图 6.1 A. 该图片为右上颌后牙的根尖影像、上颌窦底边缘的模糊影像和该区域 3 颗后牙的牙槽嵴影像。B. 该区域的 CBCT 矢状面影像示明显的牙槽嵴萎缩、右侧上颌窦实腔气化及存在软组织影像。C. 该区域的 CBCT 横断面（颊舌向）影像示无剩余牙槽嵴高度及存在窦腔病理状况。普通的 2D 放射影像的解剖结构的叠影会掩盖病理状况且会难以寻找解剖标志点

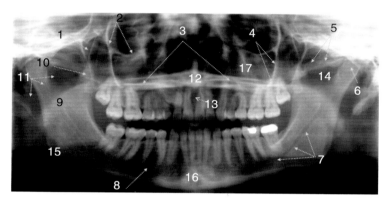

图 6.2 全景片的解剖标志点。1. 翼上颌裂；2. 眶底；3. 硬腭；4. 上颌骨颧突；5. 颧弓；6. 髁突；7. 下颌管；8. 颏孔；9. 下颌孔；10. 冠状突；11. 咽腔；12. 前鼻棘；13. 切牙管；14. 下颌切迹；15. 下颌角；16. 颏结节；17. 上颌窦

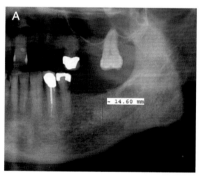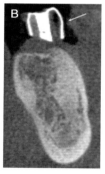

图 6.3 A. 该局部全景片示 18 区域从牙槽嵴顶到下颌管上缘的垂直距离为 14.6mm。全景技术的不合理放大率使全景片上的测量数据并可不信。B. 同区域的 CBCT 横断面扫像示该测量数据为 12.84mm。指向影像标记点的箭头示即将植入的种植体的位置及轨迹

横断面影像。交互式治疗模拟软件能够将虚拟的种植体植入方案转化为手术导板，以辅助完成既定的手术方案。近年来 CBCT 数据可以与手术导航系统结合，实现无手术导板的计算机辅助种植体植入。本章节着重强调 CBCT 在种植设计与植入中的应用。

治疗计划中对解剖结构的考量

　　术前治疗计划需要全面了解植入部位的解剖外形、位置、尺寸大小，以及在植入术中常常面临的重要解剖变异。以上信息对于决定种植体的长度、大小和植入角度起着关键性作用，且有利于维持种

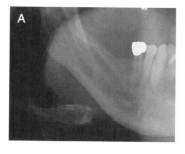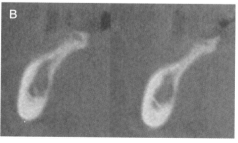

图 6.4 A. 该图片为右下颌后牙区伴 30~32 缺失的局部全景片。B. 该图片为 30 和 31 区域的 CBCT 横断面影像。注意狭窄的牙槽嵴及大的下颌下腺凹的舌侧倒凹的舌侧投影。全景片的局限主要在于不能评估颊舌侧的情况

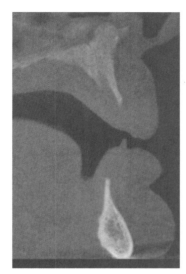

图6.5　上下颌前牙区的CBCT横断面影像示刃状牙槽嵴。全景片和根尖片只能测量骨的高度而不能测量骨的宽度

植体长期的功能和美学需求，降低种植体并发症发生率。除了评估内部解剖结构外，还应考虑颌骨的外部形态、方向及边界。由于临床检查无法显示骨的外形轮廓，上述评估就显得尤为重要。位于上颌骨前部唇侧的尖牙窝及下颌骨后部舌侧的下颌凹是常见的临床解剖凹陷，而不同程度的颊侧（或舌侧）凹陷也可以存在于颌骨的任何一个部位。下颌骨的垂直牙长轴在后牙区的舌侧角度更明显（图6.3B）。

下颌骨的萎缩比上颌骨更明显，骨宽度的减小更甚于骨高度。横断面（颊舌向）影像对于呈现剩余牙槽嵴解剖结构和形态的改变至关重要[5]。如果种植体在植入时超出解剖结构边界，则可能导致神经、血管的损伤，继而引起炎症和感染，感觉功能减弱或完全丧失，甚至危及生命。下面主要讨论在种植位点评估中经常涉及的一些解剖结构。

上颌骨前部

鼻腭神经管（切牙管）

鼻腭神经管（NPC）位于上颌骨前部的正中线，中切牙的后方（图6.6A~D），形成于上颌骨两个腭突的联合。鼻腭神经管发出鼻腭神经(V2感觉支)和鼻腭动脉的末支。此神经管自鼻底延伸至硬腭的鼻腭神经孔(切牙孔)，此处常见到两个侧管的开口，即Stensen管（图6.6E）。在正中线偶尔可见两个更小的管，即Scarpa管，它们是鼻腭神经的通道。

鼻腭神经孔的直径通常小于6mm；若超过8~10mm，应考虑病理性的改变（如鼻腭神经管囊肿）。据报道，鼻腭神经管的平均长度为8~10mm，距未发生吸收的牙槽嵴唇侧大约7.4mm[10]。随着年龄增加和牙槽嵴失牙后的进行性萎缩，鼻腭神经管可以在上颌骨前部的任意方向发

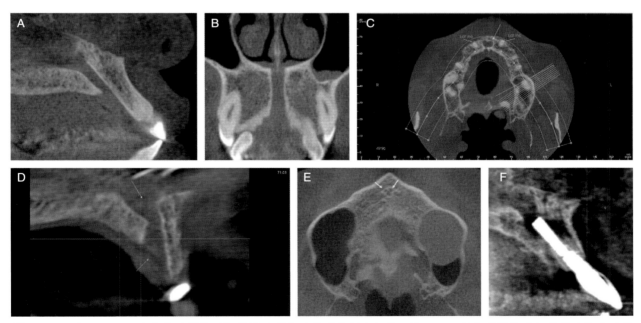

图6.6　A. 该CBCT正中矢状面影像示切牙管从腭部延伸至上颌中切牙。B.CBCT冠状面影像示切牙管从鼻底延伸至切牙孔。C. 该CBCT轴向影像示扩大的鼻腭管。D. 该CBCT正中矢状面影像示扩大的切牙管。E. 该图片展示了中线两侧切牙孔中各为一根侧管（箭头所示）。这代表了切牙管的影像，切牙管中为鼻腭神经及腭降动脉的终末支。F. 该矢状面影像示种植体致切牙管穿通

生膨大[11]。若此神经管发生膨大并侵占中切牙的位置，那么在种植体植入手术过程中可能会发生切牙管穿孔（图6.6F）。而术前通过CBCT的分析可以有效避免此类并发症的发生。

窦状小管

在上颌骨前部区域容纳上牙槽前（ASA）神经、动脉的骨性管道称为窦状小管（图6.7A），其内含的鼻腭神经、血管共同支配和营养切牙、尖牙及周围的软组织。该管位于鼻腔的外侧壁，沿鼻缘走行。在腭骨前部有时可见窦状小管的腭部延伸[12]。图6.7B为CBCT的一个旁矢状位重建图，显示在左侧上颌后牙区种植体穿透进入了上牙槽后神经（PSA）管。

前鼻嵴和鼻底

前鼻嵴（ANS）是一个尖锐的骨性突起，由鼻腔的前壁和下壁在上颌骨沿中线向前延伸而形成（图6.8）。

鼻底是一个曲面的骨性标志，位于上颌骨前牙的根方及腭侧。若种植体进入鼻底（图6.9）可能会导致鼻腔呼吸不畅及感染。

上颌骨前部牙槽嵴的萎缩模式

上颌骨前部的萎缩最初表现为唇侧骨板凹陷，牙槽嵴顶处发展为球状；进而，牙槽骨继续均匀地萎缩变薄，最终形成"刀状边缘"样的剩余牙槽嵴（图6.5和6.10A）。同时，牙槽嵴骨高度也进行性降低，直至累及基骨。在一些严重病例中，前鼻嵴也可能发生吸收，鼻腭神经孔暴露于剩余牙槽嵴上。唇侧皮质骨板原本就比较菲薄（图6.10B），其随着年龄增长、创伤及上颌切牙和尖牙的缺失还会持续发生萎缩。因而在制订种植治疗计划时，上颌骨前部通常需要进行骨增量手术。由于发生严重吸收的上

颌骨呈现向后上方的萎缩，加之牙齿和骨的丧失，常导致上下颌骨之间变为Ⅲ类颌间关系。

上颌骨后部
上颌窦

上颌窦是最大的鼻旁窦，外形似锥形。上颌窦口是上颌窦通往中鼻道的开口位置（又称"窦口鼻道复合体"，Ostiomeatal Complex，OMC），位于上颌窦内侧壁的上方（图6.11）。上颌窦底壁的最低点到上颌窦口的平均距离为28.5mm[10]。在上颌窦底提升术的术前设计中，评估OMC的开放程度非常重要，术前若罹患有伴随窦口堵塞（引流不畅）的上颌窦炎，可能会增加上颌窦提升手术的失败率（图6.12）。Schneiderian膜的常规厚度为0.3~0.8mm[10]；有报道称，上颌窦底黏膜厚度若超过5mm，则可能与窦口进行性的堵塞有关。10%~60%的病例可能会发生上颌窦底黏膜穿孔，但绝大多数患者症状不明显甚至毫无症状。若穿孔大于2mm，则并发症的发生率将会增加。种植体进入上颌窦（图6.13）通常不会引起上颌窦炎，但会加重已存在的上颌窦炎或导致新的感染（图6.14）。

上颌窦底可能是平坦的也可能呈现为凹面，其可延伸至上颌后牙根部。上颌窦间隔可位于上颌窦底，若向近中延伸通常会发育得更大。在上颌窦提升术中，为了避免上颌窦底黏膜的穿孔，在剥离部分上颌窦间隔的被覆黏膜时，应该由外侧向内侧进行操作（而不是由前方向后方）。如果有大的或多个纵向排列的上颌窦间隔，可在窦间隔的前、后方分别做出一个以上的侧壁窗口。在上颌窦底经常可以发现黏液性潴留囊肿，若囊肿直径很小则不会成为上颌窦提升术中的一个风险因素（图6.15A显

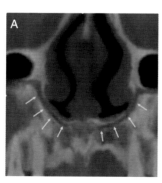
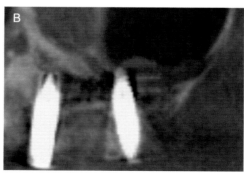

图6.7 A.该CBCT冠状面影像示窦状小管包含咽鼻腔侧壁分布的上牙槽前管（箭头所示）。B.该CBCT矢状面影像示左上颌后牙区的种植体致上牙槽后管（PSA）的穿通

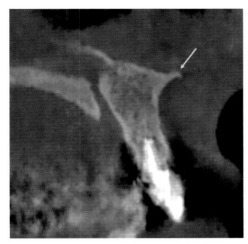

图6.8 该CBCT正中矢状面影像示位于鼻腔前下方中线处的前鼻棘（ANS）

示了在上颌窦提升术中一个大的囊肿可能会堵塞OMC）。其他病理性的上颌窦检查则需要耳鼻喉科医生进行评估，包括：急性（图6.15B）和慢性（图6.15C）鼻上颌窦炎、真菌性上颌窦炎（图6.15D）黏液囊肿（图6.15E）、上颌窦息肉（图6.15F）及恶性肿瘤（图6.15G，H）。

上牙槽后神经管（PSA）位于上颌窦的后外侧壁，容纳上牙槽后神经及血管，营养上颌窦、牙槽骨、牙齿及周围的软组织。在20%的患者中，PSA管的直径大于1mm。若种植手术中损伤此结构，则可引起出血或感觉异常[13]（图6.7B显示的是左侧上颌骨后牙区种植体穿透进入PSA管）。

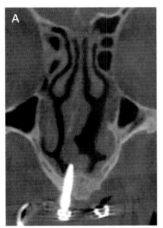
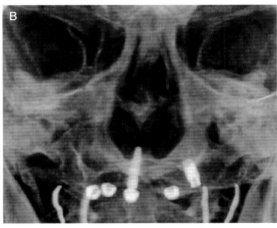

图6.9 A. 该CBCT冠状面影像示种植体致右侧鼻底穿通。B. 该图片展示了同一案例体积增大的影像

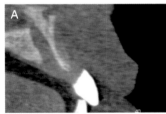
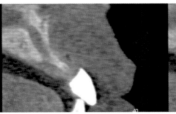
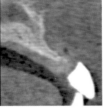
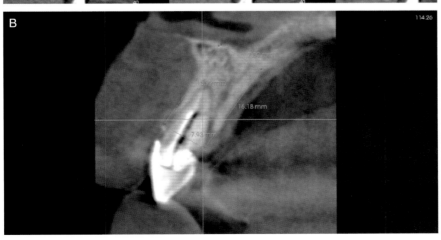

图6.10 A. 该CBCT的横断面影像显示了上颌前牙区的萎缩状况。注意舌侧牙槽嵴明显的吸收、舌侧倒凹的出现及刃状牙槽嵴。B. 该CBCT的矢状面影像显示了缺失的中切牙附近薄弱的颊侧皮质骨板

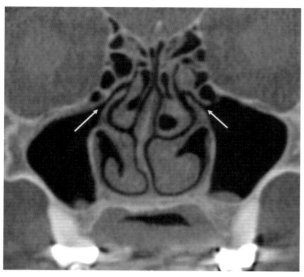

图 6.11 该 CBCT 的冠状面影像示两侧的鼻旁窦伴开放的窦口鼻道复合体（箭头所示）。该复合体位于上颌窦的中上部，提供了从上颌窦向鼻腔的引流通道

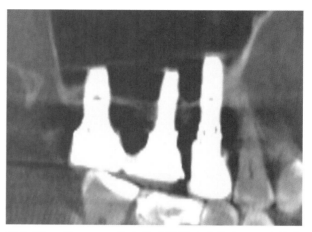

图 6.13 该 CBCT 的矢状面影像示尽管有 3 颗种植体穿通上颌窦，上颌窦却没有出现不良反应。种植体穿通窦腔不一定会导致窦腔感染。种植体旁的暗区代表了一个横梁状的硬化人工制品。这些人工制品的存在限定了在 CBCT 影像中对种植体周围骨组织的评估

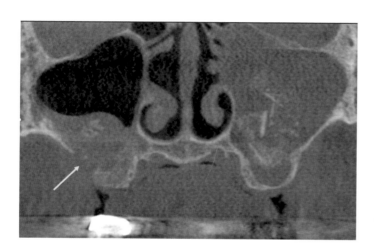

图 6.12 该 CBCT 的冠状面影像示移植物移位进入上颌窦，随之导致上颌窦感染，且在左侧更为明显。在右侧上颌窦可见窦底穿通（箭头所示）

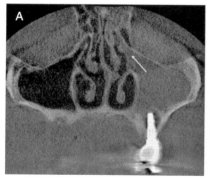
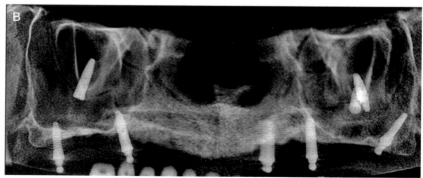

图 6.14 A. 该 CBCT 的冠状面影像示种植体穿通导致的左侧上颌窦感染及窦口鼻道复合体阻塞（箭头所示）。B. 该 CBCT 中的全景片示 3 颗种植体移位进入上颌窦及其他种植体导致的窦底穿通

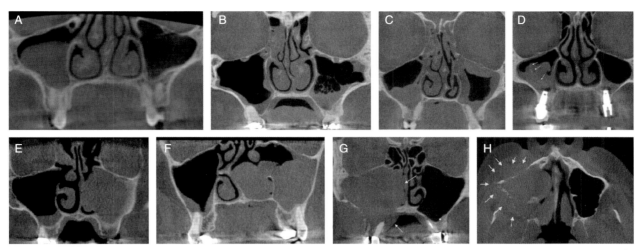

图 6.15　A. 该 CBCT 的冠状面影像示右侧上颌窦中一个大的黏液潴留性囊肿。在上颌窦提升术中，囊肿会被抬高而阻塞窦口鼻道复合体。B. 该 CBCT 的冠状面影像示左侧上颌窦存在急性鼻窦炎及气泡。患急性鼻窦炎时窦腔中会出现气液平面、黏膜增厚及气泡。C. 该 CBCT 的冠状面影像示在上颌窦壁及筛窦气囊细胞中出现慢性鼻窦炎及软组织增生。慢性鼻窦炎会伴发窦腔黏膜增厚、窦腔浑浊化、窦壁硬化。黏膜增厚的程度可分为正常（2~3mm）、轻度（3~5mm）、中度（5~10mm）及重度（>10mm）。D. 该 CBCT 的冠状面影像示右侧上颌窦出现真菌性鼻窦炎。真菌性鼻窦炎常出现息肉样软组织团伴弥漫、散在的钙化组织（箭头所示）。可能会出现窦壁的扩张、重塑、硬化、变薄或侵蚀。E. 该 CBCT 的冠状面影像示侵入左侧鼻腔的左上颌窦中的黏液囊肿。黏液囊肿为含黏液的扩大性病损，会造成骨组织及周围结构的破坏。F. 该图片展示了 1 例从左侧上颌窦至左鼻腔的息肉样病损（上颌窦后鼻孔息肉）的 CBCT 冠状面影像。鼻息肉为圆的、息肉样团块，会造成部分或完全的窦腔钙化及窦壁的变厚或重塑。G，H. 该图片展示了右侧上颌窦的黏膜黑色素瘤的冠状面和轴向影像。窦腔的恶性肿瘤常出现窦壁的破坏伴或不伴有窦壁的扩张。通常恶性肿瘤通过进入筛状窦壁扩散至周围软组织（箭头所示）

腭大孔

腭大孔位于第三磨牙的腭侧，在水平方向上处于第三磨牙牙槽嵴顶与腭中缝的连线中点（图 6.16）。腭大神经和血管通过该孔穿出之后经腭部向前到达切牙管。在近腭大孔处切断腭动脉会使之缩入骨内，从而造成术中血管结扎困难。

上颌骨后部牙槽嵴的萎缩模式

上颌骨后部的萎缩，始于牙槽嵴颈 1/3 颊侧骨宽度的丧失，进而出现牙槽嵴高度的降低，同时伴随有上颌窦向牙槽嵴方向的气化（图 6.1B）。自前磨牙至磨牙这一区段存在骨高度降低但宽度增加的趋势。随着骨重建的进程，最后只剩下菲薄的一层皮质骨板分隔上颌窦及牙槽嵴顶黏膜（图 6.1C）。因此，吸收严重的上颌骨向其后上方发生萎缩，从而导致颌间关系转变为Ⅲ类。

下颌骨前部

下颌切牙管

下颌切牙管出现在颏孔前方，通常到达中线时变窄，常规终止于侧切牙根方（图 6.17）。该管直径通常小于 1mm。因此，在取骨手术中即便发生管壁穿透，也不足以带来大的手术风险。

舌侧孔和侧支管

在下颌骨中线及附近通常有小的血管；99% 的患者在正中线存在舌侧孔（图 6.18）。舌下动脉可以延伸至下颌骨前部，穿过舌侧皮质骨，滋养下颌骨前份。直径大于 1mm 的血管在手术中会增加额外出血的风险。另外，在下颌骨前份舌侧皮质骨

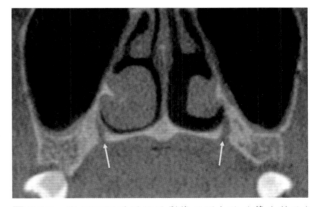

图 6.16　该 CBCT 的冠状面影像示腭大孔（箭头所示）位于第三磨牙的腭侧

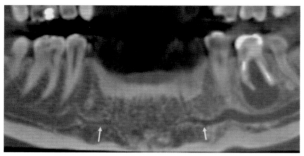

图 6.17 该 CBCT 中的局部全景片示下颌切牙管（箭头所示）从下颌孔一直向前延伸至中线

板可能会存在副孔，舌下及颏下动脉的分支经该孔进入下颌骨。这些血管腔缺乏完整的弹性管壁——穿行于软组织中的动脉通常都会具备。在下颌骨前份的种植体植入手术中，如种植体植入远低于舌下血管或不慎穿通舌侧皮质骨板进入口底，则可能会损伤血管，进而导致舌下或颏下的血肿。血肿进一步发展可使舌体上抬并发生后坠，从而带来气道阻塞的风险[14-15]。

颏　棘

颏棘为下颌骨舌侧下方的一些小的骨性突起，分别位于中线两侧（图 6.19）。双侧上颏棘和下颏

棘分别为颏舌肌和颏舌骨肌的附着点。颏舌肌在翻瓣时不应完全剥离，否则可能会导致舌体向咽后方回缩进而阻塞气道。

下颌骨前部的萎缩模式

骨丧失导致下颌骨前部牙槽骨的唇舌侧骨板进行性变薄，最后牙槽骨会形成刃状边缘嵴（图 6.5）。受到舌肌力量的影响，下颌牙槽骨通常向唇侧倾斜。骨高度的渐进性丧失也会使牙槽嵴逐渐变得低平。在一些严重的病例，舌侧管和上颏棘最终可能暴露于牙槽嵴顶。因此，严重吸收的下颌骨通常发生向前下的萎缩，随着牙齿和骨的丧失，颌间关系常常成为Ⅲ类。

下颌骨后部

下牙槽（下颌）管

下牙槽神经（IAN），是三叉神经 V3（下颌神经）的一条分支，在下颌升支的内侧面经下颌孔进入下牙槽神经管，然后经颏孔穿出。该神经管直径约 3.4mm，容纳下牙槽神经（直径约 2.2mm）及伴行的动静脉和淋巴管[10]。下牙槽神经从下颌骨的舌侧穿行至颊侧，在第一磨牙区通常位于下颌骨

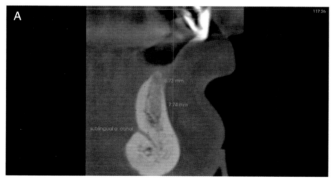

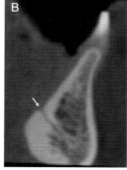

图 6.18 该下颌前牙区的 CBCT 矢状面影像示中线处舌管和舌孔（箭头所示）容纳了舌下动脉

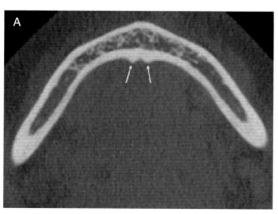

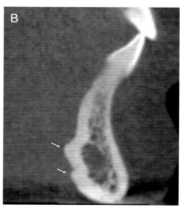

图 6.19 A. 该 CBCT 的轴向影像示下颌前牙区中线两侧各有一个颏上结节（箭头所示）。B. 下颌前牙区的矢状面影像示颏上结节和颏下结节（箭头所示）

颊舌侧的正中。在约 1% 的患者中可出现下颌神经管的分歧（图 6.20）[10]。在种植体植入过程中，若压迫或穿透下牙槽神经管（图 6.21），可能会损伤下牙槽神经，从而引起感觉迟钝或感觉异常（部分感觉功能的丧失）到麻痹（完全丧失感觉功能）等不同程度的并发症。疼痛感（不适感）也可能发生，即触物感痛。下牙槽神经在前磨牙区分支为颏神经和切牙神经两个终支[16]。颏神经自颏孔穿出，神经管继续前行谓之下颌切牙管。

颏　孔

颏孔位于下颌骨颊侧，在第二前磨牙或第一、第二前磨牙的根尖区域之间（图 6.22），其通常位于前磨牙根尖下方，但也可能出现在根尖的上方或平齐于根尖[17]。颏孔通常位于牙槽嵴顶与下颌骨下缘之间的中线[18]。

下牙槽神经先是穿行到颏孔前下方，然后又折返至颏孔。下颌神经管的前祥可以长达 4mm。

颌下腺窝和舌下窝

颌下腺窝是下颌骨后部的内 / 舌侧凹陷，位于下颌舌骨肌线的下方，容纳下颌下腺（图 6.4 和 6.23）。舌下窝是尖牙至前磨牙区的一个浅凹，位于下颌舌骨肌线上方，容纳舌腺（图 6.24）。自前磨牙向远中至第二磨牙区，舌侧倒凹愈加明显，在种植手术中会相应增加舌侧骨板穿透和出血的风险。

舌神经

舌神经是下颌神经（V3）的一条分支，提供舌前 2/3 和舌侧组织的感觉神经支配。舌神经通常位于牙槽嵴顶根方 3mm，舌侧皮质骨板靠内侧 2mm 处。在 15%~20% 的患者中，舌神经在下颌第三磨牙处位于牙槽嵴顶的舌侧或上方。在约 22% 的患者中，舌神经与舌侧皮质骨板发生直接接触[19]。

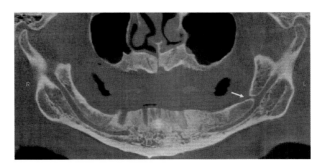

图 6.20　该 CBCT 中的全景横断面影像示牙槽嵴中存在一附属的下颌管分支

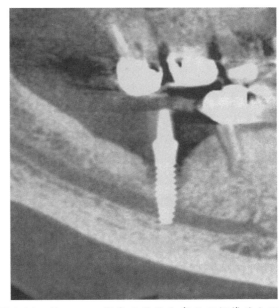

图 6.21　该 CBCT 影像示种植体穿通下颌管的上下边界。下颌管的穿通可能会导致下颌神经损伤，引起疼痛和感觉异常

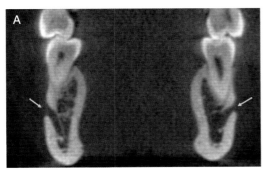
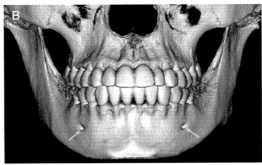
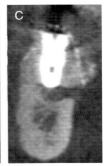

图 6.22　下颌前磨牙根尖颊侧骨组织处的颏孔的 CBCT 影像：冠状面影像（A）和 3D 体积渲染影像（B；3D volume rendered view）；C. 该 CBCT 的横断面影像示存在于颏孔中的 IAN 的上边界的穿通

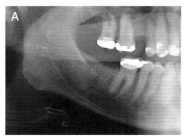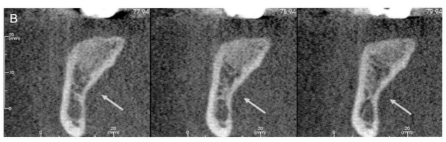

图 6.23　A. 右侧的全景片。B.31 区域的 CBCT 横断面影像显示的舌侧倒凹为下颌下腺窝

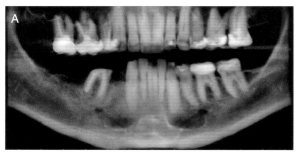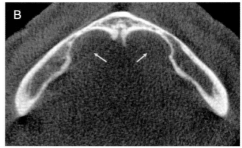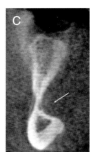

图 6.24　双侧的大舌下腺窝在 CBCT 上的影像：A. 全景片。B. 轴向影像展示的前舌下腺窝（箭头所示）。C. 27 区域的横断面影像展示的舌窝（箭头所示）

下颌骨后部的牙槽嵴萎缩模式

骨丧失可导致牙槽骨的颊舌向变薄，最终使牙槽嵴呈现刃状边缘。牙槽嵴顶的轴向也可能出现舌倾，特别是在拔牙时颊侧皮质骨板发生骨折后（图 6.4）。牙槽嵴高度的萎缩可能会向下扩展到下颌神经管上缘，最终导致颏孔的暴露（图 6.25）。通常，严重吸收的下颌骨向下、向前萎缩，加之牙齿和骨缺失后，颌间关系呈现第 Ⅲ 类。

CBCT 应用的影像评估
技术评估

种植影像学的 CBCT 扫描视野（FOV）应包括种植位点及邻近可能影响种植手术的组织结构。然而，为了尽可能减小对患者的放射剂量，扫描视野（FOV）应局限在最小范围内 [20-21]。

扫描的体素（voxel）是决定空间分辨率的最基本因素；体素越小，扫描分辨率越大。低扫描分辨率会降低测量的准确性及附近解剖结构边缘的视野清晰度。为了获得较高质量的影像，低体素扫描时通常会增加总的放射剂量，这是因为需要增加管电流毫安数或延长扫描时间所致。鉴于种植扫描中放射影像的质量与放射剂量的矛盾，位于 0.2~0.3mm 的立体像素被认为是较为合适的折中选择 [22]。

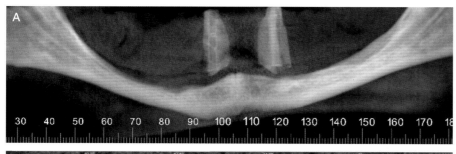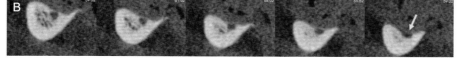

图 6.25　A. 重度萎缩的下颌骨的 CBCT 全景片影像。B. 右侧下颌后牙区的横断面影像示骨组织高度的降低到下颌管的上皮质。注意牙槽嵴顶处颏孔的暴露（箭头所示）

在所有的 CBCT 扫描中，高密度的材料（如牙种植体、铸造冠和牙胶尖）都会造成伪影，从而降低受影响区域的影像质量。"射线硬化伪影"（Beam hardening artifact）即在高密度物体影像周围形成的黑带，因此靠近高密度物周围的骨组织或牙齿结构在放射影像中可能会消失（图 6.13），从而可能掩盖疾病的诊断[23]。此外，高密度物还可发射出像光一样的线性"条纹状伪影"（Streak artifact；图 6.26）。以上这些金属伪影会在术前影响附近小梁骨区域情况的评估，同时也会影响到术后对种植体周围骨缺损或骨结合情况的评估。因此，通常采用口内根尖片来评估种植术后的骨结合情况[24]。

骨质和骨密度的评估

骨质影响着种植体的稳定性，它包括皮质骨厚度、松质骨的特征及骨小梁排列模式[25]。种植体骨结合的成功取决于种植位点的骨密度及骨质类型。平均骨密度在下颌前牙区最高，上颌前牙区次之，上颌后牙区最低。在评估种植体植入区域的骨密度时，最关键的观察范围应在牙槽嵴顶部 7~10mm，这一区域是骨－种植体界面的应力承载区。医用 CT 的标准计量单位是 Hounsfield（HU），它是机器根据校准后的灰度表进行灰度值的转换得到的，代表着骨组织的相对密度。而在 CBCT 中测得的"密度值"代表着被测组织的灰度水平（并非对应于 HU 值），它们受到曝光参数、伪影及

CBCT 扫描中增加的散射水平的影响。基于上述原因，在 CBCT 中测得的骨密度不够可靠，仅为一种主观评估[26]。

病变检测

种植体的成功植入及稳定可能会因为种植位点的疾病进程或异常条件而受到干扰。这些不利因素主要包括：残留的牙根碎片、炎性组织、纤维－骨损伤、囊肿、肿瘤、致密骨岛，以及由于系统性疾病导致的骨密度异常。此外，异常情况还包括其他重要的颌面部解剖结构，例如，上颌窦和颞下颌关节，也可能因种植体植入而受到干扰或使原有症状发生恶化。由于 CBCT 在描述骨细节方面具有较高的准确性，可以依靠其确诊或排除种植位点的骨病变或异常情况（图 6.15 显示了不同的上颌窦病变情况）。

放射剂量

CBCT 扫描的放射剂量差异很大，很大程度上取决于所用的扫描仪器及所选择的成像操作流程。随着技术的不断发展，放射剂量在稳步下降。通过限制 FOV、降低管电流毫安数或缩短扫描时间，还可以进一步降低扫描放射剂量；增加体素大小也可间接降低放射剂量[27-30]。应该依据患者的缺牙范围、年龄和所需的影像质量悉心选择一个放射方式。近年来，媒体强调了口腔放射潜在的辐射损伤，提醒公众在保持诊断影像质量的同时尽可能降低放射剂量，即遵循所谓"最低适度剂量"原则（as low as reasonably achievable，ALARA）。

表 6.1 将不同成像系统的有效放射剂量与环境背景辐射进行了比较[27-30]。在表 6.1 里包括了一些现在已不再继续用的 CBCT 仪器的高剂量辐射值，这些提供的数据没有考虑到因技术选择不同而带来的放射剂量差异性。在保证影像质量的前提下，依据患者扫描部位的大小及年龄进行 FOV 限制及扫描操作流程调整，可以有效地降低 CBCT 的放射剂量。

交互式的数字化种植方案设计

过去 20 年中以外科为导向的种植概念（尽可能在骨量最好的位置选择植入位点）已被目前以修复为导向（从冠到骨）的种植理念所取代。后者主要是为了协调在整个种植诊断和治疗设计中功能、

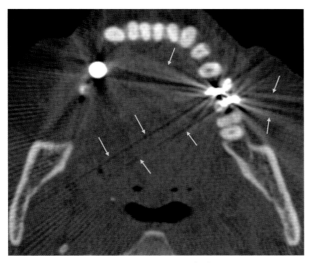

图 6.26 该 CBCT 的轴向影像示高密度物体周围出现的亮线和暗线的金属条纹伪影（箭头所示）

表 6.1　有效放射剂量的比较

检查	有效剂量
CBCT– 小和中等容量（FOV< 10cm）	11~674 μSv（中位值：61μSv）
CBCT– 大容量（FOV>10cm）	30~1073μSv（中位值：87μSv）
全景片	9~26μSv
FMX-PSP plates/F-speed film，矩形准直	34.6μSv
FMX-PSP plates/F-speed film，圆形准直	170.7μSv
FMX-D-speed film，圆形准直	388μSv
医学 CT	280~1410μSv
美国的日常生活辐射量	8μSv

修复和美学的需求。带有标记物的（在诊断模型上预先制作的修复体蜡型）放射导板可用来将虚拟的修复方案转移到 CBCT 的扫描影像中（图 6.3b）。放射标记物可帮助种植体在 CBCT 扫描片上获得最佳的植入位置和角度，并且能够评估骨量及附近的解剖结构。通过这种方式，术前可决定是否需要骨增量或其他的补充治疗，以获得满足修复需要的最佳种植位点，并获取最佳的穿龈形态。

在 CBCT 扫描中，种植计划的第一步是掌握正确的扫描方向，以获得种植体植入区准确的横截面。这就要求扫描方向垂直于预期种植体的长轴。若没有准确校正横截面，可导致计划种植位点的测量错误[31]。为了进行准确的种植位点评估，需要基于以下原则设置扫描方向。

·扫描的轴面和冠状面应与患者的中线一致。

·扫描的矢状面方向应该调整至使种植牙弓的咬合面与前后向的水平轴(轴平面)平行(图 6.27，6.28）。

·矢状面也应该被调整至邻牙的牙根与种植位点的长轴及冠状面相平行。

·创建横断面时应使其垂直于牙弓曲线（图 6.29）。

·测量时采用穿过缺牙间隙中央的横断面，后者还应与种植体植入道保持同一平面。

在成像过程中，放射导板的应用便于获得正确的扫描方向及适当的横断面以供测量分析。

由于 CBCT 重建的全景图像代表着弯曲的 3D 解剖结构，故可能发生一定程度的扭曲变形，因而在该图像上的测量可能会有失准确；然而，其仍然可作为选择横断面图像在近远中方向上的定位参考（图 6.25）。

三维容积渲染图可能让观测者对颌骨边缘及皮质骨位置产生错觉。不合理的阈值或亮度设置可导致牙周骨缺损的虚假影像。三维容积渲染图还可用于辅助横断面影像呈现种植体植入道、骨的方向，以及预定植入的种植体与附近解剖结构的关系（图 6.30）。

目前的种植设计软件提供了多种工具，可以

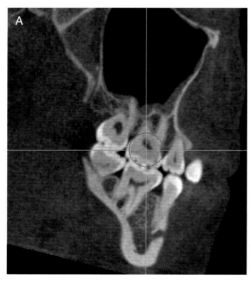
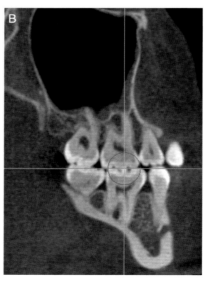

图 6.27　该图片展示了 CBCT 扫描时矢状面位置倾斜的影像。A. 矢状面影像示由于矢状面位置向前倾斜（额部向下）致定位扫描错误，进而导致𬌗平面与水平轴不平行。B. 矢状面影像示正确的定位扫描及𬌗平面与水平轴平行

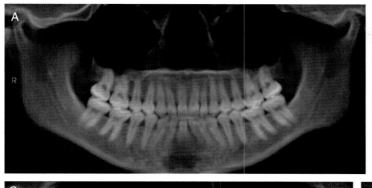
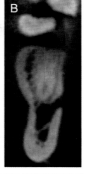
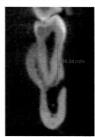

图 6.28　A. 矢状面倾斜的 CBCT 全景片影像（与图 6.27A 相对应）导致 20 区域横断面影像上测量出的骨高度增加（11.71mm）。C. 矢状面位置正常的 CBCT 全景片影像（与图 6.27B 相对应）使 20 区域横断面影像上测量出的骨高度正确（10.24mm），与在同一位置切开骨组织测得的 20 或在该区域计划植入的种植体的长轴的数值一样

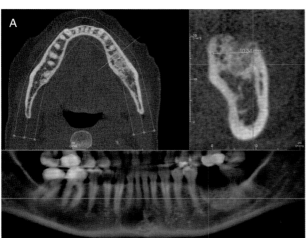
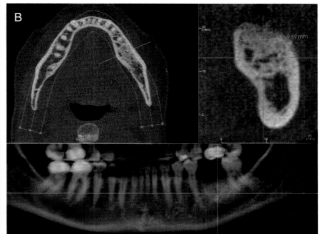

图 6.29　横断面上骨宽度测量时应与牙弓垂直。A. 在轴向影像上错误的建立点槽会得出比实际骨宽度更大的数据（10.34mm）。B.CBCT 影像显示在种植位点轴向所得的横截面影像上，正确的建立点槽会得出与实际骨宽度一致的数据（9.89mm）

进一步辅助种植治疗的方案设计与手术实施。有赖于这些特殊软件的处理能力，可将种植体的仿真模型进行虚拟的植入，并结合相应的虚拟牙冠（或修复体）呈现在屏幕上（图 6.30，6.31）。这些种植体数据可以从软件数据库里提取，这些模型数据主要来源于各主流厂家生产的特定种植体；此外，用户也可以通过参数选择灵活地创建出所需的通用种植体模型。如果可以进行口内光学扫描或人造石模型的 CBCT 扫描（常用于导入软组织及牙冠外形数据，可避免修复冠在 CBCT 扫描时因金属伪影干扰而无法记录其准确位置），可将其与 CBCT 扫描片相结合，以获得预期的修复体外形和手术设计方案（图 6.32）。一些软件自带测量工具，可允许进行骨增量设计中的体积测量，以此估算出骨增量手术的准确位置及所需骨增量材料的体量。还有一些软件提供牙槽嵴减量设计工具，能辅助制作牙槽嵴减量导板，可以在种植术中与外科导板结合使用。可以利用软件的影像叠加功能将术前、术后的扫描图像进行匹配叠加，从而评估外科手术后的组织量变化。

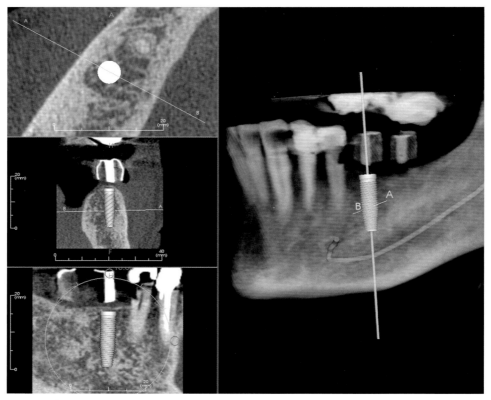

图 6.30　该 CBCT 的多位格式图片显示了一计划植入的种植体的轨迹。该 3D 格式图片可用来当作局部影像的辅助，并显示了计划植入种植体与邻近解剖结构的关系。下颌管的轨迹用红色标志出来；注意下颌管前部的弯曲部分

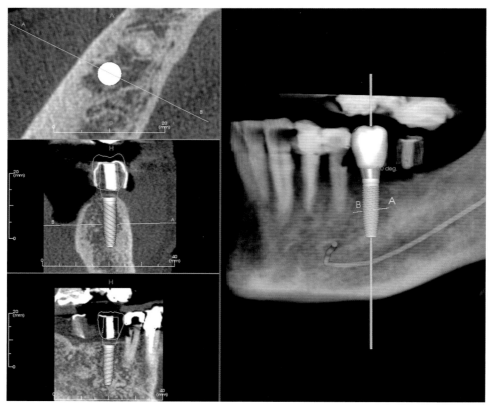

图 6.31　与图 6.30 一样的图片，显示了计划植入的种植体上放置的虚拟修复体

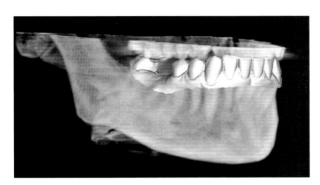

图 6.32 同一患者的 CBCT 口内聚焦光学扫描

外科导板

CBCT 软件制订虚拟治疗计划后，可通过计算机辅助制作（CAM）将其转化为应用于种植手术中的外科导板（图 6.33）。这些外科导板需要配合特别的种植体钻孔工具，医生可以通过它的帮助将种植体植入到与虚拟计划一致的位置、深度及角度。这就确保了种植体能够准确地按预定计划植入，并极大地节省了手术时间。

基于为导板提供口内稳定性的组织类型不同，手术导板可以分为以下几类。

·牙支持式。在外科导板中提供的稳定性最大，但仅局限于牙列部分缺失的患者。松动牙可能会导致导板定位不准确（图 6.33）。

·软组织支持式。这类导板通常应用于无牙颌患者的不翻瓣种植体植入手术中。锚钉的应用可增加导板的稳定性。

·骨支持式。这类导板通常应用于行全厚瓣翻瓣术的全口无牙颌患者。现有的数字化骨组织建模技术并不精确，因此依据其制作的外科种植导板难以在术中获得精准的就位。锚钉的应用可增加导板的稳定性。

·牙 - 骨组织联合支持式。这种导板的一部分贴靠在牙齿上，另一部分靠在手术位点翻瓣后裸露的骨面上。

外科导板可用于控制先锋钻的位点、方向，以及扩孔钻的备洞顺序和（或）扩孔的深度，不同的种植体制造商会提供自己的配套工具盒。有些种植体制造商要求医生在制作外科导板时，遵循特别的准备程序并制作放射导板。患者在检查中的移动及金属伪影均可影响到外科导板的最终适合度。通过口内光学扫描数据（或石膏模型的 CBCT 扫描）

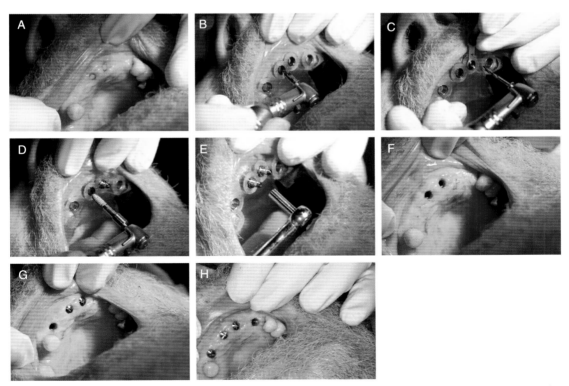

图 6.33 术中使用外科导板的照片。外科导板传递了在 CBCT 影像上虚拟植入的种植体的信息，且由患者在术中自己放置

与患者 CBCT 扫描数据的结合，可以制作出更为精确的外科导板。如果在扫描后到手术之前这段时间口内组织发生了改变（如牙齿拔除、新的修复体或邻牙的位移），外科导板的适合性也势必受到影响。

用于制作预制临时修复体的种植体代型，能够在外科导板协助下引导修复体的就位。

导航手术

导航手术能够让虚拟的种植体植入方案得以简单、快捷、高效地完成，既能缩减治疗成本，同时也能让治疗计划到手术实施之间的周期变得更短。这里介绍一些手术导航的一般程序，以及如何在术中控制备洞的位置、角度和深度（图 6.34）。

首先，在患者口内放入基准标记物并进行 CBCT 扫描，在一个或多个位点上进行种植体的外科植入设计（图 6.35）。在应用计算机进行手术导航前，必须先导入种植计划的细节信息，如种植体的长度、角度和位置。导航手术过程中，需先在口内再次确认基准标记物，然后将手机校准到术野中，从而获得钻尖的三维定位及手柄的方向（图 6.36）。手术中，术者依赖计算机图像（近距离立体摄影测量）可在 6 个自由维度内（x，y，z，yaw，pitch，roll）实时追踪机头的位置[*]（图 6.37）。术者可通过计算机监视器观察手的虚拟位置，同时还可以看到 CBCT 的骨量信息和种植体植入方案（图 6.38）。软件还可通过画面显示对术者进行反馈，使其实时掌握钻头的位置、角度和深度，并与植入计划进行比对（图 6.39，6.40）。

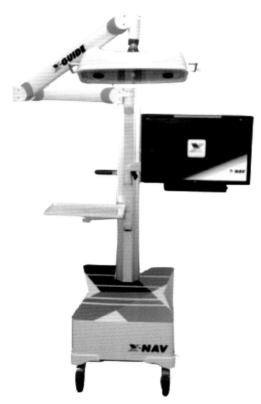

图 6.34 该 X-Guide 机器使用 6 个自由度（x，y，z，yaw，pitch 和 roll）实时追踪手术中手机头的情况，并通过单屏显示提供模拟的种植体位置、钻头的运动及相关解剖结构的实时 360° 影像。提供者：X-Nav Technologies，LLC，1555 Bustard Road，Suite 75，Lansdale，PA 19446，USA

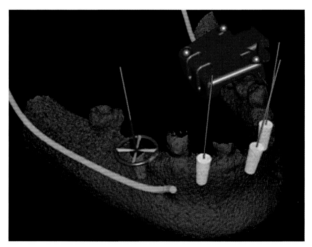

图 6.35 该图片展示了在 CBCT 影像上的虚拟植入计划。标记出下颌管。右下颌双尖牙区域的 X 点为下钻的位置。在牙弓中安装一个 X 夹以校准临床状况

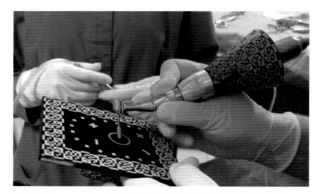

图 6.36 X-Guide 系统中的定位钻能实现实时追踪

---

[*] 译者注：yaw，pitch，roll 称之为欧拉角，为一组描述旋转状态的三维向量，其值分别代表物体绕坐标系 x，y，z 三个轴的旋转角度

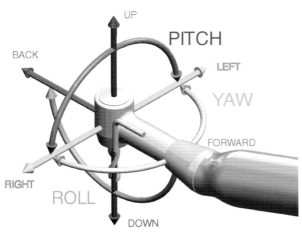

图 6.37　钻头维度的图解说明使用了六个自由度（x，y，z，yaw，pitch 和 roll）

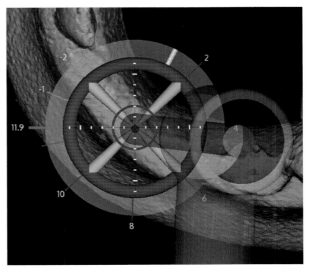

图 6.38　追踪系统显示下钻的位置刚好是目标点。空间中机头的部分透明影像能提醒临床医生定位机头的位置

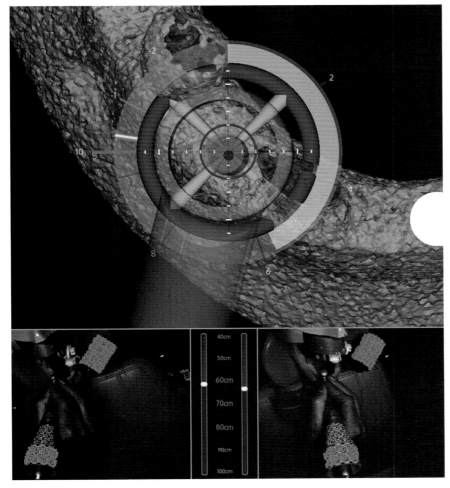

图 6.39　该图片显示了机头的位置定位准确。黄色弓形为深度控制追踪，显示了已达到接近 6mm 的钻孔深度。图 6.39 底部的图片为外科手术区的手机及手机上和口内的目标追踪

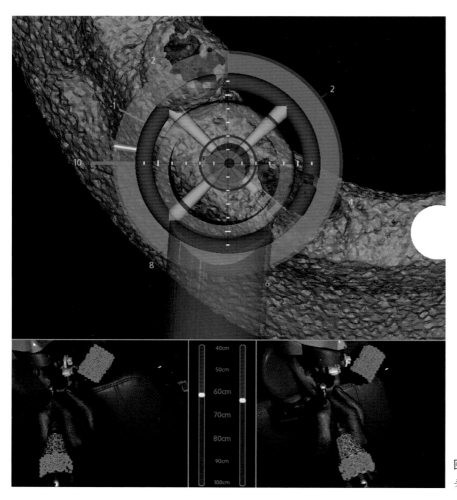

图6.40 图中绿色的环形表示钻头已到达目标深度

参考文献

[1] Wakoh M, Harada T, Otonari T, et al. Reliability of linear distance measzrement for dental implant length with standardized periapical radiographs. Bull Tokyo Dent Coll, 2006, 47:105–115

[2] Angelopoulos C, Thomas SL, Hechler S, et al. Comparison between digital panoramic radiography and cone-beam computed tomography for the identification of the mandibular canal as part of presurgical dental implant assessment. J Oral Maxillofac Surg, 2008, 66:2130–2135

[3] Fortin T, Elsa C, Mahdi A, et al. Panoramic images versus three-dimensional planning software for oral implant planning in atrophied posterior maxillary: a clinical radiological study. Clinical Implant Dentistry and Related Research, 2013, 15(2):198–204

[4] Correa L, Ruhland R, Andreas S, et al. Planning of dental implant size with digital panoramic radiographs, CBCT-generated panoramic images, and CBCT crosssectional images. CLR Clinical Oral Implants Research, 2014, 25(6):690–695

[5] Tyndall DA, Price JB, Tetradis S, et al. Position Statement of the American Academy of Oral and Maxillofacial Radiology on selection criteria for the use of radiology in dental implantology with emphasis on cone beam computed tomography. Oral Surgery, Oral Medicine, Oral Pathology and Oral Radiology, 2012, 113(6):817–826

[6] Benavides E, Rios HF, Ganz SD, et al. Use of cone beam computed tomography in implant dentistry: The International Congress of Oral Implantol-ogists Consensus Report. Implant Dentistry, 2012, 21(2):78–86

[7] Worthington P, Rubenstein J, Hatcher DC. The role of cone-beam computed tomography in the planning and placement of implants. Journal of the American Dental Association, 2010, 141:19–24

[8] American Dental Association Council on Scientific Affairs. The sse of cone-beam computed tomography in dentistry: an Advisory Statement from the American Dental Association Council on Scientific Affairs. Journal of the American Dental Association, 2012, 143(8):899–902

[9] Al-Ekrish AA, Ekram M. A comparative study of the accuracy and reliability of multidetector computed tomography and cone beam computed tomography in the assessment of dental implant site dimensions. Dento Maxillo Facial Radiology, 2011,40(2):67–75

[10] Greenstein G, Cavallaro J, Tarnow D. Practical application of anatomy for the dental implant surgeon. Journal of Periodontology, 2008, 79(10):1833–1846

[11] BornsteinMM, Balsiger R, Sendi P, et al.Morphology of the nasopalatine canal and dental implant surgery: a radiographic analysis of 100 consecutive patients ssing limited cone-beam computed tomography. CLR Clinical Oral Implants Research,

2011, 22(3):295–301

[12] Oliveira-Santos C, Rubira-Bullen IR, Monteiro S, et al. Neurovascular anatomical variations in the anterior palate observed on CBCT images. CLR Clinical Oral Implants Research, 2013, 24(9):1044–1048

[13] Nicolielo LF, Van Dessel J, Jacobs R, et al. Presurgical CBCT assessment of maxillary neurovascularization in relation to maxillary sinus augmentation proce-dures and posterior implant placement. Surg Radiol Anat Surgical and Radiologic Anatomy, 2014, 36(9):915–924

[14] Woo BM, Al-Bustani S, Ueeck BA. Floor of mouth haemorrhage and life-threatening airway obstruction during immediate implant placement in the anterior mandible. International Journal of Oral and Maxillofacial Surgery, 2006, 35(10):961–964

[15] Tarakji B, Nassani MZ. Factors associated with hematoma of the floor of the mouth after placement of dental implants. The Saudi Dental Journal, 2012, 24(1):11–15

[16] Lofthag-Hansen S, Gröndahl K, Ekestubbe A. Cone-beam CT for preoperative implant planning in the posterior mandible: visibility of anatomic landmarks. Clinical Implant Dentistry and Related Research, 2009, 11(3):246–255

[17] Greenstein G, Tarnow D. The mental foramen and nerve: clinical and anatomical factors related to dental implant placement: a literature review. Journal of Periodontology, 2006, 77(12):1933–1943

[18] Jacobs R, Quirynen M, Bornstein MM. Neurovascular disturbances after implant surgery. PRD Periodontology 2000, 2014, 66(1):188–202

[19] Chan HL, Leong DJ, Fu JH, et al. The significance of the lingual nerve during periodontal/implant surgery. Journal of Periodontology, 2010, 81(3):372–377

[20] Hatcher, DC. Operational principles for cone-beam computed tomography. Journal of the American Dental Association, 2010, 141(10):3S–6S

[21] Nemtoi A, Haba D, Czink C, et al. Cone beam CT: a current overview of devices. Dentomaxillofacial Radiology, 2013, 42(8):20120443

[22] Waltrick KB, De Abreu J, Nunes MJ, et al. Accuracy of linear measurements and visibility of the mandibular canal of cone-beam computed tomography images with different voxel sizes: an in vitro study. Journal of Periodontology, 2013, 84 (1):68–77

[23] Kamburoğlu K, Kolsuz E, Murat S, et al. Assessment of buccal marginal alveolar peri-implant and periodontal defects using a cone beam CT system with and without the application of metal artefact reduction mode. Dentomaxillofacial Radiology Dentomaxillofacial Radiology, 2013, 42(8):20130176

[24] Dave M, Wilson R, Palmer R, et al. A comparison of cone beam computed tomography and conventional periapical radiography at detecting peri-implant bone defects. Clin Oral Implants Res Clinical Oral Implants Research, 2013, 24(6):671–678

[25] Rozé J, Babu S, Saffarzadeh A, et al. Correlating implant stability to bone structure. Clinical Oral Implants Research, 2009, 20:1140–1145

[26] Molteni R. Prospects and challenges of rendering tissue density in Hounsfield units for cone beam computed tomography. Oral Surgery, OralMedicine, Oral Pathology and Oral Radiology, 2013, 116(1):105–119

[27] European Commission. Radiation Protection No. 172: cone beam CT for dental and maxillofacial radiology. Evidence-based guidelines. A report prepared by the SEDENTEXCT Project. Luxembourg, EC, 2011

[28] Ludlow JB, et al. Assessment of phantom dosimetry and image quality of i-CAT FLX cone-beam computed tomography. Am J Orthod Dentofacial Orthop, 2013, 144(6):802–817

[29] Palomo JM, et al. Influence of CBCT exposure conditions on radiation dose. Oral Surg Oral Med Oral Pathol Oral Radiol Endod, 2008, 105(6):773–782

[30] Davies J, Johnson B, Drage N. Effective doses from cone beam CT investigation of the jaws. Dento Maxillo Facial Radiology, 2012, 41(1):30–36

[31] Kourtis S, Skondra E, Roussou I, et al. Presurgical planning in implant restorations: correct interpretation of cone-beam computed tomography for improved imaging. Journal of Esthetic and Restorative Dentistry: Official Publication of the American Academy of Esthetic Dentistry, 2012, 24(5):321–332

（邹华伟 译）

第 7 章 口腔种植学中牙槽嵴缺损的分类

*Patrick Palacci**

引 言

1985 年，Lekholm 和 Zarb[1] 提出了以颌骨形态和骨质为依据的颌骨分类，用于分析种植体的支抗。他们将上下颌骨的断层面形态分为如下 5 类（图 7.1）。

A. 大部分牙槽嵴尚存。

B. 发生中等程度的牙槽嵴吸收。

C. 发生严重的牙槽嵴吸收（仅基底骨尚存）。

D. 部分基底骨开始吸收。

E. 基底骨已发生重度吸收。

笔者也将牙槽骨的质量划分为 4 类。

1. 几乎由均一的密质骨构成。

2. 厚层的皮质骨包绕骨小梁排列密集的松质骨。

3. 薄层皮质骨包绕骨小梁排列密集的松质骨。

4. 薄层皮质骨包绕骨小梁排列疏松的松质骨。

除了以上分类外，牙槽嵴黏膜的厚度也被纳入考虑。Lekholm 和 Zarb 的分类法阐明了外科技术选择与颌骨形态、质量的关系。这种分类决定了植入种植体的位置和数目，以及是否需要其他手术来获得最理想的种植体植入位置。

例如，在 A 类病例中，种植体可简单植入，而在 D 类病例中，为了能获得理想的种植体植入位置，往往需要额外的外科手术。

涉及骨的质量时，外科医生必须注意种植体的初期稳定性，还需要注意在钻孔和种植体植入过程中避免产生过度的热刺激。这就是为什么我们有时要考虑过度或级差备洞，并时常在不同直径的种植体中进行选择。

根据 Seibert[2-3] 的分类，缺牙区域的牙槽嵴缺损可以被分为 3 类（图 7.2）。

Ⅰ类：颊舌向组织有吸收，而冠根方向高度正常。

Ⅱ类：冠根方向组织有吸收，而颊舌向宽度正常。

Ⅲ类： Ⅰ类和Ⅱ类同时出现（高度和宽度都有丧失）。

在上颌前牙区，需要考虑唇线的位置（高或低）及唇的动度。两者共同决定了是否需要额外的外科手术来获得理想的美学效果[4]。

唇线位置高和唇动度大时，种植治疗变得更具挑战性。

种植体的位置、软组织的形态、颜色、质地（是否存在牙间乳头）及最终修复体的质量对最终的效果都十分重要。

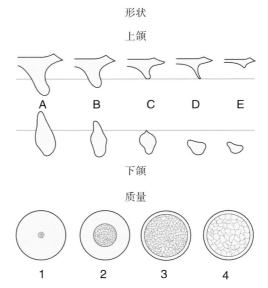

图 7.1 Lekholm 和 Zarb 的颌骨形状及质量分类法（1985）[1]

*Brånemark Osseointegration Center, Marseille, France

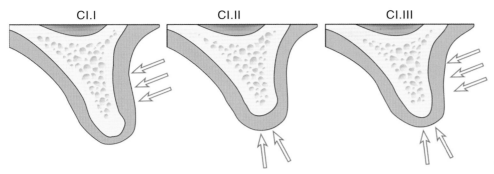

图 7.2 Seibert 的牙槽嵴缺损分类法（1983）[3]

牙间乳头系两颗相邻牙冠之间的牙周软组织（图 7.3）。牙齿之间的接触关系、邻面接触宽度，以及釉牙骨质界的轮廓线决定了牙间乳头的形态。因此，在牙列的前牙区，牙间乳头呈锥形或圆锥形。

已有文献描述了两种主要类型的牙龈结构（例如，1991 年 Olsson 和 Lindhe[5]，1993 年 Olsson 等[6]，以及 1997 年 Seibert 和 Lindhe[2] 发表的文献），即"薄 - 扇形"和"厚 - 平坦形"的牙龈结构（图 7.4）。牙龈结构受许多先天因素和局部因素影响，包括牙齿的解剖形态、牙齿接触面的位置和大小。

Palacci-Ericsson 牙槽嵴分类

上颌前牙区的总体形态（包括软组织）分类有助于医生在种植治疗中评估患者的解剖条件。牙槽嵴的分类是以软、硬组织在垂直和水方平向上丧失的量为依据，且适用于颌骨的其他部分。该分类在垂直方向和水平方向上均分为 4 级[7-9]。

以垂直向的组织丧失为依据分类，Ⅰ 类为完整的或轻度萎缩的牙龈乳头（图 7.5），Ⅱ 类为中度萎缩的牙龈乳头（图 7.6），Ⅲ 类为重度萎缩的牙龈乳头（图 7.7），Ⅳ 类为牙龈乳头缺失（图 7.8）。

以水平向的组织丧失为依据分类，A 类为颊侧组织完整或轻度丧失（图 7.9），B 类为中度的颊侧组织丧失（图 7.10），C 类为重度的颊侧组织丧失（图 7.11），D 类为颊侧组织完全丧失，常伴有有限的附着黏膜（图 7.12）。当然，不同类型常在一个病例中混合出现，每位患者的情况也都各不相同。

理想的治疗效果取决于临床医生对整个治疗过程复杂性的理解。上颌前牙区的分类方法应该被用来记录治疗前的颌骨解剖形态，并且可以指导临床医生选择合适的治疗方案以达到理想效果。一些情况的治疗（如 Ⅰ A 类）通常只需要植入合适的种植体，并进行少许软组织处理即可。

在一个 Ⅰ A 类病例中，可以看到完整的、健康的牙龈乳头和完整的牙槽嵴。种植治疗成功的关键在于。

· 最佳的种植位点。
· 最小化的手术损伤。
· 保护种植体周围软组织。
· 不需要额外的外科手术。

Ⅰ A 类病例十分罕见。多数情况下软、硬组织会在拔牙后发生吸收，拔牙几周后就很可能出现 Ⅱ B 类的情况，则需要相应的软、硬组织外科手术。

然而，在同期拔牙和即刻植入种植体的 Ⅰ A 类病例中，成功的必要条件包括。

· 微创拔牙。
· 牙槽嵴保存技术。
· 良好的种植体植入位点。
· 软组织处理（结缔组织移植术）。
· 良好的临时修复体。
· 在保证血供的前提下理想的穿龈轮廓。
· 谨慎的殆力控制。

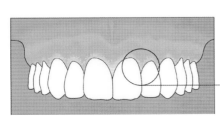

图 7.3 牙龈乳头

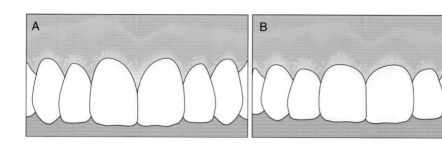

图 7.4 A."薄－扇形"牙龈结构。B."厚－平坦形"牙龈结构

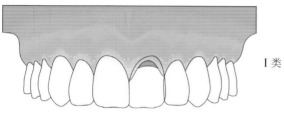

I 类

图 7.5 I 类

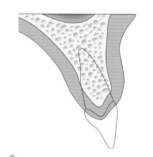

A 类

图 7.9 A 类

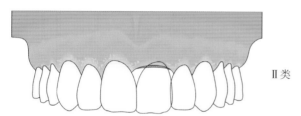

II 类

图 7.6 II 类

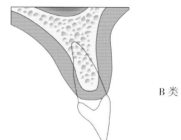

B 类

图 7.10 B 类

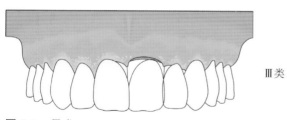

III 类

图 7.7 III 类

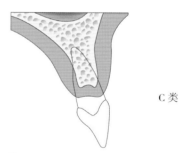

C 类

图 7.11 C 类

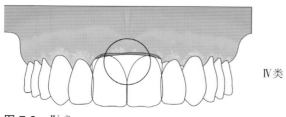

IV 类

图 7.8 IV 类

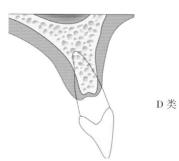

D 类

图 7.12 D 类

►**病例 1：**（图 7.13~7.18）

患者，女性，57 岁，进行性牙周疾病，伴以上颌前牙区为主的硬组织和软组织重度吸收。患者要求美学修复，如有条件行即刻临时固定修复[10]。

4 颗切牙使用骨膜刀微创拔除，以避免造成牙槽嵴骨折或移位。植入 3 颗种植体，在左上颌中切牙拔牙窝植入生物材料，并行结缔组织移植术以保存牙槽嵴[11-12]。

种植体与拔牙窝骨壁之间的空隙也植入了生物材料，以减小骨吸收的风险、维持软组织量并达到最终的美学修复效果[13]。

为了维持种植体（上部结构）和牙龈乳头间充足的软组织血供，在患者口内戴入加固型临时修复体（螺丝固位），并留出足够的楔状隙。4个月之后，戴入最终修复体，该修复体具有能维持理想的口腔卫生和美学效果的作用。同样重要的是，应该仔细检查咬合，以维持长期的骨结合。

相反，在 Ⅳ 类病例中，为获得理想的效果，可能需要在种植体植入前、植入时或植入后行额外的软、硬组织外科手术。

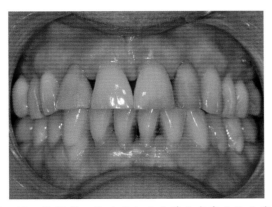

图 7.13 唇线高、唇动度大及美学要求高是这个案例的主要特征。需要注意因牙周病引起的软组织丧失

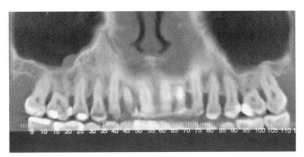

图 7.14 影像学检查。需要注意的是切牙周围明显的硬组织丧失

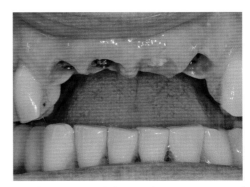

图 7.15 采取不翻瓣手术，以减小组织损伤。在左上颌中切牙区域采用位点保存技术结合生物材料充填及结缔组织移植术

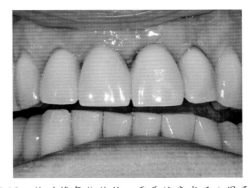

图 7.16 临时修复体就位。需要注意术后 2 周牙龈乳头直接存在于种植体颈部周围

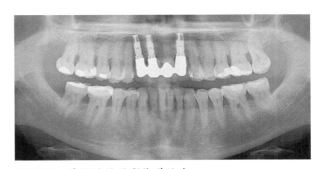

图 7.17 最终结果的影像学检查

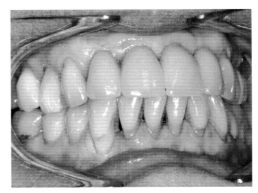

图 7.18 术后 6 年的情况。值得注意的是组织的稳定性

▶ **病例2：**（图 7.19~7.27）

患者，男性，45 岁，右上颌中切牙根折引发急性脓肿及重度骨质吸收。牙根拔除后一段时间，造成了牙槽嵴吸收和牙龈乳头丧失[14-15]。

首先行自体骨移植（颏部取骨）；随后，在种植体植入同时在黏骨膜下移植结缔组织瓣，以期在二期放置基台时获得足够供操作的软组织量[16-17]（牙龈乳头再生术——Palacci）[6-10]。随后在二氧化锆基台上放置全瓷冠，以获得可靠的美学效果。

这个病例中，患者的情况在拔牙前可视为ⅠA 类，而在拔牙和牙槽骨吸收后成为ⅢC 类[*]。从ⅢD 类一下变为ⅠA 类几乎是不可能的。因此，必须先行牙槽嵴骨增量术，从ⅢD 类变为ⅡB 类；然后在植入种植体时，通过软组织增量使ⅡB 变为ⅠA 类。

需要特别注意这样做的好处，例如，通过骨增量可获得 2mm 的组织增量，通过软组织处理可获得 2mm 的组织增量，通过邻牙牙冠延长术还可获得 1~2mm 的组织增量，这些加起来可共获得 5~6mm 的组织增量，这些足可以产生显著的差异。

这种差异在美学区极其重要，是获得理想的最终美学效果的关键因素。

从功能和成功率的角度看，没有科学证据显示足够的附着黏膜是必需的（Wennström et al，1994[18]）。然而，从美学和口腔卫生的角度看，种植体周围有足够的附着黏膜会更好。

所以，最终的美学和功能效果与 3 个主要因素有关：颌骨、软组织及修复体的设计。特别是在上颌前牙区，修复缺失牙只是治疗的一部分，另一部分是恢复吸收的牙槽嵴及软组织的外形。重建正常的牙槽骨外形是美学修复成功的关键。

掌握上颌前牙区分类法能指导临床医生找到合适的解决方法，来获得在功能和美学角度上的可持续性和可预期的治疗效果。

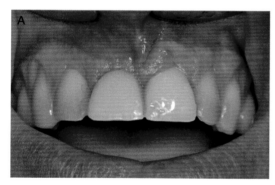 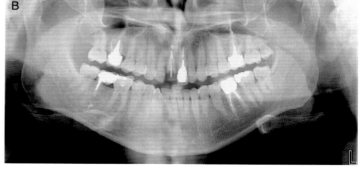

图 7.19 拔除右上颌中切牙，影像学检查示右上颌中切牙根折

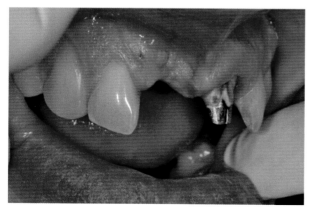

图 7.20 拔除后的影响——牙槽嵴及牙龈乳头萎缩

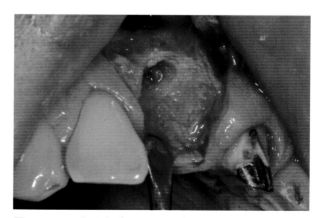

图 7.21 临床检查情况：唇侧骨板丧失，需行骨增量术

---

* 译者注：译者怀疑为ⅢD 类

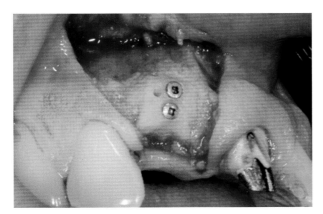

图 7.22　自体骨植入，重建解剖形态

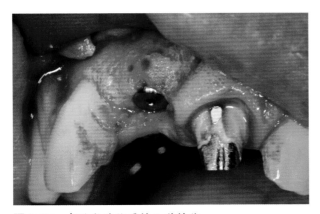

图 7.23　在适当的位置植入种植体

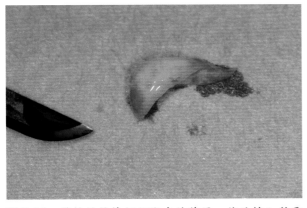

图 7.24　移植的结缔组织取自结节区，然后植入所需的位置

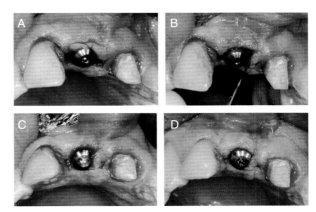

图 7.25　A.通过带蒂组织移植术、牙龈乳头再生术重建丧失的牙龈乳头；带蒂组织瓣植入种植体和愈合基台的颊侧，血液由相邻的牙龈流入瓣的基底部。B.旋转远中带蒂组织瓣以重建牙龈乳头。C.旋转近中带蒂组织瓣以形成牙龈乳头。D.将颊侧组织拉向腭侧用可吸收性线缝合

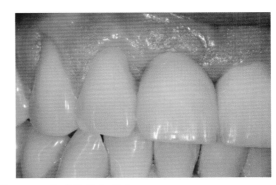

图 7.26　临时修复体就位

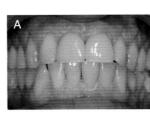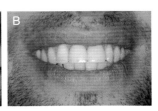

图 7.27　术后 7 年的修复效果：A.口内像示牙龈乳头再生。B.大笑状态下患者的口外正面像示牙龈乳头重建及最终的美学效果

种植体植入的准确性

　　一般而言，简单的种植体植入术不需要附加其他的外科手术。然而，在植入种植体时，有时可能需要少量的硬组织增量术以支持种植体周围黏膜。在其他情况下，必须增加软组织以优化最终效果及辅助维持软组织的稳定性[19-20]。

　　当计划最合适的种植体植入方案及重建新的牙龈乳头时，必须同时考虑到硬组织和软组织。为达到最终的成功，各种因素都必须完美地联系起来，包括以下几方面[21]。

　　·硬组织的处理。

　　·软组织的处理。

　　·义齿修复体的质量。

　　·美学因素。

除此以外，种植体的精确就位还需遵循以下关键原则。

· 如果种植体近远中向和颊舌/腭向的角度合适，软组织将能在未来的修复体之间正常地存活、改建和增殖（图7.28）。

· 两颗种植体之间的距离必须保持恰当（两颗种植体中心之间距离为7mm，两基台之间距离至少应有2mm）。

· 如果种植体过于靠近，外科技术无法使牙龈乳头在种植义齿间生长。种植体之间距离少于2mm，也明显不足以确保充足的垂直血液供应，这意味着牙龈乳头尖的高度不会超过骨水平之上2~3mm（图7.29）。

· 然而，如果种植体之间彼此离得过远，它们之间也将不会有牙龈乳头生长（图7.30）。

· 同理，如果一颗种植体植入时偏向颊侧，则在软组织之下将剩下非常薄弱的牙槽嵴。种植体最大的受力部位在种植体的颈部，过于薄弱的唇侧

板可能会不足以承受压力，进而导致相邻牙龈乳头的退缩甚至丧失。

两颗种植体植入后的交角过大（两颗相互接近）也会导致以下情况。

· 由于两个牙冠内聚，牙冠之间的软组织不能生长（图7.31）。

· 由于两个牙冠外展，牙冠之间的牙龈乳头缺乏足够的支持（图7.32）。

为了能理解和实现治疗目标，医生应该在治疗最初时就对患者进行临床评估。

Ⅳ D 类

在这种情况下，无论是否进行骨增量主要的目标是将种植体植入残余的骨组织内。众所周知，在大多数情况下，"完全恢复"是很难达到甚至是

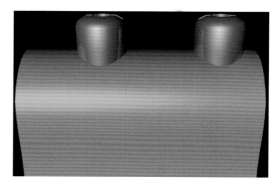

图 7.30　基台之间距离超过4mm：牙龈乳头没有足够的支持组织，导致牙龈乳头丧失

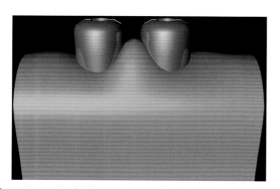

图 7.28　2颗种植体之间的适宜距离：中心相隔7~8mm，基台边缘相隔2~3mm。这种状态下，牙龈乳头存在且稳定

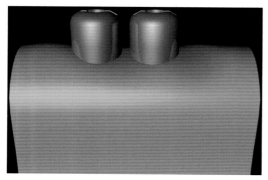

图 7.29　2颗种植体之间距离不够：血液供应不足导致牙龈乳头及硬组织的丧失

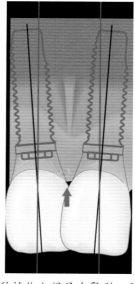

图 7.31　如果种植体之间呈内聚型，则侧貌将会发生改变，且导致牙龈乳头萎缩

不可能完成的。

　　牙龈乳头的存在需要硬组织的支持，且垂直骨增量是最具挑战性的治疗选择之一。在任何治疗前都应预先告知患者将要达到的目标。有时，明智的做法是告诉患者在这种情况下，要获得理想的最终效果，最好是在修复体中加入人工牙龈（材料为聚乙酸树脂或陶瓷）。当患者充分了解到治疗的难度后，他（她）才能更容易地接受这种折中方案，并认识到如果排除了这种修复方式，就将出现较长的临床牙冠和齿间的黑三角（图7.33~7.39）。

讨 论

　　几十年来，种植被用于治疗不以恢复美观为主要目标的无牙颌患者。为了恢复咬合功能，采用以金属为支架的固定桥修复义齿，并利用丙烯酸材料制作牙冠和粉红色的义龈。随着时间的推

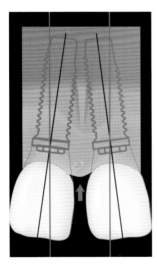

图7.32　种植体相互分开将会导致楔状隙变大，随后导致牙间乳头消失

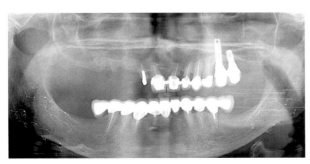

图7.33　上颌缺牙区，即将拔除的上颌切牙、尖牙及前磨牙，7年前植入的种植体及其连冠的影像学检查

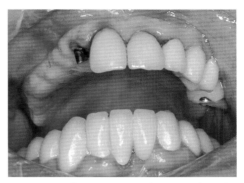

图7.34　右上颌前牙区ⅣD类骨质的临床检查状况似乎像是ⅢC类，但在上述牙齿拔除后随之导致的骨组织丧失将使骨质很快变为ⅣD类

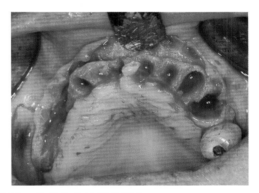

图7.35　拔牙及种植窝的预备

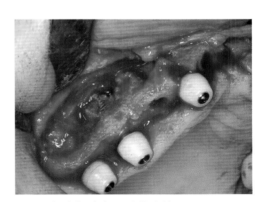

图7.36　上颌窦提升术及种植体植入

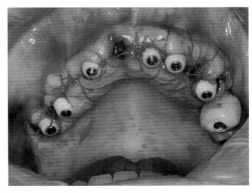

图7.37　种植体植入及基台就位

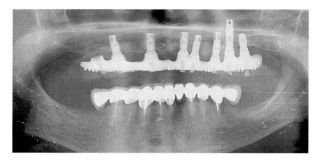

图 7.38 该案例的曲面体层片

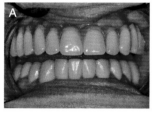 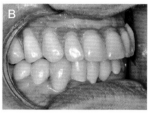

图 7.39 口内正面像（A）及口内侧面像（B）。值得注意的是修复体中聚乙烯材料（人工牙龈）解决了功能、美学、发音及舒适问题

移，越来越多的美学失败病例让人们开始重视对美学的追求。

如表 7.1 所示，上述的分类方法为临床医生提供了初步的诊断指导，并且推荐了所需要的各种后续治疗。

总 结

在任何种植治疗之前都必须谨慎地评估患者的临床状况。已有的分类方法不仅有助于术者更加准确地评估患者上颌前牙区及颌骨其他部位的情况，还可以有效地指导涉及生物学参数的整体治疗计划。

表 7.1 Palacci 和 Ericsson 分类

	垂直丧失		水平丧失
Ⅰ 类	完整的、健康的牙龈乳头	A 类	完整的、轻度丧失的颊侧组织
Ⅱ 类	<50% 的中度牙龈乳头萎缩	B 类	中度颊侧组织丧失
Ⅲ 类	>50% 的重度牙龈乳头萎缩	C 类	重度颊侧组织丧失
Ⅳ 类	牙龈乳头缺失（缺牙区）	D 类	颊侧组织的完全丧失伴有限的附着黏膜

参考文献

[1] LekholmU, Zarb GA. Patient selection and preparation//Brånemark P-I, Zarb G, Albrektsson T. Tissue Integrated Prosthesis: Osseointegration in Clinical Dentistry. Chicago, IL: Quintessence Books, 1985: 199–210

[2] Seibert J, Lindhe J. Esthetics in periodontal therapy//Lindhe J, Karring T, Lang NP. Clinical Periodontology and Implant Dentistry. 3rd ed. Munksgaard, Copenhagen, 1997: 647–681

[3] Seibert J. Reconstruction of deformed, partially edentulous ridges, using full thickness onlay grafts, II. Prosthetic/periodontal interrelationships. Compend Contin Educ Dent, 1983,4:549–562

[4] Palacci P. Optimal implant positioning and soft-tissue considerations. Oral Maxillofac Surg Clin North Am, 1996, 8:445–452

[5] Olsson M, Lindhe J. Periodontal characteristics in individuals with varying form of the upper central incisors. J Clin Periodontol, 1991,18:78–82

[6] Olsson M, Lindhe J, Marinello CP. On the relationship between crown form and clinical features in the gingiva in adolescents. J Clin Periodontol, 1993, 20:570–577

[7] Palacci P, Ericsson I. Esthetic Implant Dentistry Soft and Hard Tissue Management. Chicago, IL: Quintessence Books, 2001

[8] Palacci P, Ericsson I, Engstrand P, et al. Optimal Implant Positioning and Soft Tissue Management for the Brånemark System. Chicago, IL: Quintessence Books, 1995

[9] Palacci P, Nowzari H. Soft tissue enhancement around dental implants. Periodontol 2000, 2008, 47:113–132

[10] Berglundh T, Lindhe J. Dimension of the peri-implant mucosa: biological width revisited. J Clin Periodontol, 1996, 23:971–973

[11] Sclar A. Soft Tissue and Esthetic Considerations in Implant Dentistry. Chicago, IL: Quintessence Publishing, 2003

[12] Araujo MG, Sukekava F, Wennstrom JL, et al. Tissue modelling following implant in fresh extraction sockets. Clin Oral Implants Res, 2006, 17:615–624

[13] Block M. Color Atlas of Dental Implant Surgery. 3rd ed. Missouri: Saunders, 2010: 255–260

[14] BeckerW, Ochsenbein C, Tibbetts L, et al. Alveolar bone anatomic profiles as measured from dry skulls: clinical restorations. J Clin Periodontol, 1997, 24:727–731

[15] Nowzari H, Aalam AA. Mandibular cortical bone graft. Part 2: surgical technique, applications, and morbidity. Compend Contin Educ Dent, 2007, 28:274–280

[16] Palacci P. Soft tissue management and esthetic considerations//Brånemark P-I. The Osseointegration Book:Ffrom Calvanium to Calcaneum. Chicago, IL: Quintessence Publishing, 2005: 285–307

[17] Aalam AA, Nowzari H. Mandibular cortical bone grafts. Part 1: anatomy, healing process, and influencing factors. Compend Contin Educ Dent, 2007, 28:206–212

[18] Wennström JL, Bengazi F, Lekholm U. The influence of the masticatory mucosa on the peri-implant soft tissue condition. Clin Oral Implants Res, 1994, 5:1–8

[19] Israelon H, Plemons JM. Dental implants, regenerative techniques, and periodontal plastic surgery to restore maxillary anterior esthetics. Int J OralMaxillofac Implants, 1993, 8:555–561

[20] Kan JY, Rungcharassaeng K, Umezu K, et al. Dimensions of peri-implant mucosa: an evaluation of maxillary anterior single implants in humans. J Periodontol, 2003, 74:557–562

[21] Sullivan RM. Perspectives on esthetics in implant dentistry. Compend Contin Educ Dent, 2001, 22:685–692

（邹华伟　译）

第 8 章　牙槽嵴骨增量——系统方法

Alans S. Herford*, Katina Nguyen*, Ayleen Rojhani*

引　言

牙齿缺失可引起牙槽骨的明显变化，可导致牙槽骨的改建和骨量减少。拔牙后的前 3 个月牙槽骨的变化最为明显，之后这种变化将持续一段时间，并且随着时间变化，骨量还会再减少约 11%[1]。Ashman 的研究表明缺牙后 2~3 年内牙槽骨的高度和宽度会平均减少 40%~60%。水平向吸收最明显，会导致牙槽骨宽度严重减少[2]。选择种植修复的患者若存在牙槽骨骨量不足，则需要进行相应的骨增量手术。目前已有多项成功的技术可以进行新骨再生，例如，引导骨再生术、牙槽嵴骨劈开术、牵张成骨和块状骨移植术。为了判定哪一种硬组织增量技术能为种植体植入提供最为理想的骨量支持，Aghaloo 和 Moy 对各种骨增量技术进行了系统评价[3]。结果表明：上颌窦底提升术的长期成功率高（且成功率与植入物材料无关），而牙槽骨增量术的技术敏感性较高；种植体能否存活取决于剩余骨对种植体的支持而非移植骨。

骨缺损有几个重要的特点，包括缺损的位点、外形和大小。了解这些信息有利于选择植骨技术，并可根据所需植骨材料的多少选择供区的位置。许多缺损同时存在软硬组织不足。此时考虑骨增量手术对周围软组织造成的影响非常重要，因为这可能会产生新的缺损，影响美观。

患者的选择和术前准备

手术是否需要植骨应该以修复为导向。充分考虑患者目前的情况并权衡各种治疗方式的利弊十分重要。治疗计划应考虑患者选择种植固定义齿或是覆盖义齿。这直接决定了修复所需的骨量多少和颌间距的大小。必须在植骨手术前制订好修复计划。

骨增量手术最常见的并发症是感染，感染可能会延迟术区的愈合，引起移植物排斥反应及骨再生不充分的问题。良好的口腔卫生是决定患者能否进行骨增量术的重要因素，在术前应根据牙周情况进行相应的龈上洁治和（或）牙周系统治疗以减少口腔菌斑附着。术前应指导患者戒烟及控制全身系统性疾病，告知患者吸烟和全身性系统疾病控制不佳是影响创面愈合的高危因素。

为了达到最好的远期效果，在对患者进行术前评估过程中，逐步进行临床检查并记录缺损的位点及种类对于如何选择骨增量术和植骨材料非常必要[4]。缺损的大小不一，可以是局限的小缺损，也可以是广泛的复杂型缺损。诊断石膏模型和计算机辅助 3D 模型有利于种植体植入和植骨的术前评估。对于复杂骨缺损，CBCT 有助于评估剩余骨量和缺损骨量的多少，也有助于选择适合的骨增量技术。

术前还应对软组织进行评估，如附着龈的宽度和厚度，以及是否存在瘢痕组织。较严重的软组织缺损可能会引起骨增量手术时术区关闭困难，因此，最好在植骨前先解决软组织不足的问题。

缺损的类型

需要进行牙槽嵴骨增量手术的缺损可根据其缺损特点进行分类。这也有助于选择相应的手术方式以达到最佳的预期效果。牙槽骨缺损的形状和大小不同。可表现为牙槽嵴狭窄（水平骨缺损）或高

*Oral and Maxillofacial Surgery Department, Loma Linda University, Loma Linda, California, USA

度不足（垂直骨缺损）。一些患者的同一颌骨中存在不同类型的骨缺损，这种情况下应针对不同的缺损选择个性化的手术方案（图8.1）。与骨壁不完整的缺损相比，骨壁完整的骨缺损植骨后的效果较好。应对缺损区域相邻的牙齿进行评估，判断暴露的牙根表面是否存在骨缺损。对于邻牙牙根暴露的术区，术后骨高度的重建难以预测。对于部分患者而言，拔除邻牙更有利于植骨术的预后。

上下颌骨都可能存在牙槽骨缺损（图8.2，8.3）。上颌骨的骨质较下颌骨疏松。也可根据骨质将颌骨分为4类[5]。

上颌骨缺损可以分为前牙区骨缺损和后牙区骨缺损。由于上下牙槽骨吸收方式的差异，最终导致上下颌骨形成Ⅲ类咬合关系，上颌前牙美学区的修复可能同时需要水平向和垂直向的骨增量。上颌后牙区若出现牙槽骨狭窄，则需要进行水平骨增量。上颌窦的位置是上颌后牙区另一个需要考虑的因素。应对上颌骨的垂直高度进行评估，若出现上颌骨严重吸收（重度广泛的牙槽嵴吸收），可以考虑向前向下移动上颌骨牙槽突（Le Fort Ⅰ）以获得更好的上下颌关系（Ⅰ类；图8.4，8.5）。

下颌骨具有其独特的解剖学特点，在选择植骨方法时应着重考虑。可将下颌骨的缺损分为前牙区骨缺损（颏孔之间）和颏孔以后的后牙区骨缺损。对于后牙区骨缺损，牙槽骨吸收的总量和下牙槽神经管的位置是选择重建技术的决定因素。此时需考虑一个重要的问题——神经管上方有多少牙槽骨？若神经管上方仅剩几毫米牙槽骨，可以采用"隧道"

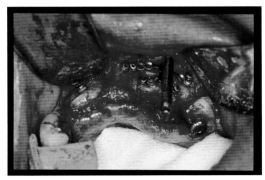

图8.1 如图，1例患者同时有两种不同类型的骨缺损及对应的两种骨增量技术：垂直骨缺损采取牵张成骨（图片右侧）；水平骨缺损采取外置式块状骨移植（左侧）

植骨，即将植骨材料置于剩余牙槽嵴上方；也可以考虑引导骨再生。进行下颌骨种植时应注意避免损伤下牙槽神经。若神经管距离牙槽嵴顶较近，应避免采用骨块移植或截骨术（如牵张成骨、三明治技术）。由于前牙区骨缺损位于颏孔之间，有更多的植骨方式可供选择。

骨增量技术的类型

1. 引导骨再生

引导骨再生（GBR）是大量文献证明可靠的植骨技术之一，广泛运用于局部牙槽嵴缺损的骨增量。GBR利用骨粉表面覆盖生物膜进行成骨，生物膜有两个作用，一是稳定骨粉，二是避免移植物与非骨形成细胞发生竞争，如成纤维细胞和上皮细胞（图8.6）。有可吸收和不可吸收两种膜。在水平骨增量手术中联合使用生物膜和自体骨粉可以增加牙槽嵴的厚度[6-7]。垂直骨增量的技术敏感性更高，预期较差；对于大的复杂骨缺损，外置式植骨的预期也许更好[8-9]。GBR技术联合钛网也可用于局部牙槽嵴骨增量（图8.7，8.8）[10]。

优 点

可吸收膜或不可吸收膜的应用可阻止非骨形成细胞进入植骨区域，骨形成的预后更佳。GBR技术在文献中的证据充分，报告显示在种植术后12.5年的观察中，其成功率高达93%[11]。

缺 点

生物膜的稳定性差，可能引起愈合延迟；由于间充质细胞向骨原细胞的转化减少，在植骨区域形成大量纤维组织而没有形成骨组织。

生物膜塌陷可导致骨形成不充分和纤维长入。维持膜下方足够的空间非常必要，这有利于细胞迁移和新血管长入。因此，大的骨缺损可能需要骨粉和钛网的支撑。

引导骨再生技术的证据充分，已经有20多年的应用历史，预后较好。目前的研究致力于提高可吸收膜的生物相容性，以期满足越来越高的美学要求和提高骨再生的能力和质量。

2. 骨膜瓣牙槽嵴劈开技术

狭窄的牙槽嵴不适合种植体植入，骨膜瓣

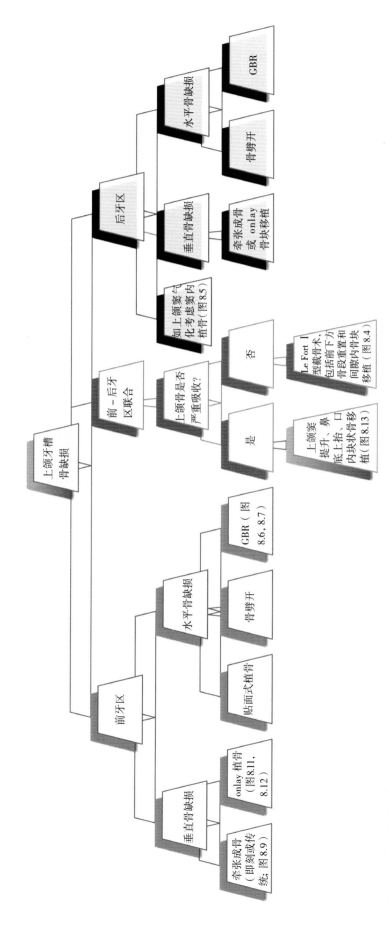

图 8.2 上颌骨牙槽骨增量技术总结

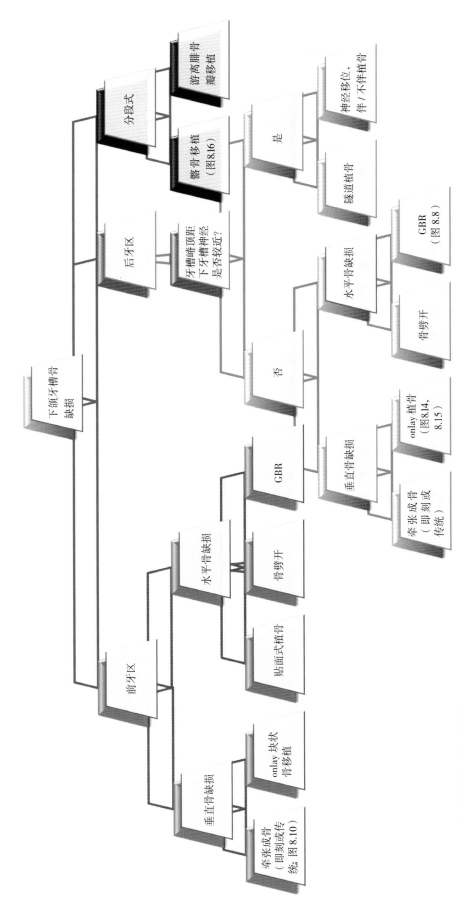

图 8.3 下颌骨牙槽骨增量技术总结

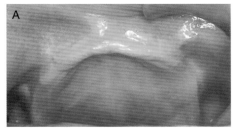
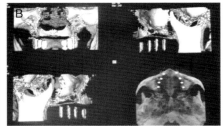
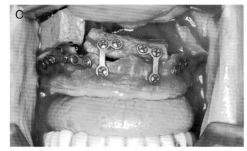
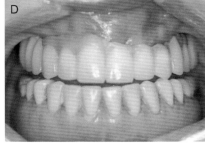

图 8.4 Le Fort Ⅰ型截骨术和缝隙中植骨。A. 严重牙槽骨萎缩。B. 影像学检查显示严重骨吸收。C. Le Fort Ⅰ型截骨术及骨移植材料。D. 戴入临时修复体

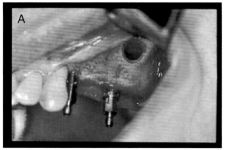
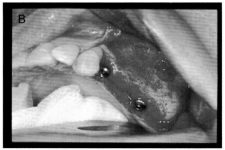
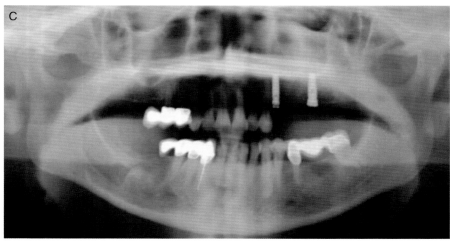

图 8.5 上颌窦提升并植入骨粉。A. 上颌窦提升。B. 填入骨粉和植入种植体。C. 术后影像学检查

牙槽嵴劈开术可用于此类牙槽嵴的水平骨增量。这项技术包括从舌腭侧将唇颊侧皮质骨板劈开，然后用骨凿打开间隙[12-14]。口内各个部位都可以采用骨劈开术，美学区和下颌后牙区尤其适合。一些研究表明骨膜瓣牙槽嵴劈开技术的成功率为98%~100%[15]。

优　点

避免骨膜与骨板剥离可更好地抵抗植骨区域的吸收和改建。骨劈开主要的优点是可以打开骨髓腔，为新骨形成提供丰富的血供。骨劈开可以保持牙槽嵴和牙龈的连续性，这在美学区是一个巨大的优势。

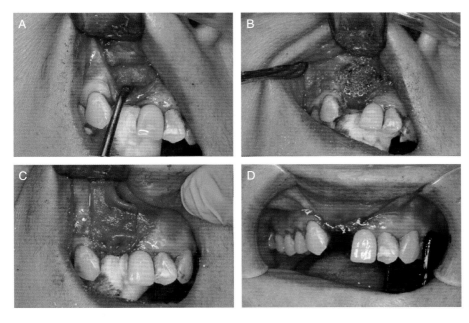

图 8.6　上颌前牙区局限性引导骨再生（GBR）。A.上颌前牙区小范围骨缺损。B.钛网覆盖骨粉。C.钛网表面覆盖胶原膜。D.无张力关闭伤口

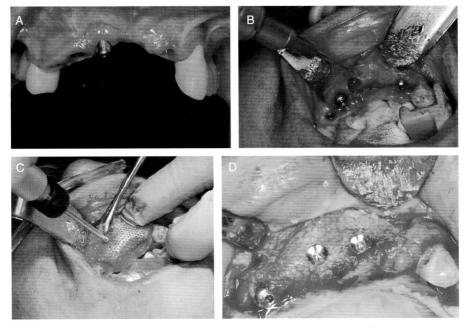

图 8.7　上颌前牙区 GBR。A.种植失败后上颌前牙区缺损。B.上颌骨缺损。C.植骨粉，钛网覆盖。D.在骨缺损重建区域植入种植体

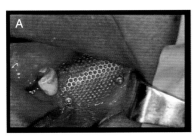
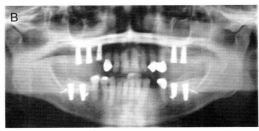

图 8.8　下颌后牙区 GBR。A.骨粉和钛网。B.种植体植入

缺　点

在很薄的牙槽嵴上采用骨劈开技术比较困难；这项技术也不能改善明显的垂直骨高度不足。

3. 牵张成骨

牵张成骨（DO）可用于重建软硬组织缺损[16-17]（图8.9，8.10）。这种技术是在"牵拉"骨段的过程中依靠机体的再生能力生成新骨。首先进行骨切开，然后安装牵引器。之后通常有1周的间歇期，这段时间会形成纤维血管桥。牵拉骨段时在纤维血管桥的基础上形成新骨，此为牵拉期。骨段被牵拉至理想位置后，停止牵拉。骨段在新的位置保持稳定后（通常为2~6个月），拆除牵引器，植入种植体。

Chiapasco将GBR与DO进行比较，结果发现两者在种植位点的牙槽骨增量中效果接近，他还进一步说明DO获得的垂直骨增量远期预后更好[18]。

优　点

DO的主要优点是逐渐牵引骨段同时获得软硬组织再生。在垂直骨增量方面牵张成骨与其他技术效果相当。

这种技术并发症少，不存在供区。

缺　点

需要二次手术拆除牵引器。

Swennen等的研究表明DO的并发症发生率为22%，主要是由于牵引器相关的机械问题和局部感

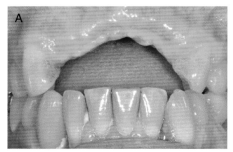
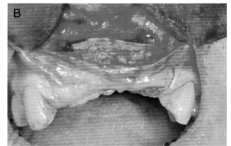
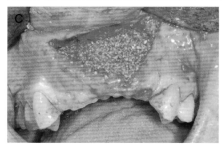
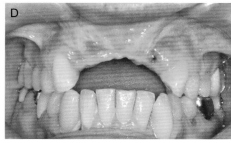

图8.9　上颌前牙区即刻（静态）牵张成骨或"三明治技术"。A.上颌前牙区缺损。B.间隙内植骨。C.上方置牛骨移植物。D.术后愈合情况

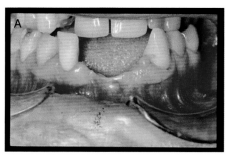
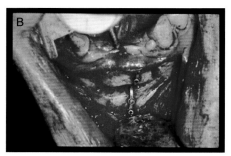
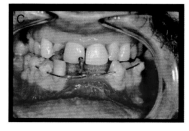
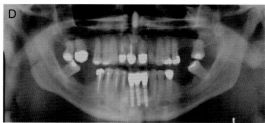

图8.10　下前牙区传统（动态）牵张成骨。A.下颌前牙区缺损。B.牵张成骨（DO）。C.牵张成骨完成后。D.种植修复

染[19]，其中感染占5.8%，牵引器相关的问题占7.3%。

牵张成骨的6个月中可自行缓解的并发症包括暂时性下牙槽神经损伤、疼痛、张口困难、暂时性面神经损伤、轻微咬合关系紊乱。还可能出现局部感染、牵引方向不正确、牵引器引起的不适和骨折等问题。有时也可能出现装置相关的技术并发症，即安装失败，此时通常需要二次手术取出或更换装置。若出现安装失败，会导致成骨过早或成骨不足，和（或）支持骨骨折[20]。

替代技术

即刻（静态）牵张成骨或"三明治技术"与传统（动态）牵张成骨技术类似，但不必使用牵拉器[21]。与传统牵张成骨一样行骨切开，将活动的

骨段移动到理想位置并用钛网和小螺钉固定。这可形成一个外形很好的骨袋，在骨袋中植骨，术后愈合良好。与外置法块状骨移植不同，此方法的软组织仍附着于活动的骨段表面，可维持良好的血供，不需要经过牙槽嵴顶使骨块再血管化[18]。

4. 外置法块状骨移植

游离骨块移植技术可以从不同位点取骨并重建牙槽骨缺损（图8.11~8.16）。根据修整骨块和修复缺损的方式，游离骨移植可分为：内置式、贴面式、外置式、鞍式。垂直高度足够、宽度过窄的牙槽嵴缺损可采用贴面式植骨。高度、宽度都不足的牙槽嵴缺损可采用鞍式植骨。骨块必须具有一定厚度的皮质骨，固位螺钉穿通皮质骨固定骨块，防

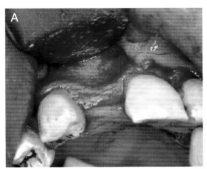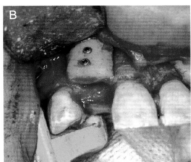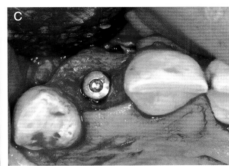

图8.11 上颌前牙区块状骨移植。A.上颌侧切牙先天缺失。B.贴面式植骨。C.几个月后植入种植体

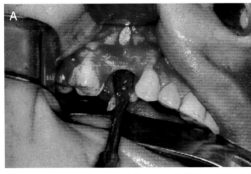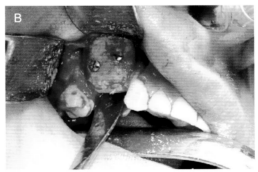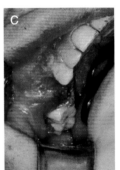

图8.12 上颌前牙区局部块状骨移植。A.上颌骨缺损。B.骨块移植。C.无张力关闭伤口

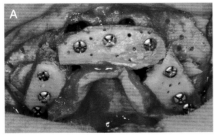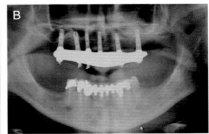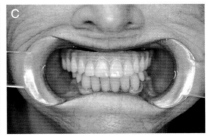

图8.13 上颌前、后牙区远距离（口外）骨块移植。A.髂骨移植。B.种植后影像学检查。C.术后5年的效果

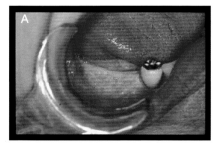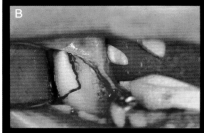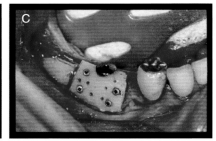

图 8.14 下颌后牙区块状骨移植。A. 下颌后牙区骨缺损。B. 下颌升支取骨。C. 谨慎地将骨块植到指定位置

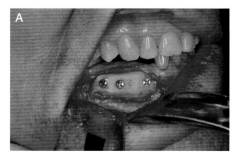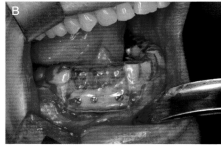

图 8.15 下颌后牙区 onlay 植骨。A. 下颌升支取骨修复下颌后牙区骨缺损。B. 手术导板辅助植骨

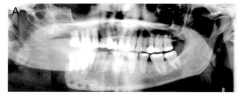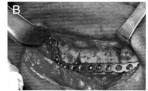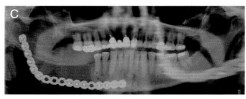

图 8.16 下颌连续骨缺损。A. 下颌连续骨缺损。B. 髂骨移植。C. 下颌骨重建完成后

止其在愈合过程中发生移动。移植骨块通过再血管化，然后被供区骨替换。骨块进行整合的时间比松质骨材料长，相对于种植体直接与移植骨发生结合而言分期手术预期效果更好。如果不需移植骨的支持而基骨足够维持种植体的初期稳定性，可以考虑同期植入种植体[22]。

优　点

游离自体骨块（髂骨）可用于多种骨增量手术，尤其是垂直骨缺损。这些骨块无抗原性，为新骨形成提供多种细胞、蛋白来源，也为新骨形成提供支架[1]。取自下颌骨升支部分的皮质 – 松质骨块是重建水平骨缺损的可靠骨移植材料，术后成功率高，但在垂直骨缺损中的运用有限[23]。

缺　点

需要开发第二术区。供区取骨存在可能的并发症。供区位置不同，并发症不同，可导致下牙槽神经损伤及其他并发症，如步态紊乱、瘢痕和感染。

展　望

自体骨是重建复杂骨缺损预期最好的骨移植材料。再生医学的发展，例如，生长因子的联合使用、干细胞治疗、计算机虚拟手术设计、3D 打印技术，有望改进将来重建牙槽骨缺损的方法。技术的进步会带来治疗水平的提高，但需要更多的研究来全面评估各类技术的优缺点及其在牙槽骨再生中的作用。

总　结

术前制订包括最终修复在内的治疗计划非常重要。有各种骨移植材料可以使用，包括自体骨和非自体骨。也有不同的牙槽嵴骨增量技术可供选择，应尽可能选择创伤小、预期成骨效果好的植骨方式。对于大的复杂骨缺损、块状骨移植效果更好。

参考文献

[1] Chiapasco M, Casentini P, Zaniboni M. Bone augmentation procedures in implant dentistry. Int J Oral Maxillofac Implants, 2009, 24:237–259

[2] Ashman A1, LoPinto J, Rosenlicht J. Ridge augmentation for immediate postextraction implants: eight year retrospective study. Pract Periodontics Aesthet Dent, 1995, 7(2):85–95

[3] Aghaloo TL1, Moy PK. Which hard tissue augmentation techniques are the most successful in furnishing bony support for implant placement? Int J Oral Maxillofac Implants, 2008, 23(1):56

[4] Boyne PJ, Herford AS. An algorithm for reconstruction of alveolar defects before implant placement. Oral and Maxillofacial Surgery Clinics of North America, 2001, 13(3):533–542

[5] Lekholm U, Zarb GA. Patient selection and preparation// Osseointegration in Clinical Dentistry. Chicago, IL: Quintessence Publishing Company, 1985: 199–209

[6] Buser D, Ingimarsson S, Dula K, et al. Long-term stability of osseointegrated implants in augmented bone: a 5-year prospective study in partially edentulous patients. Int J Periodontics Restorative Dent, 2002, 22:109

[7] Von Arx T, Buser D. Horizontal ridge augmentation using autogenous block grafts and the guided bone regeneration technique with collagen membranes: a clinical study with 42 patients. Clin Oral Implants Res, 2006, 17:359–366

[8] Chiapasco M, Abati S, Romeo E, et al. Clinical outcome of autogenous bone blocks or guided bone regeneration with e-PTFE membranes for the reconstruction of narrow edentulous ridges. Clin Oral Implants Res, 1999, 10:278

[9] Simion M, Dahlin C, Blair K, et al. Effect of different microstructures of e-PTFE membranes on bone regeneration and soft tissue response: a histologic study in canine mandible. Clin Oral Implant Res, 1999, 10:73

[10] Von Arx T, Walkamm B, Hardt N. Localized ridge augmentation using a microtitanium mesh: a report on 27 implants followed form 1 to 3 years after functional loading. Clin Oral Implants Res, 1998, 9:123

[11] Benic GI, Hämmerle CHF. Horizontal bone augmentation by means of guided bone regeneration. Periodontol, 2014, 66(1):13–40

[12] Kheur M, Gokhale SG, et al. Staged ridge splitting technique for horizontal expansion in mandible: a case report. J Oral Implantology, 2014, 4:479–483

[13] Jensen OT, Bell W, Cottam J. Osteoperiosteal flaps and local osteotomies for alveolar reconstruction. Oral Maxillofac Surg Clin North Am, 2010, 22(3):331–346

[14] Jensen OT, et al. Island osteoperiosteal flap for alveolar bone reconstruction. J Oral Maxillofac Surg, 2010, 68(3):539–546

[15] Jensen OT, Ringeman JL, Cottam JR, et al. Orthognatic and osteoperiosteal flap augmentation strategies for maxillary dental implant reconstruction. Oral Maxillofac Surg Clin North Am, 2011, 23:301–319

[16] Herford AS. Distraction osteogenesis: a surgical option for restoring missing tissue in the anterior esthetic zone. J Calif Dent Assoc, 2005, 33:889–895

[17] Elo JA, Herford AS, Boyne PJ. Implant success in distracted bone versus autoge-nous gone-grafted sites. J Oral Implantol, 2009, 35:181–184

[18] Chiapasco M, Romeo E, Casentini P, et al. Alveolar distraction osteogenesis vs vertical guided bone regeneration for the correction of vertically deficient edentu-lous ridges: a 1–3 year prospective study on humans. Clin Oral Implants Res, 2004, 15:82–95

[19] Swennen G, Schliephake H, Dempf R, et al. Craniofacial distraction osteogenesis: a review of the literature. Part 1: Clinical studies. Int J Oral Maxillofac Surg, 2001, 30:89–103

[20] Verlinden CRA, van de Vijfeijken SECM, Jansma EP, et al. Complications of mandibular distraction osteogenesis for congenital deformities: a systematic review of the literature and proposal of a new classification for complications, International Journal of Oral and Maxillofacial Surgery, 2015, 44(1):37–43

[21] Herford AS, Tandon R, Stevens TW, et al. Immediate distraction osteogenesis: the sandwhich technique in combination with rhBMP-2 for anterior maxillary and mandibular defects. J Craniofac Surg, 2013, 24:1383–1387

[22] Bell RB, Blakey GH,White RP, et al. Staged reconstruction of the severely atrophic mandible with autogenous bone graft and endosteal implants. J Oral Maxillofac Surg, 2002, 60:1135

[23] Misch CM. Comparison of intraoral donor sites for onlay grafting prior to implant placement. J Periodontal Implant Sci, 2014, 44:33–38

（黄元丁　译）

第二篇

利用颗粒状骨移植进行牙种植术中的引导组织再生（GTR）

第9章 骨再生材料的选择：口腔种植中颗粒状骨移植物的生物学特性

Richard T. Kao[1], Mark C. Fagan[2], Gregory J. Conte[3]

骨移植和骨替代材料

用于种植位点的骨移植材料品类繁多，包括：自体骨移植材料、同种异体骨移植材料、异种骨移植材料、异质骨移植材料，除此之外还有多种骨生长因子和骨形态发生因子。种植位点骨缺损的成功改善不仅依赖于移植材料的选择，而且依赖于与移植材料相结合的骨再生方式。

骨移植和骨替代材料的选择

关于种植位点骨移植材料的选择已有大量的文献报道。考虑的关键在于单独或是联合使用具有成骨作用、骨诱导或骨引导作用的骨移植材料。颗粒状骨移植物可被分为以下几类：自体骨、同种异体骨[同种异体冻干骨（FDBA）]或同种异体脱矿冻干骨（DFDBA）、异种骨（脱矿的牛或马的骨基质，矿化藻类或矿化珊瑚）、异质骨[羟基磷灰石（HA）、β–磷酸三钙（β-TCP）、生物活性玻璃或无水硫酸钙]，以及以上材料的组合。

目前为止，自体骨因它的成骨作用、骨诱导、骨引导特性被认为是骨移植的"金标准"。它可以通过刮骨刀刮取自体骨骨屑，或用环钻取骨块后将其磨成颗粒状。它的缺点是当需要大量的骨移植材料时，需要开辟第二术区，从口内其他位点甚至是口外位点进行取骨，会增加手术风险。这使得临床医生选择其他三种骨移植材料作为自体骨的补充或替代品，包括同种异体骨（人体骨库）、异质骨（陶瓷基质）、异种骨（源自动物的骨基质）或者是以上的联合使用。

同种异体骨的骨库储存有着严格的标准，将感染、污染、免疫反应的风险降到了 1/8 000 000 以下[1]。同种异体骨可以制备成颗粒状、凝胶状和骨泥状，但有两个基本的种类是不可或缺的：同种异体冻干骨（FDBA）和同种异体脱矿冻干骨（DFDBA）。DFDBA 基质中进行脱矿可以暴露骨形成蛋白（BMP）[2-4]。虽然实验已证明了 BMP 的骨诱导性能，但在临床上这种骨诱导能力是否显著还不清楚。实际上，DFDBA 的临床和组织学结果具有不可重复性，而且，与自体骨和其他替代品相比，前者在多次临床应用中结果较差。这可能与批次和加工中心不同有关。DFDBA 和 FDBA 两者都因其具有骨引导特性被用来稳定创口。一些医生偏爱矿化的 FDBA，认为它能更快地代谢吸收从而被自体骨替代。一系列研究评估了使用 DFDBA 和 FDBA 进行牙槽嵴保存的效果，Wood 和 Meally[5] 从组织学上评估了牙槽窝植骨术后 4~5 个月的变化。牙槽嵴在两组中的尺寸并没有不同，但 DFDBA 组明显具有更大的活性骨百分率（38.42% *vs* 24.63%），且残余移植材料（8.8% *vs* 25.42%）更少。然而，用类似方法来评估 DFDBA 颗粒大小对移植成功的影响时，在临床和组织学上并没有显著的统计学差异[6]。

异质骨移植材料包括致密多孔的羟基磷灰石、磷酸三钙及磷酸钙材料的混合物。这些骨引导材料分为可吸收和不可吸收两种。可吸收材料的吸收率取决于材料的孔隙率，孔隙率增大将会导致骨替代更快。虽然不可吸收材料常用于缺牙

1 Private Practice, Cupertino, California, USA
2 Private Practice, San Jose, California, USA
3 Private Practice, San Francisco, California, USA

区牙槽嵴的维持，但极少用于种植位点的保存。相反，多孔羟基磷灰石、硫铝酸钙、β-磷酸三钙、生物活性玻璃单独使用或联合其他材料使用时，其可吸收性能有效地骨引导支架稳定创口修复位点。它们也能有效地用于种植位点和上颌窦区。使用这些骨移植材料时，必须了解这些材料被替代的时间，避免种植体的过早植入。使用这些骨引导材料充填不能过密，否则无法获得骨结合。

最常用于牙槽嵴保存的异种骨为脱蛋白牛骨基质（DBBM），其中一个更为人熟知的商品名是Bio-Oss®（Geistlich Pharma North America Inc., Princeton，NJ，USA）。在临床研究中，使用DBBM移植的位点与非增量位点相比[7]，DBBM表现为活性骨更少（25% vs 44%），表明移植位点骨形成发生延迟，有其他研究也支持此结果。在类似的对使用DBBM进行牙槽窝植骨术后9~12个月的组织学分析中发现，大部分的DBBM颗粒仍然存在而无纤维包绕[8-9]。这些和其他研究均表明DBBM的骨引导特性对牙槽嵴的保存可能有作用。然而，如果种植体在拔牙后3~5个月植入，则DBBM不能作为位点保存的理想材料，因为骨移植物的替代很慢，而减少骨结合需要新的活性骨形成。

使用屏障膜的引导骨再生（Guided Bone Regeneration，GBR）

在种植位点的制备中，屏障膜和骨移植材料的联合应用是常规方式。屏障膜常用于空间的维持，防止纤维结缔组织的长入，为需要骨再生的位置提供密闭的空间，并在再生空间内稳定血凝块[10-11]。GBR膜可分为可吸收膜和不可吸收膜。膜的选择取决于骨缺损的大小和骨壁数量。编织骨每天以大约60μm的速率再生，所以≤5mm的缺损大约需要4~6个月，而大的缺损需要6~12个月[12-13]。体积小或是多壁骨支持的骨缺损，其再生组织的体积小，可由任何一种类型的膜进行支持。为了避免二次手术取出屏障膜及减少膜的暴露和穿孔，大部分情况会选择可吸收膜。当骨缺损体积增加，应当考虑不可吸收膜。在更大的缺损中，通常会考虑使用钛增强的膜。GBR膜通常用固位钉、螺丝和基柱进行固定来形成帐篷效应。虽然这些辅助稳定的固位钉和螺丝有助于维持创造出的成骨空间，但罕有文献证明使用这些材料更具有优势。Hwang和Sonick[14]在GBR这个专题上为医生提供了质量佳且详尽资料。

应用生物制剂作为骨移植补充物（仿生学）

为提高颗粒状骨移植材料的有效性，可使用多种策略增强其骨诱导性。

富血小板血浆（PRP）是从自体血中提取出来的一部分[15]。采集少量的血液，在离心机中分离出缺乏血小板的血浆（PPP）和PRP，以及稠密的红细胞层。分离后，使用PRP与牛凝血酶混合。这种混合物可与骨移植材料混合或者用来覆盖创口。PRF是转化生长因子β-1（TGFβ-1）、血管内皮生长因子（VEGF）、血小板衍生生长因子（PDGF）的来源，以及基质糖蛋白和血小板反应蛋白-1的凝结物[16-18]。当PRP加入到颗粒状骨移植材料中，纤维蛋白形成的凝结物作为一种生物活性支架可聚集松散的移植材料，并形成具有可塑形的骨泥状骨移植材料。使用PRP联合骨移植物可用于增强和加速早期创伤愈合过程。

关于PRP中生长因子的研究很有趣，PRP中血小板的活化能释放血小板源性生长因子。血小板源性生长因子（PDGF）是一种能刺激细胞生长、趋化、增殖和分化的蛋白[19-20]。生长因子能够调节与基因相关（主要储存在血小板α颗粒中）的矿化物的表达。生长因子的次级生产者包括成骨细胞、巨噬细胞、单核细胞。在种植位点的制备中，重组人PDGF-ββ（rhPDGF-ββ）在引导骨再生（GBR）、块状骨移植和上颌窦提升中已被成功地应用。rhPDGF-ββ与自体骨、DFDBA、FDBA、异种骨或矿化的胶原骨替代品已被成功地应用于牙槽嵴增量中，可以联合使用或不使用屏障膜[20-22]。在一小部分病例中，将rhPDGF-ββ和异种牛骨联合应用于上颌窦提升术中，早在术后3.5个月就有显著的活性骨形成[23]。这些研究表明将rhPDGF加入到骨移植材料中可加速骨形成，为种植体的早期植入提供条件。然而，还需要更多的研究进一步证实。

骨形态发生蛋白（BMPs）是一组分化因子，作为与形态发生有关的信号协调整个身体的骨骼发育[24]。重组人骨形态发生蛋白（rhBMPs）早已被应用于整形外科，如脊椎融合术，而 rhBMP-2 用于上颌窦提升和局部的牙槽嵴增量也被 FDA 认证。rhBMP-2 与可吸收胶原海绵（ACS）联合应用于牙槽嵴增量和保存中，已被证实是安全的[25-27]。然而，有些人担心 ACS 缺乏支架作用，但一些病例表明 rhBMP-2 和 ACS 用于 GBR 时，与钛网和骨移植材料联合使用，能够为骨移植提供辅助的三维支持[28-29]。目前的问题是，BMP 信号的过度激活可能导致癌症，例如，在临近胃肠道部分能诱发食管腺癌[30-31]。最近的 Meta 分析表明 rhBMP 是安全的[32]。因为 rhBMP 价格昂贵，而且利用其他技术也能获得相当的效果，所以在种植体周围组织的重建中，这种方法极少使用。

最近，干细胞技术被用于种植体周围组织的重建。通过处理间充质干细胞（MSCs），可以选择性地减少具有免疫原性的细胞，同时增加骨原细胞[33]。这种产品可以在市场上购买，DFDBA（Osteocel，ACE Surgical Supply，Brockton，MA，USA）中的 MSC 需低温储存。这种材料应用于上颌窦[34-35]和缺损牙槽嵴中[36-37]能有效提高骨的形成。这种产品每立方厘米至少含有 50 000 个骨原细胞，显著高于髂骨嵴中的含量（约为每立方厘米 13 000 个骨原细胞）和成人骨髓中的含量（每立方厘米含有 1000~1500MSC）[33]。富含 MSC 的这种材料说明了骨移植的成功取决于骨原细胞的补充和增殖，MSC 可为无细胞的骨移植提供重要的临床替代品。然而，MSC-DFDBA 的应用潜力仍需要进一步评估。

利用颗粒状骨材料进行移植的再生策略和方法

关于种植位点局部骨缺损的增量有大量的文献报道。最近有一篇系统综述评估了颗粒状骨移植材料使用水平的研究证据[38]。

对于开裂型和开窗型的骨缺损，有文献支持的最佳增量方案包括：颗粒状骨移植材料联合使用 GBR 膜、颗粒状自体骨联合使用或不使用 GBR 膜，以及采用不可吸收 GBR 膜。

在水平和垂直骨增量中，单独使用自体骨或同种异体骨块，或同时联合使用颗粒状骨移植材料（使用或不使用 GBR 膜），是最有效的再生方法。在这种类型的缺损中，颗粒状骨移植材料主要作为"填料"对缺损间隙和锐利的块状移植物的不规则间隙进行填充。通过高超的手术技巧，颗粒状骨移植材料被有效地用于水平向和垂直向牙槽嵴骨增量中[39-41]，但是手术有技术敏感性，医生需要进行特定训练，缺乏相应的训练，其术后的成骨效果是不稳定的。

在上颌窦底提升术中，无论是通过侧壁开窗术或是采用嵴顶入路时，颗粒状骨移植材料均是主要选择。应当注意的是当仅需要少量提升上颌窦底（提升高度 ≤ 2mm）时，可只提升窦底而不需要植骨，上颌窦黏膜可由种植体支持。黏膜下的空间由血凝块充满，在愈合的过程中转化成骨。在侧壁开窗术中，自体骨屑、同种异体骨、异种骨、异质骨或是以上几种材料的联合使用均是有效的。

种植位点骨增量的决定因素

介绍了各种各样的移植材料、生物制剂和屏障膜以后，材料的选择可能令人困惑。表 9.1 为初学者提供了一些参考。有一定临床经验的医生对种植位点的准备有着自己的选择。需要注意的是，不是所有的骨缺损都需要骨增量。具有足量颊舌侧骨壁的小而窄的骨缺损无须干预也会正常再生。当缺损变大，骨壁缺乏抵抗力，应该考虑各种各样的骨移植材料和生物制剂。当需要"再生骨壁"，应该考虑增用 GBR 膜。可吸收膜使用方便，但是当缺损较大时，普遍需要使用不可吸收 GBR 膜。当需要膜的支撑作用，应该考虑钛加强的不可吸收 GBR 膜。每位医生均要了解骨缺损再生的要求、材料的费用、必需的愈合时间，并将这些信息传达给患者，这是很重要的。

表9.1　种植位点的制备：骨移植材料和 GBR 膜选择的考虑因素

缺损形态	再生方式		愈合时间
	骨移植材料	GBR 膜	
· 拔牙窝颊 / 舌侧骨壁厚	无	无	2~3 个月
· 拔牙窝颊 / 舌侧骨壁薄（≥1mm）	自体骨 /DFDBA/FDBA	无	2~3 个月
· 牙槽嵴开裂，延期移植	自体骨 /DFDBA/FDBA	可吸收性 GBR 膜	2~3 个月
· 拔牙窝有骨开窗 / 窄的骨裂开 / 瘘管史	自体骨 /DFDBA/FDBA	可吸收性 GBR 膜	3~4 个月
· 上颌窦嵴顶入路 / 骨凿提升方式	无（≤2mm） 自体骨 /DFDBA/FDBA	无	5~6 个月
· 拔牙窝无颊 / 舌侧骨壁 · 水平骨缺损 ≤2mm	自体骨 /DFDBA/FDBA ± 生物制剂	GBR 膜 ± 钛膜支持（尤其是需要 ≥2mm 支架支撑时）	5~6 个月
· 水平骨缺损 ＞2mm · 垂直骨增量	自体骨 /DFDBA/FDBA ± 生物制剂	GBR 膜＋钛支持	＞6 个月
· 上颌窦提升（侧壁开窗）	自体骨 /DFDBA/FDBA/ 异种骨 / 异质骨 / 以上联合 ± 生物制剂	可吸收性 GBR 膜	9~12 个月

总　结

对于种植位点的制备，颗粒状骨移植是治疗中的一个重要组成部分，它是牙槽嵴保存、改善骨开裂和骨开窗型缺损、上颌窦提升的主要骨移植材料，了解这一点很重要。其次，在水平和垂直型骨缺损中，它作为"填料"，在自体骨块和同种异体骨块移植中用于间隙的填充以更好地维持空间。有高水平的证据证实，在进行骨增量的位点与在天然骨中进行种植治疗，种植体存活率是相当高的[37]。

参考文献

[1] Buck BE, Resnick L, Shah SM, et al. Human immunodeficiency virus cultured from bone. Implications for transplantation. Clin Orthop, 1990, 251:249–253

[2] Uris MR. Bone formation by auto-induction. Science, 1965, 150:893–899

[3] Schwartz Z, Mellonig JT, Carnes DL, et al. Ability of commercial demineralized freeze-dried bone allograft to induce new bone formation. J Periodontol, 1996, 67:918–926

[4] Shigeyama A, E'Errico JA, Stone R, et al. Commercially prepared allograft materials has biological activity in vitro. J Periodotol, 1995, 66:478–487

[5] Wood RA, Mealley B. Histologic comparison of healing after tooth extraction with ridge preservation using mineralized versus demineralized freeze-dried bone allograft. J Periodontol, 2012, 83:329–336

[6] Hoang TN, Mealey BL. Histologic comparison of healing after ridge preservation using human demineralized bone matrix putty with one versus two different-sized bone particles. J Periodontol, 2012, 83:174–181

[7] Artiz Z, Tal H, Dayan D. Porous bovine bone mineral in healing of human extraction sockets. Part 1: histomorphometric evaluations at 9 months. J Periodontol, 2000, 71:1015–1023

[8] Artiz Z, Tal H, Dayan D. Porous bovine bone mineral in healing of human extraction sockets. Part 2: histochemical observations at 9 months. J Periodontol, 2001, 72:152–159

[9] Lee DW, Pi SH, Lee SK, et al. Comparative histomorphometric analysis of extraction sockets healing implanted with bovine xenografts. Irradiated cancellous allografts and solvent-dehydrated allografts in humans. Int J Oral Maxillofac Implants, 2009, 24:609–615

[10] Gottlow J. Guided tissue regeneration using bioresorbable and non-resorbable devices: initial healing and long-term results. J Periodontol, 1993, 64:1157–1165

[11] Mellonig JT, Nevins M. Guided bone regeneration of bone defects associated with implants: an evidence-based outcome assessment. Int J Periodontics Restorative Dent, 1998, 18:129–137

[12] Berglundh T, Abrahamsson I, Land NP, et al. De novo alveolar bone formation adjacent to endosseous implants. Clin Oral Implants Res, 2003, 14:251–262

[13] Cardaropoli G, Araujo M, Lindhe J. Dynamics of bone tissue formation in tooth extraction sites. An experimental study in dogs. J Clin Periodontol, 2004, 30:809–818

[14] Hwang D, SonickM. Guided bone regeneration: concepts andmaterials//Sonick M, Hwang D. Implant Site Development. Oxford: Wiley-Blackwell, 2012: 153–178

[15] Marx RE, Carlson ER, Eichstaedt RM, et al. Platelet-rich

plasma. Oral Surg Oral Med Oral Path Oral Rad Endod, 1998, 85:638–646

[16] Dohan DM, Choukroun J, Diss A, et al. Platelet-rich fibrin (PRF): a second generation platelet concentrate. Part II: platelet-related biologic features. Oral Surg Oral Med Oral Pathol Oral Radiol Endod, 2006, 101:e45–50

[17] Dohan DM, Choukroun J, Diss A, et al. Platelet-rich fibrin (PRF): a second-generation platelet concentrate. Part III: leucocyte activation: a new feature for platelet concentrates? Oral Surg Oral Med Oral Pathol Oral Radiol Endod, 2006, 101:e51–55

[18] Marx RE. Clinical controversies in oral andmaxillofacial surgery: Part two. Platelet-rich plasma: evidence to support its use. J Oral Maxillofac Surg, 2004, 62:489–496

[19] Saygin NE, Tokiyasu Y, GiannobileWV, et al. Growth factors regulate expression of mineral associated genes in cementoblasts. J Periodontol, 2000, 71:1591–1600

[20] Nevins ML, Reynolds MA. Tissue engineering with recombinant human platelet-derived growth factor BB for implant site development. Compendium, 2011, 32:18–28

[21] Nevins ML, Camelo M, Schupbach P, et al. Human buccal plate extraction socket regeneration with recombinant platelet-derived growth factor BB or enamel matrix derivative. Int J Periodontics Res Dent, 2011, 31:481–492

[22] Simion M, Rocchietta I, Monforte M, et al. Three-dimensional alveolar bone reconstruction with a combination of recombinant human platelet-derived growth factor BB and guided bone regeneration. Int J Periodontics ResDent, 2008, 28:239–243

[23] Scheyer ET, McGuire MK. Growth factor-mediated sinus augmentation grafting with recombinant human platelet-derived growth factor-BB (rhPDGF-ββ): two case reports. Clin Adv Periodontics, 2011, 1:4–15

[24] Reddi AH, Reddi A. Bone morphogenetic proteins (BMPs): from morphogens to metabologens. Cytokine and Growth Factor Reviews, 2009, 20:341–342

[25] Howell TH, Fiorellini J, Jones A, et al. A feasibility study evaluating rhBMP-2/absorbable collage sponge device for local alveolar ridge preservation or augmen-tation. Int J Periodontics Restorative Dent, 1997, 17:124–139

[26] Fiorellini JP, Howell TH, Cochran D, et al. Randomized study evaluating recom-binant human bone morphogenetic protein-2 for extraction socket augmentation. J Periodontol, 2005, 76:605–613

[27] Boyne PJ, Lily LC, Marx RE, et al. De novo bone induction by recombinant bone morphogenetic protein-2 (rhBMP-2) in maxillary sinus floor augmentation. J Oral Maxillofac Surg, 2005, 63:1693–1707

[28] Herford AS, Boyne PJ. Reconstruction of mandibular continuity defects with bone morphogenetic protein-2 (rhBMP-2). J Oral Maxillofac Surg, 2008, 66:616–624

[29] Misch C, Wang HL. Clinical recombinant human bone morphogenetic protein-2 for bone augmentation before dental implant placement. Clin Adv Periodontics, 2011, 1:118–131

[30] Milano F, van Baal JW, Buttar NS, et al. Bonemorphogenetic protein 4 expressed in esophagitis induces a columnar phenotype in esophageal squamous cells. Gastro-eneterology, 2007, 132:2412–2421

[31] Bleuming SA, He XC, Kodach LL, et al. Bone morphogenetic protein signaling suppresses tumorigenesis at gastric epithelial transition zones in mice. Cancer Research, 2007, 67:8149–8155

[32] Simmonds MC, Brown JVE, Heirs MK, et al. Safety and effectiveness of recombi-nant human bone morphogenetic protein-2 for spinal fusion: a meta analysis of individual-participant data. Ann Inter Med, 2013, 158:877–889

[33] Baboolal TG, Boxall SA, Moseley TA, et al. Multipotential stromal cell abundance in cellular bone allograft: comparison with fresh age-matched iliac crest bone and bone marrow aspirate. Regen Med, 2014, 9:593–607

[34] Gunshor A, McAllister BS, Wallace SS, et al. Histologic and histomorphometric evaluation of an allograft stem cell-based matrix sinus augmentation procedure. Int J Oral Maxillofac Implants, 2011, 26:123–131

[35] McAllister BS, Haghighat K, Gonshor A. Histologic evaluation of a stem cell-based sinus-augmentation procedure. J Periodontol, 2009, 80:679–686

[36] McAllister BS, Eshraghi T. Alveolar ridge augmentation with allograft stem cell-based matrix and titanium mesh. Clin Adv Periodontics, 2013, 3:1–7

[37] Sindler AJ, Behmanesh S, Reynolds MA. Evaluation of allogeneic cellular bone graft for ridge augmentation: a case report. Clin Adv Periodontics, 2013, 13 (3):159–165

[38] Jensen SS, Terheyden H. Bone augmentation procedures in localized defects in the alveolar ridge: clinical results with different grafts and bone-substitutematerials. Int J Oral Maxillofac Implants, 2009, 24 Suppl:218–236

[39] Khoury F, Tunkel J. Bone augmentation and soft tissue management//Khoury F, AntounH,Missika P. Bone Augmentation in Oral Implantology. Quintessence Publishing Company, 2007: 75–1147

[40] Simion M, Fontana F, Rasperini G, et al. Vertical ridge augmentation by expanded-polytetrafluoroethylene membrane and a combination of intraoral autogenous bone graft and deproteinized anorganic bovine (Bio-Oss). Clin Oral Implants Res, 2007, 18:620–629

[41] Urban IA, Jovanovic SA, Lozada JL. Vertical ridge augmentation using guided bone regeneration (GBR) in three clinical scenarios prior to implant placement: a retrospective study of 35 patients 12 to 72 months after loading. Int J Oral Maxillofac Implants, 2009, 24:502–510

（黄 弘 译）

第10章　颗粒状骨移植后的种植位点改建

Gregory J. Conte[1], Mark C. Fagan[2], Richard T. Kao[3]

拔牙后的愈合过程在文献中已经有详细的描述[1-3]。了解牙槽骨的结构及拔牙后牙槽骨的变化，对于理解牙槽骨的改建非常重要。

牙槽骨结构包括支撑性牙槽骨（基骨）和固有牙槽骨（骨嵴）。支撑性牙槽骨包括由上、下颌骨皮质板组成的密质骨，以及皮质骨之间的松质骨。密质骨用于负重，而骨小梁矿化程度较低的部分主要由松质骨组成。固有牙槽骨包绕牙根并有牙周膜纤维附着。牙槽骨由板层骨和束状骨组成。纤维状骨膜的穿通纤维附着在外层骨板上，而同心圆排列的骨板形成骨单位，又称哈弗斯系统。这种结构形成了密质骨的基本功能单位。有牙周膜纤维插入的束状骨内衬于牙槽窝，是固有牙槽骨的一部分；穿通纤维从牙骨质延伸出来垂直附着在束状骨上。拔牙后，束状骨首先吸收，随后在人的一生中牙槽骨都会缓慢吸收[4-5]。

Araujo等通过狗的实验研究了束状骨在牙槽嵴尺寸变化中的作用[6-8]。这些研究描述了拔牙后骨吸收的两个阶段。在第一个阶段，束状骨快速吸收并由编织骨替代，导致骨高度的降低；这一现象在牙槽窝的颊侧最为明显，因为其嵴顶部主要由束状骨组成。束状骨的功能是通过牙周膜将牙齿固定在牙槽骨上。由于牙齿被拔出，束状骨处于无功能状态，随后便发生骨吸收，导致骨高度和骨宽度的降低。这种现象在前牙区尤为明显，因为其颊侧骨板更薄，平均为0.8mm，而后牙区约为1.1mm[9]。薄的唇侧骨板可能仅由束状骨构成，尤其在嵴顶处，骨吸收将导致明显的水平向和垂直向骨缺损。在骨吸收的第二阶段，牙槽骨的外表面发生改建，导致水平向和垂直向骨组织进一步减少。发生这种改建过程的原因尚不清楚。失用性萎缩、血供减少、炎症加重均可能在该过程中起重要作用[10]。

在拔牙后的6个月内，牙槽嵴的吸收速度较快，随后在一生中以每年0.5%~1.0%的速率继续吸收[11-12]。最近一项研究评估了人类磨牙及前磨牙拔除后，拔牙位点的牙槽骨尺寸变化。拔牙后12个月内牙槽嵴顶宽度将丧失50%，其中2/3的软硬组织变化出现在拔牙后的3个月内[13]。此外，一篇系统综述发现拔牙12个月后牙槽嵴的高度和宽度将显著减少[14]。这篇综述共纳入了20项研究，这些研究报道了拔牙术后一个固定位点的尺寸变化。这些作者报道拔牙6个月后，水平骨丧失量为29%~63%，垂直骨丧失量为11%~22%。

拔牙后牙槽嵴高度和宽度的变化使修复治疗变得复杂，尤其是计划做种植修复时（图10.1）。在美学区更是如此，软硬组织的丧失可能带来巨大影响。Hammerle等[15]在一篇meta分析的综述中报道了拔牙后没有使用牙槽窝保存术，6个月内牙槽嵴宽度将平均减少3.8mm，高度减少1.24mm。在过去10年里，牙槽窝保存术的材料和技术的应用已得到广泛研究和检验。Darby等将牙槽窝保存术定义为"在拔牙时或拔牙后采用的、任何用于最大限度减少牙槽嵴外部吸收和最大限度提高牙槽窝内骨形成的治疗手段"[16]。牙槽窝保存术是一种利用骨移植替代品或引导性骨

1 Private Practice, San Francisco, California, USA
2 Private Practice, San Jose, California, USA
3 Private Practice, Cupertino, California, USA

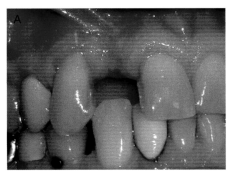
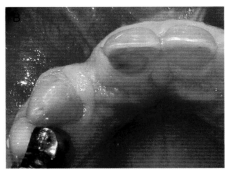

图 10.1 拔牙后数年，缺牙区组织愈合。拔牙时未进行牙槽窝骨移植，现在出现水平向和垂直向的软组织缺损

再生术以阻止拔牙后牙槽窝颊舌侧牙槽嵴塌陷的治疗技术[17]。该方法要求小心地拔出患牙，并完整保存唇颊侧骨板。如果拔牙时唇颊侧骨板已被破坏或某些进一步损害牙槽骨的病理因素仍存在，需要进行牙槽窝骨增量术。区分牙槽窝保存术和牙槽窝骨增量术很重要，因为骨增量手术更加困难，可能需要翻瓣及使用复杂的外科技术。

描 述

对于不同的牙槽窝保存术和牙槽窝骨增量术，以及在有或无屏障膜条件下使用各种骨移植材料已经有文献进行了介绍和描述。在拔牙后的牙槽窝内使用骨移植材料并非没有争议。一些研究报道表明，使用吸收缓慢或不可吸收骨移植材料将干扰骨结合，由于骨移植材料不能被吸收，进而不能由活性骨替代[18-19]。对于在完整拔牙窝内植入骨移植材料是否有益处仍不清楚。如果有，哪一种是最好的材料？应该使用屏障膜吗？软组织移植效果如何？骨移植材料的选择已在第9章描述过。

引导骨再生是利用屏障膜阻止牙龈和上皮细胞进入骨缺损区，从而使骨细胞重新在该区域定植并再生。空间的维持及血凝块的稳定是引导骨再生成功的关键。对人类和动物的研究表明有稳定血凝块保护的牙槽窝可通过骨组织再生而愈合，上皮组织不会穿透血凝块，相反它会迁移到肉芽组织表面，以关闭正在愈合的牙槽窝。所以，这使得我们对屏障膜是否能有效维持牙槽嵴的形态感到困惑。一些研究表明使用屏障膜可改善软硬组织的尺寸[20-22]。图10.2~10.8展示了一项使用胶原膜保护牙槽窝的技术。在拔牙时将创伤降低到最小并尽量保存邻面软组织是至关重要的。在所示病例中，将胶原膜修整后沿着牙槽窝唇侧骨壁的内侧放置，骨移植材料疏松地放在牙槽窝内，将膜覆盖在骨移植材料上，并用铬制肠线缝合到腭侧组织上。在上皮迁移关闭伤口的同时，裸露的胶原膜将被吸收。使用具有盖嵴式桥体的临时可摘局部义齿，桥体区应缓冲，使其与覆盖牙槽窝的膜没有接触（图10.5A）。在愈合过程中保持桥体与膜相距至少1~2mm是很重要的，因为正在愈合的软组织受到压力会影响其在膜上的迁移。当上皮细胞迁移关闭伤口时，裸露的胶原膜会逐渐分解。此外，牙槽窝内的愈合会引起膨胀并将部分骨移植材料挤出牙槽窝。在此期间临时修复体的压力会导致骨形成不完全。一般需要2~4周，软组织才能完全覆盖牙槽窝。在拔除牙齿并进行牙槽窝保存术3个月后，可开始过渡到卵圆形桥体，以促使软组织生长。通常在拔牙及骨移植4~6个月后可进行种植体植入（图10.6~10.8）。

牙槽窝骨增量及牙槽嵴再生治疗远比牙槽窝保存困难。牙槽窝骨增量要求在拔牙时再生被破坏或缺失的唇、颊侧牙槽骨（图10.9），然而牙槽嵴骨增量则用于再生和重建萎缩的牙槽嵴。需要先进的手术技巧和复杂的引导骨再生术来完全恢复缺失的软硬组织。这通常需要翻开全厚黏骨膜瓣，并做垂直切口和骨膜减张切口以确保伤口能无张力缝合。空间的维持对于引导骨再生的成功是至关重要的。支撑螺钉常用来保护血凝块，并防止屏障膜及软组织塌陷进入骨再生空间。图10.10~10.16展示了采用骨引导再生进行牙槽窝骨增量的病例，其利用了引导骨再生的原理。在这个病例中，上颌切牙因严重的牙周病被拔除，并

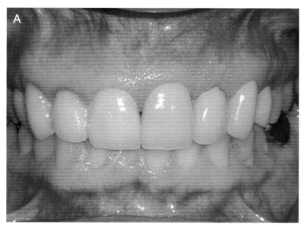

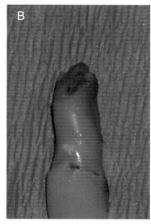

图 10.2 A. 术前照：上颌左侧侧切牙因为严重的根尖吸收需要拔除。B. 拔除的上颌左侧侧切牙，根尖有严重吸收

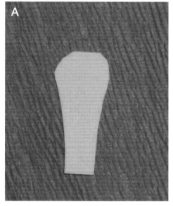

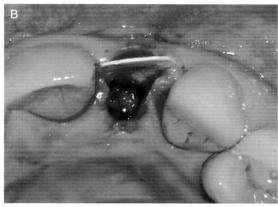

图 10.3 A. 修剪胶原膜，使其形态适合拔牙窝并覆盖缺损。B. 将胶原膜放入牙槽窝内，其狭长的部分紧靠在颊侧壁上，将颗粒状骨移植材料紧贴着胶原膜填入牙槽窝内

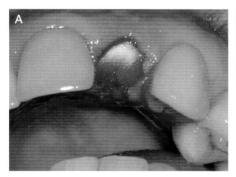

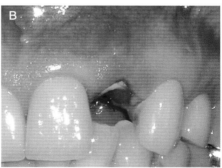

图 10.4 A. 翻折胶原膜以覆盖牙槽窝，并将其放进腭侧组织中，用 6-0 可吸收缝线将膜缝合到腭侧。B. 颊侧观显示以最小的创伤保存牙槽窝

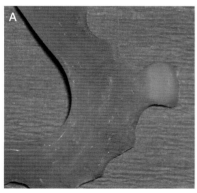

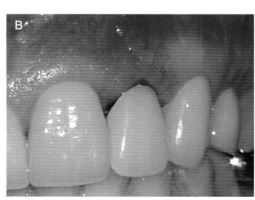

图 10.5 A. 调磨丙烯酸可摘局部义齿，制作盖嵴式桥体。B. 调磨局部义齿桥体的盖嵴部，使其与覆盖牙槽窝的胶原膜之间留出至少 1mm 的间隙

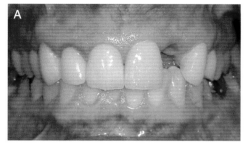
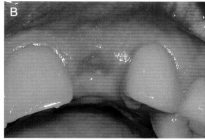

图 10.6　A.拔除患牙并进行牙槽窝保存术 3 个月后。B.调整临时局部义齿，形成卵圆形桥体，进行牙龈塑形

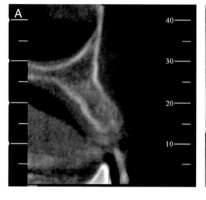
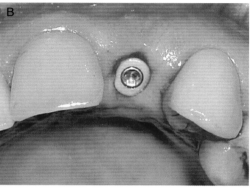

图 10.7　A.牙槽窝保存术后的三维 CBCT 影像，显示牙槽嵴顶宽度适合种植体植入。B.采用不翻瓣手术进行种植体植入

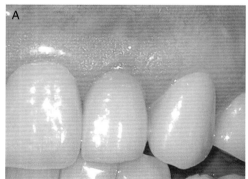
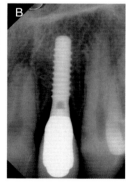

图 10.8　A.种植体处牙龈组织健康，外形轮廓美观。B.影像学检查

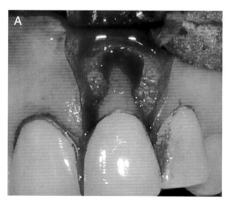
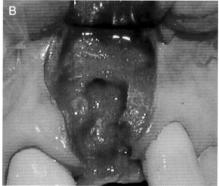
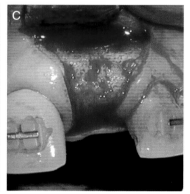

图 10.9　A.上颌左侧中切牙牙根纵裂导致大面积的骨缺损。B.拔除患牙，进行牙槽窝骨增量术。近远中做垂直切口，翻瓣暴露术区。C.6 个月后该区显示完全的骨组织再生

且拔牙时可见明显的水平向及垂直向骨缺损。清除牙槽窝内的肉芽组织后，两个小螺钉被垂直放置在牙槽间隔区，使螺钉超出现有的牙槽骨高度3~4mm（图10.11）。在术区填入脱钙的同种异体骨，并覆盖两层可吸收胶原膜。完全封闭术区，愈合5个月后再植入种植体。

在牙槽嵴劈开术中，牙槽骨本身可作为水平骨增量的支持结构。当牙槽骨的垂直高度充足而宽度不足时，可采用牙槽嵴劈开术来获得理想的三维植入位点。需要做牙槽嵴的片切并延伸到牙槽骨的冠状面，牙槽骨劈开后，同种异体冻干骨便可用于填补骨间隙，并用GBR膜进行覆盖。图10.17展示了牙槽嵴劈开术的手术步骤。在牙槽嵴

劈开的同时或延期植入种植体，取决于是否有稳定的基骨。

游离软组织移植可以关闭骨增量术后的牙槽窝，将组织收缩降低到最小，并使软组织快速关闭[23]。自体游离结缔组织或旋转带蒂结缔组织移植可与骨移植材料联合使用以修补大的软硬组织缺损。将一些软硬组织移植与种植体植入相结合有几个优点，包括减少就诊次数，降低患者的不适感，并有可能缩短种植修复前

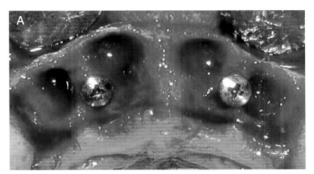

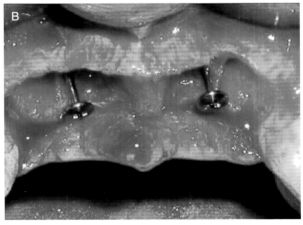

图 10.11　A.上颌前牙被拔除，在牙槽间隔区植入2颗12mm长的螺钉。B.螺钉用于支撑膜以防止其塌陷进入缺损区。要有足够的垂直骨增量高度才能重建牙槽骨

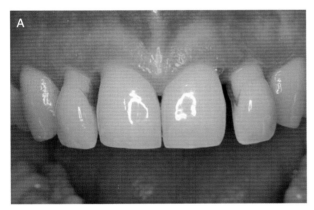

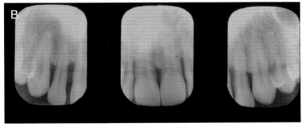

图 10.10　A.临床检查和X线片显示该病例为局部侵袭性牙周炎。B.上颌前牙有严重的附着丧失，预后差

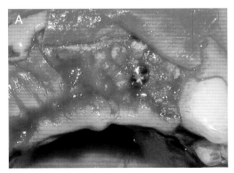

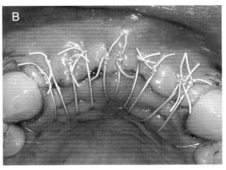

图 10.12　A.在拔牙窝缺损内填充骨移植材料，达到螺钉顶端高度，并用胶原膜覆盖骨移植材料。B.采用间断加褥式缝合，无张力关闭创口

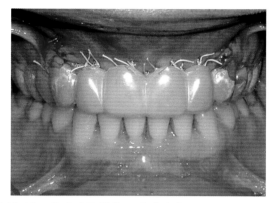

图 10.13 手术后即刻戴入压膜义齿

的治疗时间。先前提及的一篇文章展示了使用 IVAN 技术（interpositional vascularised augmentation neogenesis）对严重骨缺损病例的治疗结果。该技术使用了骨移植材料和屏障膜，并用带蒂结缔组织瓣移植（PCTG）关闭创口，以使骨组织和软组织在拔牙时即刻再生[24]。是否能即刻植入种植体在很大程度上取决于能否获得种植体初期稳定性。

在一个延期种植的病例中，临床检查发现上颌左侧中切牙的牙龈炎沿唇侧向根方扩展（图 10.18）。影像学检查发现在牙根及根尖周围有

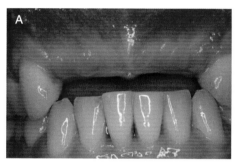 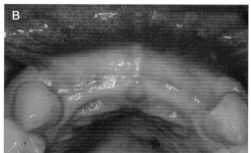

图 10.14 A.拔除患牙并实施牙槽窝骨增量术 5 个月后的口内情况。B.注意软组织的厚度和牙槽嵴的凸度

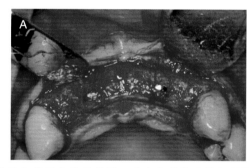 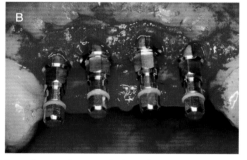

图 10.15 A.5 个月再次暴露术区，垂直向骨量已增加到螺钉顶部。B.按照正确的三维位置，植入 4 颗种植体

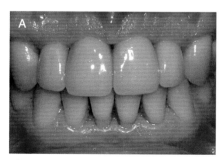 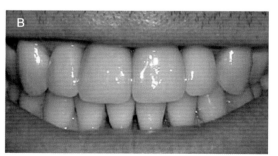

图 10.16 A.最终完成个性化的种植体支持的单冠修复。B.微笑相显示自然的美学效果

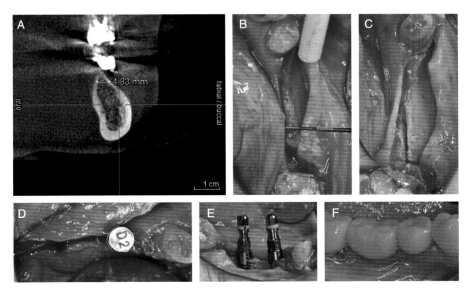

图 10.17   A. CBCT 扫描显示右侧磨牙区的牙槽嵴宽度不足。B. 牙槽嵴顶宽度约为 3mm。C. 沿着缺牙区牙槽嵴顶做近远中向骨切口，近远中延伸至颊面做垂直减张切口。D. 逐级使用牙槽嵴扩张器进行骨扩张，直到达到适宜的骨宽度。E. 达到所需骨宽度后，如果种植体能获得足够的初期稳定性则同期植入种植体。用 FDBA 充填颊舌侧骨板间的间隙，胶原膜覆盖，关闭创口。F. 进行牙槽嵴骨劈开术和种植体植入后，经过 4 个月的愈合期，完成最终修复

透射区。拔除患牙，去除牙槽窝的肉芽组织。骨缺损处使用异体冻干骨（FDBA）填充，并用钛增强的屏障膜覆盖以维持间隙。从左侧腭部翻起带蒂的结缔组织瓣，旋转覆盖屏障膜。牵拉唇侧瓣轻微冠向复位，将移植的结缔组织瓣缝合在唇侧瓣上，使其保持稳定并严密关闭创口（图 10.18E）。经过 6 个月的愈合期，未出现膜的暴露。在种植体植入时，移除屏障膜以暴露重建的牙槽嵴。植入种植体，愈合 4 个月后进行最终的冠修复（图 10.18J，K）。

在第二个病例中，使用 IVAN 技术为冠折至龈下的上颌左侧中切牙完成即刻种植（图 10.19A）。拔除患牙，拔牙区去净肉芽组织（图 10.19B）。影像学检查显示在牙槽窝的根方有足够的基骨，可保证种植体的初期稳定性（图 10.19C）。种植体唇侧填入同种异体冻干骨，并用硫酸钙覆盖以维持间隙，同时覆盖可吸收性膜（图 10.19D）。经过 4.5 个月的骨结合后，暴露种植体（图 10.19E）封闭螺丝并安装愈合基台，最终完成黏结固位的冠修复（10.19F，G）。

对于开裂型和开窗型的骨缺损，有文献记载的最好的骨增量方式包括：使用颗粒状骨移植进

行 GBR、单独或联合使用自体颗粒状骨移植进行 GBR；以及使用不可吸收屏障膜进行 GBR[25]。在第一个病例中（图 10.20），上颌右侧中切牙由于牙根吸收和牙髓治疗失败需要拔除（图 10.20A）。计划采取即刻种植，但存在开窗型缺损（图 10.20B），所以采用同种异体冻干骨及钛增强屏障膜进行 GBR。使用 IVAN 技术来进行软组织增量（图 10.20C）。经过 6 个月的愈合，暴露之前的开窗型缺损区发现该区域骨组织充填良好（图 10.20D，E）。

对于开裂型骨缺损，如果缺损 ≥ 2mm，使用颗粒状骨移植进行 GBR 是有效的。下面的病例，在治疗的前一阶段，因前牙烤瓷桥失败需拔除上颌右侧尖牙。如前所述，拔牙后产生的骨缺损通过采用 GBR 和 IVAN 技术，获得了足够的软硬组织量以进行种植体植入（图 10.21A）。为修复缺失前牙，计划在两个侧切牙的位置植入两颗种植体。然而这些位点在水平向没有足够的骨宽度（图 10.21B）。通过联合使用同种异体冻干骨和钛增强屏障膜进行 GBR，经过 6 个月的愈合获得足够的水平骨宽度（图 10.21C），并植入 2 颗种植体（图 10.21D）。最终完成的修复是在上颌右侧尖

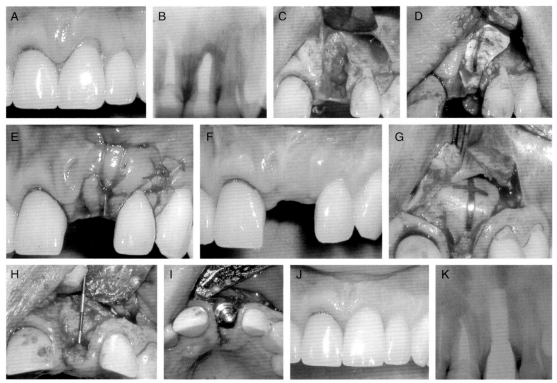

图 10.18　A. 上颌左侧中切牙的术前观：相邻两牙的龈缘高度不同，患牙牙龈严重退缩，达 2mm。B. 影像学检查：牙槽骨严重吸收，达到根尖区域。C. 暴露术区，患牙唇侧骨板已完全吸收。D. 使用 FDBA 填充骨缺损，钛增强的 ePTFE 膜覆盖骨移植区，并将该膜插入腭侧组织下。E. 将带蒂结缔组织瓣旋转，覆盖缺损并缝合固定。带蒂结缔组织瓣完全覆盖不可吸收膜。唇侧组织瓣轻微冠向复位。F. 组织愈合 6 个月后，未出现 ePTFE 膜的暴露。G. 暴露 ePTFE 膜。H. 测量骨增量后的牙槽骨宽度，其宽度足以进行种植体植入。I. 植入种植体。J. 完成最终修复。牙龈边缘高度增加，牙龈乳头几乎无退缩。K. 戴入最终修复体后的 X 线片检查

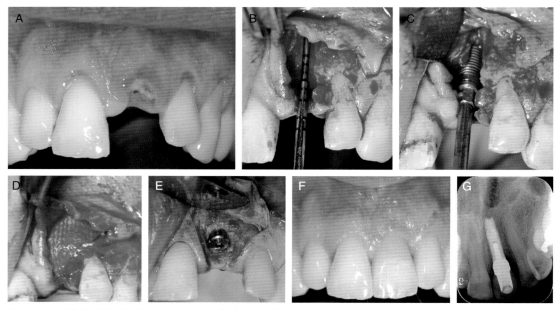

图 10.19　A. 上颌中切牙折断后的术前照，注意扇形龈缘和龈乳头的高度。B. 唇侧骨壁缺损为 13mm。C. 即刻植入种植体到最终深度，骨边缘之上的唇侧螺纹大量暴露。D. 种植体唇侧骨缺损用 FDBA、硫酸钙和可吸收性膜进行覆盖。E. 再次打开术区，可见种植体螺纹均被骨质覆盖，骨边缘刚好低于种植体光滑颈部。一些残留的移植物颗粒明显可见。F. 戴入最终修复体，龈乳头高度仅有轻微降低。G. 戴入最终修复体后的 X 线片检查

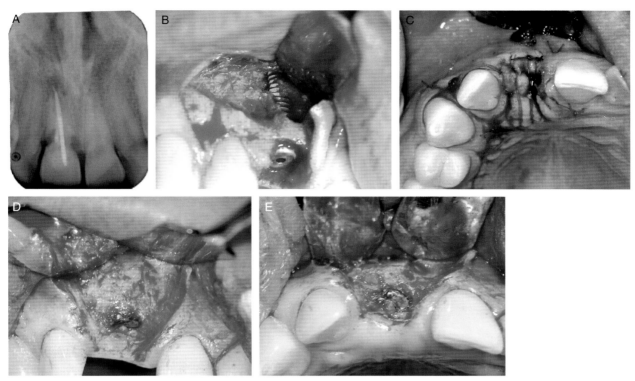

图 10.20　**A**. 术前 X 线片显示为骨质吸收和根尖周透射影。**B**. 拔除患牙并即刻植入种植体，可见由于根尖炎症破坏而出现的唇侧开窗型骨缺损。**C**. 使用 FDBA 和 ePTFE 膜，采取 IVAN 技术进行骨增量并关闭创口。**D**，**E**. 种植体植入 6 个月后，暴露术区，可见增加了约 2~3mm 的水平骨量

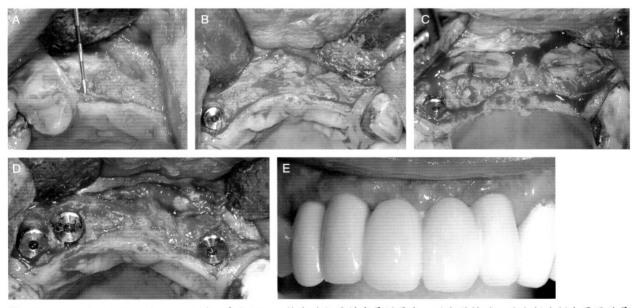

图 10.21　**A**. 使用 FDBA 和 ePTFE 膜，采取 IVAN 技术进行牙槽窝骨增量术。延期种植时可见上颌右侧尖牙区的骨增量效果，水平骨宽度约 6mm。**B**. 上颌右侧尖牙区骨增量术后 4 个月植入种植体。上颌双侧侧切牙位点的根尖区基骨宽度不足，使用 FDBA 和 ePTFE 膜进行骨增量。**C**. 经过 6 个月的愈合期，暴露上颌双侧侧切牙的位点，移除屏障膜；**D**. 根尖区牙槽骨的宽度增加，保证种植体植入到正确的三维位置。**E**. 上颌双侧侧切牙位点的种植体经过 4 个月的骨结合期后，由修复医生完成最终修复

牙的种植单冠修复及 2 颗上颌侧切牙种植体支持的桥修复（图 10.21E）。

讨 论

已有文献支持在新鲜拔牙窝内使用骨移植材料以便在拔牙后能保存天然组织外形 [26-28]。研究表明，不同的移植材料对种植体植入时的两个重要因素有着不同的影响。第一是在种植体植入时，活性骨组织的百分比及残留骨移植材料的百分比；第二是牙槽嵴水平向和垂直向的软硬组织变化。近期，在一个人类随机对照临床试验中，通过将快速吸收骨填料 [硫酸钙（CS）] 与缓慢吸收的骨替代材料 [同种异体冻干骨（FDBA）] 对照来评估牙槽嵴的保存状况。该试验发现，与对照组相比，使用硫酸钙（CS）组在第 3 个月时有更多的活性骨组织（32%：17%）和更少的残留骨移植材料（2.54%：21.37%），但该组有明显的水平向骨吸收，导致水平向软组织减少 15%~20%[29]。吸收率高的移植材料可促使骨组织形成，在种植时仅有极少的移植颗粒残留，然而它们长期维持牙槽嵴体积的能力不如矿化的移植材料。

对于开裂型和开窗型的骨缺损，有文献记载的最好的骨增量方式包括：使用颗粒状骨移植进行 GBR、单独或联合使用自体颗粒状骨移植进行 GBR 及使用不可吸收屏障膜进行 GBR。运用这些方法可获得不同的骨增量体积。临床经验表明，骨缺损 ≥ 2mm 时，可通过联合使用颗粒状骨移植和 GBR 膜轻松实现骨量的增加。如果需要更多的骨量，则需要使用钛增强屏障膜或采用块状骨移植。

文献中的科学证据表明没有一种骨移植材料相对于其他移植材料有明确的优点和好处。用活检样本进行的多个研究发现，经过 3~6 个月的愈合期，使用矿化骨移植材料组约有 17%~27% 的活性骨组织，而使用了非矿化骨移植材料组约有 28%~53% 的活性骨组织。矿化骨移植材料是否对种植体的骨结合有影响目前尚不清楚。组织学证据表明，骨形成是在具有骨引导作用的移植材料颗粒表面发生，并且在不同种类的骨移植材料中进行种植体植入，骨再生后所形成的骨 – 种植体接触面积约为 40%~65%，这与在自体骨位点植入后所形成的接触面积相似 [30-33]。重要的是，要明白使用具有骨引导作用的移植材料并不能增强或加速骨组织的愈合，而是能更好地保存牙槽嵴的体积，这对于未来种植修复的美观和功能是至关重要的。

参考文献

[1] Boyne PJ. Osseous repair of the postextraction alveolus in man. Oral Surgery, Oral Medicine, Oral Pathology, 1966, 21(6):805–813

[2] Devlin H, Sloan P. Early bone healing events in the human extraction socket. International Journal of Oral and Maxillofacial Surgery, 2002, 31(6):641–645

[3] Cardaropoli G, Araújo M, Lindhe J. Dynamics of bone tissue formation in tooth extraction sites. An experimental study in dogs. Journal of Clinical Periodontology, 2003, 30:809–818

[4] Hsieh YD, Devlin H, Roberts C. Early alveolar ridge osteogenesis following tooth extraction in the rat. Archives of Oral Biology, 1994, 39(5):425–428

[5] Pietrokovski J, Massler M. Alveolar ridge resorption following tooth extraction. The Journal of Prosthetic Dentistry, 1967, 17(1):21–27

[6] AraujoMG, Lindhe J. Dimensional ridge alterations following tooth extraction. An experimental study in the dog. Journal of Clinical Periodontology, 2005, 32:212–218

[7] Araujo MG, Sukekava F, Wennstrom JL, et al. Ridge alterations following implant placement in fresh extraction sockets: an experimental study in the dog. Journal of Clinical Periodontology, 2005, 32:645–652

[8] Araujo MG, Sukekava F, Wennstrom JL, et al. Tissue modeling following implant placement in fresh extraction sockets. Clinical Oral Implants Research, 2006, 17:615–624

[9] Huynh-Ba G, Pjetursson BE, Sanz M, et al. Analysis of the socket bone wall dimensions in the upper maxilla in relation to immediate implant placement. Clinical Oral Implants Research, 2010, 21(1):37–42

[10] Garetto LP, Chen J, Parr JA, et al. Remodeling dynamics of bone support-ing rigidly fixed titanium implants: a histomorphometric comparison in four species including humans. Implant Dentistry, 1995, 4(4):235–243

[11] Carlsson GE, Persson G. Morphologic changes of the mandible after extraction and wearing of dentures. A longitudinal, clinical, and X-ray cephalometric study covering 5 years. Odontol Revy, 1967, 18(1):27–54

[12] Ashman A. Postextraction ridge preservation using a synthetic alloplast. Implant Dentistry, 2000, 9(2):168–176

[13] Schropp L, Wenzel A, Kostopoulos L, et al. Bone healing and soft tissue contour changes following single-tooth extraction: a clinical and radiographic 12-month prospective study. International Journal of Periodontics and Restorative Dentistry, 2003, 23(4):313–323

[14] Tan WL, Wong TLT, Wong MCM, et al. A systematic review of post-extractional alveolar hard and soft tissue dimensional changes in humans. Clinical Oral Implants Research, 2012, 23 (Suppl 5):1–21

[15] Hammerle CH, Araujo MG, Simion M. Evidence-based knowledge on the biology and treatment of extraction sockets. Clinical Oral Implants Research, 2012, 23(Suppl 5):80–82

[16] Darby I, Chen S, De Poi R. Ridge preservation: What is it and when should it be considered? Australian Dental Journal, 2000, 53:11–21

[17] Conte GJ, Fagan MC, Kao RT. Provisional restorations: a key determinant for implant site development. California Dental Association Journal. 2008, 36:261–267

[18] Araújo M, Linder E, Wennström J, et al. The influence of Bio-Oss collagen on healing of an extraction socket: an experimental study in the dog. International Journal of Periodontics and Restorative Dentistry, 2008, 28(2):123–135

[19] Araújo M, Linder E, Lindhe J. Effect of a xenograft on early bone formation in extraction sockets: an experimental study in dog. Clinical Oral Implants Research, 2009, 20(1):1–6

[20] Lekovic V, Camargo PM, Klokkevold PR, et al. Preservation of alveolar bone in extraction sockets using bioabsorbable membranes. Journal of Periodontology, 1998, 69(9):1044–1049

[21] Luczyszyn SM, Papalexiou V, Novaes AB, et al. Acellular dermal matrix and hydroxyapatite in prevention of ridge deformities after tooth extraction. Implant Dentistry, 2005, 14(2):176–184

[22] Neiva R, Pagni G, Duarte F, et al. Analysis of tissue neogenesis in extraction sockets treated with guided bone regeneration: clinical, histologic, and micro-CT results. The International Journal of Periodontics and Restorative Dentistry, 2011, 31(5):457–469

[23] Landsberg CJ, Bichacho N. A modified surgical/prosthetic approach for optimal single implant supported crown. Part I: The socket seal surgery. Practical Periodontics and Aesthetic Dentistry, 1994, 6(2):11–19

[24] Fagan MC, Owens H, et al. Simultaneous hard and soft tissue augmentation for implants in the esthetic zone: Report of 37 consecutive cases. J Periodontol, 2008, 79:1782–1788

[25] Jensen SS, Terheyden H. Bone augmentation procedures in localized defects in the alveolar ridge: clinical results with different grafts and bone-substitute materials. Int J Oral Maxillofac Implants, 2009, 24Suppl:218–236

[26] Lasella JM, Greenwell H, Miller RL, et al. Ridge preservation with freeze-dried bone allograft and a collagen membrane compared to extraction alone for implant site development: a clinical and histologic study in humans. Journal of Periodontology, 2003, 74(7):990–999

[27] Fickl S, Zuhr O, Wachtel H, et al. Dimensional changes of the alveolar ridge contour after different socket preservation techniques. Journal of Clinical Periodontology, 2008, 35(10):906–913

[28] Sclar AG. Preserving alveolar ridge anatomy following tooth removal in conjunc-tion with immediate implant placement. The Bio-Col technique. Atlas of the Oral and Maxillofacial Surgery Clinics of North America, 1999, 7(2):39–59

[29] Toloue S, Chesnoiu-Matei I, Blanchard S. A clinical and histomorphometric study of calcium sulfate compared to freeze-dried bone allograft (FDBA) for alveolar ridge preservation. J Periodontol, 2012, 83(7):847–855

[30] Artzi Z, Tal H, Dayan D. Porous bovine bone mineral in healing of human extraction sockets. Part 1: Histomorphometric evaluations at 9 months. Journal of Periodontology, 2000, 71(6):1015–1023

[31] Artzi Z, Tal H, Dayan D. Porous bovine bone mineral in healing of human extraction sockets: 2. Histochemical observations at 9 months. Journal of Peri-odontology, 2001, 72(2):152–159

[32] De Santis E, Botticelli D, Pantani F, et al. Bone regeneration at implants placed into extraction sockets of maxillary incisors in dogs. Clinical Oral Implants Research, 2011, 22(4):430–437

[33] Fiorellini JP, Kim DM, Nakajima Y, et al. Osseointegration of titanium implants following guided bone regeneration using expanded polytetrafluoro-ethylene membrane and various bone fillers. International Journal of Periodontics and Restorative Dentistry, 2007, 27(3):287–294

（黄　弘　译）

第11章 水平向牙槽嵴增量——钛网和颗粒状骨移植材料应用于牙槽嵴缺损的治疗

*John F. "Eric" Hamrick**

引 言

近30年，引导骨再生术结合不同的外科技术和材料，已经在种植领域成功地应用于扩增牙槽嵴的形态和体积，为种植体提供合适的种植位点。在早期对牙周组织的再生研究中，Nyman，Karing及其他学者[1]应用屏障膜把不利于牙周再生的组织隔离在外，以促进牙周韧带和牙周附着的再生。此后有学者把这种技术应用于骨组织增量（如Buser的文献报道）[2]，被称为引导骨再生（Guided Bone Regeneration，GBR）。GBR的目的不是牙周附着的再生，而是建立隔离空间以促进骨组织再生。

GBR技术从90年代开始飞速发展并一直延续至今。随着GBR技术的发展，口腔临床医生已经能够成功治疗牙槽骨开裂、骨开窗、牙槽嵴凹陷、拔牙窝及其他类型的牙槽嵴缺损。

本章内容回顾了联合使用颗粒状骨移植材料，钛网与rhBMP-2因子进行GBR技术来治疗牙槽嵴水平向骨缺损[3]。在本章中将主要讨论钛网作为一种屏障膜在GBR中的应用，为了与之比较，还会简要讨论钛增强的d-PTEE屏障膜（Cytoplast，Osteogenics，Lubbock，TX，USA）和可吸收膜。

GBR的基本手术原则

尽管屏障膜的类型不同，但GBR治疗的基本原则是相同的。Sonick和Hwang提出了以下原则[4]：①一期伤口的关闭；②血管生成；③空间维持；④伤口的稳定。

一期伤口的关闭

无张力缝合对任何牙槽骨移植手术都非常重要。为了无张力缝合，在颊侧瓣做骨膜减张切口及必要时采用垂直减张切口是非常有效的[5]。在下颌后牙区，钝性分离下颌舌骨肌有助于一期伤口的关闭，而且有助于防止膜龈联合牵拉上升到牙槽嵴顶（图11.1）。做钝性分离时一定要特别小心，防止损伤到重要的舌侧解剖结构，避免产生并发症。术后愈合阶段的伤口裂开是骨移植材料吸收或者失败的一个重要原因，因此良好的伤口关闭是GBR的重要步骤。

新生血管形成

通过将皮质骨板去皮质化，可以使血管供应到达新的植骨位点，其为移植物愈合必需的重要步骤，尤其是在皮质骨比较厚的部位（如下颌骨）。去皮质化会激发区域加速现象（Regional Acceleratory Phenomenon，RAP）[6]，快速形成移植区的血液供应[7]。

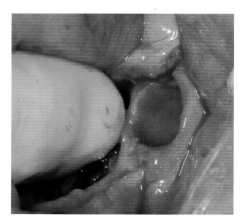

图11.1 钝性分离下颌舌骨肌为舌侧瓣减张，有助于下颌后牙区骨移植术后伤口的闭合

*Department of Periodontics, Medical University of South Carolina School of Dentistry, Greenville, South Carolina, USA

空间维持

在一些有自然凹陷或者其他形态的牙槽嵴缺损位点，如果缺损的形态可以为骨缺损的两端提供空间维持，不管是否应用屏障膜或者钛网，骨移植材料本身也会为新骨形成提供空间。但平坦的牙槽嵴缺损不利于空间维持，创造一个骨再生所需的空间更具挑战性。使用帐篷装置（如螺丝和钉）可以有效地防止膜或者钛网向成骨空间塌陷，从而有利于形成充足的骨量。对于需要长期维持空间的缺损，需使用更坚硬的不可吸收膜或者钛网，这对比较大的缺损是非常有用的[8]。

伤口的稳定

在 GBR 位点愈合过程中，任何可以造成位点创伤和（或）过度移动的因素，都会破坏初期的纤维蛋白凝结和伤口愈合，包括破坏纤维蛋白凝块、早期肉芽组织及早期板层骨的形成等。这些不利因素包括：可摘修复体的创伤、患者的不良习惯，以及患者对饮食控制的依从性较差等。创伤不仅会破坏早期骨形成的细胞级联反应，而且会导致早期伤口裂开。

使用不可吸收材料的 GBR 外科技巧
切口及瓣的设计

在牙槽嵴顶做正中切口并延伸至缺损的全长，垂直减张切口一般位于治疗位点相邻至少一个牙位处，这种切口平分了牙槽嵴顶的角化牙龈。在某些情况下，不需要做垂直切口的"信封瓣"更为合适，但是这种瓣的设计通常需要延伸龈沟内切口至距离种植区域至少两个牙位，会翻起更多的牙龈乳头。在美学区域，通常会做改良垂直切口，保留相邻的牙龈乳头以尽量降低美学相关并发症的风险。在这种情况下，因为钛网极为接近垂直切口，一定要特别注意瓣的相关处理和缝合（图 11.2）。

翻瓣和种植位点的预备

翻瓣时，颊侧和舌/腭侧的全厚瓣需超过膜龈联合，且距骨缺损区至少 5mm。翻瓣时要特别注意重要的解剖结构，如颏孔和眶下孔，一定要仔细观察以免损伤该区域的神经和血管[9]。翻瓣

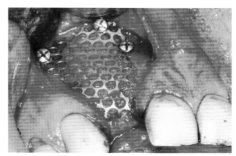

图 11.2　注意钛网的边缘极为贴近保留牙龈乳头的垂直向切口

之后，要将植骨区域残留的软组织去除干净。这个步骤可以使用反向凿（back-action chisels）、金刚砂钻或钨钢钻。彻底清理 GBR 位点的骨面，去除所有的软组织是非常重要的，因为残留的软组织会干扰骨再生的过程。

对尚存在的皮质骨进行去皮质化，下一个步骤为暴露骨髓腔，如前所述将启动 RAP 现象。这个步骤需要使用小球钻或尖端锐利的小直径钨钢钻[10]。

获取自体骨

处理较小的水平向牙槽嵴缺损可仅使用同种异体骨，不需要收集自体骨。当处理较大的缺损时，需要自体骨和同种异体骨联合使用。遇到更大的缺损时，自体骨和同种异体骨按照 1 : 1 的比例混合植入缺损区是比较好的方式。大多数情况下，下颌升支颊侧骨板是首选的供骨区，更大的骨缺损需要把下颌骨颏部作为供骨区。对于较小的缺损，收集自体骨时一般用刮骨刀即可。对于较大的缺损，用环形取骨钻取骨，然后用骨研磨器将取出的骨块制备成颗粒状。

颊侧瓣减张

在进行骨移植之前，需要对翻开的黏骨膜瓣进行减张。瓣减张一般会导致出血，一定要在这种出血得到控制之后，才可以继续进行骨移植和放置钛网或膜。用组织镊夹持瓣的水平边缘以提供轻微的张力和稳定，用新的 15# 或 15C 号刀片在靠近瓣的基底部做近远中向横切口。这个切口必须切透骨膜，并稍微进入下方的结缔组织浅层。Metzenbaum 剪刀插入切口内 1~2mm，撑开剪刀工作端，其方向与减张方向一致[11]。

对于较大的骨缺损，需要做更长的牙槽嵴顶部切口，为了无张力缝合，需要多次用 Metzenbaum 剪刀对黏骨膜瓣进行充分减张。这种颊侧瓣的减张技术是各种类型骨移植术的基本步骤，对保证移植术区良好的伤口封闭十分重要。尤其是使用了不可吸收膜或钛网，颊侧瓣的充分减张尤为重要。不可吸收膜如果发生早期暴露或者感染，通常需要去除，这将导致骨再生量明显减少[12]。

如果采用钛网作为屏障膜，术前可以在石膏模型上对钛网预成型。术中要注意钛网或不可吸收膜不能接触到邻牙牙根表面。在使用钛网的病例中，因为术中移植的骨粉和胶原海绵将会占据一定的空间，会使得钛网不能完全覆盖缺损区。因此预成型钛网时，其长度在颊舌侧方向上比所需要的长度要多出几毫米。钛网和（或）不可吸收膜应该用螺丝或膜钉进行固定，保证其边缘超过牙槽骨缺损区至少 3mm。钛网或不可吸收膜的稳定和不移动性对于 GBR 的成功是非常重要的，反之，会对骨的愈合和再生造成不利的影响[13]。

通常情况下，膜（网）修整之后，先把钛网或不可吸收膜放置好，并在颊侧或舌侧用至少一颗螺丝固定，再放置植骨材料，然后将钛网或膜完全覆盖植骨材料所在区域，最后再将另一侧完全固定。

瓣的缝合技巧

手术位点的垂直减张切口采用间断缝合。在植骨区表面牙槽嵴顶部的横切口需要缝合两层。第一层用水平褥式缝合，将两侧的结缔组织拉拢紧密缝合，这样会使两侧的瓣有一定程度的外翻（图 11.3）。在水平褥式之间采用间断缝合的方式完成最终的缝合。使用 5.0 Gortex 聚四氟乙烯线（PTEE）缝合牙槽嵴顶的切口，使用 5.0 Gortex 线或者 5.0 的肠线缝合垂直切口。

笔者呈现的大多数病例都使用了含有 Infuse® 产品的钛网及颗粒状异体骨和自体骨，Infuse® 产品是含有重组骨形成蛋白 -2（rhBMP-2）的胶原海绵 (INFUSE®，Medtronic，Minneapolis，MN，USA)。BMP-2 是一种基因工程合成的蛋白，由牛 1 型胶原蛋白合成的胶原海绵负载，可以调节骨

的生长和愈合。INFUSE® 产品被美国食品和药品管理层（FDA）组织批准使用，可应用于相关的颌面部骨移植术中，如上颌窦提升术和局部的牙槽嵴扩增术。本章中提到的含 BMP-2 的 INFUSE® 产品还未被批准。

图 11.4~11.9 阐述了在 GBR 术中使用钛网、骨粉及 rhBMP-2 治疗水平向牙槽嵴缺损的步骤。

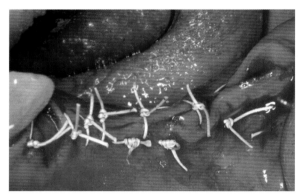

图 11.3 双层缝合技术，先进行水平褥式缝合，然后在水平褥式缝合之间用间断缝合

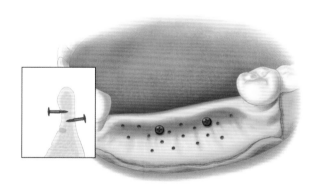

图 11.4 黏骨膜瓣翻开之后，对缺损区进行去皮质化处理，然后在颊侧和舌侧放置有支撑作用的螺丝

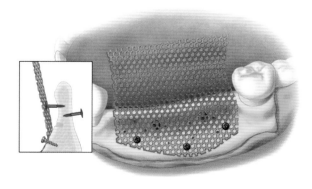

图 11.5 钛网边缘修整之后，固定在牙槽嵴颊侧，为骨移植做准备

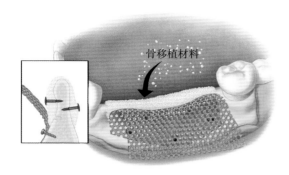

图 11.6　骨移植材料放置在钛网下方

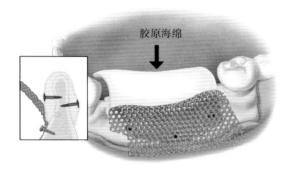

图 11.7　钛网固定之前，将浸有 rhBMP-2 的胶原海绵放置在骨移植材料之上

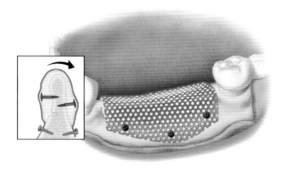

图 11.8　将钛网在牙槽嵴舌侧用固定螺丝固定

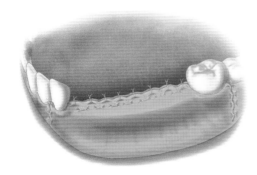

图 11.9　黏骨膜瓣进行减张处理之后，用水平褥式缝合加间断缝合的方式完成切口关闭

病例报道

▶病例 1

患者 30 号牙位缺失。牙槽嵴的颊舌侧有天然的牙槽骨倒凹，呈现出水平向牙槽嵴骨量不足（图 11.10，11.11）。将自体骨和冻干骨（Puros，Zimmer, Inc., Warsaw, IN）按照 1:1 的比例混合后移植到骨缺损区（图 11.12）。使用 Ebner 刮骨刀从右侧下颌支处取骨，将获得的颗粒状自体骨收集备用（图 11.13）。没有使用帐篷技术，利用牙槽嵴自然外形使用可吸收性的 Ossix® Plus 膜（Datum Dental Ltd., Lod, Israel）来维持缺损区空间（图 11.14）。这种高度交联的猪胶原膜部分吸收，通常在 6 个月后，暴露植骨区时仍有一部分是完整的。愈合 4 个月后，在植骨区植入一颗直径为 5.0mm 的钛种植体（图 11.15）。牙槽嵴水平向的扩增使颊舌侧的骨量大约增加 6~7mm，有足够的骨宽度支持大直径的种植体（图 11.16）。

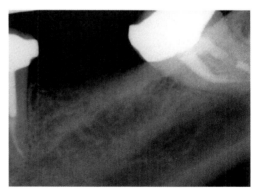

图 11.10　X 线片显示右侧下颌第一磨牙缺失，缺损区两侧的基牙都已做过根管治疗

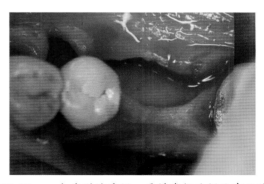

图 11.11　一个典型的病例，牙槽嵴颊舌侧具有天然的能够维持成骨空间的骨倒凹

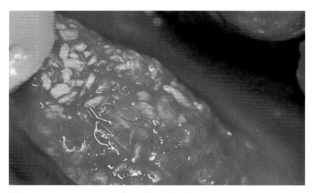

图 11.12　颗粒状的复合骨移植材料与自体富血小板血浆混合后使用。注意：植骨材料很好地结合在一起

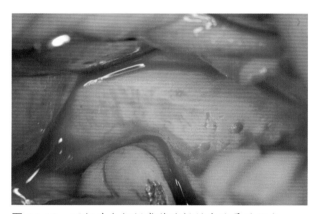

图 11.13　下颌升支颊侧常作为提供自体骨的位点

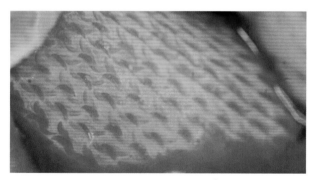

图 11.14　可塑性强的胶原膜 (Ossix® Plus membrane) 覆盖在植骨材料上

▶病例 2

　　该病例为车祸伤造成上颌前牙区水平向的牙槽嵴缺损，如学者 Jovanovic 等所报道，在骨移植术中使用了钛加强的 dPTFE 屏障膜[14]。该缺损区角化牙龈不足，首先采取游离龈移植进行口腔前庭成形术，以增宽角化牙龈。在较大的 GBR 术区进行黏骨膜瓣缝合时，角化组织的存在对于关闭伤口是比较有利的[15]。软组织愈合 3 个月后，在

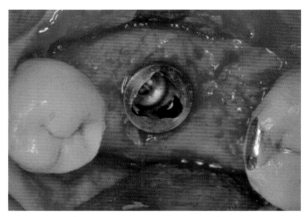

图 11.15　在理想的三维位置，植入直径为 5.0mm 的 Noble 种植体

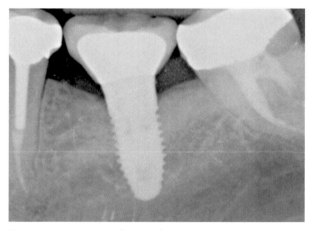

图 11.16　种植体上部结构戴入 1 个月后的 X 线片

中切牙和左侧侧切牙区采用帐篷技术进行 GBR，联合使用了自体骨和同种异体骨，并用钛加强的 dPTFE 膜进行覆盖（图 11.17）。用富血小板血浆 (GEM-21S, Lutipold Pharmaceuticals Inc., Shirley, NY) 来浸润植骨材料。前面描述的帐篷技术采用的是一种改良的起支撑作用的螺丝。这个病例中钻透颊舌侧的牙槽嵴，然后将螺丝从颊侧拧至舌侧，这样螺丝的两端都可以用来起支撑作用，为骨形成提供再生空间（图 11.18）。需要打磨螺丝比较锐利的一端，使其钝化。仔细修整钛加强的 dPTFE 膜，使其能够覆盖植骨区，然后用膜钉固定（图 11.19，11.20）。最后进行分层缝合，关闭伤口。笔者在很多水平向牙槽嵴缺损的临床病例中均应用了此技术，成功率较高。图 11.21 显示的是骨移植 5 个月后种植手术时牙槽嵴的愈合状况。

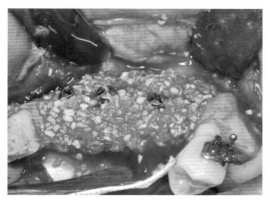

图 11.17　复合骨移植材料用富血小板血浆 GEM-21S 进行浸润。注意：在植骨之前在腭侧固定钛加强的 dPTFE 膜

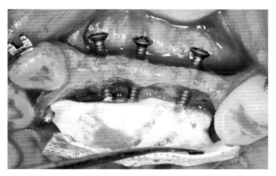

图 11.18　帐篷螺丝穿通牙槽嵴，螺丝的两端都可以用来维持空间

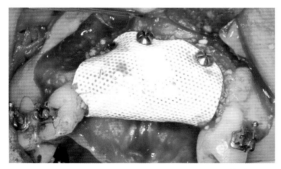

图 11.19　用 3 颗 4mm 的钛钉固定 dPTFE 屏障膜

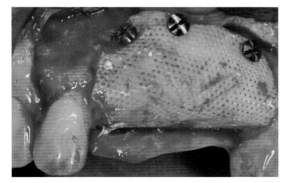

图 11.20　3 颗钛钉在颊侧固定 dPTFE 膜。修整膜的时候要注意其边缘距离邻牙至少 1mm

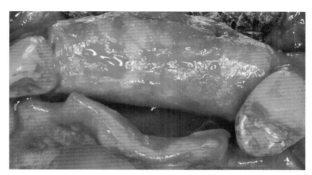

图 11.21　经过 5 个月的愈合期，GBR 位点的牙槽嵴宽度增加了将近 7mm，可以植入理想的种植体

▶病例 3

右下第一前磨牙到第二磨牙原为固定桥修复体，由于需要拔除第二磨牙这个基牙，因此要修复右下第一磨牙和第二磨牙（图 11.22）。牙槽嵴缺损表现为平坦的外形伴有很小的骨倒凹（图 11.23）。在这个位点的处理中，笔者使用了同种异体骨和携带有 rhBMP-2 的胶原海绵（图 11.24），以及使用钛网 (Synthes，Inc.，West Chester，PA，USA) 作为屏障膜覆盖移植材料（图 11.25）。在颊舌侧分别用 4mm 的钛质螺丝固定钛网。在这个病例中，没有使用帐篷技术，因为移植材料本身就可以达到此目的。术区的缝合如前所述（图 11.26）。伤口愈合 3 个月后，拍摄根尖片和 CBCT 来评估骨的愈合情况（图 11.27）。术后 6 个月，两颗钛种植体植入相应的缺牙区（图 11.28）。骨增量的结果使之可以植入 2 颗直径为 4.5mm 的种植体，用以支持最终的修复体（图 11.29）。

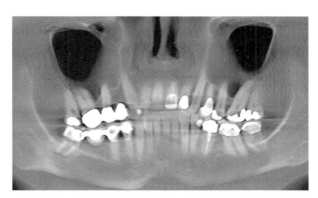

图 11.22　曲面体层片显示作为固定桥基牙的右侧下颌第二磨牙发生继发龋，导致固定桥修复失败

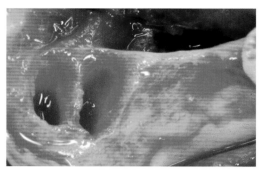

图 11.23　右侧下颌第一磨牙区颊舌侧牙槽嵴有水平向骨缺损

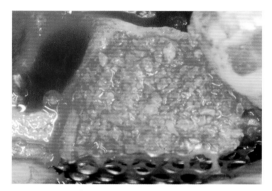

图 11.24　用含有 rhBMPt-2 的胶原海绵覆盖复合骨移植材料。植骨前在颊侧用钛钉固定钛网

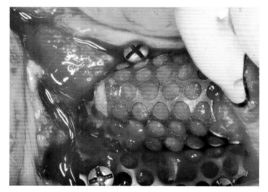

图 11.25　最后将覆盖在植骨材料和胶原海绵上的钛网固定

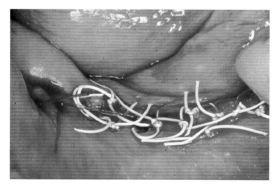

图 11.26　用 5.0 的 Gortex 缝线和 4.0 的 Chromic 肠线缝合切口

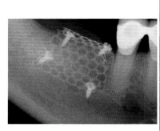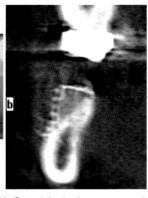

图 11.27　愈合 3 个月后，植骨区的根尖片及 CBCT 的横断面图，可见新形成的骨与原有骨之间的轮廓线

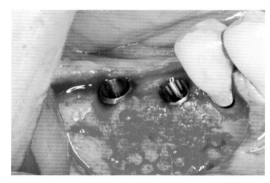

图 11.28　GBR 术进行骨宽度增量后，使得骨宽度足以提供理想的种植位点

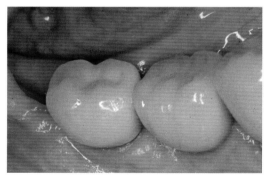

图 11.29　戴入 2 颗全瓷冠

▶病例 4

　　左侧下颌第一、第二磨牙和第二前磨牙缺损20 余年，缺牙区牙槽嵴萎缩（图 11.30）。在某些区域，牙槽嵴的宽度不足 1mm（图 11.31）。这种情况的牙槽骨缺损主要表现为水平向的缺损，很少有垂直向的缺损。使用复合骨移植材料，rhBMP-2 及钛网行 GBR 术。根据颊舌向骨缺损的程度，使用 3 颗帐篷螺丝（Synthes, Inc., West Chester, PA, USA）为骨再生提供足够的空间（图

11.32）。将钛网在颊侧用钛钉固定，植入骨移植材料和含有 rhBMP-2 的海绵之后，再将钛网在舌侧用两个钛钉固定，如 Wikesjo 等人所述[16]。在这个病例中，使用了 Bio-Gide® 胶原膜（Geistlich Pharma North America Inc., Princeton, NJ, USA），覆盖在钛网的表面，直接位于切口缝合处的下方，提供双重保护（图 11.33）。在伤口早期愈合的过程中，如果发生了黏骨膜瓣的轻微裂开，这种膜可以防止钛网的污染。

愈合 6 个月之后，再次暴露术区，植入 3 颗种植体（图 11.34）。水平向骨增量使得牙槽嵴在颊舌向上获得了足够的骨量，以利于植入理想的种植体和支持最终的全瓷修复体（图 11.35）。

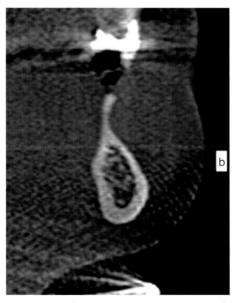

图 11.30　CBCT 截面图显示左侧下颌后牙区萎缩的牙槽嵴

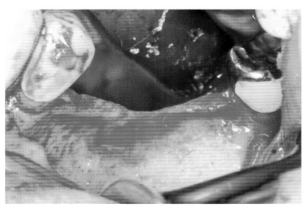

图 11.31　口内照片显示严重的颊舌向牙槽嵴骨缺损

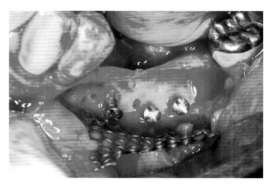

图 11.32　骨增量术前，对牙槽嵴进行去皮质化处理，固定修整后的钛网

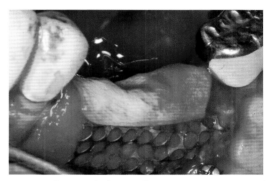

图 11.33　骨移植材料和含有 rhBMP-2 的胶原海绵放置在缺损区，在牙槽嵴舌侧用 2 颗钛钉固定钛网。在钛网上放置胶原膜，使膜位于创口关闭处的下方

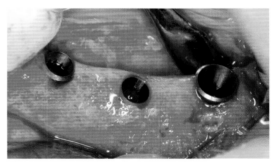

图 11.34　4 个月后，在下颌左侧第二前磨牙和第一、第二磨牙区植入 3 颗种植体，可见 GBR 术后牙槽嵴宽度获得明显的增加

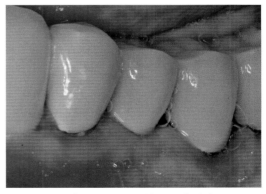

图 11.35　最终戴入种植体支持的全瓷修复体

►病例 5

该患者从右侧侧切牙到左侧尖牙均缺失，为了在缺牙区植入种植体，对上颌前牙区的牙槽嵴进行了重建，采用了螺丝固位的混合修复（图11.36）。在治疗过程中，考虑到牙周和修复因素，上颌左侧第一前磨牙被拔除。

该患者 15 年前由于车祸导致上前牙缺失和牙槽骨的缺损。在 CBCT 上，从水平方向看，右侧侧切牙和中切牙的牙槽骨颊舌向有严重的骨缺损；左侧中切牙、侧切牙和尖牙的位置，剩余的牙槽嵴在垂直向和水平向都有严重的萎缩（图11.37）。牙槽嵴的颊侧有菲薄的角化牙龈和牙槽黏膜。

在骨增量术前，进行了游离龈移植术和口腔前庭成形术，使角化牙龈增厚增宽，愈合 3 个月后进行骨增量术（图11.38）。使用了钛网进行GBR 术，垂直向和水平向均用帐篷螺丝进行支撑。复合移植骨材料包括来自下颌颏部的自体骨和同种异体骨（Puros），按 1∶1 混合使用。取得的自体骨用骨研磨器制备成颗粒状。

考虑到缺损的面积大，rhBMP-2 和 ACS 胶原海绵放置在骨移植材料的上方以刺激更多的骨形成。如前所述，做骨膜减张切口辅助伤口的关闭（图11.39~11.43）。

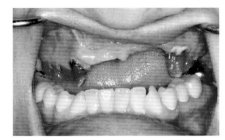
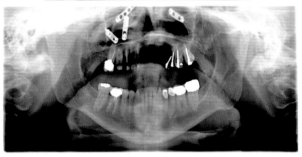

图 11.36　患者口内术前照片和全景片显示上颌前牙区牙槽嵴有严重缺损

愈合 7 个月后，再次打开植骨区，植入种植体。拍摄 CBCT（图11.44），可见明显的垂直向和水平向的骨再生，这为种植修复提供了良好的条件，也可以辅助种植科医生制作手术导板（图11.45，11.46）。种植体植入后，放置封闭螺丝，用 5.0 Gortex 缝线关闭伤口。待种植体与骨结合 4 个月后，进行二期手术，放置愈合基台。4 周之后，给患者戴上利用螺丝固位的临时修复体。目前，该患者正处于临时修复阶段（图11.47）。

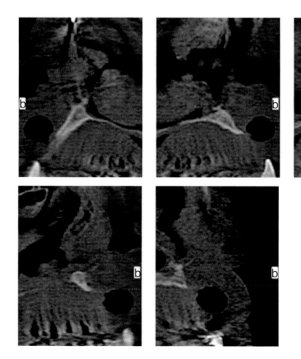

图 11.37　CBCT 截面图显示上前牙区萎缩的牙槽骨，可见上颌骨左侧侧切牙和尖牙区有严重的垂直骨高度降低

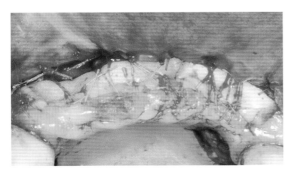

图 11.38　骨移植术前，进行口腔前庭沟成形术和游离龈移植术增加软组织的厚度和面积

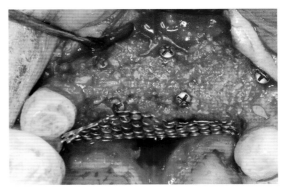

图 11.42　在腭侧固定钛网，放置骨移植材料，将含有 rhBMP-2 的胶原海绵覆盖在骨移植材料上方

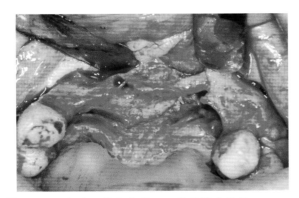

图 11.39　翻瓣，暴露术区，可见牙槽嵴缺损

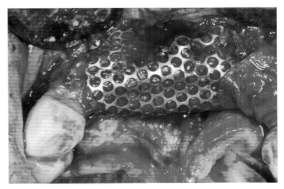

图 11.43　缝合之前，用钛钉将钛网在颊侧和根方固定。帐篷螺丝的直径应比钛网的网眼大以防止钛网的塌陷

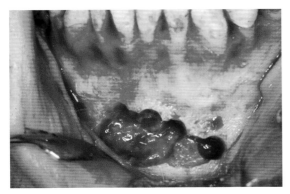

图 11.40　用环钻在下颌颏部正中联合处获取自体骨

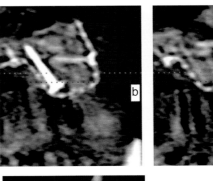
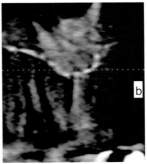

图 11.44　CBCT 截面图显示：骨移植术 3 个月后，在垂直向和水平向上均有大量的骨再生

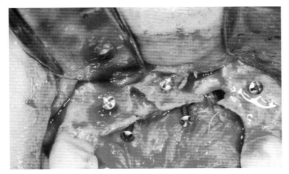

图 11.41　放置帐篷螺丝来增加牙槽骨的高度和宽度。侧切牙和尖牙区鼻底基骨不足，无法放置帐篷螺丝

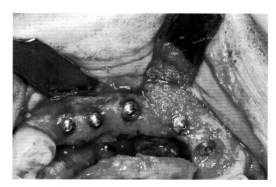

图 11.45 骨移植术后 6 个月进行种植体植入术

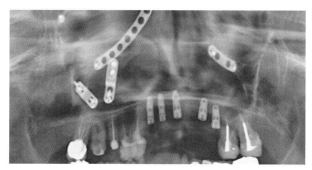

图 11.46 种植体植入后的全景片

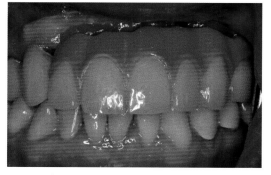

图 11.47 进行牙龈成形术 4 周之后，患者戴上由种植体支持的螺丝固位的临时修复体

术后护理

使用了钛网和不可吸收膜（如钛加强的dPTFE膜）的患者在术后前 4 周需要多次复诊，因为一旦屏障膜暴露，通常会导致细菌的侵入和感染，最终导致骨移植材料的丧失。手术前 2d，患者开始服用抗生素，共服用 8d。使用 0.12% 的氯己定含漱液漱口，每天 2 次，直到软组织愈合。第 1 次复诊在术后第 7 天，如果缝合的伤口少许未愈合，使用 matrix(Osteohealth，Shirley，NJ，USA) 加强的 GEM 21S® 生长因子涂抹在伤口表面，这样有利于加速伤口的血管再生及软组织的愈合。

笔者在多例使用了钛网和钛加强的 dPTFE 膜病例中采用了这种生物学技术，成功率较高。成功的关键是伤口愈合过程中要及时发现问题，并用该技术处理。通常情况下，患者的前 3 次复诊是每隔 2 周 1 次，待伤口愈合之后，每个月复诊 1 次，直至几个月后的种植体上部修复阶段。

并发症

使用了钛网或者不可吸收膜的病例，最常见的术后并发症是伤口裂开，暴露了钛网或屏障膜。这将导致细菌侵入、感染和骨移植材料的丧失。钛网或不可吸收膜早期暴露的患者，至少 1 周复诊 1 次，在有早期感染征兆时应该去除钛网或者不可吸收膜[17]。如果发生这种情况，早期干预对于防止骨移植的失败是非常重要的。一般而言，需要将钛网在暴露 2~6 周内移除。据不同的研究报道，不可吸收膜或钛网的暴露率是 9%~18%[18-19]。被污染的不可吸收膜或钛网需要被移除，并用可吸收的交联膜替换。后者如果暴露，被感染的概率较小，而且可以起到很好的屏障膜作用，据资料描述这种膜降解一般需要 5~6 个月。Ossix® Plus 膜（Datum Dental Ltd., Lod, Israel）就是一个很好的代表。笔者在许多这样的病例中应用了这种 GBR 解救措施（图 11.48~11.50）。

在使用了 rhBMP-2 的钛网 GBR 术中，另一个明显的副作用就是术后的肿胀。在术后 2 周，生物刺激会导致细胞级联反应，进一步加重术后的炎症和肿胀，而且皮质激素对这种肿胀治疗无效（图 11.51）。

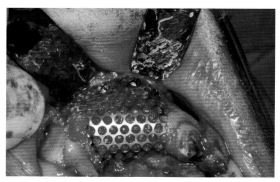

图 11.48 将钛网作为屏障膜的 GBR 术后，第 3 周时出现了钛网暴露并且伴有感染，在第 3~4 周移除钛网

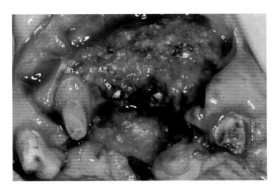

图 11.49 移除钛网，骨移植材料的顶端部分也被移除，以减少污染。剩余的骨移植材料用 0.12% 的氯己定溶液冲洗 1 min，然后用无菌生理盐水冲洗

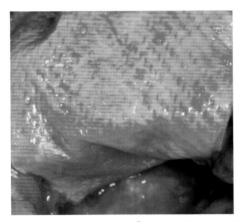

图 11.50 可吸收性膜（Ossix® Plus）作为新的屏障膜放置在骨移植材料的表面，关闭伤口。经过 2 周的愈合，伤口没有裂开，无进一步感染症状

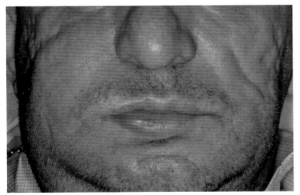

图 11.51 使用了 rhBMP-2（Infuse®）复合植骨材料和钛网的 GBR 术后第 10 天，发生了明显的肿胀

讨 论

不可吸收的比较坚硬的膜，如钛网，经常用于修复较大的牙槽嵴缺损，这种情况下需要较长时间的愈合期而且需要持续地为骨再生维持空

间。虽然本章内容主要讲述治疗水平向的牙槽嵴缺损，但需要在同时修复垂直向和水平向骨缺损的病例中，采用较硬的屏障膜和维持空间的装置来维持成骨的三维空间对于手术成功更为有利[20]。对于这种类型的牙槽嵴缺损，钛加强的 dPTFE 膜（Cytoplast, Osteogenics, Lubbock, TX, USA）和钛网（Synthes, Inc., West Chester, PA, USA）是两种比较好的屏障膜。

在缺损较大、植骨量大的病例中使用可吸收膜，很难预测后期的成骨量或骨再生的成功率。这种观点在缺损较大且无天然凹陷，需要帐篷技术进行骨增量的病例中尤为正确。根据笔者的经验，在处理较大的颊舌侧牙槽嵴缺损的手术中，Ossix® Plus 膜（Datum Dental Ltd., Lod, Israel）可以与不可吸收膜相媲美。如之前所提到的，这种膜到 25 周仍可保持完整性，笔者在许多水平向 GBR 病例中已使用，都取得了良好的效果。

可吸收膜的并发症较少，可塑性好，不需要固定就可以应用在不同形态的缺损中，以帮助维持空间。但与不可吸收性膜相比，这种膜能维持完整的时间有很大的变化。当垂直向需要增加的骨量超过 2~3mm 时，不可吸收性膜和钛网更为合适[21-22]。

总 结

通过引导骨再生术进行牙槽骨水平向骨增量是非常有效的。引导骨再生术结合组织工程在治疗较大的牙槽嵴缺损中能提高临床治疗效果，而且使临床医生通过在口腔内取自体骨就能治疗大的骨缺损。不管在组织工程方向有怎样的新进展，为了良好的治疗效果，一定要严格遵循引导骨再生术的基本原则和手术步骤。

参考文献

[1] Nyman S, Lindhe J, Karring T, et al. New attachment following surgical treatment of human periodontal disease. J Clinical Periodontol, 1982, 9(4):290–296

[2] Buser D, Bragger U, Lang NP, et al. Regeneration and enlargement of jawbone using guided tissue regeneration. Clin Oral Implants Res, 1990, 1(1):22–32

[3] Jovanovic SA, Hunt DR, Bernard GW, et al. Bone reconstruction following implantation of rhBMP-2 and guided bone regeneration in canine alveolar ridge defects. Clin Oral Implants Res,

2007, 18:224–230

[4] SonickM, Hwang D. Guided bone regeneration: concepts and materials. Chapter 9 in: Implant Site Development. John Wiley & Sons Inc., 2012: 153–154

[5] Greenstein G, Greenstein B, Cavallaro J, et al. Flap advancement: practical techniques to attain tension-free primary closure. J Periodontal, 2009, 80(1):4–15

[6] Nishimura I, Shimizu Y, Ooya K. Effects of cortical bone perforation; an exper-imental guided bone regeneration. Clincial Oral Implants Res, 2004, 15:293–300

[7] Frost H. The regional acceleratory phenomenon: a review. Henry Ford Hosp Med J, 1983, 31:3–9

[8] Becker W, Becker BE, McGuire MK. Localized ridge augmentation using absorb-able pins and e-PTFE barrier membranes: a new surgical technique. Case reports. Int J Periodontics Restorative Dent, 1994, 14(1):48–61

[9] Mormann W, Ciancio SG. Blood supply of human gingiva following periodontal surgery: a fluorescein angiographic study. J Periodontal, 1977, 48(11):681–692

[10] Greenstein G, Greenstein B, Cavallaro J, et al. The role of bone decortication in enhancing the results of guided bone regeneration: a literature review. J Periodontol, 2009, 80(2):175–189

[11] Silverstein L, Kurtzman D, Shatz P. Principles of Hard Tissue Regeneration and Implant Therapy: A Complete Step-by-Step Guide, 2010, 7A(1): 249–250

[12] Machtei EE. The effect of membrane exposure on the outcome of regenerative procedures in humans: a meta-analysis. J Periodontol, 2001, 72(4):512–516

[13] Fontana F, Santoro F, Maiorana C, et al. Clinical and histologic evaluation of allogenic bone matrix versus autogenous bone chips associated with titanium reinforced e-PTFE membrane for vertical ridge augmen-tation: a prospective pilot study. Int J Oral Maxillofac Implants, 2008, 23:1003–1012

[14] Jovanovic SA, Nevins M. Bone formation utilizing titanium reinforced barrier membranes. Int J Periodontics Restorative Dent, 1995, 15:57–69

[15] Buser D, Dula K, Belser U, et al. Localized ridge augmentation using guided bone regeneration. 1. Surgical procedure in the maxilla. Int J Periodontics Restorative Dent, 1993, 13(1):29–45

[16] Wikesjo UM, Qahash M, Thomson RC, et al. Space providing expanded polytetra fluoroethylene devices define alveolar augmentation at dental implants induced by recombinant human bone morphogenetic protein 2 in an absorbable collagen sponge carrier. Clin Implant Dent Relat Res, 2003, 5:112–123

[17] Simion M, Baldoni M, Rossi P, et al. A comparitive study of the effeciveness of e-PTFE membranes with and without early exposure during the healing period. Int J Periodontics Restorative Dent, 1994, 14:166–180

[18] Merli M, Migani M, Bernardelli F, et al. Vertical augmentation with dental implant placement: efficacy and complications associated with 2 different tech-niques. A retrospective cohort study. Int J Oral Maxillofac Implants, 2006, 21(4):600–606

[19] Machtei E. The effect of membrane exposure on the outcome of regenerative procedures in humans: a meta-analysis. J Periodontal, 2001, 72(4):512–516

[20] Strietzel FP, Khongkhunthian P, Khattiya R, et al. Healing pattern of bone defects covered by different membrane types – a histologic study in the porcine mandible. J Biomed Mater Res B Appl Biomater, 2006, 78(1):35–46

[21] Tinti C, Parma-Benfenati S, Polizzi G. Vertical ridge augmentation: What is the limit? Int J Periodontics Restorative Dent, 1996, 16(3):220–229

[22] Simion M, Jovanovic SA, Tinti C, et al. Long-term evaluation of osseoin-tegrated implants inserted at the time or after vertical augmentation. A retrospec-tive study on 123 implants with 1–5 year follow up. Clin Oral Implants Res, 2001, 12(1):35–45

（黄 弘 译）

第12章　引导骨再生术并发症的处理

Mark C. Fagan[1], Gregory J. Conte[2], Richard T. Kao[3]

引　言

　　种植治疗中，在牙槽嵴骨增量方面，引导骨再生术（GBR）是成功率较高的常规技术。尽管这一技术取得了非常值得肯定的治疗效果，但是引导骨再生区域的并发症仍时有发生。术后并发症的病因包括：植骨区血供不足、植骨材料通过软组织渗漏、植骨材料感染，或者以上几种病因并存。此外，一种病因可能会导致另一种病因的出现，例如，屏障膜的暴露会引起植骨区的感染。因此，了解病因极有助于减少这些并发症的发生。

术前评估

　　任何复杂的外科手术都应在详尽的病史分析基础上，做出相应的诊疗计划，包括对患者既往全身病史及口腔专科病史的评估。术前评估应包括获得足够的临床诊断信息，以及与患者的其他口腔医生和临床医生进行充分的交流。下列风险因子是导致 GBR 成功率可能降低的潜在因素：①糖尿病；②双磷酸盐药物治疗；③放射治疗；④吸烟。

　　糖尿病患者的血糖过高会降低宿主抗感染的能力[1-2]，包括抑制白细胞的许多功能[2-3]，血糖过高还会影响胶原蛋白的形成，降低伤口的抗张强度，从而妨碍伤口的愈合[4-5]。未受控制的糖尿病会严重影响伤口的愈合能力，因此应在糖尿病病情控制之后再择期手术。3~4 个月内，糖化血红蛋白值（HBA1C）是血糖浓度最为常见、稳定的检测指标，糖尿病患者种植手术前的糖化血红蛋白值应控制在 6.0% 以下。

　　癌症或骨质疏松患者静脉注射双磷酸盐药物可能会导致双磷酸盐相关性颌骨坏死，这种颌骨坏死具有自发性，也可由拔牙或口腔手术后的骨暴露引起[6]。虽然口服双磷酸盐药物治疗骨质疏松导致颌骨坏死的发生率较低，但是仍然应该根据使用的剂量和时间长短将其列为潜在的危险因素[7-8]。在没有全面评估手术风险前，通常不建议对服用双磷酸盐药物的患者进行骨暴露手术。

　　放射治疗常用于治疗头颈部肿瘤。基于放疗的部位和剂量，可能会发生放射性骨坏死（osteoradionecrosis，ORN）。早期研究认为 2 年内发生的放射性骨坏死与高剂量的放射治疗有关（>70Gy），后来发现放射性骨坏死常继发于创伤和受损组织的经久不愈[9]。尽管有放疗史的患者在口腔外科手术后出现放射性骨坏死和软组织开裂的报道，仍有学者指出口腔外科手术对放疗患者骨坏死发生率增加的影响并不明确。同时，也有学者认为两者之间的关系并没有统计学意义[10]。为排除潜在风险，建议请放射科医生会诊，共同评估种植手术的必要性。

　　吸烟会降低伤口愈合能力，Lindfors 等人[11]通过 27 例行骨增量治疗的临床研究发现，其整体成功率为 85%，非吸烟者的成功率为 95%，吸烟者则为 63%。在骨增量术区 37% 的病例出现了软组织炎症，其中吸烟者的发生率为 75%，远高于非吸烟者的 21%。吸烟与否对于 GBR 的成功具有显著影响，术前建议患者戒烟尤为重要。

1 Private Practice, San Jose, California, USA
2 Private Practice, San Francisco, California, USA
3 Private Practice, Cupertino, California, USA

引导组织再生术膜的选择

不可吸收膜和可吸收膜都可用于引导骨再生术，但近年来主要选用交联或非交联的猪源性或牛源性的可吸收性胶原膜。从根本上说，膜必须能在足够长的时间内保持其完整性以保证足量新骨形成[12-15]。GBR 材料的过早暴露，可能导致膜或植骨材料出现严重的并发症（图 12.1），如皮瓣坏死、点状损伤、潜在感染等。在大多数情况下，GBR 过程中即使是非感染性的软组织裂开，也会导致膜暴露，从而影响新骨形成[16-17]。Machtei[18]通过综合性的 meta 分析指出，GBR 术后膜完好与膜过早暴露相比较，种植体周围骨再生的骨量有显著差异，术区膜未暴露者的新生骨量是膜暴露者的大约 6 倍。任何原因导致的膜暴露，都会严重影响治疗效果。图 12.2 的病例表明引导组织再生术（guided tissue regeneration，GTR）后，膜和植骨材料的过早暴露导致没有或仅有极少的骨再生。

Jensen 和 Terheyden[19] 的系统综述揭示了水平骨增量并发症的平均发生率为 12.2%，GBR 选用不可吸收膜其并发症的平均发生率为 23.6%，而

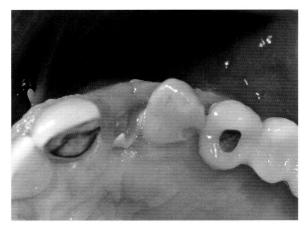

图 12.1　不可吸收膜出现早期暴露，局部应用抗菌药物氯己定后炎症相对减轻

选用可吸收膜其并发症的平均发生率为 18.9%，不应用膜时并发症的平均发生率为 9.4%。垂直骨增量的病例中有 18.8% 发生移植材料的过早暴露。在分期的垂直骨增量术中，采用自体块状骨与颗粒状骨材料，其并发症发生率分别为 29.8% 和 21.0%。

Chiapasco 等[20] 对在重度骨缺损的无牙颌牙槽嵴上进行骨增量技术进行了系统性回顾，发现

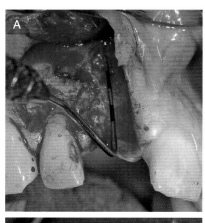
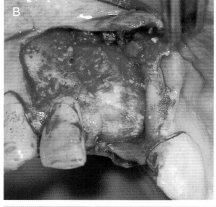
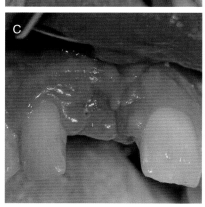
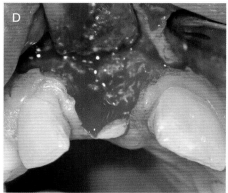

图 12.2　A. 拔牙后拔牙窝的照片：唇侧骨板完全缺失。B. 放置帐篷螺丝以维持空间，使用 FABA 异体骨，覆盖可吸收胶原膜。C. 术后早期出现 GBR 材料的暴露，随着骨移植材料的丧失，出现明显的软组织缺损。D. 伤口裂开 2 个月后重新打开术区，显示骨移植材料完全丧失，无骨再生

外植法植骨的并发症发生率为 4.7%，这表明应用可吸收膜更有优势。

然而，相对于增强型不可吸收膜，采用可吸收膜时，需要利用"帐篷机制"来维持成骨空间。另外一个影响膜过早暴露的因素是可吸收膜的化学成分，为了维持膜保护空间，实现骨的成功再生，采用交联胶原纤维已经成为减缓胶原膜吸收时间的一种重要方式[12-13]。虽然有效地减缓了吸收时间，但是大量的研究表明交联膜较非交联膜更易导致过早的膜暴露[16-17, 21]。如何保证在足够长的时间内维持膜的完整性及膜的生物相容性从而减少软组织暴露，相关研究仍在进行中。

感　染

术区的感染原因可分为牙源性或非牙源性。一旦发生感染，牙源性或非牙源性病因导致的表现和进程可能难以区分。术区邻牙的牙髓感染可能导致外科手术区域的牙源性感染。恰当的术前评估，包括邻牙的影像学分析，有助于减少牙源性感染的风险。牙源性感染的另一种潜在来源是邻近术区牙周组织的细菌，GBR 术前应该进行适当的评估并优先治疗牙周疾病。无论术区软组织是否裂开，牙源性感染都可能导致术区的并发症。

非牙源性感染来自于口内或口外。术区的感染原因可能为医源性或软组织裂开，手术期间医生或助手不当的无菌操作会导致医源性的细菌感染，没有正确保管的植骨材料或膜材料会导致口外细菌的污染，从而明显增加术区感染的风险。由于大量细菌的自然存在，完全保持口内术区无菌是非常困难的，尽可能维持术区无菌，减少口内细菌对 GBR 材料的污染，可降低术后感染的风险。膜或植骨材料的过早暴露也可能导致口内细菌来源的非牙源性感染。

手术注意事项

在所有的外科手术过程中，都应当考虑在愈合阶段辅以适当的全身性抗生素治疗。与植骨间隙、材料感染无关的术区软组织裂开可能源于血

供不足或 GBR 材料尖锐边缘引起的点状损伤。在植骨术区，切口部位或在 GBR 材料上覆盖的软组织常出现血供不足。切口部位缝合太紧，皮瓣缺乏被动复位，或翻开的软组织瓣关闭不充分都会导致切口缝合线裂开。

瓣的切口应越过健康骨组织，避免在植骨部位做切口。有研究发现，嵴顶切口的位置对于减少膜暴露从而最大限度地减少瓣的坏死和颊侧骨开裂非常重要。邻牙的角化龈宽度也可用来指导确定初始的切口位置，但是，当舌腭侧的牙龈宽度超过 3mm 时，这一指导的参考意义不大[22]。

如果需要植骨的位点缺乏角化龈或为薄龈生物型，软组织移植能显著改善组织的特性。角化组织的宽度能通过游离龈移植进行增量；结缔组织的移植，既可以增加角化组织量，还可以增厚软组织。这些方法都有助于减少覆盖 GBR 材料软组织的移动及避免点状穿孔。

关闭瓣时缝合太紧会导致缺乏血供、妨碍血液流动及无法保证切口部位的正常愈合，从而导致切口裂开。同样地，缺乏被动复位的组织瓣会拉伸切口线，妨碍结缔组织附着，也会导致切口裂开。采用被动复位的组织瓣促进结缔组织间接触是 GBR 术区关闭的方法之一。此外，也可以通过充分的瓣减张、瓣缘反折，采用水平或垂直褥式缝合关闭创口（图 12.3）。

抗生素与植骨材料混合是另外一种可能有助于在 GBR 过程中抗感染的方法。在牙科和整形外

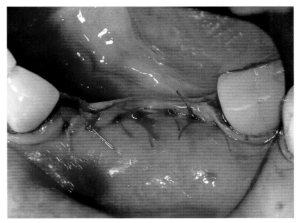

图 12.3　反转颊舌侧组织瓣，对位褥式缝合，保证更好的伤口关闭和愈合

科的文献中曾报道，通过添加抗生素创造一个局部药物高度浓缩的环境对提升抗菌效果是明确的。Kaur 和 Sikri [23] 的研究报道了在牙齿周围的骨内缺损中填入抗生素与植骨材料混合物来改善骨量的方法，Anagnostakos 和 Schroder [24] 在一篇系统性综述中讨论了骨的选择、抗生素的使用、制造细节和临床经验。然而，如何在 GBR 术中采用这一方法并无明确的报道。

为了减少点状穿孔，应对不可吸收膜或可吸收膜进行适当的修剪或固定。采用螺丝或膜钉固定膜的边缘将有助于避免边缘折叠，不仅可以固定膜，还可以改善 GBR 的治疗效果 [25]。

治 疗

一旦发生过早暴露或感染，医生就需要制订一个治疗策略：保留暴露的膜预防 GBR 材料感染或者取出膜并尽量缝合创口关闭移植材料。未感染的软组织裂开可用消毒冲洗液进行局部冲洗，如聚维酮碘或氯己定。

如果发现感染，应该考虑给予适当的全身性抗生素治疗。可选用 β – 内酰胺类抗生素药物，如阿莫西林，对青霉素过敏的患者可以选择克林霉素 [26]。如果是不明原因的感染，由医生评估患者个体风险，严格控制抗生素治疗的时间。但是，如果抗生素治疗无效，需要取出膜，对 GBR 术区进行评估并尽可能地清创，膜取出后应根据具体情况分析来决定关闭伤口的可行性。一旦术区愈合应尝试再移植术。

总 结

虽然引导骨再生技术是非常有效的治疗手段，但是仍存在并发症的风险。为了减少风险，手术过程的每一步都应进行详尽评估。首先，应分析患者全身病史及口腔专科病史；其次，详细了解现有 GBR 材料的类型，有针对性的选择最合适的材料；最后，手术设计的重点在于切口部位、瓣的松弛，最重要的是瓣的正确关闭。一旦出现术后并发症，必须根据并发症的类型及早进行治疗，从而尽可能获得更多的骨再生。

参考文献

[1] Golden SH, Peart-Vigilance C, et al. Perioperative glycemic control and the risk of infectious complications in a cohort of adults with diabetes. Diabetes Care, 1999, 22:1408–1414

[2] Zerr KJ, Furnary AP, Grunkemeir GL, et al. Glucose control lowers the risk of wound infections in diabetics after open heart operations. Ann Thorac Surg, 1997, 63:356–361

[3] Marhoffer W, Stein M, Maeser E, et al. Impairment of polymorphonuclear leukocyte function andmetabolic control of diabetes.Diabetes Care, 1992, 15:256–260

[4] Alexiewicz JM, Kumar D, Smogorzewski M, et al. Polymorphonuclear leukocytes in non-insulin-dependent diabetes mellitus: abnormalities in metabolism and function. Ann Intern Med, 1995, 123:919–924

[5] McMurry JF Jr. Wound healing with diabetes mellitus. Better glucose control for better wound healing in diabetes. Surg Clin North Am, 1984, 64:769–778

[6] Marx RE. Pamidronate (Aredia) and zoledronate (Zometa) induced avascular necrosis of the jaws. J Oral Maxillofacial Surg, 2003, 61(9):1115–1118

[7] Wang HL, Weber D, McCauley LK. Effect of long-term oral bisphosphonates on implant wound healing: literature review and a case report. J Periodontol, 2007, 78(3):584–594

[8] Grant BT, Amenedo C, et al. Outcomes of placing dental implants in patients taking oral bisphosphonates: a review of 115 cases. J Oral Maxillofac Surg, 2008, Feb; 66(2):223–230

[9] Rayatt SS, Mureau MA, Hofer SO. Osteoradionecrosis of the mandible: etiology, prevention, diagnosis and treatment. Indian J Plast Surg, 2007, 40 Suppl S1: 65–71

[10] Colella G, Cannavale R, et al. Oral implants in radiated patients: a systematic review. Int J Oral Maxillofac Implants, 2007, 22(4):616–622

[11] Lindfors LT, Tervonen EA, et al. Guided bone regeneration using a titanium-reinforced ePTFE membrane and particulate autogenous bone: the effect of smoking and membrane exposure. Oral Surg Oral Med Oral Pathol Oral Radiol Endod, 2010, 109(6):825–830

[12] Zubery Y, Goldlust A, et al. Ossification of a novel cross-linked porcine collagen barrier in guided bone regeneration in dogs. J Periodontol, 2007, 78:112–121

13 Zubery Y, Nir E, Goldlust A. Ossification of a collagen membrane cross-linked by sugar: a human case series. J Periodontol, 2008, 79:1101–1107

[14] Neiva R, Pagni G, Duarte F, et al. Analysis of tissue neogenesis in extraction sockets treated with guided bone regeneration: clinical, histologic andmicro-ct results. Int J Periodontics Restorative Dent, 2011, 31:457–469

[15] Klinger A, Asad R, et al. In vivo degradation of collagen barrier membranes exposed to the oral cavity. Clin Oral Impl Res, 2010, 8:873–876

[16] Moses O, Pitaru S, et al. Healing dehiscence-type defect in implants placed together with different barrier membranes: a comparative clinical study. Clin Oral Implants Res, 2005, 16:210–219

[17] Oh TJ, Meraw SJ, Lee EJ, et al. Comparative analysis of collagen membranes for the treatment of implant dehiscence

defects. Clin Oral Implants Res, 2003, 14(1):80–90

[18] Machtei EE. The effect of membrane exposure on the outcome of regenerative procedures in humans: a meta-analysis. J Periodontol, 2001, 72:512–516

[19] Jensen SS, Terheyden H. Bone augmentation procedures in localized defects in the alveolar ridge: clinical results with different bone grafts and bone-substitute materials. Int J Oral Maxillofac Implants, 2009, 24 Suppl: 218–236

[20] Chiapasco M, Casentini P, Zaniboni M. Bone augmentation procedures in implant dentistry. Int J Oral Maxillofac Implant, 2009, 24 Suppl: 237–259

[21] Friedmann A, Strietzel FP, Maretzki B, et al. Histological assessment of augmented jaw bone utilizing a new collagen barriermembrane compared to a standard barrier membrane to protect a granular bone substitute material. Clin Oral Implants Res, 2002, 13:587–594

[22] Park SH, Wang HL. Clinical significance of incision location on guided bone regeneration: human study. J Periodontol, 2007, 78(1):47–51

[23] Kaur K, Sikri P. Evaluation of the effect of allograft with doxycycline versus the allograft alone in the treatment of infrabony defects: a controlled clinical and radiographical study. Dent Res J, 2013, 10(2):238–246

[24] Anagnostokas K, Schroder K. Antibiotic-impregnated bone grafts in orthopaedic and trauma surgery: a systematic review of literature. Int J Biomater, 2012, 2012:538061

[25] Zubillaga G, Von Hagen S, et al. Changes in alveolar bone height and width following post-extraction ridge augmentation using a fixed bioabsorbable membrane and demineralized freeze-dried bone osteoinductive graft. J Periodontol, 2003, 74(7):965–975

[26] Schuster G. The microbiology of oral andmaxillofacial infections//Topazian RG, Goldberg MH. Oral and Maxillofacial Infections. W.B. Saunders Publishing, 1987: 33–71

（黄　弘　译）

第三篇

水平牙槽嵴缺损中的自体骨块移植

第13章　口内自体块状骨移植重建重度萎缩的上颌骨——联合治疗优势分析

Devorah Schwartz-Arad*

引　言

早在 1975 年，便有学者提出应用自体骨重建萎缩的牙槽嵴[1]。自体骨至今仍然被认为是骨移植材料的"金标准"。它结合了骨移植材料所需的所有特性：骨诱导性 [具有骨形成蛋白（BMPs）和其他生长因子]、骨生成性（含骨祖细胞）和骨传导性（有支架作用）[2-5]。

自体骨可来源于口外，如颅顶骨、胫骨、髂嵴等位置[6]；也可来源于口腔内，如正中联合[7-8] 和下颌升支[9-10] 等位置。相比两者，口内的骨块更易得，不会产生皮肤瘢痕，手术不适和并发症发生较少。口内下颌骨来源的骨块具有诸多优点：骨质好、手术入路方便、吸收少、骨结合时间短、生物相容性好、胚胎学特性接近上颌骨[11]。

上颌受区的解剖结构直接影响着手术治疗的方法和选择。笔者建议根据上颌骨的颌骨形态、骨质、相邻的解剖结构和骨吸收类型将其分为 5 个区：前部的中切牙和侧切牙区、双侧中部的尖牙和第一前磨牙区，以及双侧后部的第二前磨牙和磨牙区[12]。

在上颌的前部和后部，鼻腔和上颌窦的存在限制了种植可用的垂直骨量。相对而言，尖牙窝区骨量、形态和骨质更佳。另外，在上颌前部，骨吸收的方向与中部、后部不同。上颌前部以水平骨吸收为主（为垂直吸收量的 2 倍），后部主要为垂直骨吸收（同时伴发上颌窦的气化）。总体看来，上颌骨中部和后部的萎缩量远少于前部，这可能与上颌前部受下颌切牙作用力有关[13-15]。此外，由于上下颌骨无牙颌状态下前牙区不同的吸收模式，前牙区殆关系为 Ⅲ 类关系，后牙区为中性关系。

正如 Branemark 等所推荐的，上颌后牙区牙槽骨严重萎缩需进行上颌窦底提升增加垂直骨高度，前牙区严重萎缩需进行鼻底提升联合垂直骨增量[16]。

然而，上颌窦底和鼻底提升这两个外科术式并不能补偿上颌前部骨萎缩，也不能改变殆关系。因此，常需要联合其他术式进行手术治疗。可以通过自体骨块移植（AOBG）增加水平和垂直方向骨量[17-20]。可联合上颌窦底提升术和自体骨块移植技术（骨块可以取自下颌升支或正中联合处）增加垂直骨量[16-17]，该方法可预测性良好、并发症发生率低、失败率低[17]。最近也有大量研究报道了仅使用口内自体骨块，通过多种技术进行骨重塑的病例，包括原位取骨[21-22]。

生长因子（GFs）在组织愈合的不同阶段都有表达，是促进组织再生的一个关键因素[23]。Marx 等首次提出将富血小板血浆（PRP）作为生长因子用于组织再生中[24-25]。由于 PRP 可以廉价地获得高生理浓度的生长因子，在软硬组织损伤的治疗过程中受到了广泛关注[25-27]。然而，PRP 在骨再生过程中的有效性存在争议，这可能由于不同设备和离心方法获得的 PRP 存在差异，至今这方面的系统性研究仍较少[28]。

贫血小板血浆（PPP）是血浆的上层，是全血离心后形成的产物，含有纤维蛋白原和生长因子[29]。笔者使用 PPP 作为"生物膜"覆盖填满骨替代材料和 PRP 的手术受区和供区，以促进组织

*Schwartz-Arad Day-Care Surgical Center, Oral and Maxillofacial Surgery, Advanced Implantology, Periodontology and Endodontology, Ramat Hasharon, Israel

愈合和血管生成。PPP 富含纤维蛋白原，活化后可以刺激富含纤维蛋白的血凝块形成[30]。创伤区域内的血凝块可为细胞迁徙提供临时的基质[31-32]。然而，PPP 作为"生物膜"，与 PRP 和支架材料联合使用在愈合过程中的优势还有待临床对照研究进一步证实。

骨髓穿刺可以获得丰富的骨形成所需的干细胞、细胞因子和生长因子[33-34]。骨髓基质中含有间充质干细胞（MSC），也称为骨髓基质细胞[33]。MSC 细胞可以分化成不同的组织，例如，骨骼、软骨、肌肉、脂肪和肌腱。从骨髓中提取少量的 MSC 细胞进行培育后，可提供大量具有正常功能的细胞[34]。干细胞通常在全麻下从髂嵴的红骨髓中提取，是一种微创的门诊手术。研究认为红骨髓中提取的自体干细胞可以促进骨愈合[35-37]。应用未培养的骨髓来源的细胞促进组织再生，可避免干细胞在体外扩增产生的相关风险。以往的骨和软骨组织工程研究已经证明应用未经培养的骨髓来源的细胞具有显著的临床优势[38-40]。

自体骨块移植、上颌窦底提升、鼻底骨增量和同期种植体植入技术在上颌牙槽骨严重萎缩的无牙颌患者固定修复中的原理、计划和手术方法

目　标

该外科技术展示了上颌骨严重萎缩的无牙颌患者行种植体支持固定修复的治疗原则，强调多种先进的外科增量技术的联合应用，最大限度地增加无牙颌三维骨量，为种植治疗做准备。骨重建过程联合解剖重建（鼻底和窦底提升）和外科技术（骨增量、软组织移植和种植体植入）以及团队协作（外科医生、修复医生和技工），以获得可预期的美学效果。

手术步骤

该病例旨在重建严重萎缩的上颌骨，联合应用了如下外科术式。

· 自体骨块移植增加垂直和水平骨量。

· 应用 PRP/ PPP 或 PPP 混合 BMAC（浓缩骨髓穿刺液）。

· 鼻底提升。

· 上颌窦底提升。

· 颊脂垫瓣。

· 结缔组织移植。

· 同期或延期种植。

自体骨 Onlay 移植术

受　区

于受区嵴顶做正中切口，上颌结节区做垂直减张切口，避免前牙美学区切口。翻黏骨膜瓣（图 13.1A），球钻修整受区牙槽嵴，使其去皮质化且更好地适应移植骨块形态，增加与移植骨的接触面积。

供　区

从口内获取骨块 [下颌升支和（或）正中联合处；图 13.1B~D]。将拔除下颌第三磨牙常用的信封状黏骨膜瓣切口延伸，以获得下颌升支区入路。在口腔前庭外斜嵴的内侧做切口，远中延伸至磨牙后垫，近中延伸至第二磨牙的颊沟。翻开黏骨膜瓣，暴露下颌升支侧面和第三磨牙区。应用来复锯、摆动锯或超声骨刀，沿外斜线行上部水平骨切口，分别于下颌体和升支外侧行垂直骨切口（长度按植骨区所需量决定），不做下部切口。深度需刚好穿通骨皮质层，见有血液渗出即可，以免伤及下方的神经血管束。用薄凿沿着切口的长度轻轻挖取所截骨块，注意避免伤及穿过松质骨到皮质骨下方的下牙槽神经，将骨块从下颌升支上取下。

在正中联合区获取骨块时，做龈沟内切口，在第二前磨牙后侧做两个垂直切口，翻起唇侧黏骨膜瓣。在暴露正中联合定位到颏孔位置后，根据缺损区大小，使用来复锯或压电式手术装置标记取骨的矩形范围。矩形上缘距根尖以下至少 3~5mm，双侧延伸至颏孔，保留下颌骨下缘形态。用骨凿取块状骨，刮取松质骨。在部分病例中，可以采用前庭沟切口，不做垂直切口，从而防止下牙游离龈边缘受损。取得的骨块置于冰的、无菌的 0.9% 氯化钠溶液中尽快使用（图 13.1 B~D）。

135

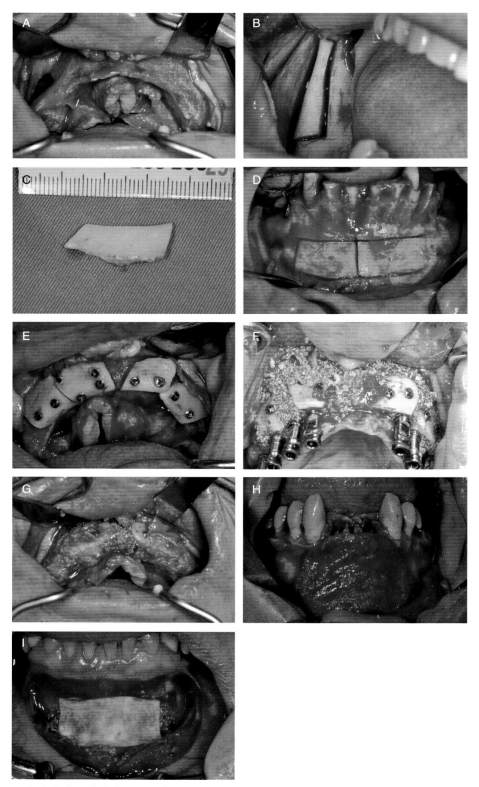

图13.1 A. 受区：沿受区缺牙区牙槽嵴顶做正中切口，后侧上颌结节区做垂直切口，避免在前牙美学区制备垂直切口、翻起黏骨膜瓣。B~D. 供区：从口内获取骨块 [即下颌升支（B，C）和（或）正中联合处（D）]。E, F. 使用直径1.6mm 自攻钛钉将骨块固定于受区，在二期植入种植体去除钛钉或在同期行种植体植入术时将其暴露出来。F. 自体骨屑和 Bio-Oss 骨粉混合，加入富血小板血浆（PRP）或浓缩骨髓穿刺液（BMAC），填入骨块和受区之间的间隙。G. 贫血小板血浆（PPP）覆盖受区。H~I. Bio-Oss 混合 PRP 或 BMAC，填入供区。用 PPP 或可吸收胶原膜覆盖

骨块固定

自体骨块可以放于受区增加垂直骨量（如"鞍式"骨增量）或者增加水平骨量（如"贴面式"骨增量）。需将游离骨块的内侧面朝向牙槽嵴皮质骨。为了保证骨块稳定,骨块通过自攻性钛钉（直径1.6mm）固定于受区,钛钉需在种植体延期植入手术时取出,对于种植体同期植入的病例则需在二期牙龈成形术时取出钛钉（图13.1 E,F）。骨块边缘需要修整圆滑,消灭锐利的边角以防其穿透上方的黏骨膜瓣。

用皮质-松质骨颗粒和骨替代材料（Bio-Oss,瑞士）,混合 PRP 或 BMAC (Harvest Technology,Plymouth,MA) 充填于骨块和受植床之间的间隙（图13.1F）。将 PPP 膜覆盖于整个骨增量区域（图13.1G）。在受区唇侧瓣基部的骨膜层做水平切口,冠向复位黏膜瓣,并确保无张力关闭创口。首先用 5-0 快薇乔线（可快速吸收）分层缝合黏膜瓣,随后用 5-0 尼龙线水平褥式缝合;2周后拆除尼龙线。供区的处理需在骨块固定、受区缝合之后完成。供区填满混有 PRP 或 BMAC 的

骨替代材料（Bio-Oss）,覆盖 PPP [部分病例可使用胶原膜（Bio-Gide,Geistlich sons,Wolhusen,Switzerland）],以上述方式缝合（图13.1 H,I）。

在上颌后区严重萎缩的情况下,可以通过侧壁开窗进行上颌窦底外提升,增加垂直骨量（图13.2）。如果还需要额外增加骨量,可以采用水平和（或）垂直自体骨移植（图13.3A）。然后在提升区域中填塞骨替代材料（Bio-Oss）和 PRP/BMAC（图13.3B,C）。上颌窦的侧面开窗处覆盖 PPP 后,采用 4-0 薇乔线或尼龙线缝合（图

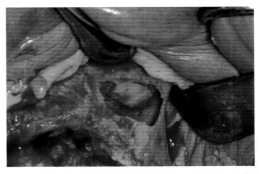

图13.2　患者上颌后牙区严重萎缩,应用上颌窦底外提升（侧壁开窗）增加垂直骨高度

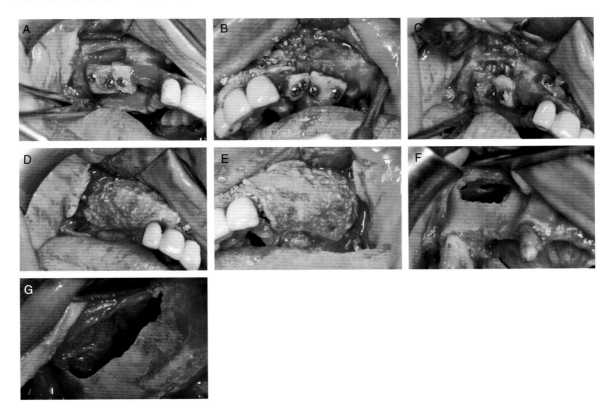

图13.3　A~C.上颌后牙区进行水平和垂直骨量扩增。D,E.用 Bio-Oss 混合 PRP 或 BMAC 充填提升的上颌窦底后,在侧壁开窗处覆盖 PPP。F,G.上颌窦黏膜穿孔后,用 PPP 或可吸收胶原膜修复

13.3D，E）。若出现上颌窦黏膜穿孔，可用 PPP 膜或可吸收胶原膜覆盖，修复穿孔（图 13.3F，G）。

当上颌前部三维方向骨存在严重萎缩时，需要行鼻底提升增加垂直骨量，应用自体骨块移植增加水平骨量。鼻底提升的手术方法如下：全身麻醉下，翻开黏骨膜瓣，暴露剩余上牙槽嵴和梨状孔，小心地将鼻黏膜从鼻底和内、外侧骨边缘剥离（图 13.4A）。在提升的鼻底内严密填塞混有 PRP 或 BMAC 的骨替代材料（Bio-Oss；图 13.4B）。 必要时，可使用自体骨块移植增加水

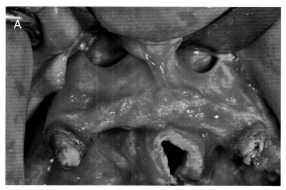
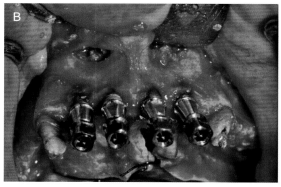
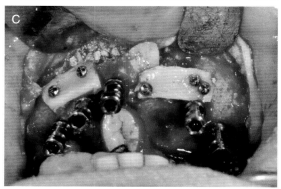

图 13.4　A. 鼻底提升：向上提起鼻底黏膜。B. 在提升区域中充填 Bio-Oss 和 PRP 或 BMAC 的混合物，同期植入 4 颗种植体。C. 自体骨块移植，增加水平和垂直骨量

平骨量（图 13.4C）。

PRP/ BMAC 和 PPP 的制取

使用 Harvest SmartPrep® 多细胞加工系统（Harvest Technology）制备 PRP、BMAC 和 PPP。制取 PRP/ BMAC 融合支架的方法如下：将（Bio-Oss）与 PRP 或 BMAC 混合，加入氯化钙和凝血酶混合物，以形成含 Bio-Oss 颗粒的凝胶。该凝胶可用于充填供区和受区骨块与受植床之间的间隙。制取 PPP 膜：使用平头针尖的无菌注射器将血浆上层小心地转移至无菌杯中（图 13.5A），加入人凝血酶和氯化钙的混合物使其活化，制作成膜状的 PPP 凝胶（图 13.5B）。

种植体植入时机：同期或分期植入

同期或 6 个月后（先进行全景片和 CT 检查）进行种植体植入。根据待修复区域的修复目标、种植位点的骨量和骨形态选择种植体的直径和长度。种植体埋入式愈合，愈合期 5~7 个月（平均 6.5 ± 2.58 个月），复诊时拍摄全景片，进行二期牙龈成型及上部修复。修复后前 5 年，每年进行临床检查和影像学检查；之后每 2 年复诊 1 次。

颊脂垫瓣

颊脂垫瓣是一个轴型皮瓣（图 13.6）。用带蒂颊脂垫瓣关闭术后上颌缺损已成为一个公认的术式，可以用于重建口腔内小到中型的软组织和骨缺损。在精确解剖剥离后，颊脂垫可提供一个 7cm × 4cm × 3cm 的带蒂瓣（图 13.6A）。颊脂垫瓣的适应证：口腔内小到中等的先天或获得性的软组织和骨缺损、腭裂二期修复、上颌骨骨增量创口关闭（图 13.6 B），以及颊侧推进皮瓣、腭侧旋转推进瓣、舌和鼻唇沟皮瓣失败后的替代治疗[41-42]。

结缔组织移植

在种植体植入的同期或延期，制取半厚腭侧瓣，用于和其他植入材料一起覆盖暴露的种植体表面。

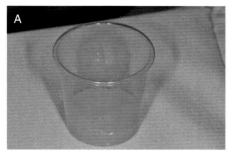
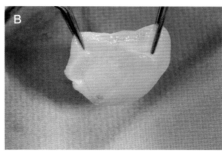

图 13.5　贫血小板血浆（PPP）制作生物膜

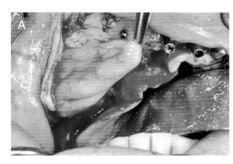
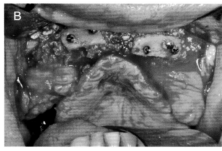

图 13.6　A. 颊脂垫瓣是一个轴型皮瓣。精确剥离后，颊脂垫提供了一个 7cm×4cm×3cm 的带蒂瓣。B. 覆盖在移植骨表面，增加移植骨的血管化并维持唇侧软组织量

Onlay 植骨治疗上颌严重骨萎缩的 10 年跟踪研究

2000—2010 年，共计 109 例患者接受了自体骨块移植（AOBG），其中 108 例成功（99.1%）。每个骨增量位点平均植入多达 9 个骨块，最多的病例在每个萎缩的上颌骨植入了 1~3 个骨块。45 例自体骨块移植的患者同期进行了鼻底和（或）上颌窦底提升术。大多数自体骨块移植用于增加水平骨量。垂直和水平加垂直的骨增量主要应用于上颌后牙区（图 13.7）。大多数自体骨移植患者的愈合过程顺利（95.4%），只有 1 例（0.9%）由于植骨暴露而失败，其中 29 例患者进行了侧壁开窗的上颌窦底外提升，16 例进行了鼻底提升。

108 例患者共植入 272 颗种植体，存活率为 94.5%，随访 43.6 ± 32.5 个月。有 15 颗种植体失败，其中 5 颗发生在手术过程中，10 颗发生（66.6%）在修复过程中。失败的 15 颗种植体中，只有 5 颗与吸烟有关，无统计学意义。

讨　论

上下颌牙缺失后吸收模式的差异给上颌骨严重萎缩的无牙颌患者修复带来了巨大的挑战。上颌骨由于严重吸收而后缩，相较于下颌骨呈现出具有美学问题的安氏Ⅲ类关系，对上唇的支持也

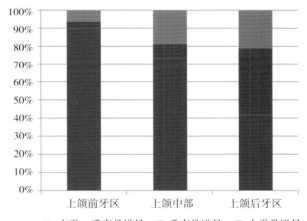

图 13.7　移植骨位置情况（卡方检验 Pearson Chi-Square 0.0001）

有所减少（图 13.8 A，B）。因此，对于多数口腔临床医生来说，由于牙缺损后常会导致骨量不足、牙槽嵴缺损、凹陷、鼻腔和上颌窦气化，上颌无牙颌的种植治疗是一项艰巨的临床挑战（图 13.8 C~G）。各种硬组织增量技术已经被用于增加牙槽骨高度和宽度，包括上颌窦底提升、鼻底提升和骨块移植。自体骨移植是一种可靠的方法，自体骨的骨诱导性和成骨性能有利于骨重建[41-42]。多年来，无牙颌重度萎缩的颌骨重建都是从口外（如髂骨）进行取骨[16]。口外取骨量大，然而愈合时间长、致残率高。本章中所描述的联合手术

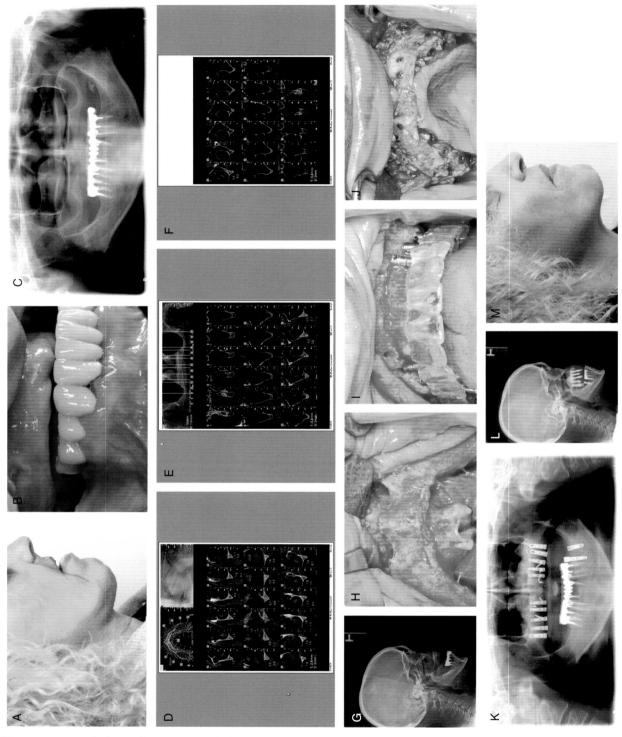

图 13.8　A，B. 术前侧面相和口内观。患者由于缺乏上颌骨和上唇支持，表现为安氏Ⅲ类关系。C~F. 术前全景和
CT：上颌无牙颌，牙槽嵴广泛萎缩。G. 术前头影测量：上颌缺牙区严重骨萎缩。骨性Ⅲ类，软组织轮廓同样表现
为Ⅲ类关系。H. 鼻底提升：可见前鼻棘、鼻底及提起的鼻底黏膜。I. 口内观：翻开黏骨膜瓣，暴露萎缩的上颌牙槽嵴，
准确放置带平行杆的外科手术导板。J. 水平自体骨移植唇面观。混合自体骨屑和 Bio-Oss，加入 BMAC，填充于骨
块和受植床之间的间隙，部分覆盖 PPP。K. 术后全景片：鼻底和上颌窦提升，充填 Bio-Oss 和 BMAC 增加垂直骨量，
口内自体骨块移植增加水平骨量，同期植入 10 颗种植体。L，M. 术后头影测量和侧面像：上颌牙槽嵴水平和垂直骨
增量、植入种植体后 6 个月，二期手术同时进行临时修复，恢复为安氏Ⅰ类关系（8G）

治疗均采用口内取骨的方式，重建重度萎缩的上颌骨，获得了较高的骨移植和种植体成功率（图13.8 H~M）。

应用自体骨和种植体对萎缩上颌骨进行大面积重建之后，可以获得长期的稳定性和理想的美学效果。文献报道，骨增量区域种植体存留率为76.8%~100%；多数研究表明，在行使功能1年后，种植体存留率大于90%[3-4]。考虑到缺损类型和外科手术方法的不同，种植体在上颌骨重建中的平均存留率为80%~100%[43-45]。

有文献全面研究和阐述了在自体骨移植后的愈合过程[46-47]。首先，在炎症情况下，骨吸收过程占主导，随后开始组织的愈合过程，后者包括移植骨的血管化和增殖细胞的迁徙渗透。最后，移植骨逐渐吸收并被新生骨替代[48-49]。PRP 或 BMAC 可为供区和受区提供必需的生长因子。PPP 膜覆盖可以促进愈合和血管化。PRP 联合小牛骨应用使得新骨形成良好[50-51]。一些研究指出，自体骨与 PRP 结合使用，可以提高种植体–骨结合[25, 51-53]。我们认为，PRP 可以通过局部释放的生长因子促进移植骨的愈合，后者可促进愈合并最终阻止骨的吸收。在我们的研究中，种植体植入后边缘骨吸收率较低（2.6%）。

大多数自体骨均水平放置于上颌骨前部，既可以支持种植体，又可以支持面部软组织。由于上颌骨的吸收模式和严重的颌骨萎缩会加大后牙区颌间间隙，所以后牙区常行垂直和二维扩增。

虽然吸烟已被证明是 Onlay 骨移植的危险因素[54-56]，但在这些病例中其并未显著增加种植的失败率。

目前"成功"的定义不仅是种植体的长期存留率，还依赖于软组织的状态和良好的美学效果。严重的骨萎缩总是伴随着牙龈形态异常，软组织增量可改变种植体唇侧的牙龈生物型[57]（该研究进行了 26 例上皮下结缔组织移植），因此常在二期牙龈成型术中进行。

颊脂垫（BFP）移植也可以结合 Onlay 植骨技术使用。既往研究中，BFP 已经用于口腔缺损的修复并取得巨大成功，其具有物理和生物学性质佳、解剖位置良好、切口小、血供好、手术简单通用、并发症发生率低及供区并发症发生少的优点[58]。BFP 已被成功地用于覆盖移植骨的表面，以提高移植骨的血管化并支撑唇侧组织[59]。

总之，通过水平和垂直植入自体骨块，重塑萎缩的上颌骨是一种可靠的、安全的、有效的骨增量技术，骨移植成功率高，种植体长期留存率高（图 13.8）。

总 结

本章对口内自体骨移植联合其他技术治疗骨量不足中的优势做了介绍，展示了上颌严重缺损复杂病例的治疗。强调联合应用多种先进的骨增量技术，增加无牙颌萎缩的牙槽骨量，为种植体的植入做足准备。为了获得最佳的美学效果，通过特殊解剖操作（鼻底及上颌窦底提升）和一些外科技术（骨增量、软组织处理和种植体植入）进行骨组织重建,是整个系统团队协作(外科医生、修复医生和技工室）治疗方案中重要的一环。

声 明

Devorah Schwartz-Arad 博士声明，本章研究不受任何商业组织的资金支持，且未从此研究中获取商业收入。

致 谢

笔者感谢 Angela Ruban 博士对于本章编写工作所做出的贡献。

参考文献

[1] Brånemark PI, Lindstro J, Hallen O, et al. A. Reconstruction of the defective mandible. Scandinavian Journal of Plastic Reconstractive Surgery, 1975, 9:116–128

[2] Misch CM. Ridge augmentation using mandibular ramus bone grafts for the placement of dental implants: presentation of a technique. Pract Periodontics Aesthet Dent, 1996, 8(2):127–135

[3] Nystrom E, Ahlqvist J, Gunne J, et al. 10-year follow-up of onlay bone grafts and implants in severely resorbed maxillae. Int J Oral and Maxillofac Surg, 2004, 33:258–262

[4] Nyström E, Nilson H, Gunne J, et al. A 9–14 year follow-up of onlay bone grafting in the atrophic maxilla. Int J Oral and Maxillofac Implants, 2009, 38:111–116

[5] Dimitriou1 E, Jones E, McGonagle D, et al. Bone regeneration:

current concepts and future directions. MBC Medicine, 2011, 9:66–76

[6] Clementini M, Morlupi A, Agrestini S, et al. Success rate of dental implants inserted in autologus bone graft regenerated area: a systemic review. Oral Implantology, 2012, 4:3–10

[7] Zouhary KJ. Bone graft harvesting from distant sites: concepts and techniques. Oral Maxillofac Surg Clin North Am, 2010, 22(3):301–316

[8] Misch CM, Misch CE, Resnik RR, et al. Reconstruction of maxillary alveolar defects with mandibular symphysis grafts for dental implants: a preliminary procedural report. Int J Oral Maxillofac Implants, 1992, 7:360–366

[9] Montazem A, Valauri DV, St-Hilaire H, et al. The mandibular symphysis as a donor site in maxillofacial bone grafting: a quantitative anatomic study. J Oral Maxillofac Surg, 2000, 58:1368–1371

[10] Proussaefs P, Lozada J, Kleinman A, et al. The use of ramus autogenous block grafts for vertical alveolar ridge augmentation and implant placement: a pilot study. Int J Oral Maxillofac Implants, 2002, 17:238–248

[11] Aalam AA, Nowzari H. Mandibular cortical bone grafts. Part 1: Anatomy, healing process, and influencing factors. Compendium Continuing Education in Dentistry, 2007, 28:206–212

[12] Schwartz-Arad D, Gulayev N, Chaushu G. Immediate versus non-immediate implantation for full-arch fixed reconstruction following extraction of all residual teeth: a retrospective comparative study. J Periodontol, 2000, 71(6):923

[13] Watzek G. Endosseous Implants: Scientific and Clinical Aspects. Quintessence Publishing Company, 1995: 40–62

[14] Chappuis V, Engel O, Reyes M, et al. Ridge alterations post-extraction in the esthetic zone: a 3D analysis with CBCT. J Dent Res, 2013, 92(12):195S–201S

[15] Roe P, Kan JY, Rungcharassaeng K, et al. Horizontal and vertical dimensional changes of peri-implant facial bone following immediate placement and provi-sionalization of maxillary anterior single implants: a 1-year cone beam computed tomography study. Int J Oral Maxillofac Implants, 2012, 27(2):393–400

[16] Branemark PI, Grondahl K, Worthington P. Osseointegration and autogenous onlay bone grafts: reconstruction of the edentulous atrophic maxilla. Quintessence, 2001, 2:11–14

[17] Schwartz-Arad D, Levin L. Intraoral autogenous block onlay bone grafting for extensive reconstruction of atrophic maxillary alveolar ridges. Journal of Periodontology, 2005, 76:636–641

[18] Del Fabbro M, Testori T, Francetti L, et al. Systematic review of survival rates of implants placed in the grafted maxillary sinus. Int J Periodontics Restorative Dent, 2004, 24:565–577

[19] Schaudy C, Vinzenz K. Osteoplastic reconstruction of severely resorbed maxilla by stack plasty: combining sinus augmentation with lateral and vertical onlay bone grafting. Br J Oral Maxillofac Surg, 2014, 52(7):647–651

[20] Lorean A, Mazor Z, Barbu H, et al. Nasal floor elevation combined with dental implant placement: a long-term report of up to 86 months. Int J Oral Maxillofac Implants, 2014, 29(3):705–708

[21] Schwartz-Arad D, Levin L. Multitier technique for bone augmentation using intraoral autogenous bone blocks. Impl Dentistry, 2007, 16:5–12

[22] Schwartz-Arad D, Levin L. Symphysis revisited: clinical and histological evaluation of newly formed bone and reharvesting potential of previously used symphysial donor sites for onlay bone grafting. J Periodontol, 2009, 80:865–869

[23] Lieberman JR, Daluiski A, Einhorn TA. The role of growth factors in the repair of bone. Biology and clinical applications. J Bone Joint Surg Am, 2002, 84-A(6):1032–1044

[24] Marx RE, Carlson ER, Eichstaedt RM, et al. Platelet-rich plasma: growth factor enhancement for bone grafts. Oral Surg Oral Med Oral Pathol Oral Radiol Endod, 1998, 85(6):638–646

[25] Marx RE. Platelet-rich plasma: evidence to support its use. J Oral Maxillofac Surg, 2004, 62:489–496

[26] Nauth A, Giannoudis PV, Einhorn TA, et al. Growth factors: beyond bone morphogenetic proteins. J Orthop Trauma, 2010, 24:543–546

[27] Anitua E, Tejero R, Zalduendo MM, et al. Plasma rich in growth factors promotes bone tissue regeneration by stimulating proliferation, migration and autocrine secretion in primary human osteoblasta. J Periodontal, 2013, 84(8):1180–1190

[28] Gao C, Harvey EG, ChuaM, et al. MSC-seeded dense collagen scaffolds with a bolus dose of VEGF promote healing of large bone defects. Europ Cells Mater, 2013, 26:195–207

[29] Del FabbroM, BortolinM, Taschieri S. Is autologous platelet concentrate beneficial for post-extraction socket healing? A systematic review. Int J Oral Maxillofac Surg, 2011,40:891–900

[30] Hatakeyama I, Marukawa E, Takahashi Y, et al. Effects of platelet-poor plasma, platelet-rich plasma, and platelet-rich fibrin on healing of extraction sockets with buccal dehiscence in dogs. Tissue Engng Part A 2013 (Epub ahead of print)

[31] Clark RF. Fibrin and wound healing. Annals New York Academy of Sciences, 2001, 936:355–367

[32] Brown F, Lanir J,Mcdonagh K, et al. Fibroblastmigration in fibrin gelmatrices. Am J Pathol, 1993, 142:273–283

[33] Soltan M, Smiler D, Choi JH. Bone marrow: orchestrated cells, cytokines, and growth factors for bone regeneration. Implant Dent, 2009, 18(2):132–141

[34] Smiler D, SoltanM, Lee JW. A histomorphogenic analysis of bone grafts augmented with adult stem cells. Implant Dent, 2007, 16(1):42–53

[35] Moraleda JM, Blanquer M, Bleda P, et al. Adult stemcell therapy: Dreamor reality? Transpl Immunol, 2006, 17:74–77

[36] Ren G, Chen X, Dong F, et al. Concise review: Mesenchymal stem cells and translational medicine: emerging issues. Stem Cells Transl Med, 2012, 1:51–58

[37] Umemura T, Nishioka K, Igarashi A, et al. Autologous bone marrow mononuclear cell implantation induces angiogenesis and bone formation in a patient with compartment syndrome. Circ J, 2006, 70:1362–1364

[38] Chang F, Ishii T, Yanai T, et al. Repair of large full-thickness articular cartilage defects by transplantation of autologous uncultured bone-marrow-derived mono-nuclear cells. J Orthop Res, 2008, 26:18–26

[39] Zhong W, Sumita Y, Ohba S, et al. In vivo comparison of

the bone regeneration capability of human bone marrow concentrates vs. platelet-rich plasma. PLoS One, 2012, 7(7):e40833

[40] de Castro CH, Souza LN, Fernandes Santos Melo M. Use of the buccal fat pad as free graft for closure of oronasal fistula in a cleft palate patient. J Craniofac Sur, 2015, 26(1):e14–16

[41] Rotaru H, Kim MK, Kim SG, et al. Pedicled buccal fat pad flap as a reliable surgical strategy for the treatment of medication-related osteonecrosis of the jaw. J Oral Maxillofac Surg, 2015, 73(3):437–442

[42] Wiltfang J, Schultze-Mosgau S, Nkenke E, et al. Onlay augmentation versus sinus lift procedure in the treatment of the severely resorbed maxilla: a 5-year comparative longitudinal study. Int J Oral Maxillofac Surg, 2005, 34:885–889

[43] ChiapascoM, Zaniboni M, Rimondini L. Autogenous onlay bone grafts vs. alveolar distraction osteogenesis for the correction of vertically deficient edentulous ridges: a2–4-year prospective study on humans. Clin Oral, 2007, 18(4):432–440

[44] Elo JA, Herford AS, Boyne PJ. Implant success in distracted bone versus autogenous bone-grafted sites. J Oral Implantol, 2009, 35(4):181–184

[45] Kim JW, Cho MH, Kim SJ, et al. Alveolar distraction osteogenesis versus autoge-nous onlay bone graft or vertical augmentation of severely atrophied alveolar ridges after 12 years of long-term follow-up. Oral Surg Oral med Pathol Oral Radial, 2013, 116(5):540–549

[46] Chiapasco M1 Zaniboni M, Boisco M. Augmentation procedures for the rehabilitation of deficient edentulous ridges with oral implants. Clin Oral Implants Res, 2006, 17(2):136–159

[47] Burchardt H. Biology of bone transplantation. Orthop Clin North Am, 1987, 18:187–196

[48] Buckwalter JA, Glimcher MJ, Cooper RR, et al. Bone biology. Ⅱ: Formation, form, modeling, remodeling, and regulation of cell function. Instr Course Lect, 1996, 45:387–399

[49] Thor A, Wannfors K, Sennerby L, et al. Reconstruction of the severely resorbed maxilla with autogenous bone, platelet-rich plasma, and implants: 1-year results of a controlled prospective

5-year study. Clin Implant Dent Relat Res, 2005, 7(4):209–220

[50] Plachokova AS, Nikolidakis D, Mulder J, et al. Effect of PRP on bone regeneration in dentistry: a systemic review. Clin Oral Implants Res, 2008, 19(6):539–545

[51] Camargo PM, Lekovic V, Weinlaende M, et al. Platelet-rich plasma and bovine porous bone mineral combined with guided tissue regeneration in the treatment of intrabony defects in humans. J Periodontal Res, 2002, 37:300–306

[52] Fennis JPM, Stoelinga PJW, Jansen JA. Mandibular reconstruction: a histological and histomorphometric study on the use of autogenous scaffolds, particulate cortico-cancellous bone grafts and platelet-rich plasma in goats. Journal of Oral Maxillofacial Surgery, 2004, 33:48–55

[53] Schwartz-Arad D, Levin L, Aba M. The use of platelet rich plasma (PRP) and platelet rich fibrin (PRP) extracts in dental implantology and oral surgery (in Hebrew). Refuat Hapeh Vehashinayim, 2007, 24(1):51–55, 84

[54] Schwartz-Arad D, Samet N, et al. Smoking and complications of endosseous dental implants. J Periodontol, 2002, 73(2):153–157

[55] Levin L, Herzberg R, Dolev E, et al. Smoking and complications of onlay bone grafts and sinus lift operations. Int J Oral Maxillofac Implants, 2004, 19:369–373

[56] Nitzan D, Mamlider A, Levin L, et al. Impact of smoking on marginal bone loss. Int J Oral Maxillofac Implants, 2005, 20(4):605–609

[57] Kan JY, Rungcharassaeng K, Morimoto T, et al. Facial gingival tissue stability after connective tissue graft with single immediate tooth replacement in the esthetic zone: consecutive case report. J Oral Maxillofac Surg, 2009, 67(11):40–48

[58] Singh J, Prasad K, Lalitha RM, et al. Buccal pad of fat and its applications in oral and maxillofacial surgery: a review of published literature (February) 2004 to (July) 2009. Oral Surg Oral Med Oral Pathol Oral Radiol Endod, 2010, 110:698–705

[59] Hao SP. Reconstruction of oral defects with the pedicled buccal fat pad flap. Otolaryngol Head Neck Surg, 2000, 122:863–867

（舒林径　译）

第14章 牙槽嵴骨增量——口外自体骨块移植术：技术及手术注意事项

Erica L. Shook*, A. Thomas Indresano*

颅顶骨移植

引 言

颅顶骨是颅颌面区优质的块状皮质骨供区。顶骨通常是取自体块状骨的首选位点，因为其提供的骨厚度最厚，且毛发覆盖能更好地隐藏瘢痕。克利夫兰自然历史博物馆在研究了281个颅骨的厚度后发现，颅骨平均厚度为6.33mm（5.3~7.5mm），后顶骨的厚度最大[1]。颅骨解剖包括外侧骨皮质层、骨髓腔或骨松质及内侧骨皮质层。移植类型包括：外板半厚瓣移植（外侧骨皮质半厚瓣）、外板全厚瓣移植（外侧骨皮质层全厚瓣）、双侧皮质骨板半厚瓣移植（外侧骨皮质全层和部分内侧骨皮质层）和双侧皮质骨板全厚瓣移植（全层的内外侧皮质骨板）[2]。本章中所描述的外板半厚瓣移植是这4种移植技术中最常用的一类[3]。

外科步骤

术前评估应包括影像学评估，其至少应该包括头颅后前位（PA）和颅骨侧面影像，最好进行颅面CT或CBCT扫描。CT/CBCT检查可成为首选，因其能提供更精确可靠的颅骨厚度测量数据[4]。患者手术切口位置应该考虑发际线位置，切口位置应局限于毛发覆盖区域，这样能更好地隐藏瘢痕。尽管冠状切口能提供颅顶骨入路，但除非需要大量的骨移植物，否则如此大的手术入路通常是没有必要的。一些外科医生提倡使用半冠状切口[3]或20cm长度呈前后向的旁矢状面切口[5]；

而另一些报道则认为，在颅骨顶结节部位做较小（4~6cm）的水平或垂直切口，进行骨膜剥离后也能很好的暴露供骨区（图14.1）[6-7]。切口的位置和长度应根据外科医生的偏好和所需的移植骨量来决定。

颅顶取骨通常是在手术室全身麻醉下完成的。外科医生决定了取骨位点（通常是患者的非优势大脑半球）及所需骨量后，剃掉所选切口区域的毛发。远离手术部位的头发应该用橡皮筋或油膏固定（图14.2）。患者做好术前准备后，覆盖无菌手术单，先用记号笔标记切口线，然后沿切口线范围进行局部麻醉。切开时建议使用15#或10#刀片，或与单极电刀（Bovie）联合使用（Colorado工作尖，设定低功率）。切开皮肤及皮下组织，直抵骨面。为减少脱发，切口应平行于毛囊的轴向。双极电刀可用于在翻瓣时止血，然而在毛囊附近使用电刀会增加脱发的风险，因此应选择性地使用。一些外科医生喜欢在皮瓣边缘使用Rainey夹止血，但这也同样可能引起脱发。9号骨膜分离器能更好地分离骨膜，暴露供骨区[6]。

用记号笔和尺子标记出所需的骨瓣范围。当需骨量大时，建议取多个小的矩形骨块（1.5cm×4cm）以降低骨折风险。为避开矢状窦区域，防止由于矢状窦损伤所引起的大出血，颅骨的供区位置应该选在冠状缝后、矢状缝（颅骨中缝）外侧约3cm的位置（图14.3）。用裂钻制备供区骨瓣时应进行水冷，当到达骨髓腔深度时会有明显出血。裂钻的角度可垂直于供区表面（图14.4），也可呈一定角度（斜面切口；图14.5）为骨凿的便利进入提供路径。若采用后一种切口

*Department of Oral and Maxillofacial Surgery, University of the Pacific Arthur A. Dugoni School of Dentistry and Highland Hospital, San Francisco, California, USA

方向，骨瓣的外层宽度将大于内侧。如果钻的方向垂直，则需在既定供区的外侧缘制备槽/沟，以便于骨凿的倾斜进入（图14.4）。一旦供区的边缘切口完全进入骨髓腔，就可使用直的或弯曲的骨凿沿着供区的长边进行撬动（图14.6），注意如果切口太深则骨凿可能进入颅穹窿，切口太浅骨块可能发生骨板的折裂。骨凿进入骨髓腔后，应继续沿供区全长逐步剥离骨瓣，直至将外侧骨板从下方的骨髓腔中分离。如果需要，可用取骨

器在内侧骨板的表面刮取松质骨。移植物在植入前应置入低温的无菌生理盐水中[6]。

采用局部止血措施防止供区出血，如采用骨蜡和（或）微纤维胶原蛋白。根据外科医生的习惯，可视伤口大小及出血控制情况沿切口方向放置引流条；此外，也可在伤口缝合后进行加压包扎。伤口应进行分层缝合：3-0可吸收线间断缝合颅

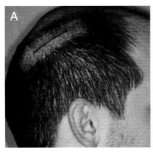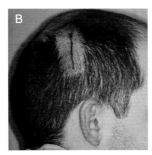

图14.1 描绘越过颅骨顶结节的，垂直和水平切口

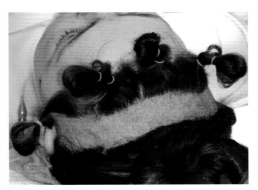

图14.2 如图，剃掉手术切口处及周围的头发，并用橡皮筋固定周围头发

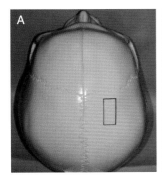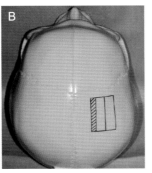

图14.3 颅骨取骨设计。A. 用角钻（无槽）制备单矩形骨块。B. 需要的移植骨量大时，取多个矩形骨块。阴影部分表示，用直钻制备的、允许合适的弯曲骨凿放置的骨槽

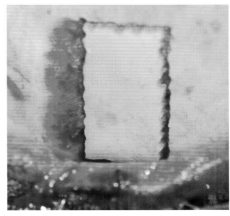

图14.4 如图，用角钻制备骨块的边缘线，其侧面制备了一骨槽，其余各面均垂直于骨面

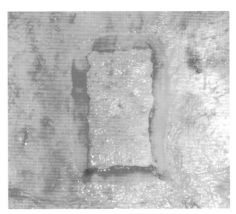

图14.5 如图，用角钻制备骨块的边缘线，各面均与骨面成一定角度

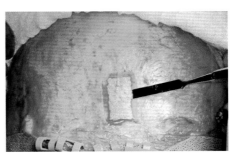

图14.6 骨凿沿骨块边缘的全长，慢慢进入骨髓腔后，取出骨块

骨膜及帽状腱膜，用外科钉或 4-0 不可吸收线缝合皮肤[6]。

R/B/A/ 并发症

颅顶骨是一个非常有利的供骨区，其优势在于：靠近手术部位，易于获取，可获得大量的皮质骨，术后骨和软组织畸形的发生率较低。同时，由于皮质骨板均匀的致密性和富含的哈弗斯网络，顶骨移植物能够快速血管化且吸收量极低。该技术潜在的缺点/并发症包括：硬脑膜撕裂、瘢痕、脱发、松质骨量少、由于手术部位距离近而限制两个手术团队的协同操作，可能造成轮廓畸形、血肿、上矢状窦裂伤（引起严重出血）、感染、硬膜外血肿等[2, 6]。若出现硬脑膜撕裂、显著出血或其他颅内损伤，建议立即邀请神经外科医生会诊。

髂前嵴

引 言

髂前嵴（AIC）的皮质/松质骨含量颇为充足（约 50cm³），因此在颌面部重建中常作为移植骨的供区。髂前嵴位于髂前上棘（AIS）和髂结节之间，髂前上棘后约 6cm 处。该区域的血供由位于髂骨内侧的旋髂深静脉和动脉分支提供。臀动脉是取骨时最常见的出血来源。在该区域有几根感觉皮神经：髂腹下神经的外侧皮支（L1，L2）跨越髂结节；肋下神经（T12，11）的外侧皮支在髂腹下神经下方穿行，越过髂前上棘的尖端；股外侧皮神经一般位置稍低，走行于腰大肌和髂肌之间，贯穿阔筋膜张肌支配大腿外侧皮肤。对 2.5% 的人来说，股外侧皮神经可以在与髂前上棘交叉周围 1cm 内找到，如果在解剖中触及和损伤，可能发生感觉异常性股痛（大腿外侧持续的感觉迟钝和麻木）。有关肌肉解剖包括腹外斜肌、阔筋膜张肌、臀中肌和髂肌[2, 8]（图 14.7）。

外科步骤

髂前嵴移植骨（AICBG）的获取需在手术室全身麻醉下进行。在患者术区的髋关节下放置球囊，完成术前准备后，覆盖无菌手术单。术区

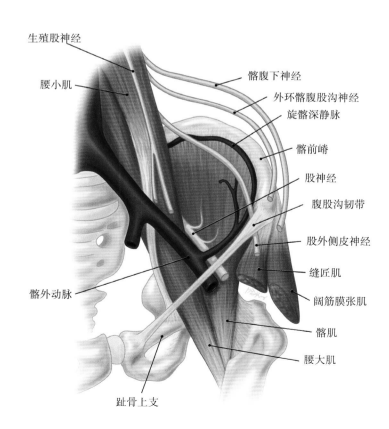

图 14.7 髂前嵴解剖图解

皮肤越过髂嵴会向内侧收缩，因此瘢痕可位于髂嵴外侧，从而避免受到衣物的刺激。用皮肤记号笔按计划标记出切口线，切口初始的1~2cm位于髂前嵴之后，随后沿髂嵴向后延伸4~6cm（图14.8）。沿切口长度进行局部麻醉。使用10#刀片，切透皮肤、皮下组织及Scarpa筋膜，到达肌肉层。沿阔筋膜张肌外侧和内侧腹外斜腹肌间的腱膜进行解剖，然后穿过骨膜。骨膜下的解剖主要是从内侧髂嵴上剥离髂肌附丽。解剖时最好避免进入阔筋膜张肌外侧，以减小发生步态失常并发症的风险。此外，还要小心保护内侧的肌骨膜层，以避免在移植物获取时对腹腔内造成伤害。为此，可使用髂牵开器（iliac retractor）或有延展性的大拉钩进行协助[2, 8]。

根据所需骨的类型和数量，可以采用多种方法获得骨块。如只需要松质骨则可采用clamshell、Tschopp、trap door及Tessier技术。当需要大块皮质骨块时，可使用来复锯在髂嵴顶部的中间进行切割，切口始于髂前嵴后方1~2cm处，向后延伸4~6cm，向下深入达5cm（图14.9），这个深度是前、后皮质骨板融合的平面。按照所需移植骨的前后范围，用来复锯沿内侧嵴做垂直切口，直至所需深度（最大5cm）。骨块的下部轮廓可先用裂钻制备沟槽，然后用弯曲骨凿做进一步的制备。一旦所有的轮廓边界都已经清晰，就可以用直型骨凿取下皮质骨块。这时还可使用骨刮匙获取松质骨。在髂前嵴处总共可获得大约50cm³的皮质/松质骨[2, 8]。

完成大量冲洗后，在供区关创前使用止血剂进行充分止血（如微纤维胶原）。根据外科医生

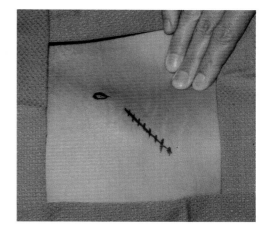

图14.8　标记AICBG皮肤切口设计线

的习惯，可选择在术区放置外科引流条，以防止术后局部积液。分层关闭创口，使用2-0可吸收线缝合关闭骨膜和肌肉筋膜层，使用4-0可吸收线缝合皮下层，然后使用4-0不可吸收线对皮肤进行关创。根据外科医生的偏好，选择使用无菌辅料包扎创口。按例患者需要住院观察一晚，并应在出院前保持能自主走动的状态（self-ambulatory）。在手术后头几日患者可能需要手杖、拐杖或助步车，建议其6周内应避免剧烈体力活动[2, 8]。

R/B/A/ 并发症

髂前嵴作为供区的优势包括：可提供大量皮质/松质骨，且两个团队可同时进行供区和受区的手术准备。该技术的并发症包括：感染、血肿、血清肿、步态失常、髂嵴骨折、腹腔内的穿通/损伤、肠梗阻、骶髂关节不稳定、腹部疝、慢性疼痛、美容轮廓畸形、瘢痕、感觉神经损伤等。据报道，这些并发症的发生率为0.7%~25%[8]。

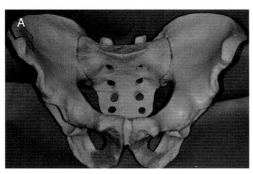

图14.9　前髂骨取骨设计线

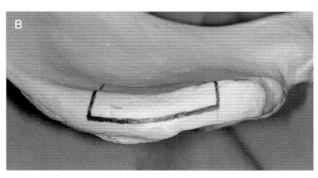

▶病例报道

该病例及照片由 Chan M Park 授权编辑（Chan M Park, DDS. MD, FACS, OMFS. Residency program director, university of the pacific/highland hospital, Oakland, califonia, USA）。

患者，19 岁，男性，一般情况健康。影像学检查：右侧下颌骨从双尖牙后方延伸至乙状切迹范围内，可见多腔性非阻射低密度影（图14.10）。活检诊断为成釉细胞瘤，安排患者在手术室内接受全麻下肿物切除手术，并同期行髂前嵴移植骨（AICBG）重建。标记肿瘤轮廓线及切口位置（图14.11）。制备口外入路切口，从髁突到正中联合处暴露右侧颌骨（图14.12），行右下颌骨半切术（图14.13）。从左侧髂前嵴（AIC）获得皮质/松质骨块（图14.14），将其分割为3个皮质骨块，并连接到预弯的髁突重建板上（图14.15）。髁突重建板与皮质骨块固定后放置于右侧颌骨位点处（图14.16），将剩余松质骨移植物包绕在皮质骨块的周围。手术后立即进行放射检查（图14.17）。

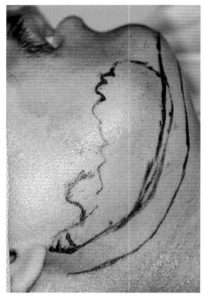

图14.11 在皮肤上标记出，下颌骨下缘边界线，肿瘤的轮廓。设计切口位置

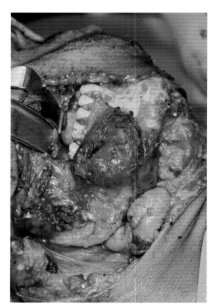

图14.12 暴露右下颌骨造釉细胞瘤

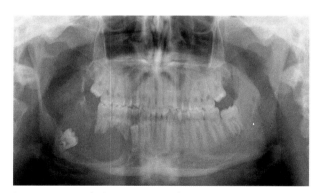

图14.10 全景片示：右下颌骨大型多腔透射性影像

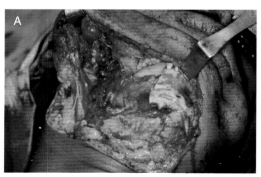

图14.13 右下颌骨切除术

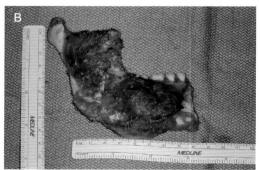

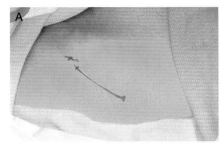
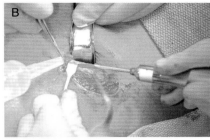

图 14.14　获取左髂前嵴移植骨（AICBG）

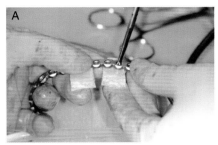
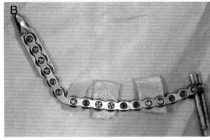

图 14.15　将皮质骨块固定在预弯的髁突重建板上

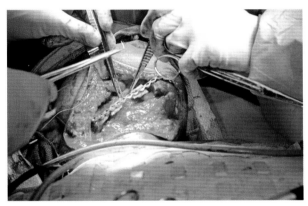

图 14.16　将附皮质骨块的重建板放置到合适的位置

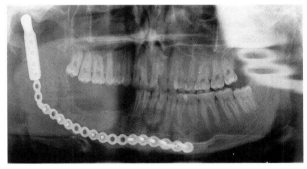

图 14.18　术后 6 个月，全景片

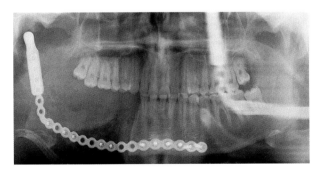

图 14.17　术后全景片

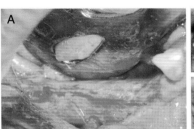
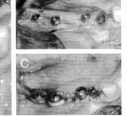
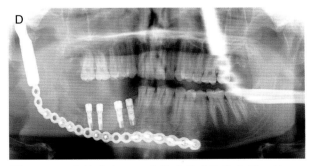

图 14.19　种植手术示，形成的骨嵴结构良好。植入 4 颗种植体

6 个月后，复查放射影像（图 14.18）并制订种植修复计划。将 4 颗种植体植入成功重建后的牙槽嵴内（图 14.19）。待骨结合完成后，以种植固定桥（FPD）进行上部结构修复（图 14.20）。患者在术后恢复良好，右下颌骨的形态和功能得到良好的修复。

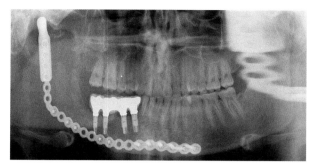

图 14.20　骨结合完成后，完成最终修复体，种植固定桥（FPD）

髂后嵴

引　言

髂后嵴（PIC）供区能提供的移植骨量最大，为 $100\sim120cm^3$ 的非压缩皮质/松质骨。对于需要超过 $50cm^3$ 骨量的大型牙槽嵴重建，髂后嵴是移植骨的首选位点。在骶髂关节旁臀大肌附丽的三角形结节下方，可获取的移植骨量最多；该结节大约为 $3cm\times4cm$，从此处向下形成一骨嵴并向下延伸 $10\sim12cm$，称为坐骨切迹。在该结节前方可找到臀中肌的附丽处，再往前则是臀小肌的附丽处。臀大肌的肌肉在正常步态时不会用到，而从坐位起立时则会涉及此肌肉。在 PIC 移植骨获取的手术中，只有臀大肌和非常少量的臀中肌附丽被翻开，因而发生步态失常的风险非常小甚至几乎没有。这一区域的皮肤感觉神经包括臀上皮神经（L1～L3）和臀中皮神经（S1～S3）。血供由臀下动脉提供，这是旋髂深动脉的终末分支[2, 8-9]（图 14.21）。

外科步骤

患者在手术室全麻下采取俯卧位，210° 反向髋关节屈曲位获取 PIC 移植骨（PICBG）。患者完成术前准备并覆盖无菌铺巾。使用皮肤记号笔标记相关解剖结构，包括髂后嵴、臀大肌附丽结节（三角形结节）、背侧体轴中线、臀上皮神经和臀中皮神经的分支（图 14.22）。按计划标记出切口：切口线沿后髂嵴弧线走行，长约 6～10cm；

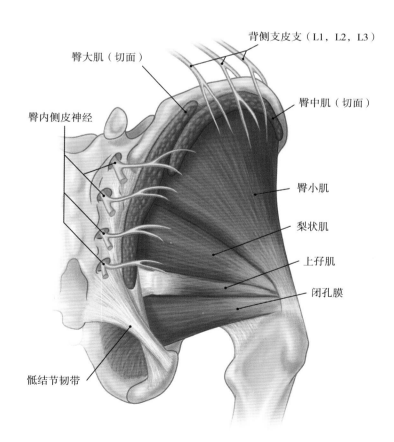

图 14.21　髂后嵴解剖图

臀大肌（切面）

背侧支皮支（L1，L2，L3）

臀中肌（切面）

臀内侧皮神经

臀小肌

梨状肌

上孖肌

闭孔膜

骶结节韧带

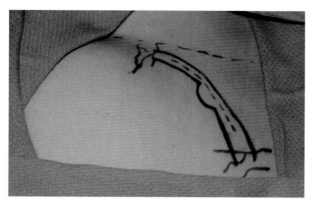

图 14.22　在皮肤标记出相关解剖和设计的切口，以获取髂后嵴移植骨（PICBG）

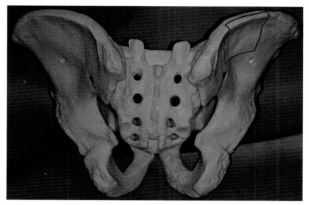

图 14.23　后髂骨取骨设计线

切口中点应与附丽结节的中心相重叠；切口离体轴中线的距离应至少保持 3cm。以上切口设计的方式，是为了防止损伤臀上皮神经和臀中皮神经[8-9]。

随后，沿切口线行局部麻醉。用 10# 刀片切透皮肤、皮下层、胸背筋膜和骨膜。从三角形结节到臀线处（位于髂嵴下约 3cm）翻开臀大肌。在臀大肌深面可见到臀中肌，只需稍稍剥离臀中肌就能完全暴露骨膜。插入后髂骨牵开器(posterior ilium retractor ）充分暴露后外侧髂骨。按需要尺寸用来复锯制备移植骨块轮廓线（最大尺寸为 5cm×5cm；图 14.23 ）。移植骨的后缘应位于附丽结节后份的骨嵴顶点处，用来复锯仅能够切透外侧骨皮质。随后，将来复锯置于髂嵴中线处，从清晰暴露的后缘向前制备切口，直至达到取骨所需的宽度（最大 5cm）。最后，用来复锯制备移植骨前缘，然后将两条垂直骨切口在下缘处进行连接。完成移植骨的轮廓线预备之后，使用 1 英寸宽的弯曲骨凿和骨锤取出移植骨块。这时，可以用骨规和骨刮匙取骨器获得松质骨。在获取完足量的松质骨后，用骨挫将取骨位点处的骨缘打磨平滑。供区大量冲洗后，联合运用电刀、骨蜡、微纤维胶原、浸泡了凝血酶的胶原海绵进行止血。建议在骨腔内放入 7 或 10mm 长度的球茎状引流管，引流管的出口位置应该尽量靠前，以防患者在卧睡时压闭开口[9]。

缝合切口时，先使用 2-0 可吸收线重新缝合骨膜。将臀大肌重新悬吊于胸背筋膜上，恢复其附丽位置，这一步骤非常重要。皮下层和真皮用

3-0 可吸收缝线缝合关闭，随后小皮钉或 4-0 非吸收缝线缝合关闭皮肤。最后，根据外科医生偏好，用无菌敷料加压包扎[9]。

术后严密观察患者。外科医生判断引流量减少到适量时取出引流管，通常引流量减到每 24h 内 30~50mL 即可，这可能需要 2~4d。患者术后第 1 天尽量卧床休息，鼓励其在术后第 2 天开始走动。我们建议患者 6 周内避免剧烈活动，包括上下楼梯或长途步行[9]。

R/B/A/ 并发症

髂后嵴作为供骨位点具有一定的优势，如可获得较大的移植骨量，与髂前嵴取骨位点相比并发症更少。潜在的并发症包括：血清肿、血肿、步态失常、筋膜室综合征、输尿管损伤、腹疝、臀神经损伤、出血、感染和疤痕。髂后嵴较髂前嵴取骨的缺点包括：较长的操作时间、患者需保持俯卧位、取出气管导管的风险，以及两个手术小组不能在供区和受区位点同时操作[2, 9]。

▶ 病例报道

该病例及照片承蒙 Chan M Park 提供（Chan M Park, DDS. MD, FACS, OMFS. Residency program director, university of the pacific/highland hospital, Oakland, califonia, USA ）。

患者，44 岁，女性，一般情况健康。影像学检查：左侧下颌骨可见从前磨牙延伸到升支中部的非阻射－阻射混合性病损（图 14.24）。活检

诊断为骨化性纤维瘤。患者被安排在手术室内全身麻醉下切除病变组织，并立即用 PICBG 重建缺损。标记出左下颌骨下边界和计划手术切口（图 14.25）。口外切口从髁突到正中联合处暴露左侧下颌骨（图 14.26），并进行保留髁突的左下颌骨半切术（图 14.27）。从右侧 PlC 获取皮质／松质骨块（图 14.28），再用咬骨钳将其咬碎，与 rhBMP-2（重组人骨形态发生蛋白 −2）和可吸收胶原蛋白海绵混合，填塞到固定后的预弯重建板后方（图 14.29）。手术后立即拍摄 X 线片（图 14.30）。

6 个月后，在已形成良好的牙槽嵴内植入 2 枚种植体（图 14.31）。骨结合完成后用 PFM 冠修复。患者在外科治疗和左下颌骨形态及功能重建后恢复良好。

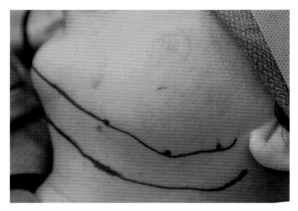

图 14.25 在皮肤上标记出，左下颌骨下缘边界线和切口设计线

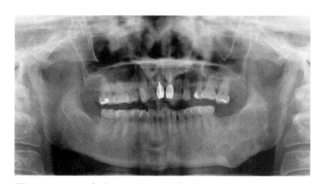

图 14.24 全景片示：左下颌骨大型混合性，阻射 − 非阻射病变

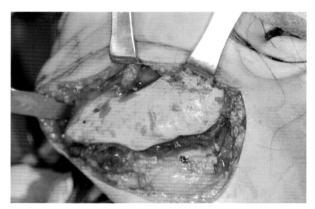

图 14.26 暴露左下颌骨骨化性纤维瘤

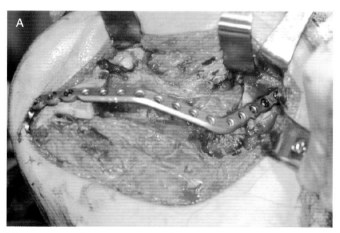

图 14.27 保留髁突的左下颌骨半切术

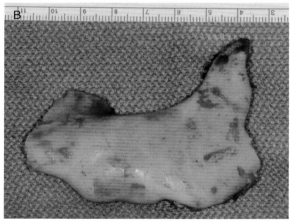

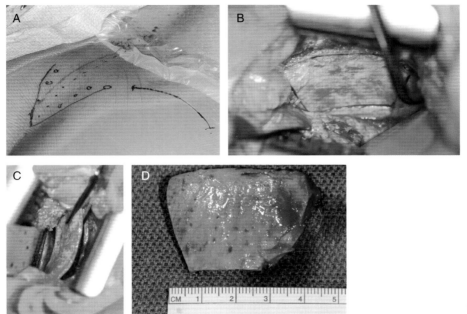

图 14.28　获取右侧 PICBG

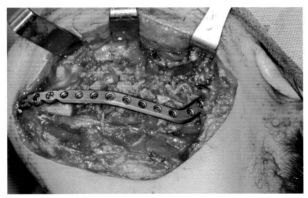

图 14.29　将骨皮质松质骨与 rhBMP-2、可吸收胶原蛋白海绵混合，塞入缺损区

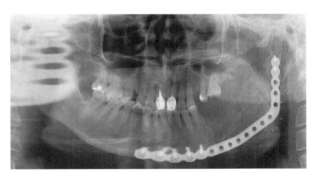

图 14.30　术后全景片

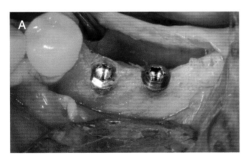
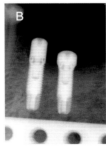
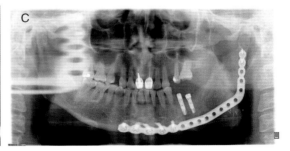

图 14.31　种植手术示，形成的骨嵴结构良好。植入 2 颗种植体

胫 骨

引 言

胫骨是成年患者另一个颌面骨移植的供骨区（图 14.32），由于其技术简单，并发症少，深受许多外科医生的喜欢。从 Gerdy 结节外侧进入是较为常见的手术入路，这是因为 Gerdy 结节位于胫骨粗隆和腓骨头间，很容易从皮肤外扪及，且在其浅层并无重要的解剖结构，允许直接入路。在 Gerdy 结节下方有胫骨前肌、膝下动脉分支和胫前返动脉。在这个区域，感觉神经是由腓肠侧神经发出的皮支[1]。正如 Herford 及其同事所描述，采用内侧入路也是可行的，它也能获取与外侧入路等量的移植骨（约 25mL）和相同的皮质骨厚度（约 1.5mm）[10]。有些医生更青睐内侧入路，因为相较于外侧入路，该入路距其他重要结构更远（如关节面、胫骨前肌和胫骨前血管）。尽管如此，内侧入路的解剖标志点更难确定，尤其是对于身材较高大的患者而言。

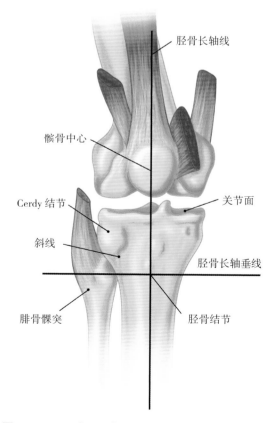

图 14.32 胫骨近端解剖图

外科步骤

胫骨骨移植通常在门诊进行，采用静脉镇静或局部麻醉。用皮肤记号笔标出相关的解剖，在外侧入路中涉及的解剖标志包括：髌骨、胫骨粗隆、腓骨头和 Gerdy 结节（图 14.33）。按计划标识出皮肤切口，切口倾斜越过 Gerdy 结节延伸 3~4cm（图 14.33）。沿切口标志线行局部麻醉。用 10 或 15# 刀片切透皮肤、皮下脂肪、髂胫束和骨膜。用 9 号骨膜分离器分离至骨膜下，暴露 Gerdy 结节。用带水冷装置的裂钻穿透皮质骨，制备出 1~2cm 的椭圆形窗口边界（椭圆窗口可对周围骨组织产生更少压力，降低术后骨折风险）。可用骨刮匙从胫骨平台和平台下方的胫骨长轴处取骨。向上方取骨时须小心，避免进入关节间隙。止血一般没有问题，但如有必要，可使用可吸收性明胶海绵或微胶原蛋白填塞缺损腔。手术后分层关闭术区，用 3-0 可吸收线缝合关闭骨膜和髂胫束，4-0 可吸收线缝合皮下层，然后用 4-0 不可吸收线缝合关闭皮肤[2, 11]。

在内侧入路中涉及的相关解剖学标志包括：髌骨、近端胫骨、胫骨平台中点，以及通过胫骨平台中点的垂线（胫骨平行线）和水平线（胫骨垂直线），见图 14.34。标记切口线，中心位于垂线内侧 15cm（胫骨平行线）和水平线上方 15cm（胫骨垂直线），切口线长 1~1.5cm（图 14.34）。随后，沿切口线进行局部麻醉。用 10# 或 15# 刀片切透

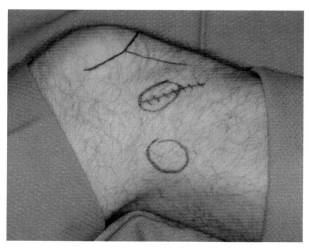

图 14.33 在皮肤上，标记出外侧入路法获取胫骨移植骨，涉及的解剖结构及设计的切口线

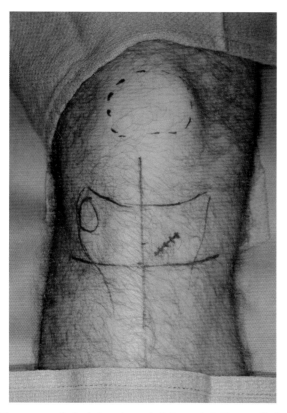

图 14.34　在皮肤上，标记出内侧入路法获取胫骨移植骨，涉及的解剖结构及设计的切口线

皮肤、皮下脂肪、骨膜直至骨面。用 9 号骨膜分离器进行骨膜下剥离。用带水冷装置的裂钻制备穿透皮质骨 1~2cm 深的椭圆形窗口边界，接着使用骨刮匙取松质骨。可根据需要将可吸收性明胶海绵或微胶原蛋白放入取骨腔止血。分层关闭创口，用 3-0 可吸收线缝合关闭骨膜，4-0 可吸收线缝合关闭皮下层，最后用 4-0 不可吸收线缝合关闭皮肤[10]。

　　根据外科医生的偏好，可用无菌敷料加压包扎骨移植供区。患者在术后即可走动（可在耐受范围内进行适当负重），但 6 周内建议避免剧烈活动。极少数情况下，可以为患者提供手杖或拐杖帮助其行走，但这些工具通常都不是必需的。

R/B/A/ 并发症

　　胫骨作为供骨位点的优点包括：并发症发生率低、发病率低、可获得大量松质骨、技术简单、手术时间短、两个团队能同时进行手术操作，并且该手术能够在门诊开展。缺点包括：皮质骨获

量有限、松质骨量不确定，较髂骨而言胫骨的松质骨密度可能较低。根据医生在骨移植手术中的临床经验，两种不同供区来源的骨在密度上存在差异；然而，一些基于骨密度测量的研究结论却正好相反，对比两种不同来源（髂骨和胫骨）的牙槽骨裂修复材料，二者的密度几乎是完全相同的[12]。胫骨移植术的潜在并发症包括：长时间疼痛、步态失常、伤口裂开、感染、瘢痕、血肿、血清肿、感觉异常、骨折、侵犯关节间隙。据报道，以上并发症的发生率为 1.3%-5.5%[2]。

► 病例报道

　　该病例报道由（图 14.35~14.68）Vishtasb Broumand 博 士 提 供（Vishtasb Broumand, DMD MD, Private practice, Oral & Maxillofacial Surgery, Adjunct Assistant Clinical Professor, Department of Oral and Maxillofacial Surgery, University of Florida College of Dentistry, Gainesville, FL）。

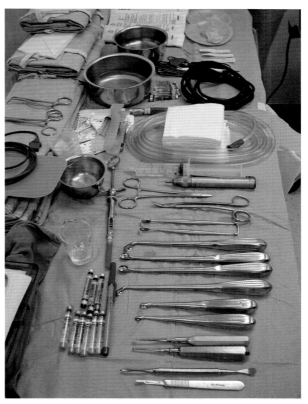

图 14.35　可以在门诊条件下制取胫骨移植骨块，但是必须在严格的无菌仪器和条件下进行。因静脉镇静并不是标准流程，因此并非绝对必要的

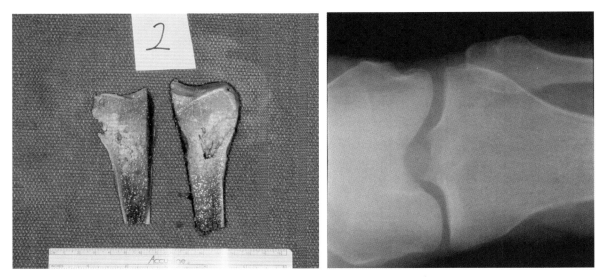

图 14.36~14.37　在较大的胫骨平台外侧位点取骨，获得 30 mL 的松质骨非常容易

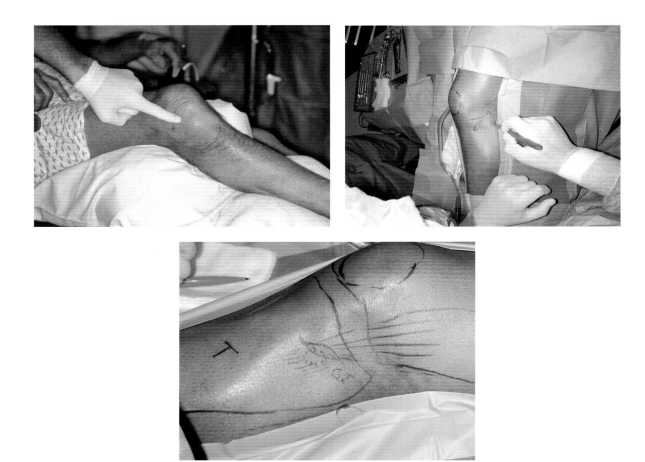

图 14.38~14.40　这个体位下，患者腿的曲度为 210°。消毒后，标记出 Gerdy 结节（突出于胫骨外侧缘），髂胫束附丽其上。弯曲膝盖，外科医生标记胫骨和腓骨头（腓骨位于后上部）。外侧胫骨结节（Gerdy 结节）距皮肤表面 6~10mm；切口长 1.5~2.0cm 可直接越过结节

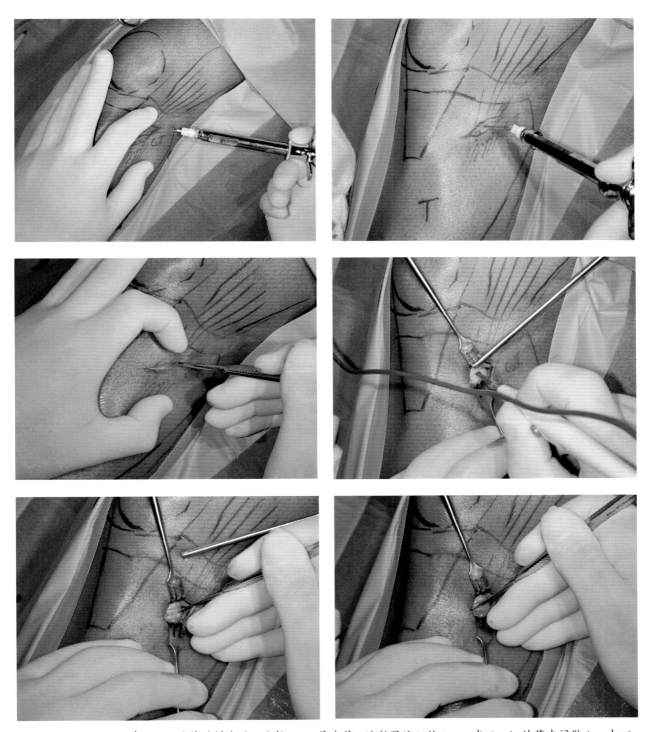

图 14.41~14.46　沿着 Gerdy 结节的横向面，注射 1 mL 局麻药，注射器注入约 1cm。在 Gerdy 结节中间做 1cm 切口，切透皮肤。锐性分离阔筋膜张肌骨纤维和连接到皮质骨的胫前肌的骨纤维。可用电凝术止血。接着，胫前肌反射到结节外侧

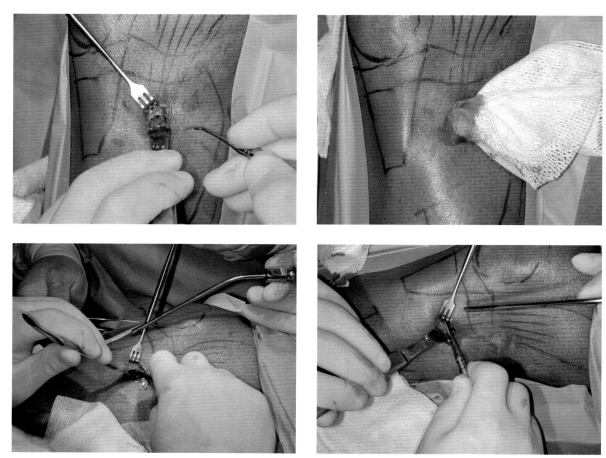

图 14.47~14.50　用 1.5cm×1.5cm 的 702 钻（常规 1cm×1cm），钻开骨皮质。移除骨皮质板，获取松质骨，约 30mL。骨板可以碾碎加入移植骨内，形成皮质松质自体骨移植物。取骨时，应控制刮匙与胫骨平台平行，或者紧贴胫骨平台，避免损伤膝关节

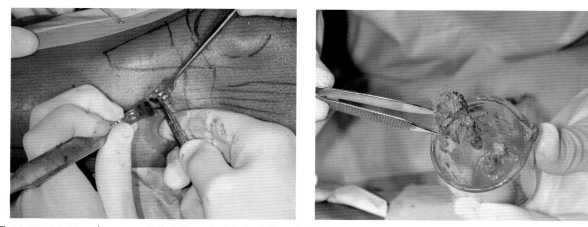

图 14.51~14.52　在 Gerdy 结节中部，用刮匙和圆骨凿获得大约 30mL 的松质骨

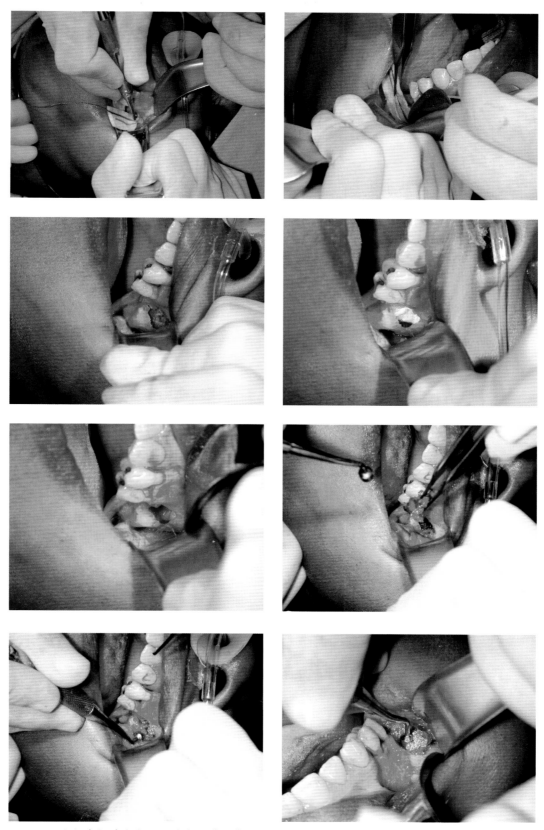

图 14.53~14.60　上颌窦提升完成后，将自体骨与富血小板血浆的牛异种骨混合物，填塞于黏膜下腔（提升后的窦底黏膜下）

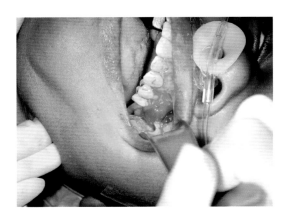

图 14.61　用去血小板血浆膜关闭上颌窦创口。窦底提升顺利完成后，用 4-0 铬肠线，间断缝合口内切口

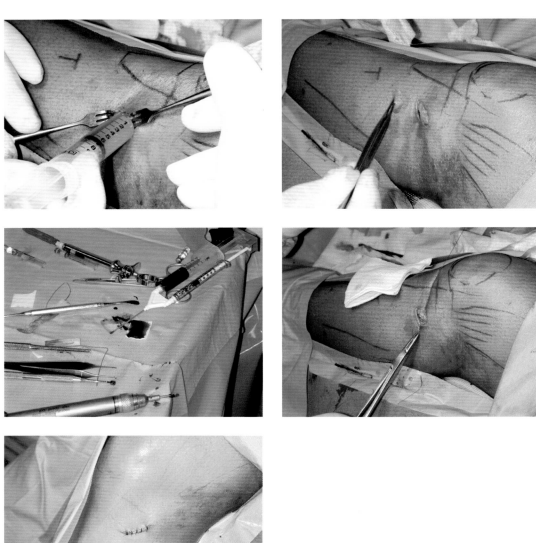

图 14.62~14.66　腿部创口用生理盐水冲洗，取骨位点放入血小板血浆以促进愈合，然后关闭创口。腿部创口，筋膜层用薇乔线缝合关闭，表皮层用尼龙缝线缝合关闭。较少用引流管

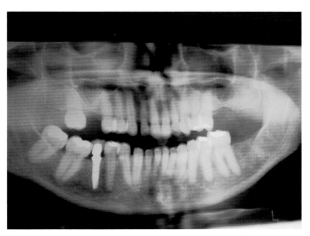

图 14.67　X 线片显示：窦底提升骨移植物在位

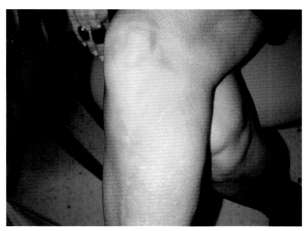

图 14.68　3 个月后可见创口愈合良好

总　结

当牙槽嵴重建需要较多骨量时，远离受植区的口外骨移植无疑是最佳的选择。最常用的供骨区包括：颅盖骨、胫骨、髂前嵴、髂后嵴。髂后嵴位点可获得的移植骨量最大，但患者需在全身麻醉下变换体位（仰卧位和俯卧位）。髂前嵴可获得的移植骨量位居第二位，患者同样需要在全身麻醉下进行手术，且术后出现步态失常的风险更大。胫骨区骨移植可以在诊所内配合局麻或静脉镇静进行，但获得的皮质骨量有限。颅顶骨能获得的皮质骨量最多，但松质骨量有限，并且手术必须在全麻下进行。每个供骨位点都有其特有的优势和劣势，外科医生在最终做出决定之前必须考虑以下因素：需要植骨的数量和类型、移植骨供区的发病率、患者的主观意愿、手术时间、外科医生的偏好开展手术的便捷性。

参考文献

[1] Gonzalez AM, Papay FE, Zins JE. Calvarial thickness and its relation to cranial bone harvest. Plast Reconst Surg, 2006, 117(6):1964–1971

[2] Zouhary KJ. Bone graft harvesting fromdistant sites: concepts and techniques. Oral Maxillofacial Surg Clin N Am, 2010, 22:301–316

[3] Jackson IT, Helden G, Marx R. Skull bone grafts in maxillofacial and craniofacial surgery. J Oral Maxillofac Surg, 1986, 44:949–955

[4] Tellioglu AT, Yilmaz S, Baydar S, et al. Computed tomographic evaluation before cranial bone harvesting to avoid unexpected hazards during eesthetic procedures. Aesthetic Plast Surg, 2001, 25:198–201

[5] Tulasne JF. Cranial bone grafting in maxillary preprosthetic surgery//Roger JF, Hunziker E. Preprosthetic and Maxillofacial Surgery: Biomaterials, Bone Grafting and Tissue Engineering, 1st ed. Oxford: Woodhead Publishing Limited, 2011

[6] Ruiz RL, Turvey TA, Costello BJ, et al. Cranial bone grafts: craniomaxillofacial applications and harvesting techniques. Atlas Oral Maxillofacial Surg Clin N Am, 2005, 13:127–137

[7] Harsha BC, Turvey TA, Powers SK. Use of autogenous cranial bone grafts in maxillofacial surgery: a preliminary report. J Oral Maxillofac Surg, 1986, 44: 11–15

[8] Kademani DK, Keller E. Iliac crest grafting for mandibular reconstruction. Atlas Oral Maxillofacial Surg Clin N Am, 2006, 14:161–170

[9] Marx RE. Bone harvest from the posterior ilium. Atlas Oral Maxillofacial Surg Clin NAm, 2005, 13:109–118

[10] Herford AS, King BJ, Audia F, et al. Medial approach for tibial bone graft: anatomic study and clinical technique. J Oral Maxillofac Surf, 2003, 61:358–363

[11] Kushner GM. Tibia bone graft harvest technique. Atlas OralMaxillofacial Surg Clin NAm, 2005, 13:119–126

[12] Sivarajasingam V, Pell G, Morse M, et al. Secondary bone grafting of alveolar clefts: a densitometric comparison of iliac crest and tibial bone grafts. Cleft Palate Craniofac J, 2001, 38:11–14

（李　婷　译）

第 15 章　口腔种植学牙槽嵴水平骨增量技术——替代口内骨块移植技术

第一部分　同种异体骨块行局部牙槽嵴骨增量技术

Joseph A. Leonetti[1] , J. Daulton Keith, Jr.[2]

引　言

骨量流失会造成上下颌骨的骨量不足，从而限制种植体的植入。创伤、病损、牙周病和牙丧失常常会引起种植位点可用骨量流失[1-2]。上颌骨（尤其是在上颌骨后部）发生吸收可形成刀刃状的牙槽嵴，这影响了种植体的植入和稳定性。报道称，自体骨移植对颌骨解剖外形重建[3-4]、美学修复[5-6]、种植体植入提供了生物力学方面的有效支持[7]。据报道，可获得自体骨的供骨区包括颅骨[8-9]、髂骨[10-13]、胫骨[14-15]、腓骨[16]、肩胛骨[17]、下颌正中联合[18-25]和颊棚升支[26-38]。每个供骨区可获得的骨质和骨量不同（表 15.1）[39]。自体移植骨块主要用于牙槽嵴骨增量，尤其是种植位点骨增量。

自体骨块移植在种植位点骨增量中的使用一直都非常成功。自体骨块移植的临床关注点在于：自体骨块移植的再吸收问题和供区的并发症问题。相比软骨内骨移植，膜内骨移植出现再吸收的问题较少[40-41]，这提示口内供骨在牙槽嵴骨增量方面具有优势，同时口内供骨在门诊条件下就可进行。报道称，采用口内游离骨块移植手术，平均牙槽嵴宽度预计可增加 4~5mm（最大 6~7mm）[41]，垂直高度可增加 2~3mm[42]。若在下颌正中联合处获取自体骨块，临床考虑应包括：可能引起 V-3 感觉异常、感染、牙活力丧失和手术后颏部外形问题。对切口设计和截骨术位置的重视已经使这些问题的发生率降到最低[5, 43]。

种植前，从下颌升支获得的皮质骨块非常适合牙槽嵴水平骨增量[5, 44]。这一供骨位点与下颌正中联合区域相比，其优势在于：可最低程度改变面部轮廓、接近后部的下颌骨受骨区域，并且减少术后的感觉异常和患者的不适感。然而，与下颌正中联合区域不同的是，升支区域在大多数情况下只能提供较薄的骨块，且几乎全是皮质骨，一般厚度为 4mm[45-47]。不管从哪个区域取骨，植骨区均需要 4~6 个月的愈合期才能行种植体植入术。由于这个阶段性的技术——自体骨块移植技术的临床成功率高[48-53]，且使种植位点的骨量可预期，在外科手术时常被采用[54-59]。

自体骨移植的缺点有手术时间延长、供骨区

表 15.1　预计供骨位点可获得的骨量[39]（由 Zimmer Dental Inc., Carlsbad, CA, USA 提供）

部位	位置	大约可获得骨量（cm）
髂嵴	后上部	60~80
髂嵴	前上部	30~50
胫骨	—	30~40
颅盖骨	—	20~25
腓骨	—	10~150
口内	侧嵴	4
口内	联合部	4
口内	结节	1

1 Main Line Oral Surgery, Paoli and Lionville Pennsylvania, Pennsylvania, USA
2 Private Practice in Periodontics, Charleston, South Carolina, USA

并发症、骨质和量有限、可用移植骨体积和外形受限，并且还存在潜在的术中和术后并发症[60-66]。一项研究结果表明，髂骨区自体骨取骨 5 年后，平均有 25% 的患者能感到明显的疼痛[54, 60]。其他的研究统计表明有 6%~20% 的患者会感到疼痛、过敏或者臀部麻木，同时还有 3%~9% 的患者遭遇其他髂骨移植术并发症[54, 60-63]。对于曾经接受过骨移植的患者，面临的主要问题是供骨区可用骨量不足[54]。因此，科学家对同种异体骨和异种骨进行了大量的研究（表 15.2），并使用多种同种异体材料，如天然和人造的羟磷灰石、磷酸钙混合物和聚合产品，以作为自体骨的替代或补充材料[66-67]。

同种异体骨因其拥有类似自体骨的骨诱导特点，而作为骨移植物的替代材料被大量使用。同种异体骨的骨诱导性为成骨细胞的增殖和新骨的形成提供了基质。矿化的同种异体骨已被成功制作成一种脱矿骨（DBM）[68-70]，作为骨替代物被使用，以治疗人类的牙槽嵴局部缺损。分期治疗增加牙槽嵴局部骨量，最常用于牙槽嵴水平骨增量，无论用同种异体骨，还是自体获取和移植自体骨，均已被证明是有效的选择。同种异体骨的使用避免开辟第二术区，因而减少了手术时间，降低了患者的疼痛和并发症，同时也缩短了术后的康复时间[70]。

同种异体骨块

对同种异体骨块的临床和组织学评估显示，天然骨小梁和骨的多孔性可以在灭菌过程中被保留下来（Puros 同种异体骨块，Zimmer）[71]，见图 15.1~15.2。其他同种异体骨已被改造与冻干骨骨质类似[72]，并已经作为自体骨替代物在整形外科[73-74]和口腔外科中应用[75-80]。

组织病理学评估结果显示[69]，新骨内存在的活性骨细胞证实，同种异体骨块在 6 个月时已迅速融合。这种新沉积的类骨质和编织骨小梁被极少量的移植物残余颗粒所包围和融合，其特点是具有空骨陷窝并缺少骨细胞。新生骨由编织骨小梁构成，没有炎症和坏死迹象，和宿主骨不易区别。为了实现成功的融合，宿主骨和血细胞须在同种异体骨的三维表面附着，并与其细胞外基质交织（骨传导）[81]。组织学研究证实，新生骨周围包围着同种异体骨的骨松质残余颗粒；同种异体移植物内部保留的胶原可能会促进同种异体移植物的融合，其能促进成纤维细胞的附着[82-83]。

同种异体骨块的外科技术指南

充分局部麻醉后，在牙槽嵴顶略偏腭侧做切口，越过缺损区域，向两边延伸大约 1~2 个牙位

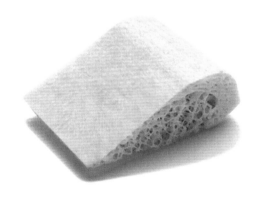

图 15.1　同种异体骨块

表 15.2　自体骨和同种异体骨移植材料的比较（由 Zimmer Dental Inc., Carlsbad, CA, USA 提供）

来源	形式	类型	优点
自体	新鲜	皮质骨、松质骨或皮质松质骨	骨诱导、骨传导、骨生成潜能自身免疫兼容
同种异体	液体冷冻	无位点并发症	
	冻干	骨诱导、骨传导潜能	
	脱钙	皮质骨、松质骨或皮质松质骨	取决于生产工艺

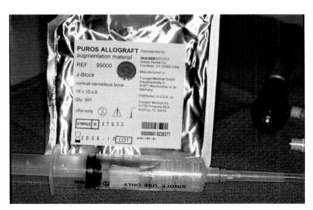

图 15.2　同种异体骨块再水化

做松弛切口。分离全厚黏骨膜瓣以便清楚地暴露牙槽嵴缺损部位(图 15.3，15.4)。预备受区牙槽骨，以便在移植骨块嵌入时，同种异体骨和受区能发生最大限度的骨接触，并提高移植骨块的稳定性。在足够的冷却水灌洗下，使用小球钻或直钨钢钻在受区骨面钻出小孔引导出血，钻进入的深度应在 0.5~1mm（图 15.5，15.6）。这一步骤有助于生长因子和血小板的聚集，对于伤口愈合和血管的再生十分重要[84]（图 15.7，15.8）。根据生产商手册，使用无菌生理盐水对同种异体骨进行"再水化"非常重要（图 15.9），这一步骤可在准备受骨区时完成。接着用机头和大球钻或裂钻修整出恰当的移植骨轮廓，让皮质骨边缘变得圆滑并使松质骨面形成弧形，直至其能与预备后的受骨区位点密切贴合。移植骨块需保留足够的皮质骨以便能进行坚强内固定。应注意限制或者避免盖

嵴区域向外延展，且注意垂直骨增量的牙槽嵴顶覆盖区域（图 15.10）。

方螺钉技术是指用 1.5mm 直径的螺钉在定位孔处穿透同种异体骨块，然后在受骨区制备 1.1mm 直径的定位孔。固位钉便轻松地进入同种异体骨块及受骨区，将同种异体骨块固定。利用双螺钉进行

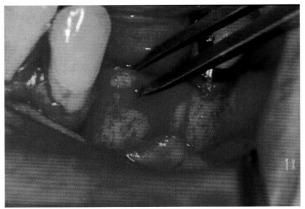

图 15.5　暴露牙槽嵴水平骨缺损

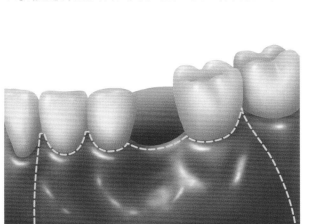

图 15.3　切口设计；下颌。由 Dr. J Daulton Keith, DDS, Zimmer Dental Inc., Carlsbad, CA 提供

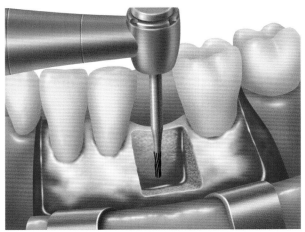

图 15.6　受骨区图解

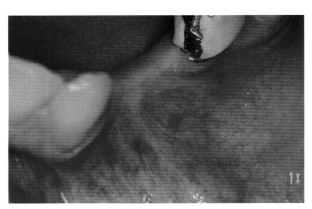

图 15.4　下颌骨后部牙槽嵴水平骨缺损

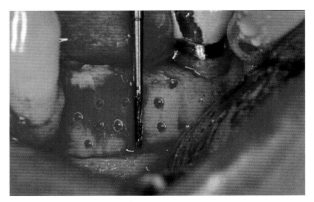

图 15.7　受骨区小营养孔

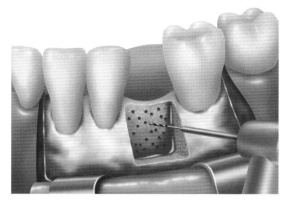

图15.8 小营养孔

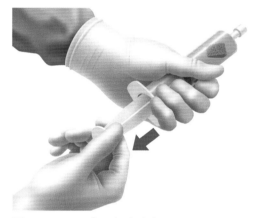

图15.9 60cm³注射器再水化

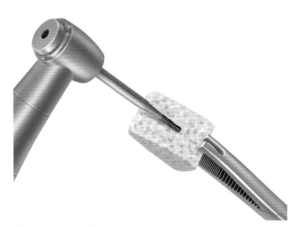

图15.10 用裂钻修整同种异体骨块

固定能够阻止骨块发生旋转（图15.11，15.12），第2颗螺钉应当与第一个螺钉成一定角度倾斜，并与其保留足够的距离（4mm）以降低由于压力发生骨块折断的风险。此外，螺钉在固定时应当小心，不要使用过大的扭矩力（图15.13）。最后，同种异体骨块的边缘修整应在口内完成，以去除任何可能影响软组织关闭的锋利边缘。同种异体骨块周围

的小空隙可用同种异体移植物颗粒填满。用屏障膜技术帮助骨移植区域的凝结稳定。

移植骨块区域的软组织关闭可用间断和褥式缝合技术完成（图15.14）。为了使伤口在无张力下缝合，建议松解唇侧黏骨膜瓣下的骨膜，同时松解和延伸舌侧黏骨膜瓣。富血小板血浆（PRP）可用来帮助软组织恢复。术后常规医嘱包括使用抗生素、止痛剂和抗菌剂含漱。注意避免与术区软组织接触。移植骨块在暴露和植入种植体前应保证4~6个月的恢复时间（图15.15）。最终修复需在种植体植入术后约12~16周后完成（图15.16~15.18）。

图15.19~15.35展示了另一个利用同种异体骨治疗上颌骨前部水平骨缺损的病例。切口设计和前文描述基本一致（图15.19~15.20）。图15.21为术前发生严重牙槽嵴水平缺损的锥形束CT（CBCT）扫描结果。图15.22和15.23展示了预备的箱装内置植骨受骨区及多个营养孔，接着如上所述进行"再水化"、轮廓修整和同种异体骨块的双螺钉固定（图15.24~15.27）。最后，在口内完成同种异体骨块的边缘修整，以去除任何可能会影响软组织关闭的锋利边缘。同种异体骨块周围的小空隙可用同种异体移植物碎屑来填充（图15.28），移植区域用屏障膜覆盖（图15.28，15.29）。膜技术可以帮助移植区域的整体稳定（图15.30，15.31）。初期软组织无张力关闭非常重要（图15.32，15.33）。图15.34的CBCT显示术后牙槽嵴的水平骨量得到明显增加。种植体植入成功且成功完成种植修复（图15.35）。

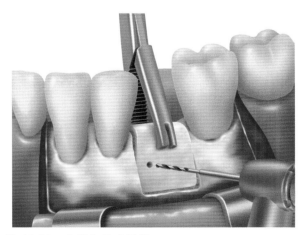

图15.11 方螺钉技术图解

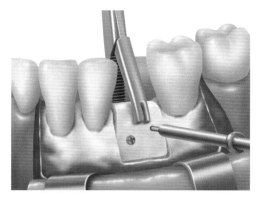

图 15.12　双螺钉坚强内固定

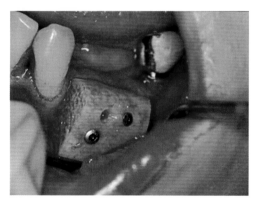

图 15.13　口内同种异体骨移固定

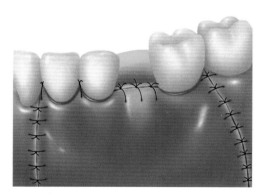

图 15.14　关闭伤口图解

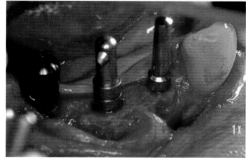

图 15.15　同种异体骨预备种植位点

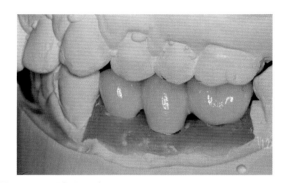

图 15.16　模型照片

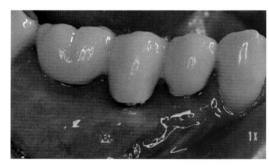

图 15.17　最终修复

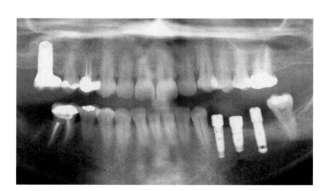

图 15.18　最终修复 X 线片

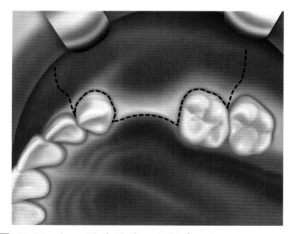

图 15.19　切口图片设计：上颌骨。由 Dr. Gregory J. Conti, DMD, MS, Zimmer Dental Inc.,Carlsbad, CA. 提供

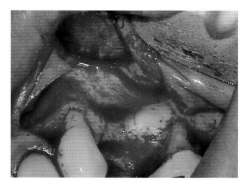

图 15.20　上颌骨牙槽嵴水平向缺损。由 Dr. Gregory J. Conti, DMD, MS, Zimmer Dental Inc.,Carlsbad, CA. 提供

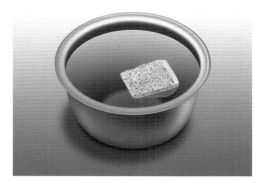

图 15.24　同种异体骨块再水化

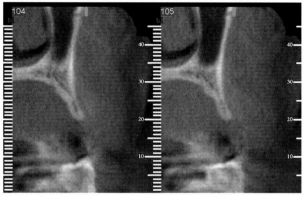

图 15.21　术前 CT

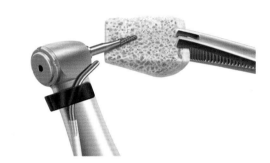

图 15.25　用钨钢钻修整同种异体骨块轮廓线

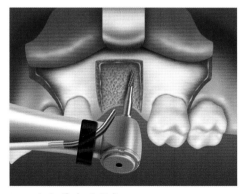

图 15.22　上颌骨受区预备

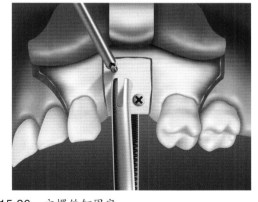

图 15.26　方螺丝钉固定

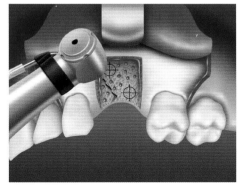

图 15.23　受骨区小营养孔

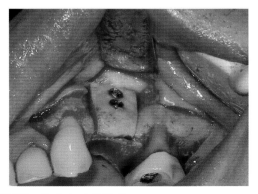

图 15.27　临床上双点固定

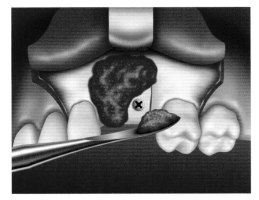

图 15.28　图解同种异体骨粒填塞空隙

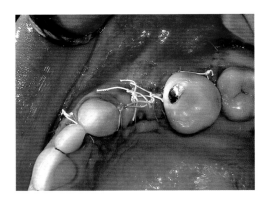

图 15.32　软组织关闭临床照片

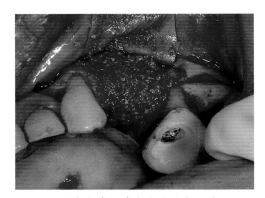

图 15.29　同种异体骨粒填塞空隙临床照片

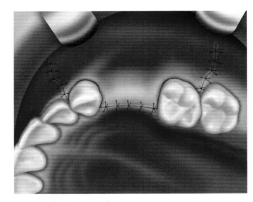

图 15.33　图解软组织关闭

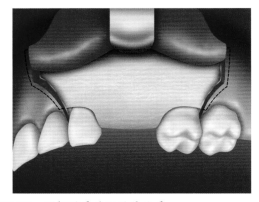

图 15.30　图解膜覆盖同种异体骨

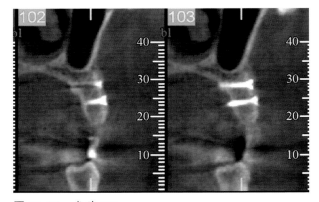

图 15.34　术前 CT

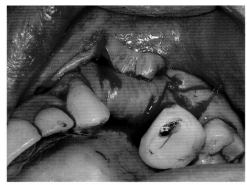

图 15.31　同种异体骨粒填塞空隙临床照片

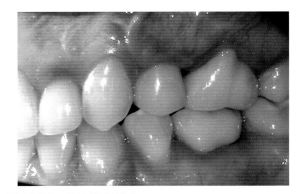

图 15.35　最终修复照片

病例报道：其他临床经验

▶病例 1

患者，女性，52 岁，前来咨询如果拔除右上颌切牙，其术后的种植手术方案。放射检查显示存在右上颌切牙根折，相应区域颊侧骨板消失。临床评估、既往史和现病史回顾显示无种植手术禁忌证。患者有意进行种植修复治疗。

告知患者，为了提供种植手术所需的骨量，骨块移植是一种非常有效的纠正水平骨缺损的治疗方法。患者放弃了开辟第二术区（下颌正中联合区或下颌升支区）获得自体骨块的手术方式，转而选择同种异体骨作为替代物。手术医生计划采用分期治疗的方法，以减轻潜在的并发症，如伤口裂开和移植骨块折裂（这些并发症与同期移植＋种植的手术程序有很大的关系）[41, 84-86]。在进行手术之前需要患者签署知情同意书，回顾手术程序、手术风险和并发症等。

微创拔除牙齿后，剩余牙槽嵴宽度为 3mm，而植入种植体至少需要 5mm。为了关闭缺损部位的软组织，骨块移植术延迟了 6 个星期。骨移植程序在局部麻醉下完成。切口设计在缺牙区牙槽嵴中部微偏向腭侧处，同时在植骨术区两侧各延伸一个牙位做松弛切口。用不同的减张切口暴露植骨位点，并辅助无张力创口关闭和血供保护。此外，松解黏骨膜瓣下的骨膜可使软组织瓣得到减张。如上所述，一旦暴露手术区植骨位点，立即制备受骨区以利于移植骨块的嵌入，以实现最大限度的骨接触面积和移植骨块稳定。在受骨区皮质骨钻出若干小孔，引导血管再生并增加生长因子和血小板的聚集[87-90]。

骨增量手术可选用同种异体来源的带有皮质－松质骨的髂骨块材料（J-Block，Zimmer Dental，Carlsbad. CA. USA）。在使用前，从容器中取出无菌的同种异体骨，并根据生产商的建议进行"再水化"。将同种异体骨放入一支 60 cm³ 的注射器里浸润。取出活塞，使 0.9% 无菌生理盐水完全覆盖注射器中的移植骨块。将活塞放回去慢慢推，排出空气后，封闭注射器的顶端，帮助同种异体骨块完全被无菌生理盐水浸润。使

用移植骨块之前，再次排除多余的空气，进行 3~5 min 的"再水化"（图 15.36）。

在水冷保护下大轮槽钻将锋利的皮质骨边缘修整圆钝，并使其外形完全符合缺损的受骨区域，同时尽可能多地保存皮质骨板。松质骨层很容易塑造出适合缺损区域的轮廓，而移植骨块的皮质骨层则能为坚强内固定提供高密度的表层。在修整同种异体骨外形时，注意减小或去除可能超出牙槽嵴顶的区域。

"再水化"完成后，将预备好的同种异体骨块放置于手术区，用迷你型的固位螺钉进行坚强内固定（Auto-Drive™ Screw，OsteoMed Corporation）。移植骨块最终边缘的修整在口内完成。移植骨块周围的空隙用同种异体骨屑填满（Puros，Zimmer Dental. Carlsbad. CA），整个移植区域用 I 型胶原膜覆盖（BioMend，Zimmer Dental. Carlsbad, CA）。4-0 缝线（薇乔线，Ethicon Znc.）进行无张缝合关闭软组织。最后，戴入对移植骨块无压力的临时可摘义齿。患者术后按医嘱服用术后抗生素，使用抗菌含漱液并口服镇痛药。

患者术后无异常、无感染或伤口裂开的临床迹象。6 个月后，预约患者行种植体植入术（图 15.37）。在局部麻醉下暴露术区，可见移植骨块结合良好，已融入周围的自体皮质骨（图 15.38）。钛钉周围骨吸收量较少，取出钛钉。在种植位点用标准备洞技术制备种植窝，用手动扳手旋入规格为 3.7mm×13mm 的锥形螺纹

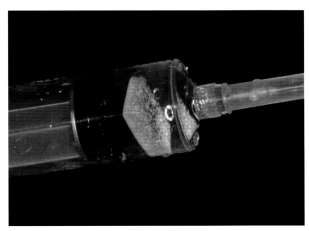

图 15.36　用 60cm³ 的注射剂再水化。由 Dr. Richard Koup 和 Mark Koup 提供

种 植 体（Tapered Screw-Vent, Zimmer Dental. Carlsbad, CA）。在整个植入过程中新骨都非常稳定，没有任何移植骨分离或者断裂的迹象（图15.39）。

当种植体被确认到位后，制取种植体水平印模。在种植取模前，缝合软组织使牙龈关闭并得以固定。完成缝线后，在缝合部位涂抹凡士林以防印模材料黏附。该步骤的目的是为了让技工室模型得到良好的软组织形态，从而为最终的基台预备做好准备。计划采用两期的外科操作程序，使移植部位受到的压力最小化。放入覆盖螺丝，用4-0缝线关闭软组织（外科加铬肠线，Ethicon Inc.）。

4个月时行二期牙龈成型手术，此时最终基台和临时修复体已经完成。软组织的轮廓在临时

修复阶段进行重建，在最终修复之前稳定下来。图15.40展示功能稳定修复2年后随访的X线片。图15.40A是之后10年的临床照片；图15.40B展示了10年间CBCT扫描影像，证明了移植骨块良好的融合及种植体周颊侧骨板的重新形成。

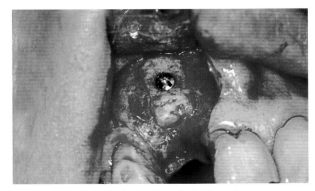

图15.38 同种异体骨融入宿主骨。由Dr. Richard Koup和Mark Koup提供

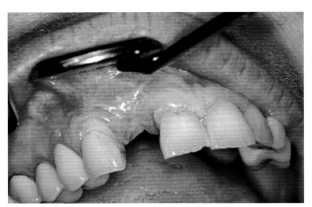

图15.37 同种异体骨位点临床照片。由Dr. Richard Koup和Mark Koup提供

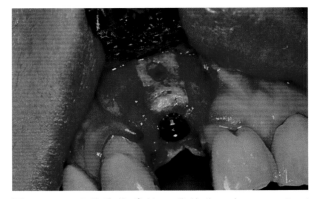

图15.39 同种异体骨植入种植体。由Dr. Richard Koup和Mark Koup提供

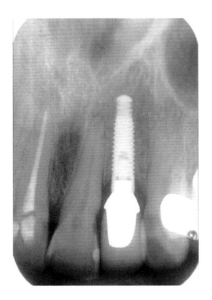

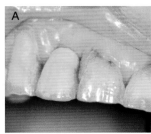

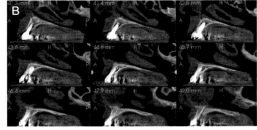

图15.40 最终修复X线片（2年）。A.10年随访，临床照片。B.10年随访CBCT。由Dr. Richard Koup和Mark Koup提供

▶病例2

一名44岁的男性要求进行下颌骨前部牙槽嵴的水平骨增量手术。1年前，患者移除了1颗玻璃碳种植体，并用牛骨颗粒进行了植骨手术。临床检查发现，在右下颌中切牙和侧切牙缺牙区域垂直骨高度良好，但对于理想的种植体植入来说水平骨宽度不足。与患者商量拟行游离骨块骨增量手术，患者决定使用同种异体骨。骨增量手术根据治疗计划完成。

制备牙槽嵴顶切口，同时在植骨术区两侧各延伸一个牙位做松弛切口。手术暴露了侧壁骨缺损及之前的植骨材料，可见植骨材料已经很好地与宿主骨融合（图15.41）。根据产品使用标准，充分浸泡大块皮质-松质骨块，对其进行"再水化"处理（图15.42）。用一个大轮形钨钢钻修整移植骨块轮廓，再以同样的方式完成受骨区域的嵌入准备。用一个小球钻（直径0.8mm）制备营养孔。

嵌入移植骨块，并利用两颗钛钉行坚强内固定（图15.43）。6个月后进行移植区的暴露，发现植入物存在少量吸收（图15.44），同期行种植体植入（图15.45）。

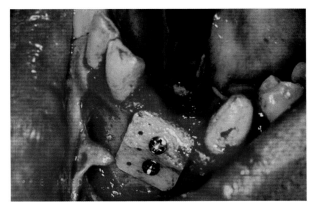

图 15.43 利用两点坚强内固定固定下颌骨的同种异体移植块

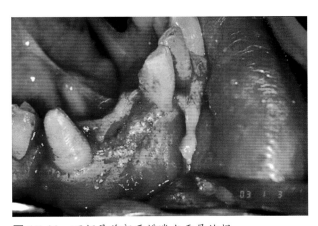

图 15.41 下颌骨前部牙槽嵴水平骨缺损

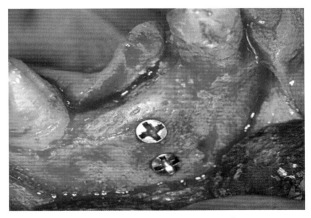

图 15.44 6个月后下颌骨前部同种异体骨

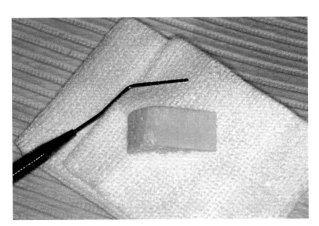

图 15.42 大块同种异体骨

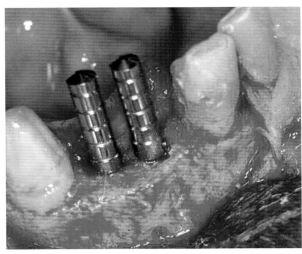

图 15.45 下颌骨前部同种异体骨种植预备

▶病例3

一名 80 岁的女性前来咨询，拟拔除折裂的牙齿并去除上颌前部失败的桥体右中切牙、侧切牙、左中切牙（图 15.46）。患者使用二磷酸盐类药物"福善美"治疗骨质疏松症已超过 10 年。在口腔手术进行之前，完成术前咨询、医学评估和知情同意程序。患者决定进行修复治疗计划，包括移除患牙、进行同种异体骨移植和完成种植体支持式的固定修复。诊断模型上显示出牙槽骨缺损的区域，见图 15.47。

治疗步骤分为四个阶段完成。

治疗阶段一：拔除牙齿。局部麻醉下拔除 3 颗上颌前牙。患者术后使用抗生素和抗菌剂。2 个月内，每 2 周进行 1 次随访，以确保软组织完

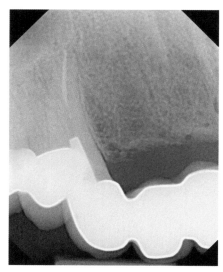

图 15.46　术后的 X 线片。由 Dr. Richard Koup 和 Mark Koup 提供

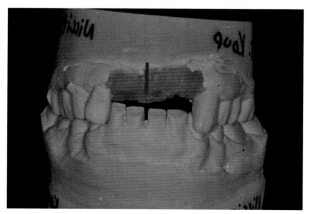

图 15.47　下颌骨前部缺损的术前模型增量。由 Dr. Richard Koup 和 Mark Koup 提供

全闭合。在术后 8 周，患者按计划进行第二阶段治疗。

治疗阶段二：标准流程下完成同种异体骨块移植（并在侧切牙区植入 1 颗种植体）。缺失的侧切牙区域有足够的水平骨量，因此行同种异体骨移植术时，同时行侧切牙区种植体植入术（图 15.48）。按照标准流程，植入同种异体骨块并未出现并发症。种植体植入前同种异体骨块需要 5 个月进行融合。在恢复阶段，佩戴无软组织接触的可拆卸的临时性义齿。骨增量 5 个月后，中切牙处植入另外 2 颗种植体。

治疗阶段三：在中切牙区域植入 2 枚种植体。在 28 周时，暴露移植骨块，采用标准植入技术在中切牙区域植入种植体。移植骨和周围骨组织紧密结合，没有移植骨分离的迹象（图 15.49~15.51）。鉴于患者有长期二磷酸盐用药史，虽然植入的种植体看起来初期稳定性良好，但仍需利用软组织瓣覆盖植入区域，以降低患者感染的风险。

治疗阶段四：种植二期手术。植骨区植入种植体 4 个月后，完成种植二期手术（图 15.52）。患者情况良好，没有并发症，并进入最终的修复阶段（图 15.53，15.54）。图 15.55 和 15.56 展示了 7 年随访时，最终修复体的功能和美学效果稳定。

每一个治疗阶段的常规外科医嘱都包括：使用抗生素、抗菌含漱液、无压力的临时活动义齿。整个治疗过程患者愈合良好，治疗总周期约 11 个月。

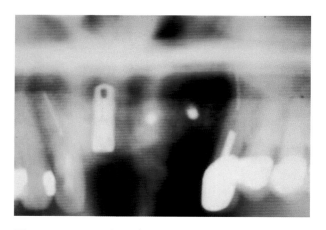

图 15.48　同种异体骨植入 X 线片。由 Dr. Richard Koup 和 Mark Koup 提供

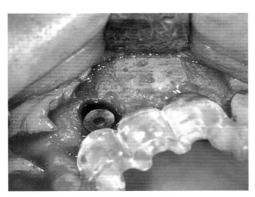

图 15.49　预先在位点7、位点8和9植入同种异体骨。由 Dr. Richard Koup 和 Mark Koup 提供

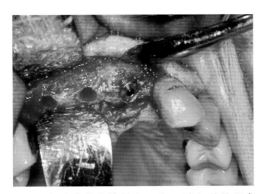

图 15.50　在同种异体骨位点8和9进行种植预备。由 Dr. Richard Koup 和 Mark Koup 提供

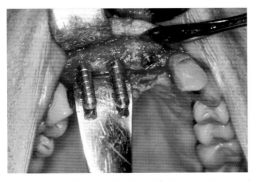

图 15.51　在定位杆同种异体骨位点8和9。由 Dr. Richard Koup 和 Mark Koup 提供

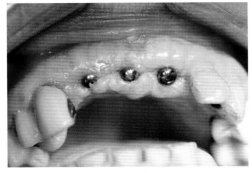

图 15.52　种植二期后袖口愈合。由 Dr. Richard Koup 和 Mark Koup 提供

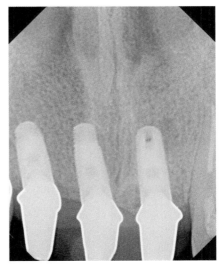

图 15.53　基台就位 X 线片。由 Dr. Richard Koup 和 Mark Koup 提供

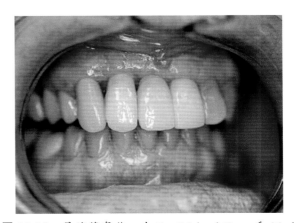

图 15.54　最终修复体。由 Dr. Richard Koup 和 Mark Koup 提供

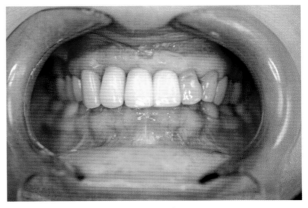

图 15.55　7 年随访，临床照片。由 Dr. Richard Koup 和 Mark Koup 提供

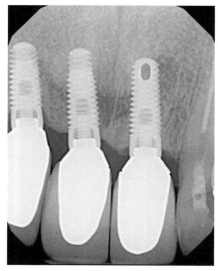

图 15.56 7 年随访，X 线片。由 Dr. Richard Koup 和 Mark Koup 提供

讨 论

临床证明骨移植在治疗人类牙槽骨缺损方面是成功的。成功的骨再生包含血管再生和骨替代材料转变为自体骨，且没有明显的强度损失 [91]。新骨替换的模式、速率和质量，部分由宿主和移植材料性质间复杂的反应决定 [91]。

三个假设的生物模型（表 15.3）解释了自体骨移植对新骨形成的影响。在"骨传导模型"中，宿主的骨母细胞和血管因子利用移植骨材料作为支架在缺损区域移动增殖。在"爬行替代"过程中，宿主细胞在移植物内分化并成熟，随着功能性新骨（skeletal network）的形成，移植物最终被替代 [42、54、92-93]。厂商处理后的同种异体骨材料保留了供骨区重要的胶原和矿物结构，这使其可以进行骨传导。胶原占据了 90%~95% 的骨内有机成分 [94-95]，可以在新骨形成过程中提供基质。

表 15.3 骨移植对于形成新骨的影响（由 Zimmer Dental Inc., Carlsbad, CA, USA 提供）

新骨形成过程	移植的影响
骨传导	移植骨作为宿主骨生长的内部支架
骨生成	移植骨含有活性前骨母细胞及骨母细胞，这些细胞增殖和成熟为成骨细胞
骨诱导	移植骨激活宿主多分化细胞，这些宿主细胞分化为软骨母细胞及骨母细胞

"骨形成模型"中，移植骨内活性骨母细胞繁殖并且成熟，成为新骨形成的中心要素 [54]。"骨生成模式"是否适用于同种异体骨移植现在尚无法确定，但不能排除这种可能性。在得出任何确定的结论之前，该领域还需要进一步的研究。

在"骨诱导模型"中，移植骨材料能聚集具有多向分化潜能的宿主细胞，这些宿主细胞可分化为成软骨细胞和成骨细胞 [42、54、92-93、96]。目前普遍认为，骨诱导至少部分是被骨基质蛋白调控的。这种骨基质蛋白是一种低分子多肽，一般统称为骨形态生成蛋白（BMP），可从骨组织中分离出来 [54、96-103]。虽然同种异体骨材料在这些情况下不能产生骨诱导，但是临床效果还是非常令人满意的。

理想的同种异体骨移植材料应该能够促进新骨形成（骨诱导），为宿主骨再生提供支架，最终被宿主骨替代（骨传导）[54]。如上所述，矿化的同种异体骨材料一般只具有骨传导性。同种异体骨通常而言带有抗原，宿主可能会因其过敏，导致 B 淋巴细胞（浆细胞）渗透，使局部血管闭塞，从而影响移植骨的血管再生。继发性移植物坏死和炎症性肉芽组织增生会接连出现，这将减弱移植的皮质骨部分，影响新骨的形成与结合 [54、104-105]。据报道，冷冻或者冷冻干燥方法（冻干法）可以削弱这种免疫防御，但是同时又可能降低移植物的机械强度 [54]。此外，由于担心同种异体骨会传播致病因子，如艾滋病毒（HIV）[54、105]，目前对同种异体骨移植材料使用的热情已经降低。

然而，在前面的病例中使用同种异体骨移植材料均未出现这些问题，抗原（包括细胞、骨髓和脂质成分）和致病因子已经被生产厂商用低水平辐照、去水化和杀菌处理去除掉了 [67]。处理之后的检查显示，同种异体骨移植材料含有很高的胶原和矿物质，并且未检测出细菌和病毒，包括肝炎 B/C 抗原和艾滋病抗体（HIV Ⅰ/Ⅱ）[67]。对同种异体骨移植物进行出厂前的处理，是否会减少宿主组织的抗原反应，尚不得而知。

同种异体骨块为种植医生提供了一种重建牙槽嵴水平缺损的新方法。该技术的精确性对手术成功尤为重要。

用同种异体骨块进行牙槽嵴水平骨增量，需要遵循以下 10 条关键技术指南。

1. 切口设计

切口设计在缺牙区牙槽嵴中部微偏向腭侧处，同时在植骨术区两侧各延伸一个牙位做松弛切口。

2. 受骨区准备

A. 用大的球形或直钨钢钻进行受骨区位点预备。

B. 用 0.8mm 的球钻来预备滋养孔。

3. 坚强内固定（两个位点）

A. 使用方螺丝技术。

B. 使移植骨的边缘圆钝。

4. 无张力缝合

A. 骨膜减张。

B. 游离舌侧瓣。

5. 分期植入种植体

6. 准备同种异体骨块

A. 植入前同种异体骨块"再水化"。

B. 用大球钻成形移植骨块。

C. 保留皮质骨层。

D. 移植骨和宿主骨之间紧密接触。

7. 膜内成骨技术

A. 移植区域的血凝块稳定。

B. 来自骨内膜的骨母细胞。

C. 同种异体骨骨块和骨屑联合应用。

8. 利于软组织愈合的富血小板血浆（PRP）

9. 术后医嘱

A. 抗生素的应用。

B. 抗菌剂漱口液。

10. 临时性义齿

避免和软组织接触。

总　结

矿化的同种异体骨，在种植位点重建及种植体植入后，能形成有效的新骨。

致　谢

感谢 Quintin R. Ramil Ⅲ，BS Engr，Robert Riley，CDT，Samantha Leonetti，MS，Timothy M. Lehman，DSE，MBA，Michael M. Warner，MA 给予的大力帮助。

第二部分　上颌结节移植骨块

*Len Tolstunov**

上颌结节移植骨块（MTBBG）
病例报道（图 15.57~15.67）

该病例报道及照片来自 Tolstunov[106] 在 2009 年刊登在 Elsevier 上的一篇论文。

一名 59 岁的健康男性到诊所修复缺失的右上后牙。该患者数年前缺失了 2 颗前磨牙且 2 颗磨牙并未做任何修复（图 15.57，15.58）。缺牙间隙近远中长 28mm，宽 6~8mm，咬合高度 6mm，保留了良好的附着龈。该患者有足够的上颌结节，在缺牙间隙后大约长 1cm，宽 1cm（图 15.59，

15.60）。全景片（图 15.58）显示上颌窦底部有供种植体植入的良好垂直骨量。术前评估（图 15.59，15.60）发现牙槽嵴宽度不足，以修复为导向的种植体植入需要骨增量手术。治疗计划包括采用上颌结节块状骨移植（MTBBG）修复邻近的牙槽嵴缺损，4~6 个月后右上颌骨后部延期植入 3 枚种植体。外科模板及导板指导定位取骨区，以及之后的植入位点。

手术在局部麻醉下完成。翻开受区和供骨区的全厚瓣，可见上颌结节约 1cm×1cm（图

*Private Practice, Oral and Maxillofacial Surgery, San Francisco, California, USA
Department of Oral and Maxillofacial Surgery, UCSF and UOP Schools of Dentistry, San Francisco, California, USA

15.61）。将受骨区牙槽嵴的形态预备平整，并制备颊侧皮质骨板营养孔以便于移植骨更好地愈合和血管化（图15.62）。用迷你锯将供骨区上颌结节多余的骨嵴去除，将移植骨块复位到预备好的相邻受骨区位点，并用1.2mm直径的微型钛钉固定（Stryker Leibinger，Kalamazoo，USA），见图15.63。复位软组织瓣，用4-0薇乔线缝合。术后常规医嘱，患者阿莫西林用药1周，氯己定含漱。

第一次手术6个月后，依靠手术导板植入3枚AstraTech种植体（AstraTech Inc.Waltham.MA，USA）。术中暴露植骨位点，发现牙槽骨宽度从6mm明显增加到12mm（图15.64，15.65）。移除迷你钛钉，3颗种植体被植入到第二磨牙和第一、第二前磨牙的位置。在种植体植入术后4个月，骨结合成功完成，用3颗种植体支持的四单位金属烤瓷（PFM）桥体修复，恢复

了理想的功能、咬合关系及美学效果（图15.66，15.67）。

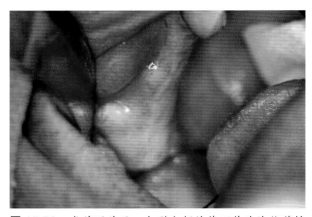

图15.59 术前照片示，大型上颌结节可作为块状移植骨的非传统来源

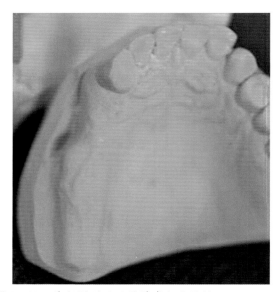

图15.60 诊断模型显示牙槽嵴水平缺损

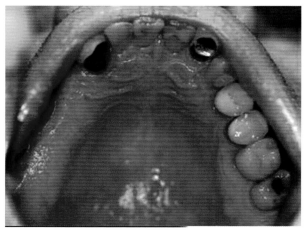

图15.57 术前临床口内照显示，4颗后牙缺失及牙槽宽度不足

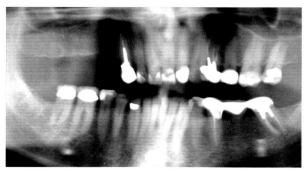

图15.58 术前全景X线片显示，2颗磨牙及2颗前磨牙缺失

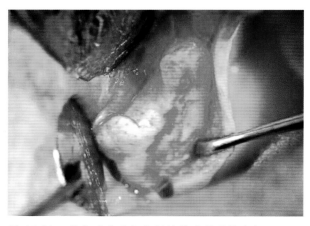

图15.61 术中照片示大上颌结节（供区位点）

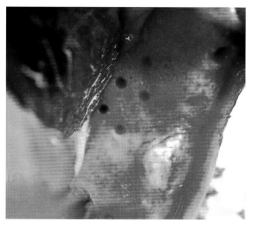

图 15.62　受骨位点术中照片，受骨区制备营养孔，便于骨固定后血管因子长入

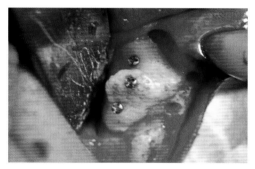

图 15.63　获取移植骨，移到受骨位点，用迷你钛钉固定

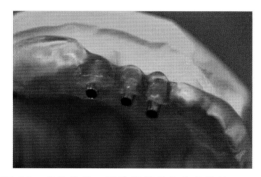

图 15.64　种植体植入的诊断模型和手术导板

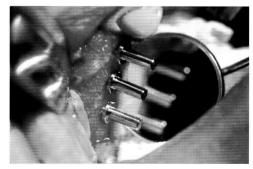

图 15.65　种植外科手术，种植体植入前平行杆

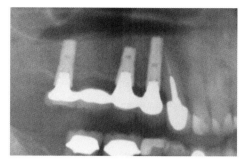

图 15.66　全景片示种植体及修复完成

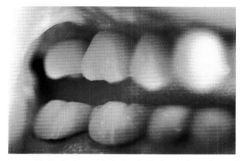

图 15.67　种植完成，功能和美学良好的口内照片

讨　论

将骨突、骨疣等纳入到块状移植骨的口内取骨位点考虑中是非常重要的，如上颌结节、舌、腭和其他骨突、骨疣[107-108]。它们位于受骨区附近，可为牙槽骨宽度和高度增加提供大量的骨组织。尽管上颌结节提供的骨质（4 类骨）通常较差，但仍可以使用，不仅可作为移植骨颗粒的来源，有时（如病例报道所述）还可作为自体骨块移植的来源[108]。口内移植骨块的优点包括：取骨方便，供区位点与常见的更传统的取骨区域（下颌正中联合区和升支骨）相比并发症风险小。较大的上颌结节作为供骨位点，可提供大量骨组织且并发症发生率低[109]，是口腔种植中一个重要的供骨区域。

参考文献

第一部分

[1] Wiens JP. The use of osseointegrated implants in the treatment of patients with trauma. J Prosthet Dent, 1992, 67:670–678

[2] Barber HD, Betts NJ. Rehabilitation of maxillofacial trauma patients with dental implants. Implant Dent, 1993, 2:191–193

[3] Burchardt H. Biology of bone transplantation. Orthop Clin North Am, 1987, 18:187–195

[4] Marx RE. Biology of bone grafts//Kelly JPW. OMS Knowledge

Update. American Association of Oral and Maxillofacial Surgeons, Rosemont, IL, 1994: RCN3–17

[5] Schultz-Mosgau S, Schliephake H, Schultze-Mosgau S, et al. Soft tissue profile changes after autogenous iliac crest onlay grafting for the extremely atrophic maxilla. J Oral Maxillofac Surg, 2000, 58:971–975

[6] Taylor T. Summary//Sullivan D, Kay H, SchwarzM, Gelb D: Esthetic problems in the anterior maxilla. Int J Oral Maxillofac Implants, 1994, 9 Suppl:74

[7] Misch CM, Misch CE, Resnik RR, et al. Reconstruction ofmaxillary alveolar defects with mandibular symphysis grafts for dental implants: a preliminary report. Int J Oral Maxillofac Implants, 1992, 7:360–366

[8] Gary JJ, Donovan M, Garner FT, et al. Rehabilitation with calvarial bone grafts and osseointegrated implants after partial maxillary resection: a clinical report. J Prosthet Dent, 1992, 67:743–746

[9] Donovan MG, Dickerson NC, Hanson LJ, et al. Maxillary and mandib-ular reconstruction using calvarial bone grafts and Brånemark implants: a preliminary report. J Oral Maxillofac Surg, 1994, 52:588–594

[10] Listrom RD, Symington JM. Osseointegrated dental implants in conjunction with bone grafts. Int J Oral Maxillofac Surg, 1988, 17:116–118

[11] Brånemark P-I. Introduction to osseointegration//Brånemark P-I, Zarb GA, Albrektsson T. Tissue-Integrated Prostheses. Osseointegration in Clinical Dentistry. Chicago, IL: Quintessence Publishing Company, Inc., 1985: 47–50

[12] Keller EE, van Roekel NB, Desjardins RP, et al. Prosthetic–surgical reconstruction of the severely resorbed maxilla with iliac bone grafting and tissue-integrated prosthesis. Int J Oral Maxillofac Implants, 1987, 2:155–165

[13] Kahnberg KE, Nystrom L, Bartholdsson L. Combined use of bone grafts and Brånemark fixtures in the treatment of severely resorbed maxillae. Int J Oral Maxillofac Implants, 1989, 4:297–304

[14] Breine U, Brånemark P-I. Reconstruction of alveolar jaw bone. Scand J Plast Reconstr Surg, 1980, 14:23–48

[15] Catone GA, Reimer BL, McNeir D, et al. Tibial autogenous cancellous bone as an alternative donor site in maxillofacial surgery: a preliminary report. J Oral Maxillofac Surg, 1992, 50:1258–1263

[16] Zlotolow IM, Huryn JM, Piro JD, et al. Osseointegrated implants and functional prosthetic rehabilitation in microvascular fibula free flap reconstructed mandibles. Am J Surg, 1992, 164:677–687

[17] BuchbinderD, UrkenML, Vickery C, et al. Functional mandibular reconstruction of patients with oral cancer. Oral Surg Oral Med Oral Pathol, 1989, 68:499–504

[18] Collins TA. Onlay bone grafting in combination with Brånemark implants//Beirne OR, Worthington P. Oral and Maxillofacial Surgery Clinics of North America. Philadelphia, PA: WB Saunders, 1991: 893–902

[19] Jensen J, Sendet-Pedersen S. Autogenous mandibular bone grafts and osseointe-grated implants for reconstruction of the severely atrophiedmaxilla: a preliminary report. J Oral Maxillofacial

Surg, 1991, 49:1277–1287

[20] Misch CM. Enhance maxillary implant sites through symphysis bone graft. Dent Implantol Update, 1991, 2:101–104

[21] Misch CM, Misch CE, Resnik R, et al. Reconstruction of maxillary alveolar defects with mandibular symphsis grafts for dental implants: a preliminary procedural report. Int J Oral Maxillofac Implants, 1992, 7: 360–366

[22] Pikos MA. Buccolingual expansion of the maxillary ridge. Dent Implantol Update, 1992, 3:85–87

[23] Jensen J, Sindet-Pedersen S, Oliver AJ. Varying treatment strategies for reconstruction of maxillary atrophy with implants: results in 98 patients. J Oral Maxillofac Surg, 1994, 52:210–216

[24] Misch CM, Misch CE. The repair of localized severe ridge defects for implant placement using mandibular bone grafts. Implant Dent, 1995, 4 (4):261–267

[25] Bernhart T, Weber R, Mailath G, et al. Use of crestal bone for augmentation of extremely knife-edged alveolar ridges prior to implant placement: report of 3 cases. Int J Oral Maxillofac Implants, 1999, 14:424–427

[26] Brånemark P-I, Lindstrom J, Hallen O, et al. Reconstruction of the defective mandible. Scand J Plast Reconstr Surg, 1975, 9:116–128

[27] Sindet-Pedersen S, Enemark H. Reconstruction of alveolar clefts with mandibular or iliac crest bone grafts: a comparative study. J Oral Maxillofac Surg, 1990, 48:554–558

[28] Braun TW, Sotereanos GC: Autogenous regional bone grafting as an adjunct in orthognathic surgery. J Oral Maxillofac Surg, 1984, 42:43–48

[29] Misch CM, Misch CE, Resnik R, et al. Reconstruction of maxillary alveolar defects with mandibular symphysis grafts for dental implants: a preliminary procedural report. Int J Oral Maxillofac Implants, 1992, 7:360–366

[30] Misch CM, Misch CE. The repair of localized severe ridge defects for implant placement using mandibular bone grafts. Implant Dent, 1995, 4:261–267

[31] Misch CM. Comparison of intraoral donor sites for onlay grafting prior to implant placement. Int J Oral Maxillofac Implants, 1997, 12:767–776

[32] Collins TA, Nunn W. Autogenous veneer for improved esthetics with dental implants. Compend Contin Educ Dent, 1994, 15:370–376

[33] Pikos MA. Buccolingual expansion of the maxillary ridge. Dent Implantol Update, 1992, 3 (11):85–87

[34] Pikos MA. Facilitating implant placement with chin grafts as donor sites for maxillary bone augmentation–Part 1. Dent Implantol Update, 1995, 6 (12):89–92

[35] Pikos MA. Facilitating implant placement with chin grafts as donor sites for maxillary bone augmentation–Part 2. Dent Implantol Update, 1996, 7:1–4

[36] Pikos MA. Alveolar ridge augmentation with ramus buccal shelf autografts and impacted third molar removal. Dent Implantol Update, 1999, 10:27–31

[37] Misch CM. Ridge augmentation using mandibular ramus bone graft for the placement of dental implants: presentation of a technique. Pract Periodont Aesthet Dent, 1996, 8:127–135

[38] Perry T. Ascending ramus offered as alternate harvest site for

onlay bone grafting. Dent Implantol Update, 1997, 3:21–24

[39] Nicolucci B. Autogenous bone grafts. Oral Health, 1998, 88:37–42

[40] Smith JD, Abramson M. Membranous vs. endochondral bone autografts. ArchOtolarygol, 1974, 99:203–205

[41] Zins JE, Whitaker LA. Membranous vs. bone autografts: implications for craniofacial reconstruction. Plast Reconstr Surg, 1983, 72:778–785

[42] Urist MR. Surface-decalcified allogeneic bone (SDAB) implants. Clin Orthop, 1968, 56:37–50

[43] Rubens BC, West RA. Ptosis of the chin and lip incompetence: consequences of lost mentalis muscle support. J Oral Maxillofac Surg, 1989, 47:359–366

[44] Marx RE. Biology of bone grafts. Oral and Maxillofac Surg Knowledge Update, 1994, 1:RCN1-17

[45] Jenson J, Reiche-Fischel O, Sindet-Pedersen S. Autogenous mandibular bone grafts for malar augmentation. J Oral Maxillofac Implants, 1995, 53:88–90

[46] Smith BR, Rajchel JL, Waite DE, et al. Mandibular anatomy as it relates to rigid fixation of the sagittal split osteotomy. J Oral Maxillofac Surg, 1991, 49:222–226

[47] Heggie AAC. The use ofmandibular buccal cortical grafts in bimaxillary surgery. J Oral Maxillofac Surg, 1993, 51:1282–1283

[48] Sampath TK, Coughlin JE, Whetstone RM, et al. Bovine bone morphogenetic protein is composed of dimers of BMP-1 and BMP-2A, two members of the trans-forming growth factor-ß superfamily. J Biol Chem, 1990, 265:13198–13205

[49] Sampath TK, DeSimone DP, Reddi AH. Extracellular bonematrix-derived growth factor. Exper Cell Res, 1982, 142:460–464

[50] Sampath TK, Muthukumaran N, Reddi AH. Isolation of osteogenin, an extracellular matrix-associated, bone-inductive protein, by heparin affinity chro-matography. Proc Natl Acad Sci USA ,1987, 84:7109–7113

[51] Sampath TK, Reddi AH. Dissociative extraction and reconstitution of extracellular matrix components involved in local bone differentiation. Proc Natl Acad Sci USA, 1981, 78:7599–7603

[52] Urist MR, Mikulski A, and Lietze A. A solubilized and insolubilized bone morphogenetic protein. Proc Natl Acad Sci USA, 1979, 76:1828–1832

[53] Schenk RK, Buser D, HardwickWR, et al. Healing pattern of bone regenera-tion in membrane-protected defects: a histologic study in the canine mandible. Int J Oral Maxillofac Implants, 1994, 9:13–29

[54] Buser D, Dula K, Belser U, et al. Localized ridge augmentation using guided bone regeneration. I. Surgical procedure in the maxilla. Int J Periodont Rest Dent, 1993, 13:29–45

[55] Palmer RM, Floyd PD, Palmer PJ, et al. Healing of implant dehiscence defects with and without expanded polytetra-fluoroethylene membranes: a controlled clinical and histological study. Clin Oral Implant Res, 1994, 5:98–104

[56] Buser D, Dula K, Belser U, et al. Localized ridge augmentation using guided bone regeneration. Ⅱ. Surgical procedure in the mandible. Int J Periodont Rest Dent, 1995, 15:11–29

[57] Jovanovic SA, Spiekermann H, Richter EJ. Bone regeneration around titanium dental implants in dehisced defect sites: a clinical study. Int J Oral Maxillofac Implants, 1992, 7:233–245

[58] Cook SD, Wolfe MW, Salkeld SL, et al. Effect of recombinant osteogenic protein-1 on healing of segmental defects in non-human primates. J Bone Joint Surg, 1995, 77A:734–750

[59] Reddi AH, Weintroub S, Muthukumaran N. Biological principles of bone induction. Orthop Clin North Am, 1987, 18:207–212

[60] Fritz ME, Malmquist J, Koth D, et al. The use of guided bone regeneration to fill large mandibular defects in monkeys: a pilot study. Int J Oral Maxillofac Implants, 1994, 9:644–652

[61] Wolfe MW, Salkeld SL, Cook SD. Bone morphogenetic proteins in the treatment of non-unions and bone effects: historical perspective and current knowledge. U Penn Orthopaedic J, 1999, 12:1–6

[62] Jensen J, Sindet-Pedersen S. Autogenous mandibular bone grafts and osseointe-grated implants for reconstruction of the severely atrophiedmaxilla: a preliminary report. J Oral Maxillofac Surg, 1991, 49:1277–1287

[63] Jensen J, Sindet-Pederson S, Oliver AJ. Varying treatment strategies for reconstruction of maxillary atrophy with implants: results in 98 patients. J Oral Maxillofac Surg, 1994, 52:210–216

[64] Chesmel KD, Branger J, Wertheim H, et al. Healing response to various forms of human demineralized bone matrix in athymic rat cranial defects. J Oral Maxillofac Surg, 1998, 56:857–863

[65] Francis JR, Brunsvold MA, Prewett AB, et al. Clinical evaluation of an allogenic bone matrix in the treatment of periodontal osseous defects. J Periodontol, 1995, 66:1074–1079

[66] Hämmerle CHF. The effect of a deproteinized bovine bone mineral on bone regeneration around titanium dental implants. Clinical Oral Implants Research, 1998, 9:151–162

[67] Collins TA. Onlay bone grafting in combination with Brånemark implants. Oral Maxillofac Surg Clin North Am, 1991, 3:893–902

[68] Keith JD Jr. Localized ridge augmentation with a block allograft followed by secondary implant placement: a case report. Int J Periodontics Restorative Dent, 2004, 24:11–17

[69] Keith JD Jr, Petrungaro P, Leonetti JA, et al. Clinical and histologic evaluation of a mineralized block allograft: sesults from the developmental period (2001—2004). Int J Periodontics Restorative Dent, 2006, 26: 321-327

[70] Leonetti JA, Koup R. Localized maxillary ridge augmentation with a block allograft for dental implant placement. Case report. Implant Dent, 2003,12, 217–226

[71] Schopf C, Daiber W, Tadic D. Tutoplast processed allografts and xenografts//JacottiM, Antonelli P. 3D Block Technique. From Image Diagnostics to Block Graft Bone Regeneration (in Italian) RC Libri, Milano, Italy, 2005: 55–75

[72] Gunther KP, Scharf H-P, Pesch H-J, et al. Osteointegration losungsmittel-konservierter. Knochen-transplantate im Tiermodell. Osteologie, 1996, 5:4–12

[73] Yue WM, Tay BK, Kasinathan ST. Patellar allografts in anterior cervical fusion: a two year clinical and radiopraphic study. Singapore Med J, 2003, 44:521–525

[74] Gambini A, Mastantuono M, Di Giorgio L, et al. Rehabitation of allograft with bone dehydrated with solvents in reconstruction after removal of bone tumors: MRI evaluation (in Italian). Chir

Organi Mov, 1999, 84:359–366

[75] Noumbissi SS, Lozada JL, Boyne PJ, et al. Clinical, histologic and histomorphometric evaluation of mineralized solvent-dehydrated bone allograft (Puros) in human maxillary sinus grafts. J Oral Implantol, 2005, 31(4):171–179

[76] Block MS, Finer I, Lytle R. Human mineralized bone in extraction sites before implant placement. Preliminary results. J Am Dent Assoc, 2002, 133:1631–1638

[77] Block MS, Degen M. Horizontal ridge augmentation using human mineralized particulate bone. Preliminary results. J Oral Maxillofac Surg, 2004, 62(Suppl 2):67–72

[78] Wang H-L, Kiyonabu K, Neiva RF. Socket augmentation: rationale and technique. Implant Dent, 2004, 13:286–296

[79] Minichetti JC, D'Amore JC, Hong AYH, et al. Human histologic analysis of mineralized bone allograft (Puros) placement before implant surgery. J Oral Implantol, 2004, 30:74–82

[80] Froum SJ, Tarnow DP, Wallace SS, et al. The use of a mineralized allograft for sinus augmentation: an interim histological case report from a prospective clinical study. Compend Contin Educ Dent, 2005, 26:81–88

[81] Committee on Research, Science and Therapy of the American Academy of Periodontology: Tissue banking of bone allografts used in periodontal regeneration. J Periodontol, 2001, 72:834–838

[82] Pachence JM, Berg RA, Silver FH. Collagen: Its place in the medical device industry. Med Device Diag Ind, 1987, 9:49–55

[83] Doillon CJ, Silver FH. Collagen-based wound dressing: effects of hyaluronic acid and fibronectin on wound healing. Biomaterials, 1986, 7(1):3–8

[84] Frost H. The regional acceleratory phenomenon: a review. Henry Ford Hospital Med J, 1983, 31:3–9

[85] Frost H. The biology of fracture healing: an overview for clinicians. Part I. Clin Orthop 1989 Nov;248:283–293. Review

[86] Frost H. The biology of fracture healing: an overview for clinicians. Part II. Clin Orthop 1989 Nov;248:294–309. Review

[87] Shih MS, Norrdin RW. Regional acceleration of remodeling during healing of bone defects in beagles of various ages. Bone, 1985, 6:377–379

[88] Drivdahl RH, Howard GA, Baylink DJ. Extracts of bone contain a potent regulator of bone formation. Biochim Biophys Acta, 1982, 714:26–33

[89] Glowacki J, Kaban LB, Murray JE, et al. Application of the biological principle of induced osteogenesis for craniofacial defects. Lancet, 1981, 1:959–962

[90] Günther KP, Schart H-P, Pesch H-J, et al. Osteointegraton of solvent-preserved bone transplants in an animal model. Osteologie, 1996, 5(1):35–42

[91] Stevenson S, Davy DT, Klein L, et al. Critical biological determinants of incorporation on non-vascularized cortical bone grafts. J Bone Joint Surg, 1997, 79-A(1):1–16

[92] Goldberg VM, Stevenson S, Shaffer JW. Biology of autografts and allografts//Friedlaender GE, Goldberg VM. Bone and Cartilage Allografts. Park Ridge, IL: American Academy of Orthopaedic Surgeons, 1991: 3–11

[93] Hejna WF, Ray RD. Comparative study of bone implants. Surg Forum, 1963, 14:448–450

[94] Carter DR, Spengler DM. Mechanical properties and composition of cortical bone. Clin Orthop Rel Res, 1978, 135:192–217

[95] Geesink RGT. Experimental and clinic experience with hydroxylapatite-coated hip implants. Orthopedics, 1989, 12(9):1239–1242

[96] Ray RD, Holloway JA. Bone implants. Preliminary report of an experimental study. J Bone Joint Surg, 1957, 39-A:1119–1128

[97] Sharrard WJW, Collins DH. The fate of human decalcified bone grafts. Proc Roy Soc Med, 1961, 54:1101–1106

[98] Centers for Disease Control. Transmission of HIV through bone transplantation: case report and public health recommendations. Morbidity and Mortality Weekly Report, 1988, 37:597–601

[99] D'Alessandro JS, Cox KA, Israel DI, et al. Purification, characterization and activities of recombinant human bone morphogenetic protein-5. J Bone Min Res, 1991, 6(Suppl 1): S153–S158

[100] Yasko AW, Lane JM, Fellinger EJ, et al. The healing of segmental bone defects induced by recombinant human bone morphogenetic protein (rhBMP-2). A radiographic, histological and biomechanical study in rats. J Bone Joint Surg, 1992, 74A:659–670

[101] Reckling WR, Waters CH. Treatment of non-union of fractures of the tibial diaphysis by posterolateral cortical cancellous bone graft. J Bone Joint Surg, 1980, 62A:936–941

[102] Urist MR. Practical application of basic research on bone graft physiology. Instr Course Lect, 1976, 25:1–26

[103] Urist MR. Bone morphogenetic protein, bone regeneration, heterotopic ossifica-tion and the bone–bone marrow consortium//Peck WA. Bone and Mineral Research. New York: Elsevier Science Publishers, 1989, 6:57–111

[104] Bolander ME, Balian G. The use of demineralized bone matrix in the repair of segmental defects. Augmentation with extracted matrix proteins and a compari-son with autologous grafts. J Bone Joint Surg, 1986, 68A, 1264–1274

[105] Bonfiglio M, Jeter WS. Immunological responses to bone. Clin Orthop, 1972, 87:19–27

第二部分

[106] Tolstunov L. Maxillary tuberosity block bone graft: innovative technique and case report. J Oral and Maxillofac Surg, 2009, 67(8):1723–1729

[107] Levin L, Ophir S, Schwartz-Arad D. Atrophic ridge augmentation using intra-oral onlay bone grafts–expanding the limits. Refuat Hapeh Vehashinayim, 2006, 23(1):31–35, 70

[108] Tolstunov L. Maxillary tuberosity block bone graft: innovative technique and case report. J Oral Maxillofac Surg, 2009, 67(8):1723–1729

[109] Khojasteh A, Behnia H, Shayesteh YS, et al. Localized bone augmentation with cortical bone blocks tented over different particulate bone substitutes: a retrospective study. Int J Oral Maxillofac Implants, 2012, 27(6):1481–1493

（李 婷 译）

第四篇

牙槽嵴劈开技术与牙种植术中的水平牙槽嵴增量

第 16 章　诊断和治疗计划

*Len Tolstunov**

历　史

　　50 年来，对于在缺牙区牙槽嵴中心将两侧皮质骨块劈开并分离，同期植骨或不植骨、同期种植或延期种植的水平骨增量技术，学界赋予其诸多名称。这些名称包括：牙槽嵴劈开术、劈开控制及牙槽嵴控制术、牙槽嵴撑开术、牙槽嵴劈开截骨术、骨牵伸技术等。其他常用的名称还有：侧方骨增量术、侧方牙槽嵴扩张术、牙槽嵴增宽术、牙槽嵴扩张术、缺牙区牙槽嵴扩张术、骨扩张术、骨膜瓣技术、带蒂三明治移植术等。尽管涌现出诸多改良术式，但该技术的实质性差异并不大。有一些名称侧重于外科的技术层面（牙槽嵴劈开），另一些名称侧重于最终的结果（牙槽嵴扩张），还有一些侧重于生物学原理和瓣的设计（骨膜瓣）。

　　骨劈开和骨扩张作为一种骨增量技术，使用其对上下颌骨部分甚至全牙列缺失造成的菲薄牙槽嵴的宽度进行恢复已有文献报道。众所周知，牙种植体的成功取决于"固有牙槽嵴形态"的存在。换言之，种植体的成功取决于足量的、处于正确解剖位置的软硬组织。为了获取足够骨量以完成牙种植体重建，许多病例中需要对颌骨的骨段进行截骨并迁移。该骨段的血管化对于保存其活性、骨移植成功率及最终骨增量的效果至关重要。从20 世纪 60 年代开始，William H. Bell 博士在骨血管化、骨愈合、骨髓活性等方面进行了一系列开创性的动物和临床研究，奠定了部分或整体颌骨截骨术（如 Lefort Ⅰ型），即正颌外科的生物学理论基础[1-5]。Bell 提出保证软组织蒂的完整可以确保截骨后骨段的生物活性。随后，有学者采用 Bell 在上颌骨部分截骨术中保持软组织蒂完整性以确保骨段血管化的基本原则，以探求牙槽嵴截骨术的可能性。随后，大量创新者沿袭 Bell 的原则并对牙槽嵴截骨术（牙槽嵴劈开技术）做出大量改良。

　　20 世纪 70 年代，H.Tatum[6] 以"可用骨的最大化利用"为目的，设计了根型 Omni 种植系统（Omni R 系统，St. Petersburg，FL）。为了适应其种植体的植入，H.T 发明了"即使在骨缺损区域也能形成骨壁的操作技术"，其发明了锥形隧道成形器及 D 形截骨术以扩张菲薄的牙槽嵴。

　　1992 年，M. Simion 领导的一个意大利研究团队发表了以"使用牙槽嵴劈开技术、引导组织再生术及即刻种植进行颌骨增量"为题的报道[7]。文献中报道了 5 例通过骨劈开，不植入骨替代材料仅覆盖胶原膜且即刻植入种植体以纠正上、下颌骨牙槽嵴萎缩的病例。术中"于牙槽嵴顶做纵向劈开，将骨分为两部分，以形成青枝骨折"。术后 5 个月测量结果可见所有病例在颊舌向上增宽了 1~4mm。研究者推测由于下颌骨的刚性，下颌骨宽度的增量为 1~1.5mm，而上颌则为2~4mm。尽管这是个小型的、前瞻性的临床研究，但其证明了以牙槽嵴增宽为目的的纵向骨劈开技术在萎缩的槽嵴区域成功应用的可能性，并提出了在上下颌骨应用该技术的区别，以及在该技术中引入了种植体同期植入的概念。

　　同年，M. Pikos 提出了一项分期式上颌牙槽

*Private Practice, Oral and Maxillofacial Surgery, San Francisco, California, USA
Department of Oral and Maxillofacial Surgery, UCSF and UOP Schools of Dentistry, San Francisco, California, USA

嵴颊舌向增宽技术，该技术以小翻瓣下进行骨劈开，劈开同期植骨及延期种植为主要特征[8]。

1994年，以A. Scipioni为首的另一个意大利研究团队发表了题为："无牙牙槽嵴扩张技术：五年研究"的报道，该报道较前者试验样本量更大，随访时间更长[9]。329颗种植体通过骨劈开技术同期植入170位患者的口内，均未植骨。术后报道Tubingen系统种植成功率为88.5%，IMZ系统成功率为99%。作者认为：该手术的关键是半厚瓣可保存颊侧骨板的血供，保持骨膜完整性。该研究进一步提高了我们对骨劈开技术中有关软组织瓣的认识，并且强调保留骨膜的完整性和血供的重要性。

1997年，W. Engelke等通过骨劈开技术增宽狭窄的上颌前牙槽嵴，于劈开的皮质骨间分别植入机械抛光表面和钛浆喷涂表面的种植体[10]。该研究中，44位患者共植入了24颗Branemark种植体、97颗Straumann种植体，5年累积成功率为86.2%，且相较于钛浆喷涂表面种植体，光滑种植体呈现出更高的失败率。平均边缘骨丧失约为1.7mm。

1997年，Duncan和Westwood等报道了在菲薄的无牙颌病例中，应用劈开技术联合上颌窦提升增加牙槽嵴骨量，同期进行种植体植入。报道中并未描述骨间隙间骨移植材料的填入及组织引导再生技术，但对这种治疗方式的可能性提出了建议。

1998年，Malchiodi等在25位患者中，采用钛网坚固固定联合上颌骨劈开同期植入种植体的手术方法[11]，其成功地使用钛网替代屏障膜，解决了屏障膜易于受压塌陷的问题，在无法进行空间维持的缺损区域形成了骨的坚固固定。如此处理方法下植入的120颗种植体中，仅有3例失败。

同年，G. Brusch等[12]将骨劈开原理用于上颌窦底提升术中。首先制备半厚瓣，扩宽颊侧骨板，形成上颌窦底骨板骨折，提升骨折块并同期植入种植体[13]。笔者采用该办法将499颗种植体植入上颌后牙区，成功率达到了97.5%。

1999年，Scipioni等通过组织学和超微结构的分析方法，对20例进行骨劈开且未植骨并同期种植的患者进行研究[14]。研究结果显示：骨劈开术对两侧骨皮质形成牵引，位于裂隙处的间充质干细胞分化为成骨细胞，并于手术创造的皮质骨间缺损处形成新骨沉积。笔者推断这一方式也能促进种植体骨结合的形成。

2000年，Smiler提出"三明治技术"，该术式旨在将种植体植入到骨劈开后的间隙中，同期收集自体骨屑一并填入[15]。同年，Sethy和Kaus报道了采用骨扩张技术，在上颌同期植入449颗（150位患者）两段式种植体，5年成功率达到了97%[16]。在2000年的一篇报道中，Vercellotti报道了采用超声骨刀进行骨劈开的手术。在皮质骨板处，采用了生物活性材料和富血小板血浆进行引导骨再生[17]。3个月后，骨宽度由原来的2~3mm增加到5mm，同时种植体都取得成功。2006年，Blus和Moncier[18]报道了采用超声骨刀进行骨劈开，同期对57位患者（230个位点）植入种植体，3年成功率达到100%。

2007年，F. Bravi收集并研究了10年间由一组临床经验丰富的术者通过骨劈开技术植入的1715颗种植体，结果显示其10年成功率达到95.7%[19]。术者在进行骨劈开或骨扩张后同期种植（一般为上颌）或分期种植（一般为下颌），或者不使用植骨材料（仅使用胶原）时，采用半厚瓣技术。笔者所得结论如下：①吸烟患者失败率明显上升（正常人的1.5倍）；②柱形种植体比根形种植体失败率高2倍；③种植体直径大于4mm的失败率明显上升（考虑是扩张过量），长度大于15mm的失败率明显下降（提示良好初期稳定性的重要性）；④在73颗失败种植体中，60颗发生于上颌后牙区（考虑骨密度的影响）；⑤大部分失败的种植体都成功被替换。因此，需要更多的对骨劈开技术的研究。

2008年，Koo[20]报道了骨劈开同期植入种植体，同时放入骨替代材料。6个月后采用烤瓷冠修复。2010年，Sohn[21]报道了在萎缩的下颌骨区域采用二次骨劈开的办法进行种植（84颗种植体，32例患者）。笔者认为延期植入（9例患者）更安全，同时能获得更宽的皮质骨。在同期植入的23位患者中，其中一个并发症是颊侧骨板的折断（5位患者，发生率22%）。2012年，Amato[22]报道了一种快速正畸治疗的病例，通过骨劈开打开牙齿移动的通道。骨劈开技术加速了正畸中牙齿的移动，但在刃状皮质骨区域比较困难。2014年，Ella[23]对32例骨劈开术后的患者进行了3年的跟踪随访。17例患者植入了双相磷酸钙，而15例患者没有。该研究证实缺乏骨替代材料会导致骨的吸收，笔者建议植入骨替代材料阻止骨的吸收。

诊断和治疗计划

患者选择

RSP与种植手术适应证相同：不吸烟、口腔卫生情况良好、机体愈合能力良好。

牙槽骨吸收的量

在单颗或多颗牙齿拔除后，缺牙区的牙槽嵴就开始出现三维向的缓慢吸收，导致骨缺损。术语的准确运用是非常重要的。骨吸收是指单纯的硬组织的吸收，骨塌陷是指局部的支撑组织的塌陷。通常在拔牙后，骨缺损是由骨吸收和骨塌陷共同造成的。可以认为是松质骨吸收，骨皮质塌陷。这个过程导致两侧骨皮质越来越靠近，中间的松质骨越来越少。在外伤拔牙的病例中，可能出现骨撕脱，导致皮质骨缺损。骨劈开最好的适应证是轻度或中度的骨吸收、骨宽度3~5mm、骨高度足够的病例（图16.1）。

牙槽嵴缺损的分析和分类

虽然诊断缺损类型判定主要由医生主观决定（取决于他的学识、技巧和经验），但对缺牙区牙槽嵴的判断有客观的评价标准。正确的诊断和病例选择是种植治疗成功的基础。在制订植骨计划之前，对牙槽嵴缺损类型的判断十分重要[24]。对于医生来说，首先需判定骨缺损是三维方向还是二维方向。若经临床检查和影像学检查，判定为三维缺损，则需制订具体的修复处理计划。基于临床和影像学检查（通常包括CBCT扫描），就能判断牙槽骨损失的量（宽度和高度）或是撕脱性缺损（图16.2），并制订相应的治疗方案。有针对垂直骨高度降低的手术方法（在丛书的另一册垂直骨增量中进行详细的讲解）。牵张成骨、三明治植骨和应用钛网植骨都可以增加垂直骨量。在取得了垂直骨高度以后，进一步进行水平骨增量，包括牵张成骨、骨劈开或者块状骨移植。当然也可以在进行垂直骨增量的同时，采用骨替代材料进行水平骨增量。在临床中，常常出于患者的角度考虑，采用一次手术的办法，增高和增宽同时进行。牙槽嵴的解剖结构就像"冰山"一样，进行增高时，一般是伴有增宽的（通常为2~3mm）。

患者若有严重的骨宽度降低（通过临床检查，放射检查、模型分析），则需进行水平骨增量。骨劈开能增加骨宽度，同时保存骨高度。

对缺牙区牙槽嵴吸收程度有不同的分类。Misch-Judy分类（1987年[25]）改编自Kennedy-

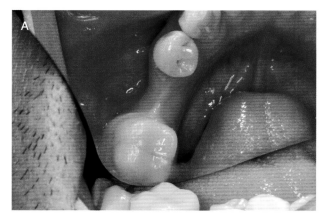
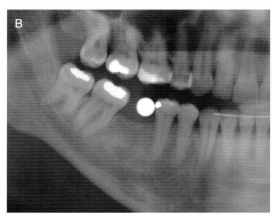

图16.1　A.口内照显示该病例骨高度充分，水平向中度骨吸收，适合行骨劈开。B.全景片显示骨高度充分

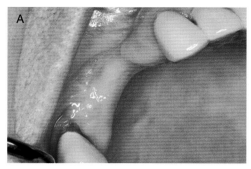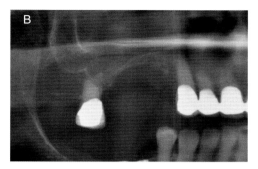

图 16.2　A. 口内照显示该病例存在牙槽嵴垂直和水平向骨缺损；不适合仅做骨劈开。B. 全景片上显示骨高度和宽度均降低

Applegate 分类（Ⅰ~Ⅳ型），根据骨吸收的程度从 A 到 D 进行分类。A 类是指骨宽度大于 5mm，高度大于 10mm。B 类指宽度为 2.5~5mm，高度大于 10mm。C 和 D 类指严重的骨缺损。Cawood 和 Howell 在 1988 [26] 提出了无牙颌解剖分类，适用于种植前植骨手术。它详细地描述了拔牙后缺牙区前后牙上下颌骨的吸收模式，分为六类：Ⅰ类：有牙的；Ⅱ类：拔牙后即刻种植；Ⅲ类：丰满牙槽嵴，高度和宽度充足；Ⅳ类：刃状，高度充分，宽度不足；Ⅴ：牙槽嵴高度和宽度都不足；Ⅵ类：完全吸收，甚至有部分基骨吸收。必须要注意到，Cawood 和 Howell 观察到骨吸收首先是宽度降低，然后才是高度降低。Jensen 在 1989 [27] 提出了基于种植体植入为目的的骨质和量的分类。Wang 和 Shammari 在 2002[28] 提出（以治疗为目的）骨缺损分类——水平、垂直和混合。

本书中，笔者想提供一个基于临床和外科手术相关的牙槽嵴缺损分类，可能有助于确定骨劈开时机。该分类（表 16.1）首次发表在 2014 年 *Journal of Oral Implantology* 杂志上 [29]。临床上骨的宽度评估应该以 CBCT 为基础，因为软组织的厚度可能会影响对骨宽度的判断。该方法基于 CBCT 检测到的真实牙槽嵴宽度进行分类。表 16.1 显示了牙槽嵴吸收的不同分级（从 0 到Ⅶ）、示意图、术式选择、植入时机和对术者经验的要求。

二维骨缺损主要是水平增量为主，术者需选择一项术式来增加牙槽嵴宽度（取决于术者的水平）。在本章节中，我们将选择骨劈开技术。

骨劈开技术的适应证主要取决于牙槽骨宽度，其最常见的牙槽厚度为 3~5mm。3mm 宽的牙槽骨构成一个"牙槽嵴三明治"，其由 1mm（未受损伤的）腭 / 舌侧皮质板、1mm（萎缩的）口腔皮质板和 1mm 的松质骨组成。CBCT 研究表明，平均颊侧皮质板的厚度为 0.75~1.75mm，腭侧的皮质骨板会略微厚些 [30-31]。对于有经验的医生而言，3mm 甚至是 2.5mm 厚的牙槽嵴都是可以劈开的。2~2.5 mm 厚的牙槽嵴实际上是两个粘连的皮质骨板，这两层皮质板之间可能存在少量的松质骨。在骨劈开过程中，这些皮质骨板的成功分离对外科手术技巧是一个巨大挑战。骨松质层（骨小梁或呈海绵状的骨松质）是术中真正被劈开的地方。这一层越宽，骨皮质层越容易分离。对于新手而言，作者建议选择 4~5mm 宽的牙槽嵴，因为这一宽度具有明显的（2~3mm）骨松质（图 16.3）。牙槽嵴宽度缺陷的临床相关分类见表 16.1。

萎缩状态的牙槽嵴通常类似于一个"冰山"形态，牙槽嵴顶部区域薄，向基底骨部分逐渐增宽（图 16.4）。可通过去除牙槽嵴顶部 1~2mm 以获得一个较宽牙槽嵴，同时植入种植体而不用植骨。如果相对于邻牙有高度降低，那么可能会使用较高的永久性基台(但仍必须满足咬合的要求)。这种方法被称为义齿补偿，但这种方法并不是在任何情况下都能使用的。当患者排斥骨移植程序时可采用该方法。外科矫正的办法不降低牙槽嵴高度，而采用植骨的办法增加其宽度。

部分牙槽嵴宽度虽然符合外科手术的预期（骨宽度 6~7mm），但从审美角度或者义齿修复的角度上讲，这一宽度依旧是不够的，因此可以采用骨增宽的手术，如骨劈开技术。以修复为导向的外科－修复团队需要辨别这些病例。

从美学的角度上来看，意味着尽管牙槽嵴有6~7mm的宽度可以植入种植体，但在具有较高笑线和（或）较高的美学需求的特定患者中，会存在比较明显的唇部塌陷，植骨可一定程度上改善塌陷（图16.5）。这种轮廓的恢复可以通过外科程序进行，如骨劈开，也可以通过软组织手术完成；如结缔组织移植（该部分内容见本书第六篇）。依照病例的不同和外科医生抉择，任何一种方法都能够得到一个更为丰满且漂亮美观的颊侧轮廓。如果这是一个比较轻微的美观问题，那么软组织填充通常就可以弥补。

表 16.1　牙槽嵴宽度的分类（摘自 Journal of Oral Implantology，vol. XL/Special Issue，2014 [29]）

基于 CBCT 的牙槽嵴宽度	>10mm	8~10mm	6~8mm	4~6mm	2~4mm	<2mm
牙槽嵴缺损	没有缺损	很轻	轻度	中度	严重	特别严重
分类	0	I	II	III	IV	V
示意图						
手术适应证	不建议植骨，如果为了美观考虑，建议采用软组织移植	选择性进行植骨手术，一般采用颗粒骨替代材料或软组织移植来增加美观	引导骨再生或骨劈开常用于增加颊侧骨厚度，使种植体能植入合适的位置	非常适合做骨劈开，引导骨再生或块状骨移植也可适用（图16.1B）	骨劈开或块状骨移植均可，取决于医生的经验	大量的口外取骨移植，多次外科步骤
同期植入	是	是	是与否取决于骨的根方能否、提供种植体的初期稳定性	是与否取决于骨的根方能否提供种植体的初期稳定性	不建议	不建议
术者的经验	初级	初级	初级	初级到丰富	丰富	丰富

基于 CBCT 的牙槽嵴宽度	6~10/2~4mm	2~4/6~10mm
牙槽嵴缺损	沙漏状（颊侧或舌侧有倒凹）	瓶颈状
分类	VI	VII
示意图		
建议	可以采用引导骨再生技术	牙槽嵴重建或者引导骨再生技术都可以使用
能否同期植入	是／否取决于倒凹的严重程度	常可以取决于牙槽嵴的形态
术者经验	初级	初级

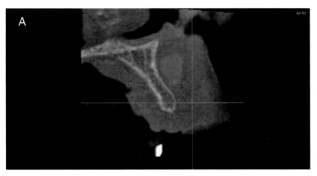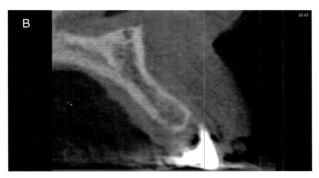

图 16.3　CBCT 显示骨劈开的理想病例：牙槽嵴宽度 3~5mm，具有明显的（2~3mm）松质层。在松质层发生真正分离

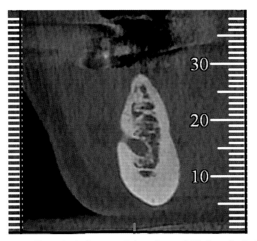

图 16.4　萎缩牙槽嵴形似"冰山"，牙槽嵴顶部较薄，向基底部逐渐增宽

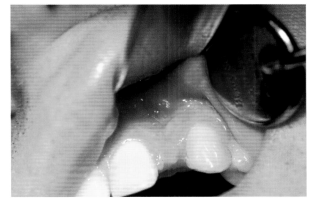

图 16.5　该患者前牙区存在比较明显的牙槽骨水平缺陷，理论上可以不用扩张牙槽嵴，直接植入种植体，但美学效果不佳

从修复学的角度上讲，尽管牙槽嵴宽度可以满足种植外科的要求，但对于外形及覆𬌗覆盖正常的安氏 I 类患者而言，其宽度依旧是不足的。种植体可能会偏舌或腭侧。此时骨劈开技术是一个好的选择，它可以使牙槽嵴更偏向颊侧（图 16.6）。

外科手术时机和阶段

医生对外科手术的时机把握非常重要。牙槽嵴重建含有三个时机和两个阶段。时机 I（植入前）是种植体植入之前的牙槽嵴重建。在本书中，把骨劈开或缺牙区增宽技术作为一种植骨技术。骨劈开技术本身含有两个阶段（在某些情况下，这两个阶段可以同时进行）。阶段 1：骨皮质切开；阶段 2：骨劈开并植骨。有时候，骨劈开和种植体植入可以同时进行。时机 II（植入阶段）是植骨和植入种植体，该阶段与种植体植入同时进行。

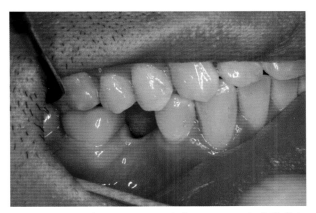

图 16.6　该患者下颌后牙区存在比较明显的牙槽骨水平缺陷，理论上可以不用扩张牙槽嵴，直接植入种植体，但修复效果不佳

种植体植入本身也含有两个阶段。阶段 1：种植体植入；阶段 2：临时愈合基台的就位。在此之后是修复阶段。时机 III（植入种植体以后）是在种植体修复后进行植骨或者软组织处理，通常是

为了治疗种植体周围炎或植入失败。

骨劈开的诊断检查

　　骨劈开的诊断检查包括彻底的临床检查和适当的放射检查。综合检查的方法将使医生不会错过任何信息。在表 16.2 中，作者论证了这些病例诊断检查的示例。手术前临床检查有助于选择手术方式。对于治疗团队来说，评估咬合面、修复效果和患者的牙周状况非常重要。使用两个手指沿着牙槽嵴顶滑动进行骨的触摸检查有助于医生

感知骨的"厚度"和骨倒凹（这在外科手术中极为关键）、骨穿孔、不规则形状的骨、骨缺损和软组织厚度（图 16.7）。足够的软组织厚度可以掩饰牙槽嵴真正的缺陷。种植体的长度和距下牙槽神经管或者颏孔的位置（在后下后牙区）决定了劈开的垂直距离。

　　在临床评估阶段，可使用不同的卡尺和尺子测量骨宽度（图 16.8）。当用尖锐的卡尺测定骨宽度时（如 Boley 卡尺），需要局部麻醉后，卡

表 16.2　骨劈开的十个诊断要点

1. 上下颌关系（Ⅰ，Ⅱ，Ⅲ）

2. 修复体外形

a. 错𬌗类型（Ⅰ，Ⅱ，Ⅲ）

b. 尖牙保护𬌗还是组牙功能𬌗

c. 对颌牙的情况

d. 临时修复体的情况（固定方式：固定冠桥、马里兰桥；活动的：活动临时假牙、埃塞克斯桥等）

3. 美学参数：牙龈类型、角化牙龈和前庭沟深度、牙齿外形、笑线、牙龈外形

4. 牙周参数：牙周评估和口腔卫生、吸烟、磨牙症、其他不良习惯

5. 缺牙区评估

a. 牙槽嵴高度、宽度和咬合空间（IOH）

b. 手指对牙槽嵴的触诊：宽度、均匀性、有无倒凹、颊颚（舌）侧骨板情况

c. 牙槽嵴绘图：运用测量尺

6. 影像学检查

a. 曲面体层片（PA）：邻牙的位置、牙槽嵴高度、下齿槽神经管和颏孔的位置、上颌窦的位置、采用标准钢珠进行校准

b. CBCT 扫描（推荐）：牙槽嵴宽度和下齿槽神经管或者颏孔的位置，牙槽嵴的倒凹，皮质骨和松质骨的厚度

7. 实验室：蜡型、已上颌架的模型、外科导板

8. 简短的诊断

a. 缺牙位置

b. 牙槽嵴宽度的缺陷：宽度与高度的数值

9. 治疗计划的考量

a. 骨增量技术的选择？（骨劈开）

b. 如果是骨劈开：一次手术（限制瓣）、二次手术（全厚瓣）、部分全厚瓣、联合瓣。

c. 保留龈乳头切口或者不保留

d. 如果是二次手术：二次手术何时进行（3~5 周以后？）

e. 骨替代材料的类型（异种骨 *vs* 同种异体骨，或者混合），膜的类型（可吸收 *vs* 不可吸收）

f. 何时植入种植体：劈开植骨同期植入或者延期？如果延期，何时植入？

g. 是否需要同期进行软组织手术（结缔组织移植）或延期手术？

10. 团队和时间：外科和修复阶段，医生和患者是同一个团队，患者必须接受治疗方案（完全理解）

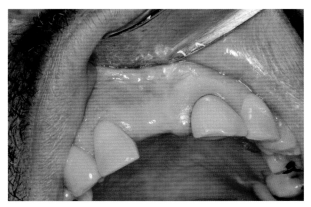

图 16.7　使用两个手指沿着牙槽嵴顶滑动触摸，感知骨"厚度"、骨倒凹（这在外科手术中极为关键）、骨穿孔和不规则的骨、骨缺损和软组织厚度

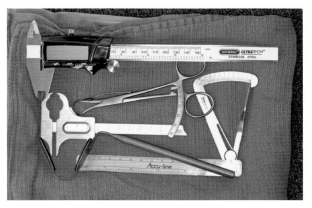

图 16.8　卡尺和尺子用以牙槽嵴测量。摘自 Tolstunov 2013 [32].Reproduced with permission of Douglas P Sinn，DDS. Editor in Chief，SROMS

尺穿透软组织，进而准确地评估骨宽度。全景、根尖周照片等二维影像具有局限性。这些图像只能显示骨高度而不能显示宽度，而骨宽度是骨劈开评价的关键参数，咬合片也不理想。计算机断层扫描（CT）和锥形束 CT（CBCT）技术可无须麻醉进行骨成像，并且显著提高牙槽嵴宽度评估的精度。

CBCT

　　CBCT 扫描（图 16.9）可显示骨皮质和骨松质层的厚度、缺牙区的牙槽嵴宽度、骨缺陷和不规则情况，距颏孔、下牙槽神经、上颌窦、下颌骨下缘的距离。以上所有信息都有助于骨劈开的诊断和制订治疗计划。比较术前及术后的 CBCT 扫描可以辅助判断骨增量效果（图 16.10）。

　　CBCT 可帮助术者了解无牙区域的骨形态。作者建议选择能 CBCT 图像布局，同时显示冠状面（正面或全景）、轴面和几个矢状（横截面）面用于骨的硬组织分析。首先，通过在全景窗口

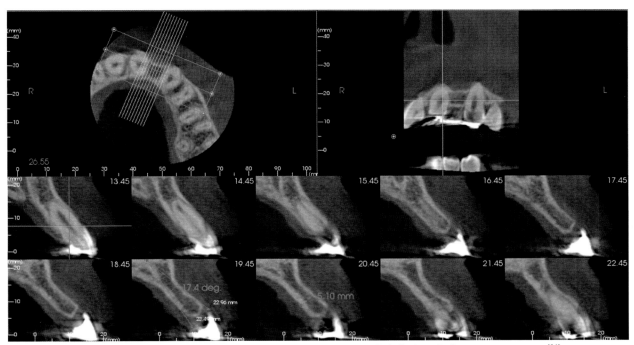

图 16.9　CBCT 扫描显示唇舌侧皮质骨和松质骨厚度、缺牙区牙槽嵴宽度。摘自 Tolstunov 2013 [34]. Reproduced with permission of Douglas P Sinn，DDS.Editor in Chief，SROMS

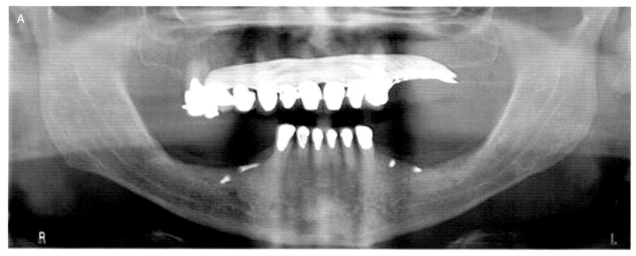

骨劈开前的左侧下颌后牙区

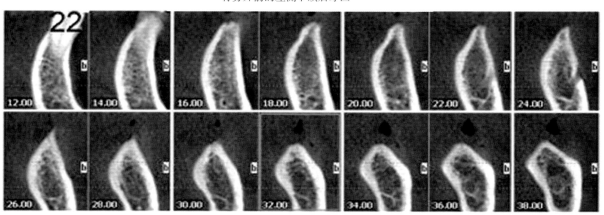

骨劈开后的左侧下颌后牙区

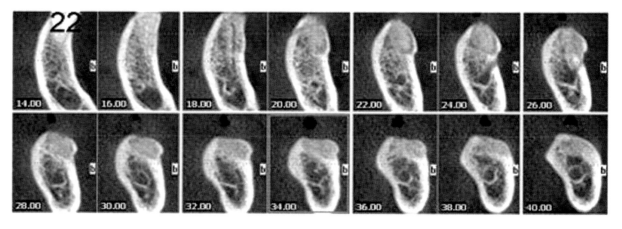

图 16.10 对比术前及术后的 CBCT，辅助评估骨移植效果。A. 手术前后的左侧下颌后牙区。B. 手术前后的右侧下颌后牙区。摘自 Dr. Bruce Hicke. Reproduced with permission from B. Hicke

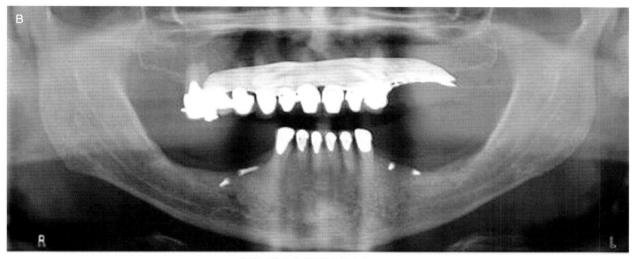

骨劈开前的右侧下颌后牙区

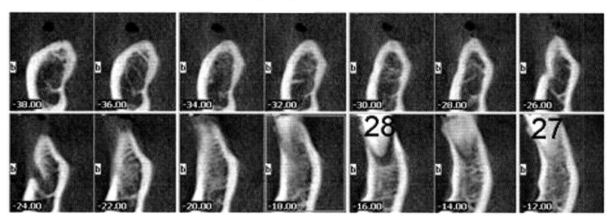

骨劈开后的右侧下颌后牙区

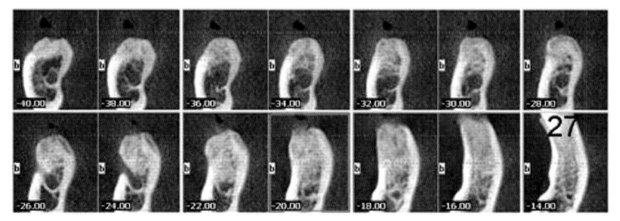

图 16.10（续）

视图中向上和向下滑动水平线，评估轴向窗口中牙槽嵴的厚度（宽度）变化。然后，通过沿着图像的缺牙区域向左和向右滑动垂直线，在一个冠状面或横截面切片观察沿缺牙区（其长度）的骨厚度差异。通过结合这两个方面的观察，有助于术者理解缺牙区的三维解剖、骨有无缺损，判断其是否适合采用骨劈开技术。

手术定位导板

在制订骨增量手术计划的一个很重要的组成部分是制作诊断模型、诊断蜡型和外科导板（图16.11）。本书中第4章对此进行了更详细的描述。虽然外科导板通常是种植体植入时使用，其在骨增量阶段（第一阶段）也是非常有用的。手术导板有助于准确地增宽牙槽嵴（适当的颊板膨胀或偏移），利于以修复为导向的种植体植入。在种植体的植入阶段，也可以使用相同的外科导板。计算机引导手术是数字化技术在口腔种植学中的运用，已在本书的第6章描述过。

工 具

可根据术者喜好和可获得性选择骨劈开工具。作者将会推荐一些常用的骨劈开器械。熟悉骨劈开器械将有助于读者了解后面章节介绍的骨劈开技术。

骨切割或骨皮质切开术的仪器包括：细裂钻（如701钻）、小的圆钻、超声骨刀刀头、来复锯、金刚石砂轮、激光（如铒激光：钇铝石榴子石激光）等。骨劈开的工具包括：15#（或15C）刀片、锥形凿、骨凿或劈开/撑开凿、骨撑开器、

骨锤等。作者近几年收集了一些工具，并制作了自己的工具套装（图16.12）。该工具套装包括以下工具：刀片（15#）、劈开/撑开凿（3mm和5mm直径并带有刻度为6、8、10和12mm）、锤子、Tatum D骨撑开器和牙周膜刀。骨凿是骨劈开的主要工具，有时称为骨凿或骨劈开（撑开）凿。术者要挑选一把称心如意的骨凿，应该考虑到以下这些方面。骨凿应该有边缘非常锋利的尖端/刀锋，用于分离薄的牙槽嵴，尺寸应相对较小，把手舒适。一把好的骨劈刀锋应该设计有一个平坦的腭（舌）侧（保证舌腭侧骨板的稳定性）并且其颊侧类似于D形，如Tatum骨凿（图16.12）。需要选择一个称手的锤子以温和的精确的力量敲打骨凿。Salvin牙科器械公司（Charlotte，NC, USA）为骨劈开手术开发了工具套装，一套有4个骨凿（分别为3、4、5、6mm直径；图16.13），还有同期进行种植时使用的骨撑开器。该公司还提供多个超声骨刀刀头用于微创骨劈开。Meisinger套件（Meisinger，Jacksonville，FL）也提供有几套工具用于骨皮质切开、骨劈开、骨撑开、种植体植入和骨移植。通过使用可控骨劈开系统对下颌骨进行骨劈开，在上颌骨使用一系列非切削（骨挤压）的骨撑开器都能达到骨增量的效果。Biodenix技术公司（Richmond，BC，CA）提供了一套具有颜色编码的Waveline Offset骨劈开工具，其中包含一套非常方便的带有定向器的骨撑开器，其有助于防止颊侧骨损伤，尤其适用于较大的缺牙区域（2个以上缺牙位点），

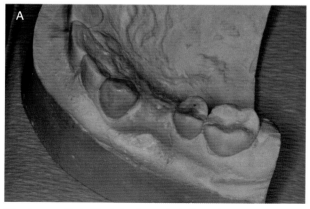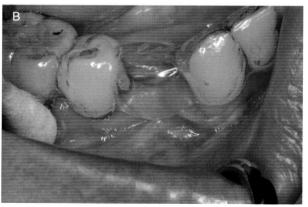

图16.11 诊断模型（A）和外科导板（B）用于骨劈开手术。来自 Tolstunov 2013 [32]. Reproduced with permission of Douglas P Sinn, DDS. Editor in Chief, SROMS

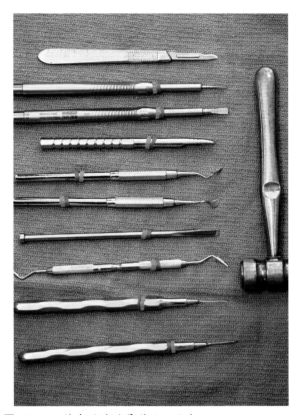

图 16.12　笔者设计的骨劈开工具盒

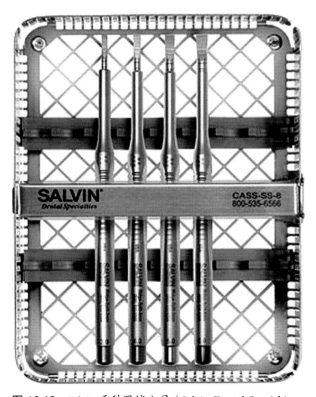

图 16.13　Salvin 牙科器械公司（Salvin Dental Specialties, Inc., Charlotte，NC，USA）所提供的骨劈开工具套装，含 4 个骨凿

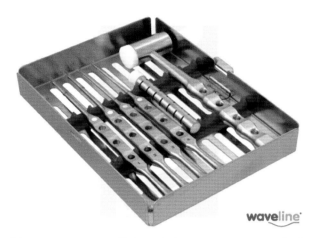

图 16.14　Biodenix 技术公司（Richmond, BC, CA）生产了一套具有颜色编码的 Waveline Offset 骨劈开工具，其中包含一套非常好用的系列骨撑开器

见图 16.14。

另外一种办法是采用超声骨刀进行骨劈开。虽然这种方法稍慢，但骨切割更为精准。在 2000 年，Vercellotti 等[17] 提出采用超声骨刀进行骨劈开并同期植入种植体。他在皮质板之间进行 GTR 并植入生物活性玻璃合成材料和自体富血小板血浆（PRP）。3 个月后，牙槽嵴从 2~3mm 增加至 5mm，所有种植体均成功形成骨结合。

Danza 等[33] 报道了采用超声骨刀进行骨劈开并植入种植体（不植骨）的成功案例。Holtzclaw 等[34] 在其回顾性观察研究中，用超声骨刀辅助骨劈开技术成功重建了下颌牙槽嵴的缺陷。在他们的报告中，13 例患者 17 个部位水平骨缺损，术后平均增宽 4.03mm。在许多骨劈开案例中，作者使用了 Osada 超声骨刀系统（OSADA Inc., Los Angeles，CA，www.osadausa.com）。

还有很多其他的工具可以用于骨劈开。术者的偏好往往决定了器械是否称手，甚至在不同的部位，同一器械也会有不同的手感。

参考文献

[1] Bell WH. Revascularization and bone healing after anterior maxillary osteotomy: a study using adult rhesus monkey. J Oral Surg, 1969, 27:249–255

[2] Bell WH, Levy BM. Revascularization and bone regeneration following anterior mandibular osteotomy. J Oral Surg, 1970, 28:196–203

[3] Bell WH. Biologic basis for maxillary osteotomies. Am J Phys Anthropol, 1973, 38:279–289

[4] Bell WH, Levy BM. Revascularization and bone healing after posterior maxillary osteotomy. J Oral Surg, 1971, 29:313–320

[5] Bell WH, You ZH, Finn RA, et al. Wound healing after multisegmental Le Fort Ⅰ osteotomy and transaction of the descending palatine vessels. J Oral Maxillofac Surg, 1995, 53(12):1425–1433

[6] Tatum H Jr. Maxillary and sinus implant reconstructions. Dent Clin North Am, 1986, 30(2):207–229

[7] Simion M, Baldoni M, Zaffe D. Jawbone enlargement using immediate implant placement associated with a split-crest technique and guided tissue regeneration. Int J Periodontics Restorative Dent, 1992, 12:462–473

[8] Pikos M. Bucco-lingual expansion of the maxillary ridge. Dental Implantol Update, 1992, 3:85–87

[9] Scipioni A, Bruschi GB, Calesini G. The edentulous ridge expansion technique: a five-year study. Int J Periodontics Restorative Dent, 1994. 14:451–459

[10] Engelke WD, Diederichs CG, Jacobs HG, et al. Alveolar reconstruction with splitting osteotomy and microfixation of implants. Int J Oral Maxillofac Implants, 1997, 12:310–318

[11] Duncan JM, Westwood M. Ridge widening for the thinmaxilla: a clinical report. Int J Oral Maxillofac Implants, 1997, 12:224–227

[12] Malchiodi L, Scarano A, Quaranta M, et al. Rigid fixation by means of titanium mesh in edentulous ridge expansion for horizontal ridge augmentation in the maxilla. Int J Oral Maxillofac Implants, 1998, 13:701–705

[13] Bruschi GB, Scipioni A, Calesini G, et al. Localized management of sinus floor with simultaneous implant placement: a clinical report. Int J Oral Maxillofac Implants, 1998, 13:219–226

[14] Scipioni A, Bruschi GB, Calesini G, et al. Bone regeneration in the edentulous ridge expansion technique: histologic and ultrastructural study of 20 clinical cases. Int J Periodontics Restorative Dent, 1999, 19(3):269–277

[15] Smiler DG. Advances in endosseous implants: the "sandwich" split cortical graft for dental implant placement. Dent Implantol Update, 2000, 11:49

[16] Sethi A, Kaus T. Maxillary ridge expansion with simultaneous implant placement: 5-year results of an ongoing clinical study. Int J Oral Maxillofac Implants, 2000, 15:491–499

[17] Vercellotti T. Piezoelectric surgery in implantology: a case report–a new piezo-electric ridge expansion technique. Int J Periodontics Restorative Dent, 2000, 20:359–365

[18] Blus C, Szmukler-Moncler S. Split-crest and immediate implant placement with ultra-sonic bone surgery: a 3-year life-table analysis with 230 treated sites. Clin Oral Implants Res, 2006, 17:700

[19] Bravi F, Bruschi GB, Ferrini F. A 10-year multicenter retrospective clinical study of 1715 implants placed with the edentulous ridge expansion technique. Int J Periodontics Restorative Dent, 2007, 27(6):557–565

[20] Koo S, Dibart S, Weber HP. Ridge-splitting technique with simultaneous implant placement. Compend Contin Educ Dent, 2008, 29:106

[21] Sohn DS, Lee HJ, Heo JU, et al. Immediate and delayed lateral ridge expansion technique in the atrophic posterior mandibular ridge. J Oral and Maxillofac Surg, 2010, 68:2283–2290

[22] Amato F, Mirabella AD, Borlizzi D. Rapid orthodontic treatment after the ridge-splitting technique–a combined surgical-orthodontic approach for implants site development: case report. Int J Periodontics Restorative Dent, 2012, 32(4):395–402

[23] Ella B, Laurentjoye M, Sedarat C, et al. Mandibular ridge expansion using a horizontal bone-splitting technique and synthetic bone substitute: an alternative to bone block grafting? Int J Oral Maxillofac Implants, 2014, 29(1):135–140

[24] Fu JH, Wang HL. Horizontal bone augmentation: the decision tree. Int J Periodon-tics Restorative Dent, 2011, 31(4):429–436

[25] Misch CE, Judy KW. Classification of partially edentulous arches for implant dentistry. Int J Oral Implantol, 1987, 4(2):7–13

[26] Cawood JI, Howell RA. A classification of the edentulous jaws. Int J Oral Maxillofac Surg, 1988, 17:232–236

[27] Jensen O. Site classification for the osseointegrated implant. J Prosthet Dent, 1989, 61 (2):228–234

[28] Wang HL, Al-Shammari K. HVC ridge deficiency classification: a therapeutic oriented classification. Int J Periodontics Restorative Dent, 2002, 22(4):335–343

[29] Tolstunov L. Classification of the alveolar ridge width: implant-driven treatment considerations for the horizontally deficient alveolar ridges. Journal of Oral Implantology, Special Issue, Vol. XL, 2014

[30] Flanagan D. A comparison of facial and lingual cortical thickness in edentulous maxillary and mandibular sites measured on computerized tomograms. J Oral Implantol, 2008, 34(5):256–258

[31] La Rocca AP, Alemany AS, Levi P. Jr, et al. Anterior maxillary and mandibular biotype: relationship between gingival thickness and width with respect to under-lying bone thickness. Implant Dent, 2012, 21(6):507–515

[32] Tolstunov L. Ridge-split procedure for horizontal augmentation of the alveolar ridge in implant dentistry. Sroms selected readings in oral and maxillofacial surgery, 2013, 21: 1–53

[33] Danza M, Guildi R, Carinci F. Comparison between implants inserted into piezo split and unsplit alveolar crests. J Oral Maxillofac Surg, 2009, 67:2460–2465

[34] Holtzslaw D, Toscano N, Rosen P. Reconstruction of posterior mandibular alveolar ridge deficiencies with the piezoelectric hinge-assisted ridge split technique: a retrospective observational report. J Periodontol, 2010, 81(11):1580–1586

（白 石 译）

第 17 章　牙槽嵴劈开术的外科原则

*Len Tolstunov**

引　言

在种植学领域，牙槽嵴劈开 – 扩张术的外科程序略有不同。大部分技术在不翻瓣（部分盲视）的情况下，依赖于手术医生对菲薄的唇（舌）侧骨板施予一个受控的力使其发生移动。因此，这是一个高度技术敏感的外科技术，依赖于外科医生精确的触感，需要长时间的练习加以掌握。

有兴趣学习这项技术的医生需充分了解手术原则，明确手术的生物原理，以减少并发症。牙槽嵴劈开技术的 5 个重要考虑因素如下。

1. 血供是牙槽嵴劈开技术的关键，在此过程中需要制备血管化的骨瓣。

2. 该技术需要利用牙槽骨自身的愈合潜力（类似于拔牙窝愈合），主要依赖二期愈合过程。

3. 骨挤压现象常伴随发生，尤其在上颌牙槽嵴劈开的病例中。

4. 在牙槽嵴劈开术中常造成颊侧皮质骨复合体的移位，这也是该技术固有的手术原则。

5. 由于骨密度不同，在上、下颌进行牙槽嵴劈开存在一些重要的差别。

下面将详细讨论每个原则。

1. 血供在牙槽嵴劈开术中的作用：血管化骨膜瓣

在保存截骨块的活性及确保骨移植成功方面，血管化发挥着重要的作用。自 20 世纪 60 年代以来，William H. Bell 博士有关骨血管化与骨愈合[1-3]的关键性研究工作，推动了截骨术生物原理的确立。Bell 博士认为，如果保证软组织蒂完整，截骨块便可保持活性。

在早期关于骨移动（如骨牵引和牙槽嵴扩张）的研究中，便强调了血供对移动骨块的重要性[4-6]。1994 年，A.Scipioni[6] 等人意识到"缺牙区牙槽嵴扩张术（ERE）的关键是采用半厚瓣以维持颊侧血供""必须维持骨膜的完整性"。颊侧或舌（腭）侧全厚黏骨膜瓣将使整个软组织与其基底的牙槽骨完全分离，而半厚黏骨膜瓣只能使部分软组织（黏膜层和黏膜下层）与骨分离，从而让骨膜继续附着于骨面，这对于骨的保护及血供有着重要的意义。当从牙槽嵴一侧翻开全厚瓣时，另一侧应始终保持软组织附着，这样才能维持骨的活性及该侧血供的完好。如果在任何外科手术中做不到这一点，都将导致骨的损失，并常会导致手术的失败。

上颌骨与下颌骨具有两种不同类型的供血方式——中间供血与周围供血[7]。中心血管来源于颈外动脉及其分支。周围血管往往由肌肉骨膜形成，也发挥着重要的作用。在骨移植期间，周围血管的形成能够提高颅颌面部移植存活率[8]。骨膜在口腔皮质血管形成及移植骨生成中发挥着决定性的作用。Gray 等人 [9] 总结出至少 1/3 的移植骨生成归因于骨膜。该观点在荧光显微镜检查、血管注射、组织学、截骨术等研究中得以证明[10-14]。

牙槽嵴劈开过程中，可采用全厚或半厚瓣。在牙槽嵴劈开期间经常采用限制性全厚瓣，仅翻开牙槽嵴唇侧 3~5mm 宽黏骨膜瓣，保留其余部分

*Private Practice, Oral and Maxillofacial Surgery, San Francisco, California, USA
Department of Oral and Maxillofacial Surgery, UCSF and UOP Schools of Dentistry, San Francisco, California, USA

的骨膜 – 骨接触。使用该方法进行牙槽嵴劈开并造成青枝骨折后，唇侧骨片上仍有骨膜附着。颊侧全厚瓣包括颊侧所有的软组织和颊侧骨折片，全厚瓣能够为附着的骨片提供血供。为防止牙槽嵴劈开期间血运受阻，下颌牙槽嵴劈开常分次完成（见第 12 章详细描述），大多数上颌骨牙槽嵴劈开可一次完成，常采用限制性全厚瓣或半厚瓣（见第 13 章）。在进行一次牙槽嵴劈开时，须注意保存骨膜并建立周围血供。

血管化的软硬组织瓣可根据基部附着于牙槽嵴的情况进行分类。可以像打开一本书一样按照铰接的方式沿着活页夹旋转（这被称为"书状瓣"；图 17.1），也可骨完全分离（自由活动）但软组织相连（这被称为"岛状瓣"）[15-16]，见图 17.2。这种软硬组织口腔瓣（"书状瓣"与"岛状瓣"）往往被称为血管化骨膜瓣，能够确保骨膜供血。两个瓣的骨动度不同，很明显"岛状瓣"的移动位置角度要比"书状瓣"大，可同时弥补水平和垂直骨缺损。

"书状瓣"
（青枝骨折）

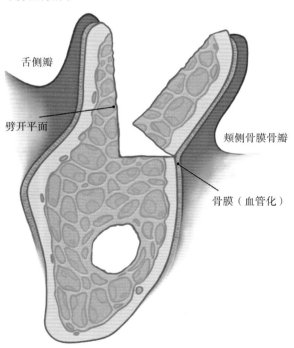

图 17.1 显示牙槽嵴劈开分离术中所形成血管化口内软硬组织的骨膜骨瓣。可以像打开一本书一样，以铰接的方式像活页一样沿着基部旋转，称为"书状瓣"

"岛状瓣"
（骨折移位）

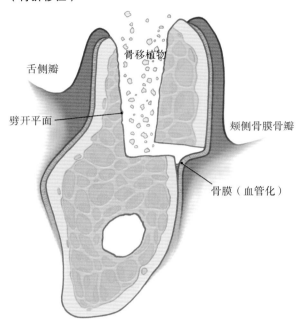

图 17.2 显示牙槽嵴劈开分离术中所形成血管化的软硬组织（骨膜骨瓣）颊侧瓣。瓣膜与骨基部完全分离，可自由活动，但是仍与骨膜相连接，被称为"岛状瓣"

2. 与位点保存术相似的伤口愈合模式

牙槽嵴劈开术中，牙槽骨被劈开并形成内部间隙，牙槽嵴被水平向挤压扩展。可在间隙内填入颗粒状骨移植材料[17-20]（图 17.3）。这一过程与拔牙后进行的牙槽嵴保存术相似，都可用于维持水平空间[21]。通常在骨移植材料的顶部覆盖胶原膜或 GTR 膜，以保护、稳定骨移植材料并将其与口腔环境相隔离。周围保留的骨壁数量越多，则在骨愈合过程中对拔牙窝（或骨劈开间隙）内的骨移植材料给予的保护或稳定能力就越强。

A. Sclar [22] 所描述的 Bio-Col® 技术除了能够用于拔牙后的牙槽嵴保存术，也同样可用于牙槽嵴劈开手术。Bio-Oss（Geistlich Pharma North America, Inc., Princeton, NJ）与 CollaPlug（Zimmer Dental Inc., Carlsbad, CA）可分别用作骨移植材料和保护性敷料。类似 Iso-Dent™（Ellman International, Inc., Oceanside, NY）这样的生物黏合剂可在手术完成时对牙槽窝进行封闭，并在愈合的初期阶段隔离食物残渣。改良的 Bio-Col® 技术能够用于牙槽嵴劈开后的间隙填塞，Colla-

Tape 或其他胶原蛋白膜也能够用于覆盖骨移植材料（图 17.3）。

牙槽嵴劈开技术通常应用于无牙区域（愈合的牙槽窝）宽度不足的牙槽嵴，这种环境对于牙槽嵴劈开术来说相对稳定，且更加理想。但有时，如果预估颊侧骨板在拔牙后可能发生塌陷，也可能需要对牙槽嵴进行拔牙后的即刻劈开手术。在此类病例中，拔牙窝的颊侧骨壁必须在拔牙后得以完善保存。在拔牙后需有计划地劈开拔牙窝的唇侧骨壁，并将其以"书状瓣"或"岛状瓣"的

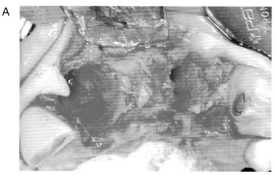
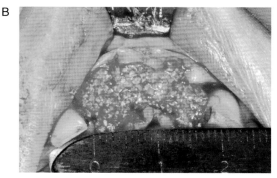
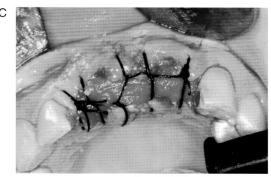

图 17.3 行牙槽嵴保存的术中图片。A. 将颗粒状的骨移植替代材料填入拔牙窝内。B. 保护性的膜材料覆盖骨移植材料。C. 松弛黏膜瓣，不完全关闭创口，不完全缝合。牙槽嵴劈开分离术中也使用这样的创口处理方法。摘自 Tolstunov 2013[23].Reproduced with permission of Douglas P Sinn，DDS.Editor in Chief，SROMS

方式向外侧移动，同时按照牙槽嵴保存术的方式常规植入颗粒性骨移植材料。通过拔牙窝即刻骨劈开技术，可以对牙槽嵴的宽度进行"过度纠正"，从而预防拔牙后的骨塌陷，甚至避免种植时可能的骨增量手术。在此过程中应特别留意颊侧的软组织蒂，妥善保留拔牙窝颊侧壁的血供和活性。

牙槽嵴劈开术中伤口的一期闭合与二期闭合

为了达到外科伤口的一期闭合，必须将伤口边缘的两侧完全拉拢并进行缝合。而采取二期闭合（依靠组织的二期愈合能力完成伤口的闭合或愈合）时，伤口侧缘往往不得已保持开放状态，只能依赖伤口边缘的软组织生长潜力，通过生成瘢痕而实现伤口的缓慢愈合。尽管通常来说，GBR 手术中采用无张力的一期关闭更为有利，但牙槽嵴劈开术则是一个例外——在骨劈开术中 GBR 伤口往往通过二期闭合方式达成组织愈合。事实上，在绝大多数牙槽嵴劈开术病例中，由于术后牙槽骨体积的增量，手术医生难以完成伤口的一期闭合。与位点保存术一样，在牙槽嵴劈开术植骨中二期闭合的方式非常关键。

通过二期闭合进行组织愈合具有诸多优势，例如，其可保存手术部位的周围软组织结构；无须为了达到一期闭合而将颊侧附着龈组织与骨面剥离，并迫使其覆盖到牙槽嵴上方；保存了种植体颊侧的附着龈和角化组织，利于手术后数年的种植体周清洁维护；保持了前庭沟的深度；通常可在伤口愈合后获得额外的软组织量（图 17.4 显示了术后两个月的软组织"增量"效果）。此外，该方法还可避免软组织减张手术及相关的术后疼痛和肿胀症状，降低了在下颌前磨牙区域采取颊侧瓣冠向复位所可能引发的颏神经损伤风险（暂时或永久性的麻木）[24]。

在常规外科手术中，皮肤伤口的二期闭合会造成组织愈合上的一些缺点，例如，愈合时间较长、结疤、伤口近端的软组织挛缩。然而，这些缺点在口腔中，尤其是牙槽嵴顶部的软组织闭合中并未发挥负面作用。富有弹性的口内软组织不会发生明显的挛缩。尽管二期闭合的愈合周期较长，但是在绝大多数情况下，其能够保持软组织

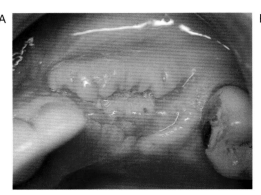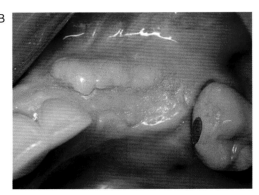

图 17.4　对于大多数行牙槽嵴劈开的病例，推荐二期闭合。本图显示其愈合情况：术后 2 周拍摄照片（A）与在此之后两个月的愈合情况（B）。保存了附着龈和前庭沟。摘自 Dr.Bruce Hicke.Reproduced with permission from B.Hicke

位置以及能在牙槽嵴顶部获得额外软组织量的优点，远远超过了伤口二期闭合所带来的些许不足。

　　二期闭合会形成一个开放的环境，因此二期愈合的过程需依赖膜的保护（在后文的再生材料中将详细讲解）。双层膜（即放置两层膜）能更好地加强对骨移植材料的保护。具体办法是，在贴近骨移植材料的内侧放置一张胶原膜（如CollaTape®），在其上方再覆盖一层 GTR 膜（外层膜），后者可提供更好的保护避免受到唾液中酶的吸收，并阻隔食物残渣的污染。对于口腔卫生条件较差的吸烟患者，或是不能遵照术后医嘱的患者而言，双层膜也能起到更好的保护作用。放置任何的膜都需要进行修剪，以覆盖暴露的伤口区域，同时还需预留一点插入颊侧或舌（腭）侧软组织瓣的下方。由于唇侧瓣在骨面附着具有重要意义，因此插入唇侧瓣下方的膜不能太多；而舌侧瓣下方插入的膜则没有任何大小的限制，舌侧可以掀起全厚瓣，将膜插入在瓣的下方并卷曲到颊侧瓣下。

　　缝线应越过伤口的顶部，并确保其位于膜的上方。笔者喜欢采用 4-0 的丝线进行缝合，该缝线能保持伤口稳定性 10~14d，且不会吸收唾液。为了达到满意的愈合效果，患者在术后应进软食，保持清洁的口腔环境，并用氯己定（0.12% 浓度）漱口。采用二期闭合方式后，牙龈一般经 6~8 周可完全愈合。

　　无论是位点保存术还是牙槽嵴劈开植骨术，在软组织二期闭合过程中都会经历相同的愈合阶段：第 1 个月，血凝块被结缔组织基质或纤维蛋白凝块替代；第 2~3 个月，未成熟的骨形成；第 3~5 个月，成熟骨（板层骨）和骨髓逐渐形成；拔牙后 1 年以上，骨进入稳定期 [25]。多数情况中，在位点保存术或牙槽嵴劈开植骨术后 4~6 个月，即可在植骨位点内植入骨内种植体。

　　如果在牙槽嵴劈开术同期植入种植体（后文将进行讨论），则与位点保存术同期植入一样，需要进入到根尖方的骨质（基骨）内。在即刻种植时，种植体的初期稳定性是最重要的成功因素之一。1997 年，Scipioni 等 [26] 以狗作为实验动物，研究了在缺牙区牙槽嵴扩张术（ERE）中植入种植体时，早期骨接触与种植体愈合之间的关系，结果表明："在外科制备的骨缺陷中植入的钛种植体周围有骨再生和骨结合现象"。也就是说，即便没有早期的骨接触，骨也会"跳跃"到种植体的上方并形成骨愈合。2005 年，Rimondini 等 [27]在小型猪模型的新鲜拔牙窝中即刻植入种植体，发现能够在无早期骨接触的情况下获得骨结合，且冠方平面的种植体－骨接触率（BIC）自术后第 7~60d 从 0 平均增至 60%。

　　从上述这点可以明白，为何仅在一小部分牙槽嵴劈开术病例中需要采用 GBR 的再生材料（骨移植材料、骨替代材料和屏障膜）。关于牙槽嵴劈开术中需要考虑的第 3、4、5 点将在后文中继续讨论。

再生材料

　　1999 年，Bruder 和 Fox [28] 提出，想要获得骨

再生的成功，需要"三种基本的生物元素：细胞、生长 / 分化因子及胞外基质支架"。从生理学角度分析，理想的骨移植材料应该具有：成骨能力、骨诱导能力及骨引导能力。唯有自体骨具有骨生长的这三种特性，因此，被称为骨移植或骨增量中骨移植材料的"金标准"[29]。大多数矿化或脱矿的同种异体骨及异种骨材料能够形成新骨，这是因为这些材料可以提供骨再生的支架，通过骨传导过程让新骨从外周（骨边缘）逐渐生成，并通过爬行替代缓慢地替换掉骨移植材料[30]。一些同种异体骨移植材料具有骨诱导特性，可诱导未分化的间充质细胞迁移到骨再生部位进行增殖，因此可促进骨再生过程[31]。小牛来源的颗粒状异种骨能够更好地维持骨量，可长期保持三维空间不发生显著变化[32]。

在大多数情况下，术者可根据自己的经验选择骨移植材料。笔者成功应用于牙槽嵴劈开技术的骨移植材料（骨替代植入物）如下。在同种异体骨（人类尸体骨）中包含：Puros 同种异体骨（Zimmer Dental Inc., Carlsbad, CA），是一种经溶剂脱水、γ 射线辐照，并经 Tutoplast（Tutogen Medical, Inc.）工艺消毒的人类尸体骨；AlloOss（ACE Surgical Supply Company, Inc., Brockton, MA），是一种包含矿化骨皮质和骨松质的颗粒状同种异体移植物；以及其他种类。在天然多孔小牛矿化骨（异种骨）中包括有：Bio-Oss®（Geistlich Pharma North America, Inc., Princeton, NJ），是一种去除牛骨中有机物成分后的天然多孔骨矿物基质，它与人骨矿化基质一样也经过了 γ 射线辐照消毒；Nu-Oss®（ACE Surgical Supply Company, Inc., Brockton, MA）和前者属于同类产品，只是颗粒直径稍大；以及其他种类。

笔者通常使用颗粒大小为 0.5~1mm 的皮髓质同种异体骨或异种骨，屏障膜则选择可吸收生物膜。在单个牙位的牙槽嵴劈开术中，通常于骨缝内部填塞 0.25~0.5mg 或 0.25~0.5mL 的骨移植材料即可足够。而较长的骨劈开位点，则需要 1~2mg 或更多的骨移植材料。填塞骨移植材料时，

应从骨缝的上方填入，轻轻压实填入间隙内直至其充满到达牙槽嵴顶部。此外，还有许多同类的骨移植材料可以成功地应用于牙槽嵴劈开术，术者需要确认其具有生物安全性，且吸收率与新骨沉积速度相近，以保证骨替代和新骨生成的周期协调一致。

引导组织再生术（GTR）通过生物膜为伤口愈合维持空间，并阻止上皮组织和结缔组织细胞的侵入，促进骨细胞增长。这种屏障膜分为可吸收（生物可吸收）与不可吸收两类。在早期由 W.L. Gore 公司生产的膜（Flagstaff, AZ）是由膨体聚四氟乙烯（e-PTFE）—— 一种具有生物兼容性的特氟龙材料制成的，其专为牙根周围的牙周骨增量手术而设计。后来发明的钛增强 e-PTFE 膜具有更优良的空间维持性能，可防止膜在软组织压力下塌陷。生物可吸收性膜一般由胶原组成，能够在植入后的数周至数月内降解。它们又可分为交联膜，如 BioMend（Zimmer Dental Inc., Carlsbad, CA）；非交联膜，如 Bio-Gide（Geistlich Pharma North America, Inc., Princeton, NJ）。它们的吸收率较低，通常需数个月。在胶原膜中也有一些吸收率较快（数周内）的产品，例如，CollaTape,CollaCote 和 CollaPlug（均产自 Zimmer Dental Inc., Carlsbad, CA）。此外，在牙槽嵴劈开术中还可使用以下 GTR 膜，如不可吸收的 Teflon（Kendall Curity, Tyco Healthcare, Mansfield, MA）和可吸收的 Bio-Gide（Geistlich Pharma North America, Inc., Princeton, NJ）。

生物胶，如 Iso-Dent（Ellman International, Inc., Oceanside, NY）可用于在屏障膜放置后对伤口进行密封，并将其与口腔环境进行隔离。光固化柔性牙周塞治剂也可在术后早期阶段保护伤口，隔绝食物残渣。

骨形态形成蛋白（BMPs）、血小板生长因子（PGF）、富血小板血浆（PRP）、富血小板纤维蛋白（PRF）及其他促再生产品将有助于加快组织愈合及软硬组织生长与再生。这些新的仿生复合材料将在本书的最后一篇进行讨论。

3. 对周围骨质的骨挤压

牙槽嵴劈开过程中，邻近骨板会受到轻微的推挤或压缩。由于上颌骨密度较低，这一现象会更加明显（前文已经讨论过）。1994年，R.B. Summers将他的骨凿技术[33]引入到疏松上颌骨的种植窝预备术中，以替代传统的骨钻预备方案，提高种植体的初期稳定性。许多种植医生在运用液压式垂直骨凿技术时，感觉到一定程度的水平骨挤压。2011年，Nishioka与Kojima[34]提出了牙槽嵴螺纹挤压/扩张技术，以替代传统的Summers骨凿法。他们认为采用新的方法能更可控、更规范地对牙槽骨进行水平向挤压，并通过对骨松质的压缩，提高种植体植入位点的骨密度，更好地提高种植体初期稳定性。Khayat等[35]在2011年报道，将锥形种植体植入到欠预备的较小种植窝中，可使周围骨受到更高的压应力，并使种植体的植入扭矩变大（最大可至1.76N·m），从而提高了种植体的初期稳定性。然而，这并不会干扰到种植体的骨结合。

牙槽嵴劈开技术的原理类似于骨挤压，尤其在上颌骨中同期植入种植体的情况下，差别在于它对骨施加的仅仅是水平向的压力。由此可以推断，因为牙槽嵴劈开时的适度压缩，可导致骨密度的增加，从而提高了种植体的初期稳定性，有助于种植体的骨结合和种植体的早期负载[36]。

4. 颊侧骨块的骨动员

在牙槽嵴扩张过程中，颊侧皮质骨板与下方的骨髓或松质骨相分离，并移向颊侧。如前所述，颊侧皮质骨块是附着了骨膜的血管化瓣。牙槽嵴颊侧的骨块部分或完全脱离了基骨，并向外侧移位（旋转或水平移动）。术者会根据功能和美观因素的考量来决定唇侧骨块移动的范围和程度。如前所述，血管化的口内软硬组织瓣有两种移位的方式：一是按照铰链的方式像翻书一样进行旋转（仍与基骨部位连接，类似青枝骨折），这被称为"书状瓣"（图17.1，17.5）；二是将其完全分离（与母体断开，可自由活动），但仍与软组织相连接（这被称为"岛状瓣"）[15-16]，见图

17.2和17.6。在这类种植病例中，最重要的手术标准是从修复或美学角度考虑增量骨块适应骨内种植体牙根形态的能力。

与基骨外科分离的骨块动员可分为两种不同的方式：静态和动态。除了本章，全书中还用了一整篇来介绍静态的骨块动员，这是牙槽嵴劈开术的基础。静态动员是指使用外科技术，一次性将骨瓣移动到固定位置。牵拉成骨技术就是一种典型的动态动员方式，骨瓣逐渐增加移动距离。在牵张成骨术中，术者通过螺旋装置让骨瓣发生缓慢位移（约每天1mm）。牵拉骨生成技术及其优势将在本书中用单独的章节进行介绍。

5. "上颌骨不是下颌骨的镜像"

众所周知，上颌骨与下颌骨的骨质密度不同，"上颌骨不是下颌骨的镜像"，反之亦然。1985年，Lekholm与Zarb[37]根据种植体植入的初期稳定性对牙槽骨进行了分类，并将其分为4种类型：Ⅰ型与Ⅱ型（以皮质骨为主的或高密度的皮质骨板，常见于下颌骨），以及Ⅲ型与Ⅳ型（较软且疏松

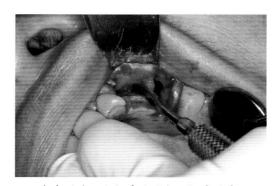

图17.5 术中图片：上颌骨的"书状"骨膜骨瓣

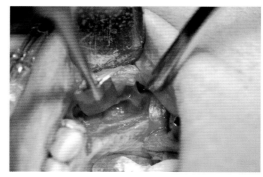

图17.6 术中图片：上颌骨的"岛状"骨膜骨瓣。摘自Tolstunov 2014[38]

的骨质，常存在于上颌骨中）。

上颌骨与大部分的下颌骨都会经历膜内成骨阶段（与头盖骨的扁骨相似），这个过程开始于怀孕后的十周左右[39]。在膜内成骨期间（成骨初期），骨的发育起自两层结缔组织膜间（胚胎、未分化、浓缩的间充质），并排列成与结缔组织膜平行的片状新骨。这种骨化方式所形成的骨（如颅扁骨、锁骨、上颌骨、下颌体与下颌支）不需要在发育早期行使支持（负载）功能。上颌骨与下颌骨之间的骨密度差异，起始于胚胎形成期间的骨"分层"、骨钙化（骨生成）、骨血管化（血管生成）、上呼吸道结构（鼻子、鼻窦）形成，以及早期的功能差异。由于成熟的上颌骨支持（负载）功能较弱，且天然的依附于其他头颅的气化骨，因此会成为"更软"的骨组织。成熟的下颌骨具有较大的负载功能，并且与头颅的其他骨相独立，因此成为"更硬"或称更密的骨组织。骨密度的差异在牙槽嵴劈开术中有重要的临床意义。正是由于以上因素，在进行上颌牙槽嵴劈开时，大部分情况下可以一次完成外科手术，即同期完成骨切开、骨劈开、骨扩张和骨移植。某些情况下，甚至还可以同期植入种植体。相反，下颌牙槽嵴劈开术则往往分阶段完成，第一次在准备阶段切开骨缝，数周后再完成牙槽嵴的劈开和骨粉的植入（后面章节将详细介绍）。

6. 总　结

骨增量技术的首要目的是，通过骨重建获得与骨丧失前近似的骨质与骨量。有许多种外科技术可以用于达到以上目的，这些技术相互之间的不同在于获得骨移植物的方式，移植骨或瓣的活性及血管化程度的差异。根据骨移植物血管化的不同，R. Ewers 对牙槽骨增量进行了生物学分类[40]。按照 R. Ewers 的观点，所有的骨增量技术可被分为 5 类：第 I 类：微血管结合的游离骨瓣（髂嵴、腓骨）；第 II 类：牵张成骨技术（水平、垂直）；第 III 类：带蒂的截骨术（牙槽嵴劈开术、三明治截骨术、上颌窦内植骨）；第 IV 类：骨形态诱导移植物；第 V 类：非血管化移植物（块状骨移植、

颗粒状移植物引导骨组织再生术等）。

按照这种分类方法，牙槽嵴劈开术属于第 III 类——带蒂的截骨术。从生物学原理来看，水平或垂直向截骨术（如牙槽嵴劈开术、三明治截骨术）应维持活动带蒂瓣的血供。这意味着活动的软硬组织带蒂瓣是一个血管化瓣，因此中置的骨移植物得到了生物学的"保护"，其术后的骨丧失或骨吸收可以达到最小化。来自骨膜（外周或向心性的）的血供是这些移植物的主要血供来源。此外，另一个血供的源头来自骨内（中央或离心性的），当牙槽骨劈开后其内部的血管化松质骨表面（骨髓）也可以辅助供血（见第 1 章和表 1.1）。接下来的两章将介绍上颌骨与下颌骨的牙槽嵴劈开技术。

参考文献

[1] Bell WH. Revascularization and bone healing after anterior maxillary osteotomy: a study using adult rhesus monkey. J Oral Surg, 1969, 27:249–255

[2] Bell WH, Levy BM. Revascularization and bone regeneration following anterior mandibular osteotomy. J Oral Surg, 1970, 28:196–203

[3] Bell WH. Biologic basis for maxillary osteotomies. Am J Phys Anthropol, 1973, 38:279–289

[4] Ilizarov GA. The principles of the Ilizarov method. Bull Hospital Joint Dis Orthop Inst, 1988, 48:1

[5] McCarthy JG, Schreiber J, Karp N, et al. Lengthening of the human mandible by gradual distraction. Plast Reconstr Surg, 1992, 89:1

[6] Scipioni A, Bruschi GB, Calesini G. The edentulous ridge expansion technique: a five-year study. Int J Periodontics Restorative Dent, 1994, 14:451–459

[7] Tolstunov L. Implant zones of the jaws: implant location and related success rate. J Oral Implantol, 2007, 33(4):211–220

[8] Oppenheimer AJ, Tong L, Buchman SR. Craniofacial bone grafting: Wolff's law revisited. Craniomaxillofac Trauma Reconstr, 2008, 1(1):49–61

[9] Gray JC, Elves MW. Donor cells' contribution to osteogenesis in experimental cancellous bone grafts. Clin Orthop, 1982, 163:261–271

[10] Bell WH. Revascularization and bone healing after anterior maxillary osteotomy: a study using adult rhesus monkeys. J Oral Surg, 1969, 27:249

[11] Conley J, Cinelli PB, Johnson PM. Investigation of bone changes in composite flaps after transfer to the head and neck region. Plast Reconstr Surg, 1973, 51:658

[12] Baadsgaard K, Medgyesi S. Muscle-pedicle bone grafts. Acta Orthop Scand, 1965, 35:279

[13] Abu-SerriahMM, Ayoub AF, Odell E, et al. A minimally

invasive novel design for a vascular pedicled bone segment for experimental studies of reconstruction of mandibular defects. Br J Oral Maxillofac Surg, 2004;42:236

[14] Jensen OT, Ellis E. The book flap: a technical note. J Oral Maxillofac Surg, 2008, 65(5):1010–1914

[15] Jensen OT, Mogyoros R, Owen Z, et al. Island osteoperiosteal flap for alveolar bone reconstruction. J Oral Maxillofac Surg, 2010, 68(3):539–546

[16] Casap N, Brand M, Mogyros R, et al. Island osteoperiosteal flaps with interposi-tional bone grafting in rabbit tibia: preliminary study for development of new bone augmentation technique. J Oral Maxillofac Surg, 2011, 69(12):3045–3051

[17] Schettler D. Sandwichtechnik mit Knorpeltransplantat zur Alveolarkammererhö-hung im Unterkiefer. Vortr Jahrestagung Dtsch Ges Kierfer Gesichtschir, Köln, Germany, 1974

[18] Schettler D, Holtermann W. Clinical and experimental results of a sandwich technique for mandibular alveolar ridge augmentation. J Maxillofac Surg, 1977, 5:199

[19] Buser D, Brägger U, Lang NP, et al. Regeneration and enlargement of jaw bone using guided tissue regeneration. Clin Oral Implants Res, 1990, 1(1):22–32

[20] Annibali S, Bignozzi I, Sammartino G, et al. Horizontal and vertical ridge augmentation in localized alveolar deficient sites: a retrospective case series. Implant Dent, 2012, 21(3):175–185

[21] Levin BP. Horizontal alveolar ridge augmentation: the importance of space maintenance. Compend Contin Educ Dent, 2011, 32(8):12–16, 18–21

[22] Sclar AG. Preserving alveolar ridge anatomy following tooth removal in conjunc-tion with immediate implant placement. The Bio-Col technique. Atlas Oral Maxillofac Surg Clin North Am, 1999, 7(2):39–59

[23] Tolstunov, L. Ridge-split procedure for horizontal augmentation of the alveolar ridge in implant dentistry. Sroms selected readings in oral and maxillofacial surgery, 2013, 21: 1–53

[24] Rosen PS, Rosen AD. Purposeful exposure of a polyactic acid barrier to achieve socket preservation for placement of dental implants: case series report. Compend Contin Educ Dent, 2013, 34(1):34–40

[25] Cardaropoli G, Araújo M, Lindhe J. Dynamics of bone tissue formation in tooth extraction sites. An experimental study in dogs. J Clin Periodontol, 2003, 30(9):809–818

[26] Scipioni A, Bruschi GB, Giargia M, et al. Healing at implants with and without primary bone contact. An experimental study in dogs. Clin Oral Implants Res, 1997, 8(1):39–47

[27] Rimondini L, Bruschi GB, Scipioni A, et al. Tissue healing in implants immediately placed into postextraction sockets: a pilot study in a mini-pig model. Oral Surg Oral Med Oral Pathol Oral Radiol Endod, 2005, 100(3):e43–50

[28] Bruder SP, Fox BS. Tissue engineering of bone. Cell based strategies. Clin Orthop Relat Res, 1999, 367 Suppl: S68–83

[29] Williamson RA. Rehabilitation of the resorbed maxilla and mandible using autogenous bone grafts and osseointegrated implants. Int J Oral Maxillofac Implants, 1996, 11(4):476–488

[30] Hudson SB. OMFS Clinics of NA. Wound Healing. Waltham, MA: Elsevier Inc., 1996, 11:554

[31] Tonelli P, Duvina M, Barbato L, et al. Bone regeneration in dentistry. Clin Cases Miner Bone Metab, 2011, 8(3):24–28

[32] Block MS, Ducote CW, Mercante DE. Horizontal augmentation of thin maxillary ridge with bovine particulate xenograft is stable during 500 days of follow-up: preliminary results of 12 consecutive patients. J Oral Maxillofac Surg, 2012, 70(6):1321–1330

[33] Summers RB. A new concept in maxillary implant surgery: the osteotome technique. Compendium, 1994, 15(2):152,154–156,158

[34] Nishioka RS, Kojima AN. Screw spreading: technical considerations and case report. Int J Periodontics Restorative Dent, 2011, 31(2):141–147

[35] Khayat PG, Amal HM, Tourbah BI, et al. Clinical outcome of dental implants placed with high insertion torques (up to 176 N cm). Clin Implant Dent Relat Res, 2013, 15(2):227–233

[36] Nevins M, Nevins ML, Schupback P, et al. The impact of bone compression on bone-to-implant contact of an osseointegrated implant: a cohort study. Int J Periodontics Restorative Dent, 2012, 32(6):637–645

[37] Lekholm U, Zarb GA. Patient Selection and Preparation. Tissue-Integrated Prosthe-ses. Quintessence Publishing Company, Inc., 1985: 199

[38] Tolstunov L. Classification of the alveolar ridge width: implant-driven treatment considerations for the horizontally deficient alveolar ridges. J Oral Implantol, 2014, 40:365–70

[39] Enzan H, Hara H, Izumi T, et al. Morphologic and radiological observations on the earliest bone marrow formation in human embryos and fetuses. Acta Pathol Japan, 1983, 33(3):439–446

[40] Jensen OT. A new biologic classification of bone augmentation: biologic responses to bone augmentation techniques//The Osteoperiosteal Flap. Quintessence Publishing Company, Inc., 2010, 2: 19–25

（白 石 译）

第18章 下颌骨二次骨劈开技术

*Len Tolstunov**

引 言

由于上下颌骨密度不同，所实施的骨劈开技术也存在差异。本章主要讲述下颌骨二次骨劈开技术，包括：一阶段手术、骨皮质切开术、二阶段手术（骨劈开、骨扩张及植入）。在接下来的章节还会讲述骨劈开核心技术的改进及最新进展。

一阶段手术：骨皮质切开术（准备阶段）

这个阶段可以看作是手术的准备阶段。骨皮质切开术是指仅在皮质骨层进行的表浅骨切开，包括在骨皮质内制备沟槽或者切口仅贯穿皮质骨。它类似于辅助正畸牙移动采用的骨皮质切开术。骨劈开中的骨皮质切开术，其目的是降低手术关键区域坚硬皮质骨的强度。由于下颌骨皮质特别致密，骨劈开前在皮质骨上做沟槽就显得尤为重要。图18.1显示的是下颌骨横断面，其中的这块骨皮质随后将被劈开并向侧方移位。嵴顶和根尖的骨皮质切开线（不包括垂线）位于需要切开骨皮质以利于部分骨块旋转或者移动的地方（通常在分离阶段出现）。剥离颊侧龈瓣和骨膜，随后进行复位（下文进行解释）。

在这个开始阶段的微创操作是十分重要的，同时对骨扩张能否成功有决定性作用。骨皮质切开常常做一个矩形（偶尔三角形）的骨窗（和窦腔侧壁提升术很相似）。图18.2显示的是在下颌骨上（偶尔也在上颌骨）行骨皮质切开术，准备阶段需要完成的骨切口。

骨皮质切开术的高度（两个水平切口之间的距离）常常由种植体的长度所决定，种植体可以即刻植入也可以延期植入。通常高度为10~12mm。少部分情况下，需要延长高度至12mm以上。因为在种植手术中，很少用到长度超过12mm的种植体。当牙槽嵴的基部宽度足够时，骨皮质切开术垂直切口的长度就不用到达离嵴顶较远的基底部。骨皮质切开术的高度不能太长的另一个原因是，上颌窦、下牙槽神经、颏孔等解剖条件的限制。值得注意的是，在萎缩性的下颌无牙颌患者中（常见于老年患者），骨窗的

骨皮质切开线

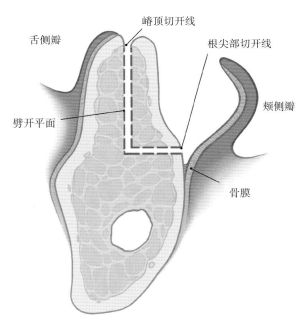

图18.1 下颌骨横断面示意图。该图显示骨劈开准备阶段（一阶段手术）形成颊侧骨片的骨切开线位置。骨皮质切开术有4条骨切开线，本图显示的是嵴顶和根尖部的骨切开线。摘自 Dr. Bruce Hicke. Reproduced with permission from B. Hicke

*Private Practice, Oral and Maxillofacial Surgery, San Francisco, California, USA
Department of Oral and Maxillofacial Surgery, UCSF and UOP Schools of Dentistry, San Francisco, California, USA

高度不应超过整个牙槽骨高度的 70%，以防止下颌骨强度降低甚至骨折。

骨皮质切开术的长度（即两个垂直切口之间的距离）取决于欲修复的缺牙区牙槽嵴长度。骨劈开术适用于单个缺牙萎缩的牙槽嵴，也用于一些连续缺牙的间隙、1/4 牙弓缺失及单颌缺牙（图 18.3，18.4）。建议最短的切开长度约为 7mm。若在长度小于 7mm 的牙槽嵴上行此手术，具有很大的挑战性，也可能会危及临近牙齿的牙周健康。在行骨劈开术时，为了保存邻牙牙龈乳头及牙根周围骨质的完整性，宜采用保留龈乳头的切口（在后面章节瓣的设计中会进一步介绍）。

单牙缺失的骨劈开术为了植入一个标准的种植体（4mm×10mm），需要缺牙区骨窗长度不小于 7~8mm，骨高度不少于 9~10mm，即骨皮质切开术的"长度/高度"应符合"7-8-9-10 原则"（图 18.2B）。

最后，应该考虑骨劈开达到的宽度。术者应该具有前瞻性。牙槽嵴目标宽度取决于植入在该处的种植体直径。一个平均直径为 4~5mm 的种植体需要的 7~8mm 宽的牙槽嵴。为了种植体的稳定性及长期成功率，种植体的颊舌每侧至少要有 1.5mm 骨质。欲行骨劈开术的萎缩牙槽嵴宽度常常只有 3~5mm。我们的目标宽度几乎是现有宽度的 2 倍。牙槽嵴宽度在远期可能有 10% 吸收。因此本书笔者建议在进行骨劈开时，应考虑过量扩张 2~3mm，使牙槽嵴宽度达 10~12mm。正常有牙的牙槽骨宽度也为 10~12mm。

这个手术可以使用局部麻醉或者静脉麻醉。术前，应加强口腔清洁。术前 1h 预防性使用抗生素（阿莫西林 2g 或克林霉素 600mg，也可使用其他种类的抗生素）。术前 3d 及术后 1 周，推荐使用 0.12% 的氯己定漱口，每天 2~3 次。

外科手术步骤

首先翻颊侧全厚瓣，包括嵴顶和双侧垂直切口。牙槽嵴顶水平切口应略偏舌侧。垂直切口应与相邻牙齿长轴呈 90°，起于相邻牙齿的近中轴角，向前庭沟方向分散走行。翻开颊侧全厚瓣。当缺牙区牙槽嵴的长度大于 7mm 时，宜做保留龈

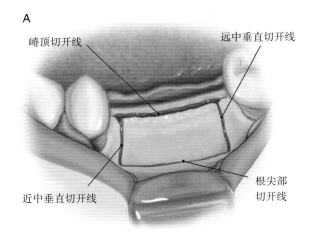

A

嵴顶切开线　　　　远中垂直切开线

近中垂直切开线　　　　根尖部切开线

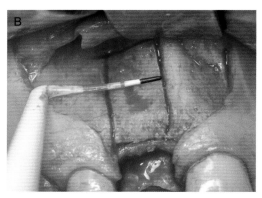

B

图 18.2　A. 一阶段手术的骨皮质切开线示意图。下颌骨（偶尔用于上颌骨）的骨劈开术有四条骨皮质切开线，为嵴顶、根尖部、近中垂直、远中垂直切开线。植入一个标准型号的种植体，要求术区两条垂直切口之间的骨质长度不小于 7~8mm；2 条水平切口之间的骨质高度不小于 9~10mm。B. 一阶段手术中的骨皮质切开线术中图。显示位于下颌骨或上颌骨的骨劈开术，其一阶段手术中 4 条骨皮质切开线

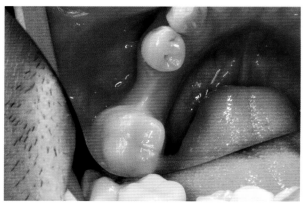

图 18.3　骨劈开术适应证。骨劈开术适用于单牙缺失，缺牙区牙槽嵴水平宽度不足

乳头切口。下颌前磨牙区手术需密切注意颏孔的位置，避免术后神经损伤并发症。翻开的瓣应足够大，颊侧骨板在宽度和高度上有足够的暴露。软组织瓣应超过骨皮质切开术骨窗1~2mm。

当获得适当的颊侧暴露后，就进行骨窗的制备。骨皮质切开术可以用一个细的裂钻，如外科701号钻，或者在超声骨刀的帮助下进行。如前所述，我们通常做4条骨皮质切开线：2条水平的和2条垂直的。水平的被称作嵴顶和根尖上的骨皮质切开线。嵴顶的骨皮质切开线位于缺牙区牙槽嵴顶上，根尖骨皮质切开线平行于嵴顶的骨皮质切开线且距其10~12mm。2条垂直的骨皮质切开线连接2条水平线，因此四者形成了一个类似矩形的骨窗。由于2条垂直的骨皮质切开线稍向外扩展，因此在许多病例中，实际骨窗形状多

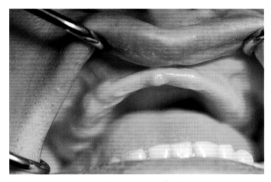

图18.4　骨劈开术适应证。单颌全口缺失。摘自 Tolstunov 2013[1]. Reproduced with permission of Douglas P Sinn, DDS. Editor in Chief, SROMS

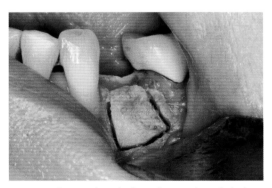

图18.5　垂直切开线的术中图片。一阶段手术中，2条垂直骨皮质切开线连接水平切开线，形成了一个矩形骨窗。需注意到颊侧为全厚瓣，且4条骨皮质切开线的深度大致相同，均匀地达到松质骨。摘自 Tolstunov 2013[1].Reproduced with permission of Douglas P Sinn, DDS. Editor in Chief,SROMS

偏向于梯形（图18.2A和18.5）。

嵴顶的骨皮质切开线可以用锋利的15#刀片、骨凿、701号小型钻或者超声骨刀来完成。嵴顶的骨皮质切开线很关键。因为在接下来的手术中，它会作为骨劈开的起始部位，是唯一会被重新打开的区域。我们推荐牙槽嵴骨皮质切开线位于牙槽嵴的中央，或者稍偏向舌侧以提高颊侧骨板的厚度，防止颊侧骨板在二阶段手术中出现次级骨折、青枝骨折及移位。如果颊侧的骨板没有足够的厚度，它可能会发生粉碎性骨折，随后就不能作为一个整体进行复位。

4条骨皮质切开线应形成相互连接的、连续的、光滑一致的沟槽，其宽度和深度应基本相同。骨皮质切开线的宽度常为1~1.5mm，当使用超声骨刀预备时，沟槽的宽度会更窄。沟槽的深度取决于骨皮质层的厚度，通常为1.5~2mm。骨皮质切开线应均匀深入，直至贯穿骨皮质层，到达松质骨层（图18.2A和18.5）。在进行手术时，术者应用牙周探针顺着整个骨窗的沟槽进行探查，体验探查到松质骨的落空感，以确认穿透了皮质骨层，到达了合适的骨皮质切开深度。另一个到达松质骨的可见标准是出血。4条骨皮质切开线以圆缓的线角相接最佳，尤其注意两个根尖方向的角。

至此，骨劈开术的准备阶段已经完成。将颊侧的瓣膜复位，并用4号或者5号的铬线缝合。预约患者在4~5周后行下一阶段的治疗。术后可选择性应用抗生素。一般情况下术后的反应很小，患者或许仅需使用非甾体抗炎药，如布洛芬。在术后当天，推荐使用冰袋间断冰敷及加压面颊部。患者常需要在术后10d复查，4~5周后行骨劈开术的第二阶段治疗。

常见问题

一些年轻的外科医生或许会问为什么要复位颊侧瓣而不是继续进行下一阶段的骨劈开。在一些病例中，的确也没有关闭颊侧瓣而继续进行下一阶段手术。在此阶段要劈开牙槽骨，最重要的条件就是保留颊侧的软组织附着（图18.1，18.2B和18.5）。在大多数下颌骨的骨劈开病例中，

笔者均推荐二次骨劈开手术程序。如果颊侧的骨板未被软组织覆盖而又在此阶段行骨劈开术，裸露的、无血供的颊侧骨板可能从其基底处出现完全离断，手术就会出现失败。这就是为什么在骨皮质切开术后将颊侧瓣复位很重要，其目的是重建颊侧骨板的血供。在随后的阶段，我们会在颊侧软组织附着在骨板的情况下行骨劈开。

和块状骨移植完全不同的是，块状骨移植是将一块单层的颊侧皮质骨完整地从一个地方（供区）取下，并移植到另一个地方（受区）。而骨劈开的供区和受区都为同一个地方。将在第21章阐述骨劈开术和块状骨移植更多的区别。

二阶段手术：骨劈开、扩张及植骨

骨劈开术的第二阶段手术在第一阶段手术结束后4~5周进行。如果将第一阶段的手术称为骨劈开术的初始、准备阶段，那么第二阶段手术就是关键性的、主要的阶段。在这个阶段手术中，通过劈开或者是分离（青枝骨折）来实现颊侧骨板的移动，其方式是颊侧骨板向远离舌侧骨板的方向旋转、移动。如果第一阶段手术时，颊侧骨板上制备了连续的沟槽，那么第二阶段的骨劈开就可能不会出现并发症。在使用特殊的骨凿和骨撑开器去形成颊侧骨板的青枝骨折并扩大时，需要小心和注意使用渐进的侧方力。

推荐在第二阶段手术使用抗生素。在手术开始前1h使用阿莫西林（2g）或克林霉素（600mg）。此后5d，每天3次，使用500mg阿莫西林或300mg克林霉素。术前3d及术后1周给予0.12%氯己定漱口。第二阶段的手术可以在局部麻醉或静脉镇静下进行。由于此阶段应用骨锤及骨凿会产生不适，所以静脉镇静更适合。

外科手术步骤

这个阶段的手术小翻瓣或限制性全厚瓣。在局部麻醉后，嵴顶切口和第一阶段手术相似，但是一般不做垂直切口。如果必须采用垂直切口，长度均很短，从而避免全厚瓣反折。翻瓣的目标是只要能刚好暴露上一阶段所做的嵴顶切口即可。在此阶段需保护颊侧瓣上的骨膜以保证骨的血供，

这点非常重要[2-4]。颊侧瓣在4周前一阶段手术中被剥离，现在需要使其继续轻轻地附着在颊侧骨板上以保证颊侧骨板的血供。在第二阶段手术中，如果一个年轻的或者没有经验的外科医生过度剥离颊侧瓣，就可能在不经意间因过度剥离导致意外的骨暴露，该骨会失去其软组织的覆盖，进而丧失血供。外科医生应该保持颊侧瓣在其原本的位置上，但是可以更多地剥离舌侧瓣，以获得更好的视野。随后骨劈开应在嵴顶中心位置上进行，或者沿上一阶段所做的嵴顶骨皮质切开线进行。

另一个选择是使用颊侧半厚瓣[5-8]，即将骨膜保留在颊侧骨板的表面，仅仅剥离骨膜以上的黏膜及黏膜下层。由术者决定最后用哪一种瓣。两种瓣膜剥离技术，即限制性全厚瓣和半厚瓣，都致力于在骨劈开和植骨时保存骨板必要的血供。

Elian[9]提出一种联合瓣技术，其嵴顶为全厚瓣，沿着颊侧骨板逐渐过渡到半厚瓣。Kang[10]推荐没有垂直切口在骨上的颊侧全厚瓣。根据以上两位的观点，仅在嵴顶剥离全厚瓣有利于保持血供，避免了颊侧皮质骨因没有软组织附着而出现骨折的风险。

术者应找到前一阶段所做的嵴顶骨皮质切开线。最好的办法是，使用15#或者15C的手术刀片伸入嵴顶的骨皮质切开线。在刀片上轻轻施加压力，使松质骨出现凹陷，继而有利于之后外科骨凿等工具的应用。图18.6展示了二阶段手术中的限制性全厚瓣。

骨劈开术有一系列先进的经特殊设计的骨劈开工具。图18.7显示的是部分工具，其中有阶段二手术所使用的外科骨凿。还包括了刀片，用于骨劈开及骨扩张的骨凿，一个用于保护舌侧骨板同时扩张颊侧骨板的Tatum D型骨扩张器，牙周膜刀及其他的工具。

切　开

将骨凿的刃部放在嵴顶骨皮质切开线内，轻轻敲打。持续轻轻敲打较宽大的锋利骨凿，使颊侧部分骨板产生青枝骨折。然后逐步扩大骨折线（图18.6），这个过程中颊侧软组织瓣始终附着在颊侧骨板上。颊侧骨板发生青枝骨折，连带着

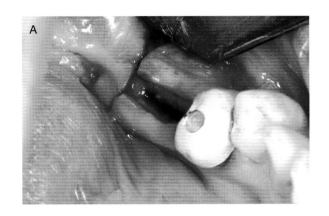

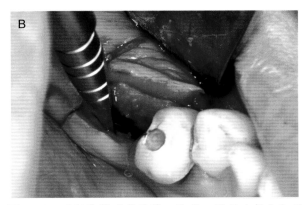

图 18.6　下颌骨劈开术的第二阶段。图示为部分翻开的颊侧瓣。A. 暴露一阶段手术中做好的嵴顶骨皮质切开线，以便于行骨劈开。B. 颊侧的骨板已形成青枝骨折，用一个锋利的骨凿让骨板缓慢向侧方移动

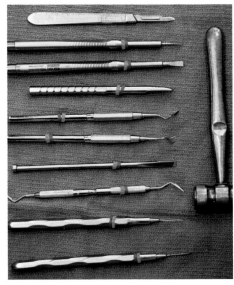

图 18.7　术者的外科手术盘，其中包含用于第二阶段手术的工具

其上附着的软组织瓣整体向侧方移动，保留了骨膜提供颊侧骨板的血供。

在前面章节，我们详细描述了两种改良颊侧瓣——"书状瓣"和"岛状瓣"[11-12]。岛状骨膜骨瓣[12-13]是书状骨膜骨瓣的改良形式，颊侧骨板从其基底部到嵴顶完全骨折，形成一个自由活动的骨膜骨瓣（图 11.1，11.2）。Jensen 报道一旦将岛状骨膜骨瓣形成，它就可以向任何方向移动，并且能轻松获得 3mm 的位移量。因此，可以将一个自由移动的黏膜骨膜骨瓣（MOPF）向颊侧及稍向嵴顶的方向移动、放置。不仅可以纠正水平的骨质萎缩，也可以在一定程度上改善垂直吸收。在岛状骨膜骨瓣中，理想的颊侧皮质骨板厚度至少为 2mm[14]。经研究证明，当颊侧骨板厚度小于 2mm 的时候，在之后的骨移植或种植手术阶段，颊侧骨板可能有更高的骨质吸收风险。Casap[13]于 2011 年在 8 只兔子的胫骨上制备岛状骨膜骨瓣，

进行移位的同时植入异种骨替代材料。术区均愈合良好，通过原位成骨和爬行替代间隙内有新骨生成，骨增量效果稳定。

Jensen[15]分析了对于骨劈开同期植入种植体时，使用三种不同种类的翻瓣术对种植体边缘骨质稳定性的影响。该试验有 40 例患者，65 例骨劈开术，追踪时间为 1 年。该研究认为骨膜的血供对于带蒂骨瓣具有重要作用。而相对而言，松质骨来源的血供就没有那么重要。他们总结到：①"书状瓣"的种植体成功率是 92.5%，半厚瓣是 93.3%，全厚瓣是 94.4%。②任何一种瓣膜的骨切开术都可以增加牙槽嵴的宽度。③全厚瓣会增加骨吸收的风险，因此在骨劈开时不宜采用全厚瓣。

植　骨

骨劈开及骨撑开后，下一步是选择骨替代材料进行植骨。骨替代材料的选择是基于术者的偏好，有自体骨、同种异体骨、异种骨和人工合成骨材料。从逻辑上讲，应该选择一种能在开放愈合阶段有更好存留的骨替代材料。笔者常常应用同种异体骨（既有骨皮质，也有骨松质）、牛骨或者同种异体骨及异种骨混合的骨替代材料。这些骨替代材料有骨引导的作用，它们为骨移植提供了支架，以保持骨撑开阶段所扩大的牙槽嵴

的高度及宽度。接下来列举一些可用于该目的的骨替代材料，如 Puros®、Allo-Oss®、Bio-Oss® 和 NuOss®（这些材料在之前的章节有详细说明，本章节不再赘述）。填塞骨移植材料方式类似于位点保存，即将材料从底部开始填塞，轻轻加压，直至骨移植材料充满整个腔洞（图 18.8A）。为了将骨替代材料和口腔环境隔绝，采用在位点保存中的生物膜材料。推荐使用引导组织再生膜（GTR membrane），Teflon® 的 PTFE 膜也是 GTR 膜的一种选择。可吸收的生物膜更柔软，更好操作，它可以轻轻地贴在翻开的舌侧瓣及颊侧瓣的内表面（图 18.8B）。对于双层生物膜（其上层是 GTR 生物膜，下层是胶原膜），它通常可以更好地保护其下的骨移植材料。较厚的 GTR 生物膜位于上层，其不容易轻易被唾液溶解，所以能形成良好的屏障作用。在放好生物膜后，使颊舌侧的龈瓣正确对位、紧密接触，然后采用 4-0 或 5-0 号的铬线或丝线缝合术区，其缝合方法有"8 字缝合法""间断缝合法"及"交叉缝合法"。如果做了垂直切口，那么垂直切口处也应缝合。如果牙槽嵴顶处的切口一期关闭不可行，那么可以等待二期愈合。注意不可以为了实现一期关闭，就强行向殆方牵拉对位颊舌侧瓣。PeriAcryl®（GluStitch Inc., Delta, BC,Canada) 生物胶水可以保护未关闭的创口。可采用迷你螺丝（长 10~12mm，直径 1.0~1.5mm）固定移位的颊侧骨板（图 18.9）。图

18.10 展示了骨劈开术后获得的骨质。

至此，手术已经完成。不需要拍摄 X 线片。在第二阶段手术后 4~6 个月，可以选择行 CBCT 检查以观察骨劈开后牙槽嵴的形态变化。如果术

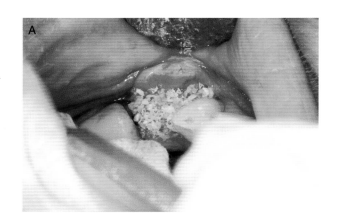

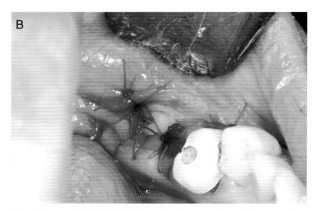

图 18.8　植骨的术中图片。A. 颗粒状的骨替代材料植入劈开的牙槽骨内。B. 为获得二期愈合，术中使用生物膜并在嵴顶上缝合创口，其手术操作与位点保存相似

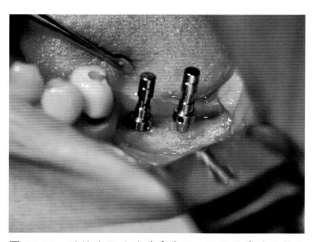

图 18.9　自攻型迷你螺钉的使用。植骨之前可以用 1 颗自攻型迷你螺钉稳定皮质骨板。摘自 Dr. Bruce Hicke.Reproduced with permission from B. Hicke

图 18.10　种植阶段的牙槽骨情况。显示了骨劈开术后骨质状态

中使用了不可吸收的生物膜，可以在后期愈合的任何时间移除，通常在手术后 3~4 周。

术后医嘱包括持续应用抗生素 3~5d，例如，使用阿莫西林，每次 500mg，每天 3 次。止痛药使用非甾体类抗炎药即可，如布洛芬。有时候可以使用麻醉性镇痛药，如维柯丁（氢可酮类）。术后 1 周，使用 0.12% 的氯已定漱口，每天 2~3 次。术后，患者需要进软食，并且保持良好的口腔卫生。

病例报道

下颌骨二次骨劈开术（图 18.11~18.15）

患者，女性，60 岁，身体健康。左侧下颌第一前磨牙残根，牙槽骨无明显吸收。左侧下颌第二前磨牙及第一磨牙缺失，缺牙区牙槽嵴宽度仅为 3mm。计划采用骨劈开技术。拟手术拔除下颌左侧第一前磨牙残根，行二次骨劈开术。在第一阶段，微创拔除下颌左侧第一前磨牙残根，然后行骨皮质切开术，其骨皮质切开线应从尖牙延伸到第二磨牙，形成如前所述的骨窗（图 18.11）。最后将龈瓣复位并严密缝合。4 周后行第二阶段的手术。

二阶段手术中不完全翻开颊侧瓣，暴露嵴顶的骨皮质切开线，用从小到大的骨凿敲打，直至到达骨劈开所需深度。小心地使颊侧的皮质骨板产生青枝骨折，形成可完全自由移动的"岛状"黏骨膜瓣，将其轻轻地向侧方移动（图 18.12）。在这个病例中，选择 Puros® 公司同种异体的皮质骨及松质骨（1：1）混合骨移植材

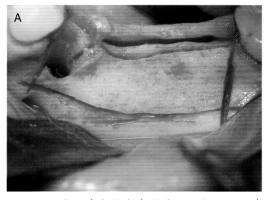 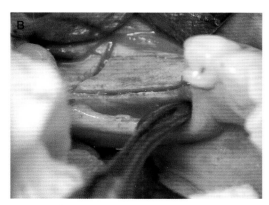

图 18.11　一阶段手术的术中图片。**A.** 颊侧观：在过窄的下颌后部牙槽嵴上所做的常规骨皮质切开术。同时拔除前磨牙残根。**B.** 殆面观：嵴顶骨皮质切开线及颊侧皮质骨板清晰可见。摘自 Dr. Bruce Hicke. Reproduced with permission from B.Hicke

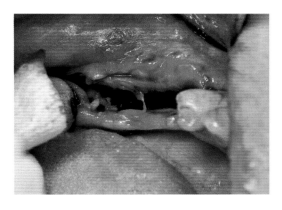 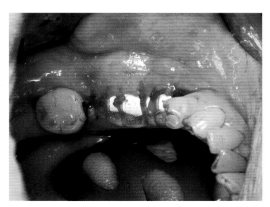

图 18.12　二阶段手术的术中图片。展示了二阶段手术中发生青枝骨折的颊侧皮质骨板以"岛状"黏骨膜瓣的形式自由地向侧方移动。摘自 Dr. Bruce Hicke. Reproduced with permission from B. Hicke

图 18.13　二阶段手术术后。完成骨劈开及骨撑开后行植骨（Purost® grafting material, Teflon membrane, sutures）。摘自 Dr. Bruce Hicke. Reproduced with permission from B. Hicke

料（Puros®, Zimmer Dental Inc., Carlsbad, CA）。将 Teflon 不可吸收生物膜（Kendall Curity, Tyco Healthcare, Mansfield, MA）放置在翻开的舌侧全厚瓣下数毫米处。然后让它卷起来，塞在部分翻开的颊侧瓣内侧。最后用 4-0 号铬线缝合瓣膜（图 18.13）。6 个月后将 3 颗 Nobel Replace 种植体（Nobel BioCare, Yorba Linda, CA）植入缺牙区，其中包括 2 颗 4.3mm×13mm 的前磨牙种植体和 1 颗 5mm×13mm 的磨牙种植体（图 18.14）。所有的种植体都获得了良好的骨结合。植入种植体 6 个月后，行种植体上部修复，利用 3 颗烤瓷单冠恢复咬合关系（图 18.15）。

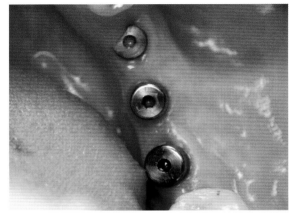

图 18.14 手术后 6 个月种植体二期手术。摘自 Dr. Bruce Hicke. Reproduced with permission from B. Hicke

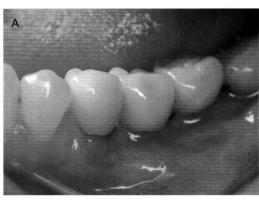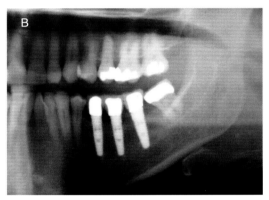

图 18.15 种植修复完成。A. 口内照片。B.3 颗烤瓷单冠修复结束后患者的全景片。摘自 Dr. Bruce Hicke. Reproduced with permission from B. Hicke

参考文献

[1] Tolstunov L. Ridge-split procedure for horizontal augmentation of the alveolar ridge in implant dentistry. Sroms selected readings in oral and maxillofacial surgery, 2013, 21:1–53

[2] Duncan JM, WestwoodM. Ridge widening for the thinmaxilla: a clinical report. Int J Oral Maxillofac Implants, 1997, 12:224–227

[3] Simion M, Baldoni M, Zaffe D. Jawbone enlargement using immediate implant placement associated with a split-crest technique and guided tissue regeneration. Int J Periodontics Restorative Dent, 1992, 12:462–473

[4] Malchiodi L, Scarano A, Quaranta M, et al. Rigid fixation by means of titanium mesh in edentulous ridge expansion for horizontal ridge augmentation in the maxilla. Int J Oral Maxillofac Implants, 1998, 13:701–705

[5] Pikos M. Bucco-lingual expansion of the maxillary ridge. Dental Implantol Update, 1992, 3:85–87

[6] Scipioni A, Bruschi GB, Calesini G. The edentulous ridge expansion technique: a five-year study. Int J Periodontics Restorative Dent, 1994, 14:451–459

[7] Bruschi GB, Scipioni A, Calesini G, et al. Localized management of sinus floor with simultaneous implant placement: a clinical report. Int J Oral Maxillofac Implants, 1998, 13:219–226

[8] SethiA,Kaus T. Maxillary ridge expansionwith simultaneous implant placement: 5-year results of an ongoing clinical study. Int J Oral Maxillofac Implant, 2000, 15:491–499

[9] Elian N, Jalbout Z, Ehrlich B, et al. A two-stage full-arch ridge expansion technique: review of the literature and clinical guidelines. Implant Dent, 2008, 17(1):16–23

[10] Kang T, Flen M, Gober D, et al. A modified ridge expansion technique in the maxilla. Compend Contin Educ Dent, 2012, 33(4):250–252, 254, 256

[11] Jensen OT, Ellis E. The book flap: a technical note. J Oral Maxillofac Surg, 2008, 65(5):1010–1014

[12] Jensen OT,Mogyoros R, Owen Z, et al. Island osteoperiosteal flap for alveolar bone reconstruction. J Oral Maxillofac Surg 2010,68(3):539–546

[13] Casap N, Brand M, Mogyros R, et al. Island osteoperiosteal flaps with interposi-tional bone grafting in rabbit tibia: preliminary study for development of new bone augmentation technique. J Oral Maxillofac Surg, 2011, 69(12):3045–3051

[14] Qahash M, Susin C, Polimeni G, et al. Bone healing dynamics at buccal peri-implant sites. Clin Oral Implants Res, 2008, 19(2):166–172

[15] Jensen O, Cullum D, Baer D. Marginal bone stability using 3 different flap approaches for the alveolar split expansion for dental implants: a 1-year clinical study. J Oral Maxillofac Surg, 2009, 67(9):1921–1930

（白 石 译）

第 19 章　上颌骨一次牙槽嵴劈开技术

*Len Tolstunov**

引　言

　　尽管上颌牙槽嵴劈开也可以像上一个章讨论的下颌骨进行二次牙槽嵴劈开一样，但由于上颌骨质具有较好的弹性及柔软性，属于 3 或 4 类骨质[1]，因此在许多病例中上颌牙槽嵴劈开可一次性完成。如果计划行上颌一次牙槽嵴劈开术，我们推荐以下程序。

　　牙槽嵴劈开术的适应证选择标准同前。上颌牙槽嵴劈开术在准备阶段，无须将四周的皮质骨切开。事实上，在准备阶段通常不需要。常采用一个限制性翻开的全厚瓣，再制备一条完全穿透皮质骨的嵴顶部骨皮质的切开线和两条较短的垂直切口，随后行同样的骨劈开程序（图 19.1）。

　　首先在缺牙区嵴顶部做切口时，可以是延伸到缺牙区邻近两个牙位的信封状切口，也可以做两条向前庭沟走行的短的垂直松弛切口，长度为 5~6mm（推荐）。这样通常可制备限制性全厚瓣。至于颊侧瓣翻开的程度，在显现出牙槽嵴顶后，仅暴露出颊侧 2~3mm 的骨质就已足够。在这个步骤中值得注意的一点是，牙槽嵴切口的定位应稍偏腭侧，以有利于牙槽嵴的暴露。

　　完整的颊侧全厚瓣包含了骨膜，具有血供。因此，应该将其完整地保存在颊侧的骨板上。正如上一章所述，另一个可供选择的方法是采用颊侧半厚瓣[2]，即在行翻瓣术时，让骨膜留在牙槽嵴颊侧骨板表面，仅翻开骨膜上方的软组织。或者采用复合瓣，即全厚瓣逐渐移行至半厚瓣。术者可根据自己的喜好，选择不同的翻瓣方式。

　　接下来行牙槽嵴顶的骨皮质切开术，这类似于下颌骨牙槽嵴劈开术第二阶段的操作。与下颌骨牙槽嵴劈开术不同的是，上颌骨的牙槽嵴劈开术仅需一次完成。上颌骨牙槽嵴劈开术不需要补充其他的骨皮质切开线，以形成一个典型的骨窗，以及暴露良好的瓣。不需要典型的骨窗，而仅需形成"订书钉"样的形状，有一条完全穿透骨皮质的嵴顶切开线，还有两条长度有限的垂直骨皮质切开线，其长度受颊侧部分翻开的牙龈瓣限制（图 19.1）。可以使用超声骨刀、小球钻或 701 号钻制备。术者并不希望翻开过大的颊侧瓣，这对于保存颊侧骨段的血供十分重要，但同时术者又希望能在有限的术野下进行牙槽嵴的劈开。在牙槽嵴顶切开骨皮质，形成骨的沟槽。两条长度有限的骨皮质垂直切口限制了随后的骨折线走向，让其循着垂直方向延伸而不是水平裂开。换句话说，短的垂直骨皮质切开线引导随后青枝骨折的方向朝向上方，而不是横向延伸至邻牙。

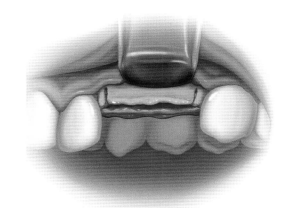

图 19.1　显示上颌骨一次性骨劈开的程序，采用部分全厚瓣，做出一条嵴顶骨皮质切开线及两条较短的垂直骨皮质切开线

*Private Practice, Oral and Maxillofacial Surgery, San Francisco, California, USA
Department of Oral and Maxillofacial Surgery, UCSF and UOP Schools of Dentistry, San Francisco, California, USA

对年轻医生而言，在上颌骨一次牙槽嵴劈开术中进行不翻瓣或者小翻瓣具有挑战性。O. Jensen[3]曾说过："外科医生必须很好地掌握牙槽嵴的解剖形态，以便于能准确地确定牙槽窝的中心点。因为在牙槽嵴劈开过程中，骨凿会不断深入，直至到达前庭沟的深度。"当骨凿进入骨松质层时深度大约可至10mm，术者应谨慎小心，并牢记上颌骨的骨质较疏松，应注意保持切口颊舌侧皮质骨板的完整性。

切开嵴顶部骨皮质可以使用15#手术刀片、锋利的骨凿、小号的钻（701号）或超声骨刀。最佳的操作方法是，先使用15#（或15C）外科手术刀片在牙槽嵴的中心线处做出一道小的初始刻痕，其深度需穿过骨皮质层，到达骨松质层[4]。通过15#手术刀片对骨松质层轻轻加压，扩大切口，以便于使用接下来的工具——骨凿。将骨凿轻敲至相应的深度，通过侧方渐进性推挤使间隙扩大。

在手术中遵循外科原则，以保护脆弱的颊（唇）侧骨板。尤其是较窄的缺牙区，如只有6~8mm宽的缺牙区（如侧切牙区等）。为此，操作过程中需保持工具平行并尽量靠近腭侧的骨皮质。这样可以很好地引导骨劈开的方向，并防止颊侧向的偏斜、颊侧骨板变薄或断裂。

当颊侧骨板被推向侧方，之前所做的骨皮质切开线会向根方延伸。与下颌骨二次牙槽嵴劈开术的骨折线相比，其边界会相对模糊。这是由于下颌骨牙槽嵴劈开手术在第一阶段时已先制备出了骨窗。如前所述，嵴顶骨皮质切开线的两端有两条较短的垂直切口，它们可以引导骨折线向一个接近垂直的方向延伸，而不是朝着任意方向。同时，较短的垂直切开线可以帮助颊侧骨板形成有限延伸的青枝骨折，这样有助于保护邻牙的牙周组织（如果刚好很近可保护牙根）。在间距较小的缺牙区，术者需要使用超声骨刀或很小的骨锯。为了提高上颌牙槽嵴劈开术的成功率，O. Jensen[5]建议选择缺牙间隙较大、牙槽嵴颊舌向厚度≥2mm的缺牙区病例，瓣的移位（牙槽嵴扩张）也应适度，避免骨瓣因应力过大出现吸收。

在完成了牙槽嵴骨切口的制备后，小心缓慢地进行骨扩张，手术方式与下颌骨牙槽嵴劈开术相同，最后会形成一个较大的骨间隙（图19.2）。将扁平的骨凿插入间隙内，轻轻敲击以持续施加一个轻微的侧方力，直至颊侧骨板发生骨折。颊侧复合瓣由颊侧骨板、骨膜和黏膜组成，又称为颊侧黏骨膜骨瓣（muco-osteoperiosteal flap，MOPF），自身具备外周血供（肌肉、骨膜来源）。依照O. Jensen[5-6]的命名方法，如果上颌骨颊侧复合瓣仍附着于基骨的铰链处，则称它为"书状瓣"；如果此瓣完全游离于基骨且可以自由移动，则称之为"岛状瓣"。这和下颌骨牙槽嵴劈开术中对骨瓣的命名原则是一样的（见第11章）。骨瓣的设计细节取决于需要扩张的骨量及术者的经验。总之最终目标是使劈开的颊侧骨板向颊（外）侧移动，从而远离腭侧骨板，无须考虑骨的完整性。

骨的扩张成形需要一定时间，对于上颌骨这点尤其重要。在牙槽嵴扩张的过程中，每完成一次敲击和侧方移动操作，扩开的颊侧骨瓣都需要进行一次复位，即形成类似呼吸样的"扩张-复位"循环，以使其能够自然扩张。推荐使用"双指引导法"，即用大拇指及示指捏住扩开的颊侧骨板两侧，以有利于骨轮廓的塑形和颊侧骨瓣的正确就位。

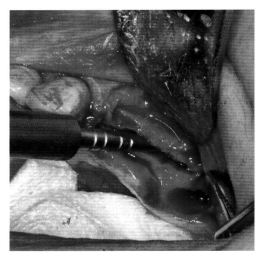

图19.2 显示通过颊侧骨板小心缓慢地向侧方移动，形成开放间隙。摘自 Dr. Bruce Hicke. Reproduced with permission from Dr. Bruce Hicke

在一些上颌骨缺牙间隙较宽的区域行牙槽嵴劈开术时，可以使用固定针或结扎丝将可动的颊侧骨瓣固定至不动的腭侧骨板上（图19.3）。

在形成的骨裂口中填入骨粉，其方式类似于拔牙后对牙槽窝进行的牙槽嵴保存术。在大多数情况中，很难做到无张力的一期软组织缝合，这时推荐开放创口减张缝合，让软组织实现二期愈合（图19.4）。

如果患者存在多牙缺失，甚至是全牙列缺失，应记得要在手术结束后进行临时修复（可摘局部义齿或全口义齿）。笔者经常呼吁，如果可能的话应在术后的4~5d内（即软组织的水肿期）尽量避免义齿的即刻戴入。需要即刻或在术后几天内戴入的义齿，必须在术前根据诊断蜡型的牙槽轮廓进行必要重衬。该诊断蜡型应该基于术前的外

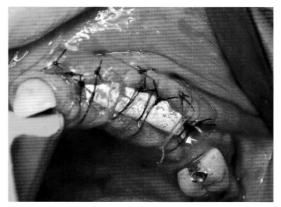

图19.4　骨劈开术后照。在骨劈开术的最后，行骨间骨移植，其方式类似于微创拔牙后在拔牙窝内植骨，包括使用骨移植材料、生物膜、缝合创口，等待二期愈合关闭。摘自 Tolstunov 2013[7]. Reproduced with permission of Douglas P Sinn, DDS. Editor in Chief, SROMS

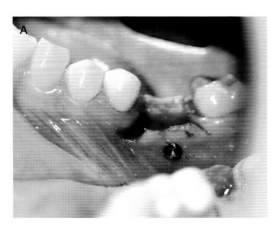

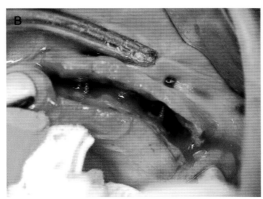

图19.3　术中固定钉的使用。A. 在一些病例中，需要用固定钉或固定螺丝去维持移位的上颌骨颊侧骨板的稳定。本图显示的是单个牙缺失使用一个固定钉。B. 在较大的缺牙区，需要用多个固定螺丝。摘自 Tolstunov 2013[7]. Reproduced with permission of Douglas P Sinn, DDS. Editor in Chief, SROMS

科模拟，能够反映颊侧骨板按手术计划扩张后的形态。如果义齿的颊侧基托过紧，术后会压迫到已扩张的牙槽嵴，进而影响手术效果。一个优秀的外科–修复小组在牙槽嵴劈开阶段的必要性，并不亚于之后的种植治疗阶段。

在手术结束后，患者通常需要服用一个疗程的抗生素（5~7d），术后1周需使用氯己定漱口。上颌骨牙槽嵴劈开术后4~6个月再行种植体植入手术。本章节所描述的外科技术可用于上颌前牙或后牙区域，也适用于上颌全口缺牙。对于经验丰富的种植医生，也可以考虑同期植入种植体。

▶病例报道：上颌一次性牙槽嵴劈开术，同期行种植体植入（图19.5~19.8）

一位82岁的女性患者，右上尖牙折断，右上后牙区牙槽嵴严重吸收。该患者无特殊既往史，欲行种植修复。影像学表现与临床检查一致：右上前磨牙及磨牙缺失，右上尖牙及侧切牙作为基牙行单端桥修复，向后牙区延伸两个单位，右上尖牙牙根折断（图19.5）。患者右侧上颌前磨牙区域有严重的水平牙槽骨吸收。下前牙区及右侧下颌前磨牙烤瓷冠修复，右侧下颌磨牙缺失，烤瓷冠桥延伸至右侧下颌第一磨牙，与上颌烤瓷修复体成中性咬合关系。患者即将进行一次长期旅

213

行，因此希望在上颌右侧缺牙区行牙槽嵴劈开术时同期植入种植体。

接下来我们设计了手术方案并获得了患者的同意：首先，切断右上颌侧切牙和尖牙之间的烤瓷桥，拆除右侧上颌尖牙烤瓷冠桥并拔除断根。然后，在右侧上颌前磨牙缺牙区行牙槽嵴劈开术，尽可能在手术同期植入 2 颗种植体。术中拔除右侧上颌尖牙。翻瓣后可直视缺牙区牙槽嵴，其颊舌侧宽度大约仅 2.5mm，呈刃状，由两块皮质骨板相互连接而成，在其间几乎没有松质骨填充。随后，用 15# 外科手术刀片和小号骨凿小心地切开嵴顶处的皮质骨板，并将颊舌侧骨板分离（图19.6A）。为了防止颊侧骨板骨折，并获得可控的

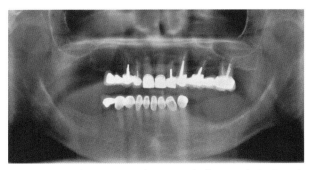

图 19.5　术前曲面体层片。可见患者右上前磨牙及磨牙缺失，缺牙区牙槽嵴严重吸收，右上尖牙牙根折断。以右上颌侧切牙及尖牙作为基牙，烤瓷单端桥修复，延伸两个单位至上颌右侧后牙区。摘自 Tolstunov 2013 [7]. Reproduced with permission of Douglas P Sinn, DDS. Editor in Chief, SROMS

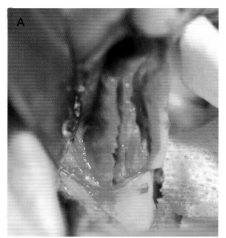
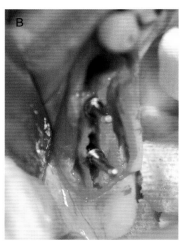
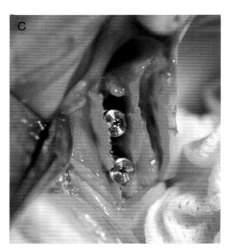
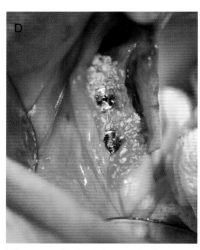
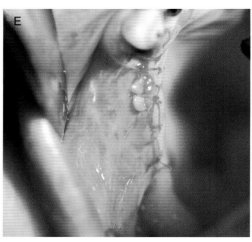

图 19.6　术中图片。A. 术中可见缺牙区牙槽嵴颊舌侧宽度仅 2.5mm，在上颌后部的缺牙区小心地分开颊舌侧皮质骨板。B. 利用种植骨凿预备种植窝，将种植骨凿放入分开的骨板间，超过牙槽嵴切开的深度，直至到达根尖部骨。C. 以修复为导向，在切开的牙槽嵴中植入 2 颗种植体。D. 使用骨替代材料颗粒填充种植体之间及其与密质骨板之间的间隙，如 Bio-Oss。E. 在植骨材料上覆盖保护性生物胶原膜，一期缝合关闭创口。摘自 Tolstunov 2013 and 2014 [7-8]. Reproduced with permission of Douglas P Sinn, DDS. Editor in Chief, SROMS

骨劈开效果，我们采用了"双指引导法"。随后用种植骨凿在基骨上进行微创备洞，在此过程中应注意保护脆弱的颊侧菲薄皮质骨板。种植窝预备完成后，选择 2 颗 Biomet 3i 系统直径 4mm 的内连接 "Certain" 种植体（Biomer 3i Palm Beach Gardens，FL），植入颊舌侧菲薄的密质骨板之间，获得 0.20N·m 的初期稳定性（图 19.6B，C）。在 2 颗种植体之间的空隙及右侧上颌尖牙的拔牙窝内填入 Bio-Oss 异种骨移植材料颗粒（粒径 300~500μm），见图 19.6D，再用一层 Colla-Tape 生物膜覆盖在骨移植材料上方，用 4-0 号铬线一期缝合创口（图 19.6E）。在此病例中，种植体的骨结合时间延长至 9 个月，9 个月后行二期手术，将两个愈合基台放在已完成骨结合的种植体上（图 19.7）。2 个月后，制作种植体上的修复体。我们使用种植体支持的烤瓷桥，并延伸至拔除的尖牙区域，形成一个短的单端桥（图 19.8A）。修复结束后，患者对于修复体的功能、美观及舒适性十分满意（图 19.8B）。这个病例的牙槽嵴严重萎缩，在该类病例中种植体的同期植入并不作为常规推荐，尤其对于初学者而言。

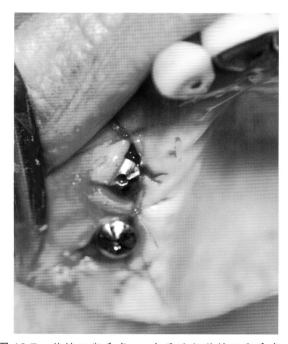

图 19.7　种植二期手术。9 个月后行种植二期手术，上愈合基台。摘自 Tolstunov 2013[7]. Reproduced with permission of Douglas P Sinn，DDS. Editor in Chief，SROMS

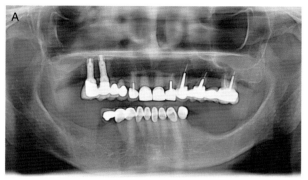

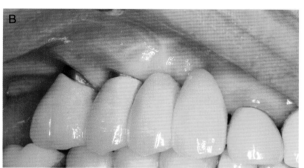

图 19.8　术后图片。A. 术后曲面体层片。B. 修复完成后的口内情况：种植体支持式的烤瓷桥连接 2 颗种植体，延伸至尖牙区域，形成一个短的单端桥。摘自 Tolstunov 2013[7]. Reproduced with permission of Douglas P Sinn，DDS. Editor in Chief，SROMS

▶病例报道：上颌骨二次牙槽嵴劈开术，同期行上颌窦底提升术（图 19.9~19.13）

　　患者，中年男性，50 岁，既往行上颌中切牙种植修复，现在欲种植修复左侧上颌缺牙区。术前检查：上颌左侧侧切牙、尖牙、第一前磨牙、第二前磨牙缺失，缺牙区牙槽嵴颊舌侧宽度约为 4mm，左侧上颌窦腔体积较大，到达了第一前磨牙的位置。为其制订的手术方案是在上颌缺牙区行一次牙槽嵴劈开术及同期上颌窦底外提升术。由于该患者缺牙区牙槽嵴吸收严重，牙槽嵴宽度高度不良，为提升前磨牙区的牙槽嵴高度并增加宽度，上颌窦底提升术及植骨术都是必要的。

　　第一阶段，在上颌左侧缺牙区行骨皮质切开术，其方式类似下颌牙槽嵴切开术的准备阶段操作，形成一个典型的梯形骨窗。同时，在上颌左侧前磨牙嵴顶上方 5mm 处开圆形窗，以便行上颌窦底外提升术（图 19.9）。然后以常规方式行上颌窦底提升术，用 Puros 同种异体骨植骨。最后将龈瓣复位，利用 4-0 铬线无张力缝合创口。5

周后，翻限制性全厚瓣，行牙槽嵴劈开的第二阶段手术。做保留龈乳头切口，在其近远中做两条垂直松弛切口，形成颊侧瓣，避免颊侧黏膜骨膜骨瓣在向侧方移动及侧方移位时造成软组织撕裂（图 19.10）。用 Puros 同种异体骨填充形成的腔洞，再用 Teflon 不可吸收生物膜覆盖在骨移植材料上。最后将瓣复位，用缝线无张力缝合创口。此阶段允许暴露创口，等待二期愈合（图 19.11）。第二阶段手术结束 6 个月后，就可以行种植体植

入术，将 2 颗直径 5mm 的 Nobel BioCare 种植体分别植入到第一前磨牙及第二前磨牙的位置（图 19.2）。4 个月后行种植体上部修复，在种植体上分别戴入 2 个烤瓷冠，其中第二前磨牙位置的烤瓷冠带有一个远中方向的悬臂（图 19.13）。这个病例展示了牙槽嵴劈开术及上颌窦底提升术的联合应用。它采用手术分期种植体延期植入，既通过上颌窦底提升术提高了牙槽嵴的高度，又通过牙槽嵴劈开术增加了牙槽嵴宽度。虽然这个病例需要三个阶段的手术，但这种分期的手术方式有更高的成功率，因此笔者推荐该手术方式。

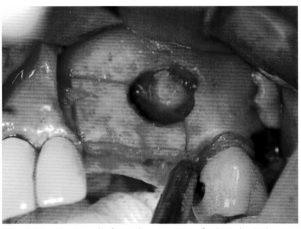

图 19.9 阶段一术中图片。显示了骨劈开术的阶段一情况，可以看到颊侧翻开的全厚瓣、典型的梯形骨窗。同时，由于前磨牙区域的牙槽骨垂直骨高度不足，因此我们还在嵴顶上方开窗，以便于行上颌窦外提升术。摘自 Dr. Bruce Hicke. Reproduced with permission from Dr. Bruce Hicke

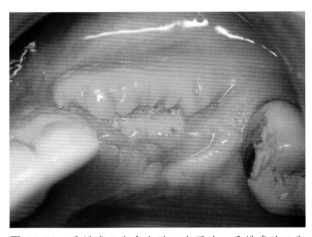

图 19.11 牙槽嵴二期愈合的口内图片。牙槽嵴的二期愈合可以获得更多软组织，也可以保护颊侧附着牙龈及前庭沟黏膜。摘自 Dr. Bruce Hicke. Reproduced with permission from Dr. Bruce Hicke

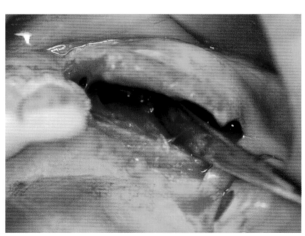

图 19.10 阶段二术中图片。显示骨劈开术的第二阶段中颊侧部分骨板向侧方移位，形成一个牙槽嵴内的间隙，以便进行植骨。摘自 Dr. Bruce Hicke. Reproduced with permission from Dr. Bruce Hicke

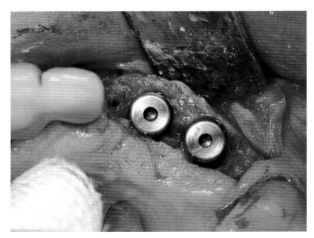

图 19.12 种植体植入术口内图片。第二阶段手术结束 6 个月后，在愈合的骨质内行种植体植入术。摘自 Dr. Bruce Hicke. Reproduced with permission from Dr. Bruce Hicke

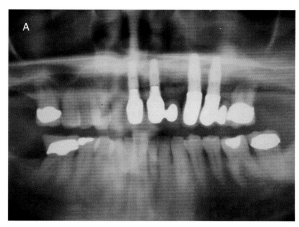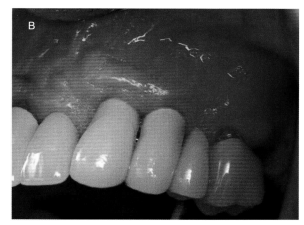

图 19.13　术后图片。**A.** 术后曲面体层片。**B.** 修复完成后的口内情况：前磨牙区两个独立的烤瓷冠，第二前磨牙延伸到远中形成短的单端桥。摘自 Dr. Bruce Hicke. Reproduced with permission from Dr. Bruce Hicke

参考文献

[1] Lekholm U, Zarb GA. Patient Selection and Preparation. Tissue-Integrated Prostheses. Quintessence Publishing Company, 1985: 199

[2] Scipioni A, Bruschi GB, Calesini G. The edentulous ridge expansion technique: a five-year study. Int J Periodontics Restorative Dent, 1994, 14:451–459

[3] Jensen O, Cullum D, Baer D. Marginal bone stability using 3 different flap approaches for the alveolar split expansion for dental implants: a 1-year clinical study. J Oral Maxillofac Surg, 2009, 67(9):1921–1930

[4] Elian N, Jalbout Z, Ehrlich B, et al. A two-stage full-arch ridge expansion technique: review of the literature and clinical guidelines. Implant Dent, 2008,17(1):16–23

[5] Jensen OT, Mogyoros R, Owen Z, et al. Island osteoperiosteal flap for alveolar bone reconstruction. J Oral Maxillofac Surg, 2010, 68(3):539–546

[6] Jensen OT, Ellis E. The book flap: a technical note. J OralMaxillofac Surg, 2008, 65(5):1010–1014

[7] Tolstunov, L. Ridge-split procedure for horizontal augmentation of the alveolar ridge in implant dentistry. Sroms selected readings in oral and maxillofacial surgery, 2013, 21: 1–53

[8] Tolstunov L. Classification of the alveolar ridge width: implant-driven treatment considerations for the horizontally deficient alveolar ridges. J Oral Implantol, 2014, 40: 365–70

（白　石　译）

第20章　供有经验术者选择的高级牙槽嵴劈开术

*Len Tolstunov**

引 言

如第18、19章所述，针对部分牙列缺失的病例，牙槽嵴扩张的基本（经典）术式包括：下颌骨二次劈开法和上颌骨一次劈开法（RSP）。在完成了牙槽嵴水平向骨扩增量后，即可在第二期（上颌）或第三期（下颌）进行牙种植术。而对于某些特殊的牙槽嵴扩张病例，在种植修复之前将包括三期的手术治疗；虽然预期治疗效果比经典的术式更好，但治疗周期往往需延长至一年之久。在此期间，多次手术、术后肿胀和多次的药物（抗生素、止痛药）治疗都可能引起患者的抗拒。

在第22章中，将推荐一种可用于骨劈开种植体同期植入的改良型牙槽嵴扩张术及一种配合了特殊装置（骨扩张器）的牙槽嵴控制（Crest-Control）系统，采用以上技术和装置可以同时完成骨嵴扩增、骨移植和种植体植入的治疗。

目前有多种类似的骨劈开技术，它们均采用了特殊的牙槽嵴扩张工具。有的在形成骨缝后通过传统的种植备洞技术植入种植体，有的则在牙槽嵴增宽术同时形成可放入种植体的锥形骨窝洞，而不需另外进行传统的洞型预备。笔者认为，后面这种"同期"技术需要更多经验与技能，因此可称为高级技术。有经验的术者在运用高级牙槽嵴扩增术时，可以对"同期"技术进行各式的改良。以下就为有经验的读者展示一些高级牙槽嵴劈开术（RSP）的病例。

1. 节段性下颌骨劈开—骨移植技术（S-G技术）

S-G术式的特点是，用一次外科步骤完成下颌骨劈开术（与经典的上颌骨RSP手术类似）。此类病例，采用类似上颌骨的皮质骨切开术（牙槽嵴顶切口与两侧垂直的局限性切骨）。手术采用限制性全厚瓣（full-thickness flap，FTF）或部分厚软组织瓣（partial-thickness flap，PTF），同期完成骨劈开和骨移植。4~6个月后，再次手术植入种植体。

优点：骨劈开在第一期手术中单独完成，而后进行种植体植入手术。

风险：下颌骨质致密，在骨劈开前并未"做好准备"（4型矩形骨皮质切开术造成的"骨窗"不会削弱下颌骨的强度）。由于下颌骨强度缺乏弹性，该技术可能造成"失败的骨劈开"即颊侧皮质骨板的粉碎性骨折。

笔者建议：该技术需要更高级的手术技巧，初学者不宜开展。

2. 节段性下颌骨劈开—骨移植—种植技术（S-G-I技术）

该式的特点是，用一次外科步骤同期完成下颌骨劈开、骨移植和种植体植入。与第一种手术技术相同，在术中翻开限制性全厚瓣（FTF）或部分厚软组织瓣（PTF），同期完成骨劈开和骨移植，随后采用标准的种植体窝预备技术植入种植体。

优点：骨劈开术与种植体植入步骤同期完成。

风险："失败的骨劈开"，颊侧骨板骨折，种植体植入位置不佳、初期稳定性差及后期骨结合不良。

笔者建议：该技术需要更高级的手术技巧，

*Private Practice, Oral and Maxillofacial Surgery, San Francisco, California, USA
Department of Oral and Maxillofacial Surgery, UCSF and UOP Schools of Dentistry, San Francisco, California, USA

并发症多发，初学者不宜开展。

3. 开放式全厚瓣－节段性下颌骨劈开—骨移植—种植技术（O-S-G-I 技术）

该技术的特点和前面所述基本相同，均是用一次外科步骤同期完成下颌骨劈开及植入手术，不同点在于采用了开放式全厚黏骨膜瓣。在该技术中需完全剥离颊侧全厚瓣，按照标准化程序（牙槽嵴顶切口、两条垂直切口、根尖切口）或改良技术（牙槽嵴顶切口、两条垂直切口）进行皮质骨板切开。小心劈开骨板并增宽牙槽嵴，随后预备种植体窝，植入种植体并完成骨移植。以上操作完成后，进行全厚瓣的初期缝合或二期缝合。

优点：同期手术完成下颌骨劈开和种植体植入术。该术式适于选择在开放式翻瓣手术下进行全方位皮质骨切开，以充分松弛下颌骨节段骨板的手术者。

风险："失败的骨劈开"，颊侧骨板骨折，颊侧节段骨板血供不良，种植体植入位置不佳及骨结合不良。

笔者建议：该术式需要熟练的外科技术，并发症发生率较高且风险极大，不建议常规开展。

4. 节段性上颌骨骨劈开—骨移植—种植技术（S-G-I 技术）

该术式的特点是，用一次外科步骤同期完成上颌骨劈开和种植体植入术。在术中翻开限制性全厚（FTF）或部分厚软组织瓣（PTF），同期完成骨劈开扩增、骨移植和种植体植入术。

优点：一次性完成骨扩增和种植体植入手术。

风险："失败的骨劈开"仍可能发生，但概率较小；种植体植入位置不佳合并后期骨结合不良，但较下颌骨风险小。

笔者建议：推荐术式。种植医生的经验及临床操作，以及在病例上的选择都很重要。

5. 骨扩张器引导的牙槽嵴扩增技术（SRE 技术）

骨扩张器引导的牙槽嵴扩张技术（SRE）是一种基于 Mersinger 骨扩张－挤压系统（Meisinger USA，LLC，Centennial，CO）或其他类似系统的外科操作（见第 22 章）。在上颌骨，通常采用开放式全厚黏骨膜瓣（FTF），并在牙槽嵴劈开－控制工具盒下进行操作。在准备阶段，先做牙槽嵴顶及双侧垂直骨切开（不做根尖骨切开），继而立即用先锋钻钻孔标志植入点，按直径型号从细到粗逐个使用一系列"螺旋状"骨扩张器。在下颌骨，一般利用牙槽嵴扩增－控制工具盒，采用局部翻瓣技术暴露牙槽嵴，只进行牙槽嵴顶的骨切开，然后使用水平的楔状骨扩张器完成牙槽嵴水平骨增量，并同期即刻植入种植体（见第 22 章）。

优点：一次性完成骨扩张和种植体植入手术，并不同程度上挤压外侧骨板。

风险："失败的骨劈开"，颊侧骨板骨折失去血供（常见于下颌骨），扩张不足（常见于下颌骨），种植体植入位置不佳、初期稳定性差及骨结合不良。

笔者建议：对熟悉这套系统并拥有相关临床操作经验的外科医生而言，该术式是可以信赖的优良技术。

6. 锥形骨凿介导的牙槽嵴扩增技术

本技术主要用于上颌骨，也可应用于下颌骨。如前所述，除了骨扩张系统的工具外，特制的锥形或柱形骨凿也可用于在局部翻开全厚黏骨膜瓣后，对狭窄的牙槽嵴进行骨扩张、挤压和增宽。该技术与 Summer 创立的骨扩张技术几近相同[1]。锥状骨凿有一个喙状的锥状尖端，以便于顺利地穿透骨质（需借助外科骨锤），并缓慢地将牙槽嵴一步步向四周扩张。在牙槽嵴增宽的过程中，这些锥形骨凿可以制备出一个柱状的种植体窝，就如进行了一次常规的种植体窝预备。完成骨凿介导的牙槽嵴扩增后，可同期植入种植体，该技术最适合的是锥形种植体。最后所用的皮质扩张骨凿直径与植入的种植体直径间有微小的差异，这有利于种植体获得较好的初期稳定性。骨凿工作端的凿入深度应与计划植入的种植体长度相适应。

优点：一次性完成手术；同期进行骨扩张，根方外侧骨挤压和种植体植入术。

风险：骨扩张时发生颊侧骨板穿通，种植体植入位置不佳、初期稳定性差及骨结合不良，由骨锤敲击造成的良性阵发性位置性眩晕[2]。

笔者建议：对熟悉该系统及拥有相关临床经验的外科医生而言，该术式是可以信赖的优良技术。

▶ **病例报道**

患者，女性，22 岁，体健，少年时因骑自行车外伤致侧切牙缺失（图 20.1），经临床检查、CBCT 影像学检查（图 20.1，20.2）和研究模型（图 20.3）评估确认牙槽嵴宽度缺损 2mm（为保证种植体长期成功，牙槽嵴顶宽度需扩增到 7mm，以保证种植体周围有 1.5~2mm 的骨板厚度）。用锥形骨凿扩张牙槽嵴，并同期植入种植体。翻开局部全厚瓣，用 15# 刀片沿牙槽嵴顶皮质骨层制备划痕，定位切骨线位置（图 20.4A）。继而用直径 2mm 的钻于切骨线中点均匀钻至 5mm 深度（图 20.4B）。逐级应用锥形（柱形）骨凿，挤入骨内直至预定种植体深度（图 20.5）。由于骨凿逐级增粗、对周围边缘进行挤压，使得牙槽嵴扩张增宽，同时挤压周围骨质增加其松质骨密度。最终形成一皮质骨扩张至 3.5mm 直径的锥形种植窝洞（图 20.6）。将一枚直径 4.0mm、长度 13mm 的种植体植入预定深度（种植体平台平齐牙槽嵴），最终形成扭力达 35Ncm（图 20.7A，B）。安置二期愈合基台（图 20.7C）。测得种植

体平台处颊侧骨板厚度小于 1mm（图 20.8A），对种植体长期成功不利。故小心剥离颊侧骨膜形成一小袋（空间），于骨膜下植入 Bio-oss（Geistilich Pharma North America，Inc，Princeton，NJ），见图 20.8A，B。CollaTape 膜（Zimmer Dental Inc，Carlsbad，CA）铺于移植骨上方，并将其严密包裹（图 20.8C）。以 4-0 铬肠线松弛缝合软组织瓣（图 20.8D）。患者在伤口愈合期间佩戴垫板（stayplate），见图 20.9。6 个月后成功完成上部修复（图 20.10）。

有多家公司提供进行牙槽嵴劈开的便利套装工具，如 Salvin Dental Specialties 公司（Charlotte，NC，USA）提供了一种扩张性骨凿工具，可进行骨凿介导的骨扩张手术并同时完成种植体的植入前窝洞预备（图 20.11）。

对于所有在进行牙槽嵴增宽（扩张）术同时

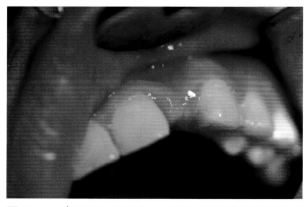

图 20.1　单颗侧切牙缺失口内照，显示外伤多年后牙槽嵴宽度丧失情况

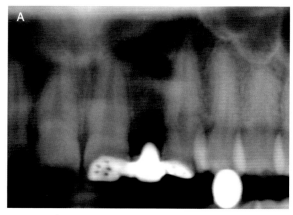

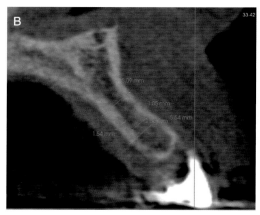

图 20.2　A. 局部曲面体层片，显示邻牙之间牙槽嵴有较好的垂直高度。B.CBCT 断面，显示水平向牙槽嵴骨缺损，至少需要扩增颊侧皮质骨 2mm 以上

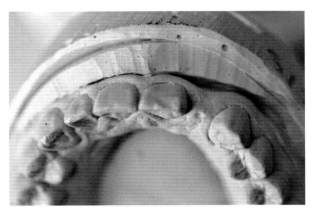

图20.3　通过诊断模型确定牙槽嵴水平向缺损

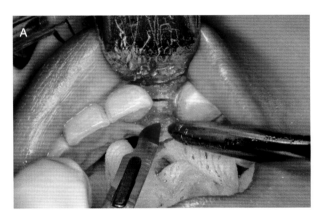

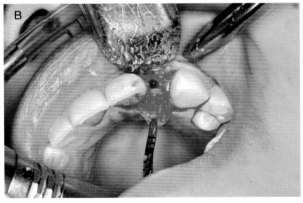

图20.4　A.牙槽嵴劈开术中照,钻入骨松质,扩张骨皮质之前,15号钻和2mm钻标记嵴中线,钻孔并与邻牙牙根保留1~1.5mm的距离。B.牙槽嵴劈开术中照,扩张骨皮质之前,在嵴顶两侧骨板之间以2~2.5mm钻钻入松质骨内5~6mm

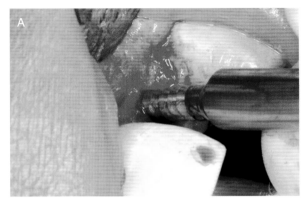

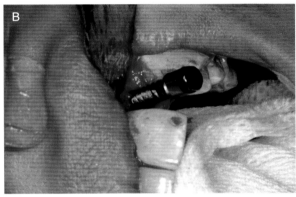

图20.5　A.牙槽嵴劈开术中照,利用锥形骨凿钻入松质骨内至预定深度,显示缓慢的逐步扩张过程。B.显示锥形骨凿,也可作为平行杆判断植入方向,预判修复效果

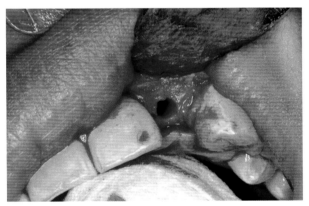

图20.6　骨凿直径略细于预计植入的锥状体直径,以便种植

完成同期种植的病例而言,要想获得成功的种植体骨结合需要遵循一个基本原则:即种植体必须植入到超出骨劈开及移植骨范围之外的"根尖周"牙槽骨中。获得良好的种植体初期稳定性,这是一条需要遵循的重要手术原则。对于高级牙槽嵴

劈开病例而言,必须通过超出骨劈开深度的种植窝洞预备,方可使种植体"垂直"深入到坚实的基骨中。因此,最终选用的种植体长度常需达到11mm或者更长。如此,则种植体的根尖部分位于超出劈开深度的基骨平面,保证了整个种植体的初期稳定性,而种植体的冠方部分则位于骨劈开处,且往往被骨

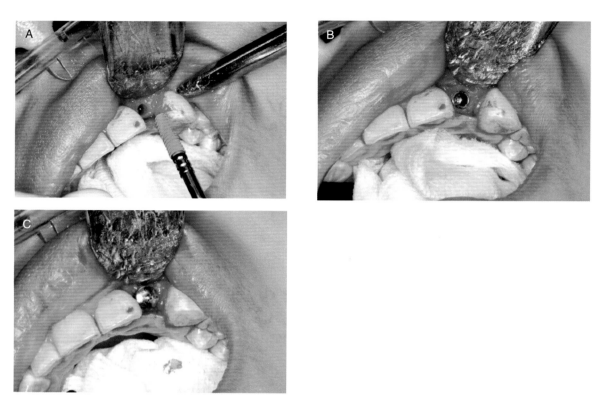

图 20.7 A. 以 0.35N·m 扭力，在已扩张的牙槽嵴劈开处植入种植体。B. 种植体植入牙槽嵴中央，颊侧舌侧骨板得以保留，理想状态下，美学区种植体唇侧应有 1.5~2mm 厚度骨板。C. 安置愈合基台

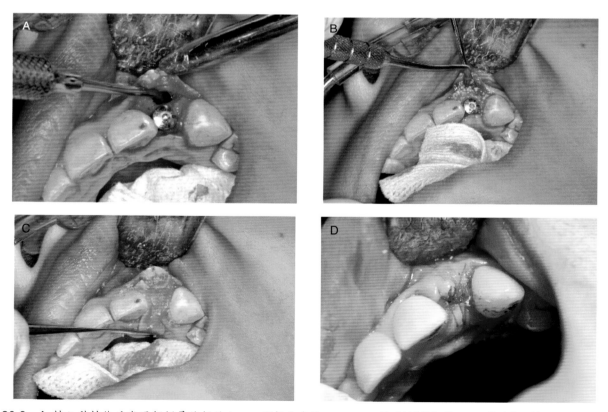

图 20.8 A. 植入种植体后发现颊侧骨缺损约 1mm，理想状态为 2~2.5mm。B. 颊侧骨板约 1mm 骨缺损，植入种植体后，立即于颊侧瓣下植入人工骨。C. 胶原膜置于植入材料之上，黏骨膜包裹严密。D. 减张缝合创口

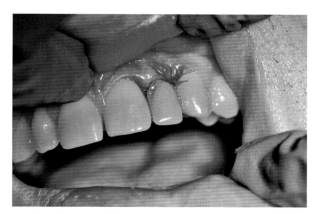

图 20.9　患者离开前戴入临时牙

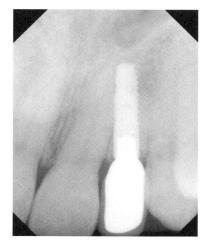

图 20.10　6 个月后，烤瓷修复

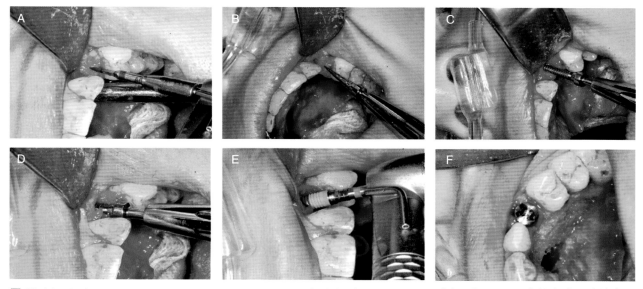

图 20.11　A. 由 Savin Dental Specialties, Inc.(Charlotte, Nc, USA) 提供的一套用于缓慢扩张牙槽嵴的骨凿。B. 逐步扩张撑开牙槽嵴。C，D. 植入种植体前扩张至预定深度，形成骨撑开隧道。E. 扩张后在牙槽嵴植入种植体。F. 安置愈合基台

移植材料所包绕。在下颌骨进行较深的种植窝预备时，必须注意保护下牙槽神经和颏孔。此外，通过若干牙槽嵴增宽器械的骨挤压效应（外侧及根尖骨挤压），也可以起到提升种植体初期稳定性的作用。在进行骨劈开术（同期或分期植入种植体）的病例中，也还可以同时进行其他外科操作，如上颌窦底提升术（图 20.12）。

有文献报道了牙槽嵴劈开术的多种改良术式。A.Scpioi 等[3] 提出一种无须骨移植的"轮廓骨劈开"技术，该技术采用非全厚瓣暴露术区，将骨—黏膜—牙龈复合体整体向外侧进行移动，

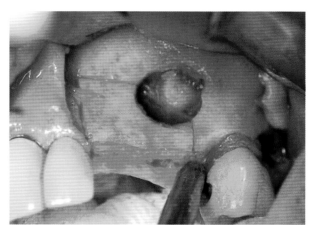

图 20.12　骨劈开术也可与其他术式同时进行，如上颌窦外提升术。由 Dr. Bruce 和 Bonce 提供

以避免出现传统骨劈开术中骨板铰链处的唇倾移位。Coatom 和 Mariotti [4] 在传统节段性牙槽嵴劈开术的基础上提出了一种采用了冻干自体移植骨的新型改良术式，即在植入种植体的同时用结扎丝固定皮质骨板。此外，在其他改良牙槽嵴增宽术式中，还运用到了"骨膜牵张诱导成骨"或"动态骨膜提升引导骨再生"的方法（见第 25、26 章）。在这些方法中，实际上并未进行牙槽嵴劈开，而是利用对骨膜进行支撑而产生的帐篷效应促进了骨的再生与增宽[5-6]。通过使用钛网 [7] 或牙槽嵴增宽 / 水平牵张装置 [8]，也可将牵张成骨的原则用于水平向的牙槽嵴增宽（见第 24、25、27 章）。

相比而言，在骨增量完成后延期植入种植体的分期外科术式是一种更为可靠的技术方法，其并发症也更少。

参考文献

[1] Summers RB. The osteotome technique: Part 3: Less invasive methods of elevating the sinus floor. Compendium, 1994, 15:698 700, 702–694, 710

[2] Saker M, Ogle O. Benign paroxysmal positional vertigo subsequent to sinus lift via closed technique. Journal of Oral and Maxillofacial Surgery: Official Journal of the American Association of Oral and Maxillofacial Surgeons, 2005, 63:1385–1387

[3] Scipioni A, Calesini G, Micarelli C, et al. Morphogenic bone splitting: description of an original technique and its application in esthetically significant areas. Int J Prosthodont, 2008, 21:389–397

[4] Coatoam GW, Mariotti A. The segmental ridge-split procedure. J Periodontol, 2003, 74(5):757

[5] Schmidt BL, Kung L, Jones C, et al. Induced osteogenesis by periosteal distraction. J Oral Maxillofac Surg, 2002, 60:1170–1175

[6] Lethaus B, Tudor C, Bumiller L, et al. Guided bone regeneration: dynamic proce-dures versus static shielding in an animal model. J Biomed Mater Res B Appl Biomater, 2010, 95:126–130

[7] Funaki K, Takahashi T, Yamuchi K. Horizontal alveolar ridge augmentation using distraction osteogenesis: comparison with a bone splitting method in a dog model. Oral Surg Oral Med Oral Pathol Oral Radiol Endod, 2009, 107:350–358

[8] Laster Z, Rachmiel A, Jensen OT. Alveolar width distraction osteogenesis for early implant placement. J Oral Maxillofac Surg, 2005, 63:1724–1730

（李晓东　译）

第 21 章　牙槽嵴扩张与块状骨移植技术在牙槽嵴宽度不足治疗中的比较

*Len Tolstunov**

对于自体块状骨移植和牙槽嵴劈开／骨移植这两种技术而言，二者相似之处甚少，而不同之处甚多。无论哪一种技术，都需要有丰富临床经验的外科医生进行操作，后者必须对局部解剖、血管化、手术操作风险及并发症有着足够的知识储备。二者均主要应用于牙槽嵴宽度不足的病例，需在二维方向上进行牙槽嵴水平增量（牙槽嵴增宽；图 21.1，21.2）。当然，这两种技术同样可以恢复牙槽嵴的高度（特别是块状骨移植技术，如 J 形块状骨移植）。

取自口内的自体块状骨移植（如颏部、下颌升支、颧突、上颌结节）有着较高的骨形成潜力，特别是针对上颌骨前部（有时也包括下颌前部）节段性重度水平牙槽骨缺损的病例[1-3]。而对于颌骨后部（如下颌骨后份）的水平宽度缺损，自体骨移植的操作更加困难，成功率也较低。牙种植中最常用的自体骨取骨部位是颏部（下颌正中联合）和下颌升支（下颌骨后份）。请参阅本书第三篇中对口内、口外取骨移植的具体技术介绍。

自体块状骨或板状骨移植有两个主要的缺点，一是供区的损伤，二是移植骨的长期吸收[4]。据报道，自体块状骨的早期吸收可达到整个骨块

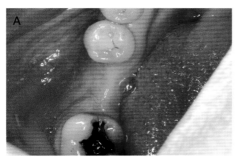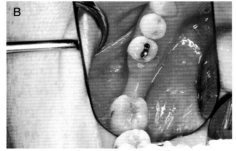
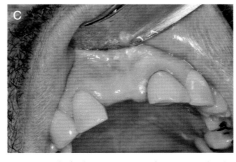

图 21.1　A. 下颌后牙区单颗牙缺失伴牙槽嵴中度水平性骨缺损；本病例适合选用骨劈开技术。B. 下颌后牙区单颗牙缺失伴牙槽嵴重度水平性骨缺损；本病例适合选用骨劈开技术。C. 上前颌区（美学区）单颗牙缺失伴牙槽嵴重度水平性骨缺损，但牙槽嵴垂直高度保存；本病例适合选用骨劈开技术

*Private Practice, Oral and Maxillofacial Surgery, San Francisco, California, USA
Department of Oral and Maxillofacial Surgery, UCSF and UOP Schools of Dentistry, San Francisco, California, USA

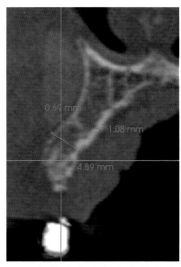

图 21.2 CBCT 矢状面显示水平牙槽骨缺损，RSP 对于骨宽度在 3~5mm 内的牙槽嵴最为适合

伤除了造成取骨区域内的疼痛、肿胀之外，还可因取骨部位不同引起各种特异性的并发症。例如，在颏部正中联合处取骨可能导致下颌前牙麻木感、感染和较长的愈合期，此外还可造成颏部下垂或"巫婆"下巴[7]。因此患者对下颌颏部正中联合处取骨的接受度一般比较低[8]。相反，患者对下颌升支取骨的接受度较高[9]，其并发症发生率较低，例如，因下牙槽神经受损导致的下唇与颏部麻木、牙关紧闭和下颌骨骨折。表 21.1 对牙槽嵴劈开 / 扩增技术和口内自体块状 / 板状骨移植技术的异同进行了对照，并罗列出 10 个要点。

的 5%，而长期吸收可达到整个骨块体积的 40%，其吸收的主要原因是骨改建和骨矿化不全[5]。使用矿化的同种异体块状骨移植物进行牙槽嵴增量不会引起供区的骨缺损（见第 15 章），是一种可替代自体块状骨的移植材料[6]。自体骨供区的损

对于大多数病例，术者会基于各自的临床经验与接受的训练选择适合自己的骨增量技术。术者最好能同时熟练掌握这两种技术。表 21.1 有助于读者明确每一种技术的局限性，指导术者制订合理的治疗计划。以下病例正是对一个患者同时选择了两种外科骨增量技术（块状骨移植和骨劈开）的经典个案，证明了正确的诊断评估是做出合理治疗决策的先决条件。

表 21.1 牙槽嵴劈开与块状骨移植技术的 10 点异同

对比点	单层皮质骨块状骨移植（口内取骨）	牙槽嵴劈开技术
1. 骨移植类型	外置法：外加式，"皮质骨对皮质骨"供区皮质骨块贴附于受区骨皮质；外置法植骨，贴附区有皮质骨成骨环境，整体被骨膜包裹	内置法植骨，骨皮质扩张形成骨外壁，骨粉置于内部，类似于拔牙后四壁骨缺损，使移植的骨粉在颊舌侧都紧贴皮质骨
2. 移植骨的吸收	失去血供的游离骨块，含有基本的无活力骨成分，对骨不连、血供不足或骨块松动不能耐受。有缓慢而不完全的新生血管化区域[10]；术后骨吸收风险逐渐增加[5]	血管化黏骨膜瓣，血供保存，松质骨血管化快于皮质骨移植物[11]；术后骨吸收风险逐步下降[12]
3. 供区并发症	有：疼痛、肿胀、IAN 伤（下颌后区、升支）、牙齿或下颌麻木、上颌穿孔（颧弓拱区）	无
4. 受区并发症	软组织裂开、移植骨块暴露、固位钉松动、骨块移位、移植失败	软组织裂开，移植物暴露，颊侧骨板折断，骨劈开不足
5. 伤口关闭	必须严密缝合，一期愈合	首选二期愈合
6. 颊侧软组织瓣	上提并牵拉软组织瓣，减张关闭创口很重要，对操作要求高	劈开时，颊侧瓣部分翻开，大部应与骨相连，作为血供来源
7. 创口愈合	组织血浆渗透	双侧骨板来源的蛋白和血管生长
8. 即刻种植	传统上不即刻种植	可即刻种植
9. 延期种植	4~6 个月后，骨皮质种植	4~6 个月后，骨松质种植
10. 环境因素与长期稳定性	易发生术后损伤，较低的长期稳定性，更多的远期吸收[10]	术后损伤少见（夹持于双侧骨板内），长期稳定性更高，远期吸收更少[13-14]

▶病例报道

患者，60 岁，体健，右上前磨牙和侧切牙缺失（图 21.3A）。患者 40 多年前因骑自行车意外导致侧切牙缺失，5 年前因龋齿缺失两颗前磨牙。全科口腔医生计划去除中切牙到尖牙的旧烤瓷桥修复体。患者希望在缺失的三颗牙部位都进行种植修复：侧切牙及两颗前磨牙。曲面体层片无法显示上颌前后牙区的牙槽嵴厚度（图 21.3A）。CBCT 片（图 21.3B~D）可清晰显示两个缺牙区的牙槽嵴厚度，可指导制订种植计划。CBCT 矢状面（21.3C）显示前磨牙区的基骨保持良好，而靠近牙槽嵴处牙槽骨出现狭窄，骨厚度薄至 3.4mm。该区域的骨皮质和骨松质均存在，且松质骨层的厚度尚可（约 3mm），因此该区域适

于采用骨劈开技术。在侧切牙区，CBCT 矢状面（21.3D）显示牙槽嵴在三维方向上均特别菲薄和脆弱，牙槽嵴吸收、颊侧皮质骨凹陷，牙槽嵴顶处仅有 1.8mm 宽度。即使经验丰富的术者，也极难沿着这一层薄薄的松质骨去劈开如此菲薄、脆弱的牙槽骨嵴。因此，该牙槽嵴更适合进行"外加式"的骨增量处理，例如，用颗粒状骨进行 GBR 或采用外置法（Onlay）块状骨（板状骨）移植（该病例适合以下颌后区 / 升支为自体骨供区）。这两个区域的植骨手术可先后分期进行，也可同期进行，骨增量目标是将牙槽嵴宽度增加到 7~8mm 甚至更宽，以便在后期能足以容纳 4mm 直径的种植体植入。

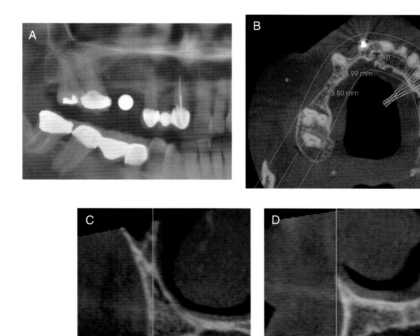

图 21.3　A. 车祸伤患者，外伤牙缺失后曲面体层片，显示后上颌区重度水平向牙槽嵴骨缺损，以及前上颌区更严重的骨缺损；缺损区骨高度得以保存。决定采用块状骨移植和牙槽嵴劈开两种术式。B.CBCT 轴向断面显示，后上颌区嵴骨厚度 4mm，可以采取牙槽嵴劈开术式；前上颌区缺损严重，仅余留 1.5mm 厚度骨质，可以采取块状骨移植（Tolstunov，2014）[15]。C.CBCT 断面显示后上颌区嵴骨厚度 4mm，可采用牙槽嵴劈开术式。D.CBCT 断面显示前上颌区嵴骨厚度 1.5mm，可采用块状骨移植术式

总 结

骨增量的关键概念之一是由术后骨吸收速度或"负向"骨改建决定的长期稳定性[16]。1989年，Whitaker提出了"生物边界"这一新概念，认为软组织封套具有一个先天决定的轮廓范围[17]。而外科手术会迫使软组织封套发生改变，从而可能侵犯到天然的生物边界。根据此理论，上置法（块状）骨移植似乎会侵犯生物边界，而这可能是上置法骨移植物吸收速度快于内置法骨移植物（如骨劈开术中的中置式或"三明治"植骨材料）的原因。该假说仍有待进一步证实。

参考文献

[1] Barone A, Covani U. Maxillary alveolar ridge reconstruction with nonvascu-larized autogenous block bone: clinical results. J Oral Maxillofac Surg, 2007, 65:2039

[2] Cordaro L, Amadé DS, Cordaro M. Clinical results of alveolar ridge augmentation with mandibular block bone graft in partially edentulous patients prior to implant placement. Clin Oral Implants Res, 2002, 13:103

[3] Adeyemo WL, Reuther T, Bloch W, et al. Influence of host periosteumand recipient bed perforation on the healing of onlay mandibular bone graft: an experimental pilot study in the sheep. Oral Maxillofac Surg, 2008, 12:19

[4] Casap N, Brand M, Mogyros R, et al. Island osteoperiosteal flaps with interposi-tional bone grafting in rabbit tibia: preliminary study for development of new bone augmentation technique. J Oral Maxillofac Surg, 2011, 69(12):3045–3051

[5] Romero-Olid Mde N, Vallencillo-Capilla M. A pilot study in the development of indices for predicting the clinical outcomes of oral bone grafts. Int J OralMaxillofac Implants, 2005, 20:595–604

[6] Petrungaro PS, Amar S. Localized ridge augmentation with allogenic block grafts prior to implant placement: case reports and histologic evaluations. Implant Dent, 2005, 14(2):139–148

[7] Sindet-Pedersen S, Enemark H. Mandibular bone grafts for reconstruction of alveolar clefts. J Oral Maxillofac Surg, 1988, 46:533

[8] Nkenke E, Neukam FW. Autogenous bone harvesting and grafting in advanced jaw resorption: morbidity, resorption and implant survival. Eur J Oral Implantol, 2014, Summer, 7 (Suppl 2): S203–217

[9] Garg AK, Morales MJ, Navarro I, et al. Autogenous mandibular bone grafts in the treatment of the resorbed maxillary anterior alveolar ridge: rationale and approach. Implant Dent, 1998, 7(3):169–176

[10] Acocella A, Bertolai R, Calafranceschi M, et al. Clinical, histological and histo-morphometric evaluation of the healing of mandibular ramus bone block grafts for the alveolar ridge augmentation before implant placement. J Craniomaxillofac Surg, 2010, 38(3):222–230

[11] Oppenheimer AJ, Tong L, Buchman SR. Craniofacial bone grafting: Wolff's law revisited. Craniomaxillofac Trauma Reconstr, 2008, 1:49

[12] Jensen OT, Cullum DR, Baer D. Marginal bone stability using three different flap approaches for alveolar split expansion for dental implants: a 1-year clinical study. J Oral Maxillofac Surg, 2009, 67(9):1921–1930

[13] Gonzalez-Garcia R,Monje F,Moreno C. Alveolar split osteotomy for the treatment of the severe narrow ridge maxillary atrophy: a modified technique. Int J Oral Maxillofac Surg, 2011, 40:57–64

[14] DeWijs FL, Cune MS. Immediate labial contour restoration for improved esthetics: a radiographic study on bone splitting in anterior single-tooth replacement. Int J Oral Maxillofac Implants, 1997, 12:686

[15] Tolstunov L. Classification of the alveolar ridge width: implant-driven treatment considerations for the horizontally deficient alveolar ridges. J Oral Implantol, 2014, 40: 365–70, 2014, 2(27). Reproduced with permission of Allen Press Publishing Services

[16] Jensen OT, Ellis E. The book flap: a technical note. J Oral Maxillofac Surg, 2008, 65(5):1010–1014

[17] Whitaker LA. Biological boundaries: a concept in facial skeletal restructuring. Clin Plast Surg, 1989, 16(1):1–10. Review

（李晓东 译）

第 22 章　牙种植手术中应用牙槽嵴扩张系统的水平向牙槽嵴扩增手术

Bruno Ella-Nguema

引　言

在口腔种植治疗中，牙槽嵴骨宽度不足是常见的制约因素。因为种植体周围必须至少有 1mm 厚度的皮质骨包绕，所以对于 5mm 宽度以下的牙槽嵴，难以直接植入种植体完成种植修复[1-2]。

自 20 世纪 80 年代以来，应用于狭窄牙槽嵴以形成足够宽度的水平向骨增量手术已经在临床中使用，甚至有些可以同期植入种植体[3]。该技术持续演进，形成了新的手术方案，如在劈开或撑开的骨皮质间的骨缝内植入骨移植材料等[4-6]。

虽然自体骨移植一直作为骨增量手术的金标准，但其继发的供区并发症、移植骨块吸收和供区骨缺损的存在也会引起其他骨移植方法的产生[7-8]。因而处理狭窄牙槽嵴的多种方法应运而生。方法之一就包括劈开牙槽嵴皮质骨板[9-10]，以 Summer 骨扩张器进一步扩张其骨内空间[11]。骨劈开的传统方法是骨锤敲击[12-14]或旋入攻丝、摆动锯截骨等[15-16]。

本技术一般可同期完成骨嵴扩张和种植体植入。颊侧骨板是最常出现骨板破裂的部位。一旦出现必须重新设计手术方案。该技术一般用于有足够骨高度而骨宽度不足的病例，需要至少 3mm 厚度的牙槽嵴以便于操作[17]。

在应用本技术行手术前必须通过临床检查和辅助检查(CT 或 CBCT)以评价是否达到手术标准。这些标准包括以下几方面。

·患者确认并接受本治疗方案。患者全身状况健康,任何可能影响手术的健康问题需检查评估。

·评价牙槽嵴的高度、厚度与形态。

·评价可利用骨高度，确认确认相邻的解剖结构（如下牙槽神经与颏孔），有助于决定植入的种植体长度。

·确认牙槽嵴两侧有至少 2mm 的骨皮质，且之间应有松质骨，本技术才可应用。这层松质骨是骨扩张成功的基础。

技术描述

有些技术专用于上颌，有些专用于下颌。在此仅讨论现存可用于上下颌狭窄牙槽嵴的基本技术。我们推荐德国 Mensinger 公司的牙槽嵴控制骨劈开系统[18-19]。

骨切开技术

有不同类型的骨扩张器，柱形骨扩张器、锥形骨扩张器、扁平骨扩张器等。总而言之，这些骨扩张器都是自成系列并逐级应用的，逐步扩张增宽牙槽骨嵴。

牙槽骨切开术

本技术由 Summers 提出，用于增加上颌骨牙槽嵴高度与宽度[1]。需要最少 3mm 的牙槽嵴厚度，使用柱状、锥状骨扩张器挤压临近骨质并推移使之垂直向或水平向移动，使得牙槽嵴高度与厚度增加。种植骨床预备好后可即刻植入种植体。

牙槽嵴骨皮质切开术

如 Lalo 等人所述[2]，本技术采用具有两个 2~5mm 斜面的扁平骨扩张器，从直径 2mm 到 5mm 逐步增粗，配以骨锤敲击[20]。本术式中，首先使用钻或锯小心进行两侧垂直骨切开，切透皮质直达松质。这两处切骨线限制了骨扩张的区域，种植体也将植入于此区域。近远中切骨线位于种植体边界外 2mm 处。此时骨扩张将验证骨的强度

*Department of Anatomy and Physiology, Faculty of Dental Sciences, Bordeaux University, Bordeaux, France

和弹性，主要是弹性。然后进行牙槽嵴顶水平切开并与两侧切骨线相连。沿着切骨线以扁平骨扩张器凿开，缓慢小心地逐步移动形成骨折，形成部分游离的牙槽嵴骨瓣。逐渐移动劈开的部分，直至适合于种植体的轴向，可行同期种植。皮质间的骨缝内填充骨替代品或自体骨[20]。

骨扩张技术

Nishioka 等人于 2009 年[4] 提出此技术。使用一系列直径递增的六螺纹扩张器，在扩张区域轻柔操作。随着直径加粗，骨皮质向外扩张。控制系统允许骨髓松质骨的压缩同时保存了骨基质，直到达到预定的扩张宽度。种植体的直径应略大于最后使用的骨扩张器直径。本技术的目的在于尽量保存尽可能多的扩张区骨质，并使骨在受控状态下扩张。手术创伤和侵袭性由于使用穿牙槽嵴工具而得以减少[4]。

牙槽嵴劈开技术

Blus 等人于 2006 年在其病例研究中引入此技术[3]，使用 Piezo-surgery 装置（Mectron, Genova, Italy）的超声骨外科（USBS）技术与设备（Italia medica, Milano, Italy），用于精确外科手术[3,21-23]。本技术是对自体骨块状骨移植的改良。本技术采用了高能量的超声骨刀。

首先在前述的牙槽嵴顶和两侧垂直切骨线之外，沿牙槽嵴长轴划一条刻痕，使得骨板的顺应性增大，骨皮质的移动会更加容易。使用直径逐级增大的锥状螺丝刀（Bone Management system, Meisinger, Neuss, Germany），制备种植骨床，使两侧骨板间的骨缝增宽。当骨质过于致密时，可使用一种嵴扩张器。种植体可同期植入[3]。本技术与无牙颌牙槽嵴扩张技术（ERE）类似，都使用 Piezo 骨扩张器。

这两种技术（ERE 和 USBS）都是直接同期种植，以早期占据扩增后的骨内空间[24]。间隙内可植入同种异体骨、自体骨和异种骨移植材料、生物材料，甚至生物膜覆盖的血块，也可使用血小板凝聚物制剂 PRP、PRF 等，以加速软硬组织的愈合[25-27]。

骨劈开—控制技术

本技术使用的骨扩张工具形似螺丝，是 Coatoam 和 Mariotti 首先提出[12]。先用传统方法形成一处青枝骨折，再以钻预备。随着钻直径的增粗，骨板被推移向外，骨扩张程度同步增大。如果种植体与扩张器直径匹配且能够获得稳定，则可同期种植。

牙槽嵴扩张技术

本技术可逐步扩张并控制牙槽嵴的厚度。

Chiapaso 等人于 2006 年提出[28]，扩张牙槽嵴技术由根方的两个铰链金属臂构成，中间有一横向螺杆，转动螺杆即可启动此装置。螺杆转动一圈可横向扩张 0.5mm。扩张程度依手术所需，扩张速度由局部骨密度决定。下颌骨密度较高，为避免颊侧骨板骨折，扩张速度不可过快。扩张完成则移除扩张装置，按照常规程序植入种植体。扩张形成的楔状间隙适于根形种植体。

本技术与 Meisenger 的牙槽嵴扩张控制系统类似，不同的是由 Chiapasco 等在 2009 年[29]介绍的这一装置是在牙槽骨冠方进行扩张。

牙槽嵴控制技术

这是一种能够控制扩张程度、较少侵袭性的水平向牙槽嵴扩张技术。适用于下颌骨远中牙槽嵴。利用设计精良的扩张器，牙槽嵴可以扩张至 5mm 以上厚度，继而可植入任何直径的种植体。本系统也由根方的两个铰链金属臂构成，中间有一横向螺杆，转动螺杆即可启动此装置。扩张完成则移除扩张装置，按照常规程序植入种植体。有学者提出牙槽嵴扩张后植入种植体不必充满周围的骨间隙[30]，但也有学者指出此术式易于发生术后骨吸收[12]。

本技术适用于下颌骨或无牙颌缺牙后的牙槽嵴缺损患者。适用于 D1~D3 密度的骨质。牙槽嵴骨质至少应有 3mm 厚度，且其中有至少 1mm 的松质骨。从牙槽嵴顶到下牙槽神经或颏孔的骨高度应至少为 11mm。患有影响口腔手术的系统性疾病者、重度吸烟者、酒精或药物成瘾者、重度牙周病患者和口腔卫生不佳者，均禁用此术式。

外科方案

为掌握本技术，我们选取上下颌前后牙的病例供参考[19]。缺牙区平均需要修复 2~3 颗牙。病例中有些可同期完成种植。

研究材料

·牙槽嵴控制工具盒，包括 3 个扩张器、5 个球钻、3 个盘锯、2 个手动螺丝刀和 1 个扳手。

·骨替代品：SBS 60/40® 型双相磷酸钙（MBCP, Expanscience, France）[31]，也可用其他品牌。

·可吸收膜：Bio-gide 型可吸收膜（Geistlich, Switzerland），也可用其他品牌。

·种植体：Groovy®3.3~4mm 直径的种植体

（Nobel Biocare, Sweden）。

术前临床检查确认患者张口度正常，牙槽嵴水平向骨缺损诊断成立，且剩余骨宽度 3~5mm。需行临床检查与影像学检查（CBCT）共同确认（图 22.1，22.2）。局部麻醉后，牙槽嵴顶切口，翻开全厚黏骨膜瓣，暴露足够手术视野，近根尖深度时采用半厚瓣。骨膜可在近根尖处切断以保证瓣的动度。

最初骨切开方法是，使用小型骨锯（231DC.070号金刚砂），小心保留邻牙旁 1mm 范围内的骨质，切开颊舌侧骨板，然后用尖钻（802L）切开牙槽嵴中线（图 22.3）。两侧垂直切骨线止于牙槽嵴

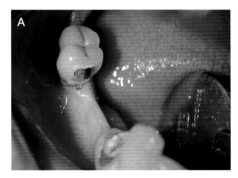
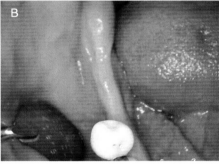

图 22.1　A.狭窄牙槽嵴术前照，有足够高度，但宽度严重不足。B.狭窄牙槽嵴术前照

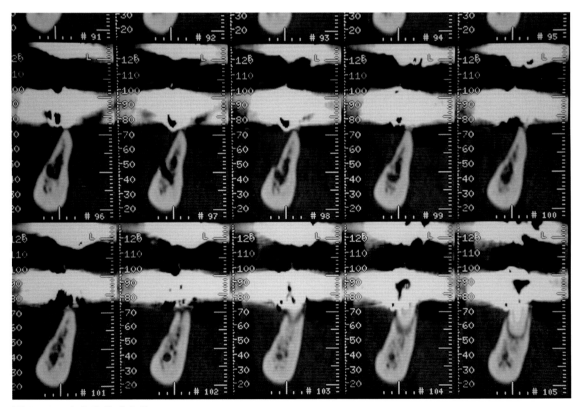

图 22.2　狭窄牙槽嵴术前 CBCT

顶切骨线两端（图22.4）。然后用外科钻（HM33IL和859L）划过全部切骨线，制备水平扩张器的工作部位。

牙槽嵴控制骨劈开系统（VCD50）在牙槽嵴切开的全程都要使用（图22.5）。每一个扩张器头适于2颗牙宽度。2颗以上的牙则需使用更多的扩张器头。本系统也由根方的两个铰链金属臂构成，中间有一横向螺杆，术中转动螺杆即可逐步加力使牙槽嵴扩张6~8mm。牙槽嵴扩张完成后，则移除扩张装置，按照常规程序植入种植体（图22.6）。

在种植体之间的骨内间隙植入骨替代品（图22.7）。植骨区域以生物膜覆盖（图22.8），拉拢缝合两侧黏骨膜瓣（图22.9）。如果术区创口难以完全关闭，应在植骨处覆盖可吸收胶原膜然后缝合[12,32]。黏骨膜瓣应无张力缝合。术后应拍X线片。可在骨结合4~6个月后修复缺牙（图22.10）。

图22.11~22.16展示了使用牙槽嵴控制骨劈开系统（CCBSS）的一个典型病例。患者下颌第

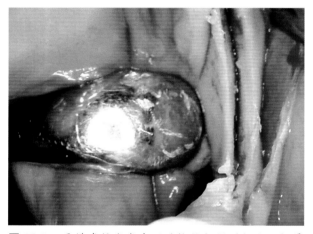

图22.3 牙槽嵴扩张术中照（枪钻与微型锯处理切骨线）

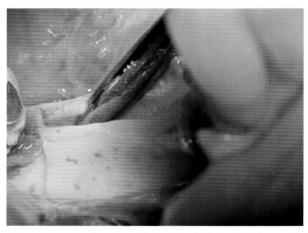

图22.4 显示近远中之骨皮质切骨线（牙槽嵴顶正中切骨线两端延长），用骨扩张器劈开开口

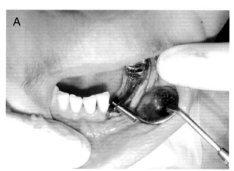

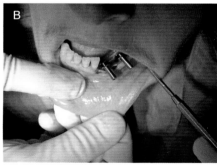

图22.5 牙槽嵴控制骨劈开系统，插入嵴顶切骨线并加力扩张。A.置入1个扩张器工作头。B.置入2个扩张器工作头

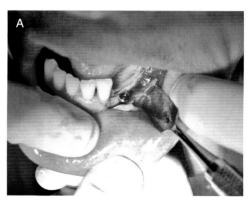

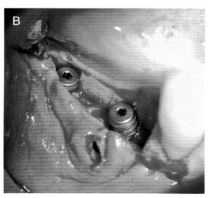

图22.6 A.扩张后植入种植体。B.植入2颗种植体

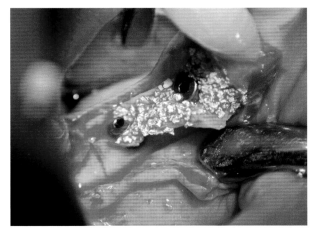

图 22.7　在扩张后形成的骨缝内植入骨替代品

二前磨牙和第一磨牙区重度骨吸收，仅余 3.5mm 宽度（图 22.11）。使用金刚砂钻和微型锯，沿牙槽嵴顶正中和两侧垂直切开皮质骨，分离颊舌侧骨板（图 22.12）。水平牵引器插入切骨线内，加力扩张牙槽嵴顶到预定宽度（图 22.13）。扩张完成后水平向钉入卫星螺丝以固定颊侧骨板，

这样有利于维持扩宽后各部分的相对位置。牙槽嵴扩张到 10mm 后，植入 2 颗种植体，尖端超过骨劈开的最根方深度以获得初期稳定性；骨移植材料填入骨裂隙以消除空腔与种植体紧密接触（图 22.14，22.15）。愈合 5 个月后，进行 2 种植体支持的冠桥修复，恢复咬合，患者满意（图 22.16）。

Jensen 等人于 2009 年关于早期骨改建的临床研究认为，牙槽嵴骨劈开时不宜采用全厚黏骨膜瓣[17]。

建议患者自术前 1d 至术后 6d 口服抗生素（阿莫西林每天 2g），也应准备镇痛剂（如对乙酰氨基酚），使用 0.12% 氯己定，每天 2 次含漱，使用 3 周。患者应注意进软食，保持口腔卫生。注意随访，不可吸收线于术后 15d 拆除。

优缺点、风险与并发症

应用牙槽嵴控制骨劈开系统只需在种植区域

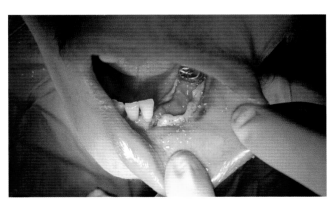

图 22.8　GTR，胶原膜覆盖于移植骨块表面，保护骨块

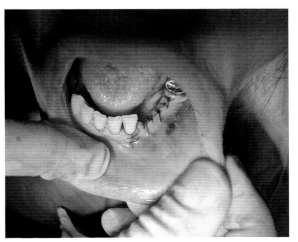

图 22.9　一期缝合创口

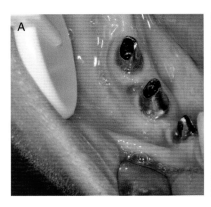

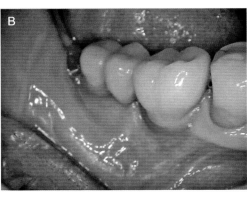

图 22.10　术后 4~6 个月后种植修复。A. 基台。B. 牙冠

手术，而自体块状骨移植手术需要在供区、受区两处切口。而且牙槽嵴扩张多数可同期种植，而块状骨移植一般需要植骨 3~4 个月后种植。不论

何种手术，均可能有并发症发生。并发症分为术中、术后两类。

· 术中并发症。颊侧全厚黏骨膜瓣翻起后，可能由于扩张用力过大发生颊侧骨板骨折。一般发生于松质骨厚度小于 1mm 时。此时需要以骨钉固定骨折片，术后 3~4 个月后重新手术扩张。骨折风险无论前后牙区均可发生。牙槽嵴的极度狭窄是骨折发生的原因[19]。建议 3mm 厚度的牙槽嵴扩张后使用骨替代品以维持骨扩张的厚度[19]。至于水平向牙槽嵴扩张技术是否可重复、是否必须使用骨替代品以维持扩张效果等问题，尚需观察总结。

· 术后并发症。由于患者原因、口腔卫生或术区保护问题，愈合期将会延长。另外术区感染亦可能造成骨吸收。

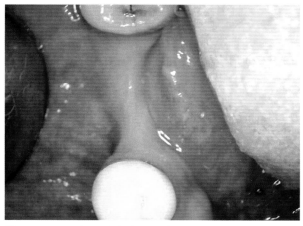

图 22.11 局部牙槽嵴萎缩，宽度严重不足

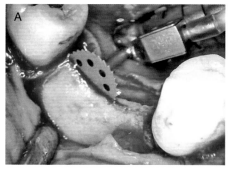
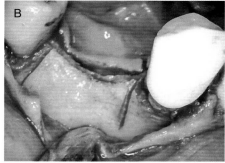

图 22.12 使用微型锯切骨。A. 嵴顶正中切骨线。B. 两侧垂直切骨线

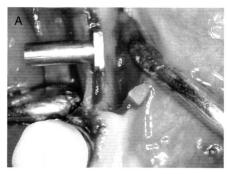
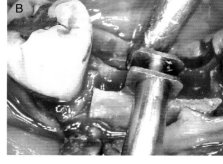
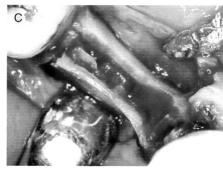
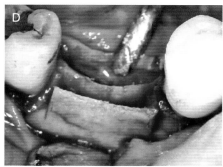

图 22.13 牙槽嵴控制骨劈开系统的安置，加力扩张，达到预定的骨宽度。A.咬合面观，未加力。B.侧面观，已加力。C.已加力后咬合面观，已达预定宽度。D.已加力后侧面观，已达预定宽度

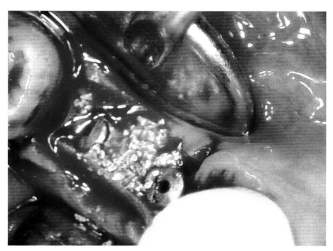

图 22.14　植入种植体，骨移植材料置于周围

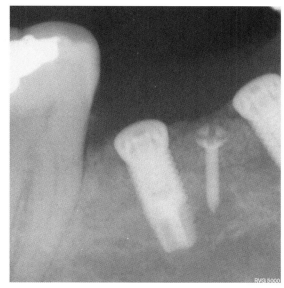

图 22.15　术后 X 线片，已植入种植体，中间以骨钉固定颊侧骨板于舌侧皮质骨

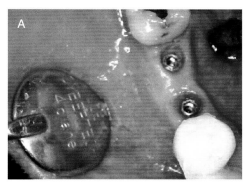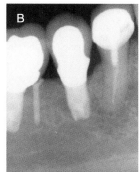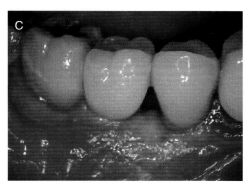

图 22.16　A.愈合期后口内照，显示待修复的种植体及已置入冠桥修复体。B.戴牙后根尖片。C.戴牙后口内照

　　6 个月骨愈合期结束后，进行牙种植修复。此时可评价骨扩张区的骨量。术后很长时间内可发生骨吸收、缺损。似乎手术区的部位因素对于术后骨吸收的影响不大，而术中在牙槽嵴扩张后的中间骨缝内的移植骨似乎吸收较少。骨保护措施似可避免骨移位[19]。

　　骨吸收可能发生于种植体周围。为避免其发生，应采用 GBR 技术在种植体周围植入骨替代材料[33-34]。

　　Ella 等人于 2014 年[19]验证了狭窄牙槽嵴（实验中采用 3mm 和 4mm 宽的牙槽嵴）扩张后的骨内间隙植入骨替代材料对于避免后期骨吸收有显著性作用（差异性均为 5%）。

优点与缺点

　　缺牙区颌骨的吸收萎缩是牙种植的困难所在。虽然可采用骨增量技术恢复牙槽嵴宽度，有些自体骨移植还是存在严重并发症，并导致治疗时间的延长[35-36]。自体骨移植虽是植骨金标准，但是很多情况下口内供区无法提供足够骨量[7-8,37]。自体骨移植有诸多不利之处：外科手术侵袭性的风险、移植物和膜暴露风险、感染、手术步骤增多对患者造成的不适、治疗时间的延长等[38-41]。

　　由我们的研究[19]可见，牙槽嵴扩张技术的主要优势在于降低手术侵袭性。在操作中，颊侧骨板始终与骨髓层相连，而松质骨被挤压得更致密。正如 Ella 等人在 2014 年[19]所揭示的，使用 Meisinger 牙槽嵴控制系统进行水平向扩张手术，与其他扩张技术类似，都是可靠而有效的手段[14,29,42]。然而牙槽嵴至少要有 3mm 的骨厚度，且两层皮质骨之间至少要有 1mm 的松质骨，以避免术中骨折的风险，以及在愈合期发生术后骨吸收的风险。

此类技术为萎缩的牙槽嵴进行有控制的缓慢而渐进的扩张提供了方法。此技术易于掌握，能够避免供区并发症，并可于黏骨膜瓣的多种技术配合应用[19]。

Cakiv-Ozkan 等人于 2010 年[43]通过绵羊动物模型进行骨的立体测量发现，与骨移植和对照组相比,牵张成骨会达到更高的骨密度。在骨愈合期，扩张后的骨组织，由于局部生长因子的作用其种植体骨结合加速。而且 Scipion 等人[30]也证明了骨扩张处的骨再生是来源于附近的松质骨骨细胞和成骨细胞。扩张后的局部骨组织，尤其是种植体周围，在骨愈合期间，由于组织内生长因子的协助，骨愈合和骨结合都得以加速。

本研究与其他研究都证实，与骨移植和 GBR 技术相比，牙槽嵴扩张技术可靠、简便，有效降低了风险，缩短了治疗时间，种植体存留和治疗成功率也与天然骨种植接近[43]。

牙槽嵴扩张技术手术创伤小，而 Summers 骨扩张器技术由于骨锤和骨凿的应用，可能造成良阵发性位置性眩晕（BPPV）[44]。该外科并发症可能是由于术中骨锤敲击震动造成颈部高血压引起。BPPV 也可能是内耳震动引起[45]。

使用超声骨刀的局部牙槽嵴劈开技术，一般认为是安全、易于掌握、舒适、无软组织损伤风险的[3]。其技术局限性在于仅能处理水平向骨缺损，且需要术区有一层松质骨存在。

对于颊舌侧骨板紧密粘连的狭窄牙槽嵴不建议采用牙槽嵴扩张技术，而应该首选 GBR 或 on-lay 植骨技术解决[28]。

总　结

现已发展出多种外科手段处理牙槽嵴水平向骨缺损，难以定论何种技术有更加优秀的治疗效果。每种技术都有其优缺点，应首选侵袭性小、风险小、并发症少的技术[19,28]。每种技术都应严格按照技术规范指导下进行。病例选择上应高度重视临床检查与影像学评估结果。

参考文献

[1] Demarosi F, Leghissa GC, Sardella A, et al. Localised maxillary ridge expansion with simultaneous implant placement: a case series. The British Journal of Oral and Maxillofacial Surgery, 2009, 47:535–540

[2] Mecall RA, Rosenfeld AL. Influence of residual ridge resorption patterns on implant fxture placement and tooth position. 1. The International Journal of Periodontics and Restorative Dentistry, 1991, 11:8–23

[3] Blus C, Szmukler-Moncler S. Split-crest and immediate implant placement with ultra-sonic bone surgery: a 3-year life-table analysis with 230 treated sites. Clinical Oral Implants Research, 2006, 17:700–707

[4] Nishioka RS, Souza FA. Bone spreader technique: a preliminary 3-year study. The Journal of Oral Implantology, 2009, 35:289–294.

[5] Piccinini M Mandibular bone expansion technique in conjunction with root form implants: a case report. Journal of Oral andMaxillofacial Surgery, Offcial Journal of the American Association of Oral and Maxillofacial Surgeons, 2009, 67:1931-1936

[6] Dene L, Condos S. Ridge expansion and immediate implant placement in the esthetic zone. The New York State Dental Journal, 2010, 76:28-31

[7] Barone A, Covani U. Maxillary alveolar ridge reconstruction with nonvascularized autogenous block bone: clinical results. Journal of Oral and Maxillofacial Surgery, Offcial Journal of the American Association of Oral and Maxillofacial Surgeons, 2007, 65:2039–2046

[8] Misch CM. Implant site development using ridge splitting techniques. Oral and Maxillofacial Surgery Clinics of North America, 2004, 16:65–74, vi

[9] Simion M, Baldoni M, Zaffe D. Jawbone enlargement using immediate implant placement associated with a split-crest technique and guided tissue regeneration. The International Journal of Periodontics and Restorative Dentistry, 1992, 12:462–473

[10] Scipioni A, Bruschi GB, Calesini G. The edentulous ridge expansion technique: a five-year study. The International Journal of Periodontics and Restorative Dentistry, 1994, 14:451–459

[11] Summers RB. The osteotome technique: Part 3: Less invasive methods of elevating the sinus floor. Compendium, 1994, 15:698, 700, 702-694 passim; quiz 710

[12] Coatoam GW, Mariotti A. The segmental ridge-split procedure. Journal of Periodontology, 2003, 74:757–770

[13] Oikarinen KS, Sandor GK, Kainulainen VT, et al. Augmentation of the narrow traumatized anterior alveolar ridge to facilitate dental implant place-ment. Dental Traumatology, Official Publication of the International Association for Dental

Traumatology, 2003, 19:19–29

[14] Basa S, Varol A, Turker N. Alternative bone expansion technique for immediate placement of implants in the edentulous posterior mandibular ridge: a clinical report. The International Journal of Oral and Maxillofacial Implants, 2004, 19:554–558

[15] Khoury F, Happe A. Soft tissue management in oral implantology: a review of surgical techniques for shaping an esthetic and functional peri-implant soft tissue structure. Quintessence International, 2000, 31:483–499

[16] Zijderveld SA, ten Bruggenkate CM, van Den Bergh JP, et al. Fractures of the iliac crest after split-thickness bone grafting for preprosthetic surgery: report of 3 cases and review of the literature. Journal of Oral and Maxillofacial Surgery, Official Journal of the American Association of Oral and Maxillofacial Surgeons, 2004, 62:781–786

[17] Jensen OT, Cullum DR, Baer D. Marginal bone stability using 3 different flap approaches for alveolar split expansion for dental implants: a 1-year clinical study. Journal of Oral and Maxillofacial Surgery, Official Journal of the American Association of Oral and Maxillofacial Surgeons, 2009, 67:1921–1930

[18] Enislidis G, Wittwer G, Ewers R. Preliminary report on a staged ridge splitting technique for implant placement in the mandible: a technical note. The International Journal of Oral and Maxillofacial Implants, 2006, 21:445–449

[19] Ella B, Laurentjoye M, Sedarat C, et al. Mandibular ridge expansion using a horizontal bone-splitting technique and synthetic bone substitute: an alternative to bone block grafting? The International Journal of Oral and Maxillofacial Implants, 2014, 29:135–140

[20] Lalo J, Chassignolle V, Beleh M, et al. Maxillary ridge expansion for dental implant placement with alveolar corticotomy (in French). Revue de Stomatologie et de Chirurgie Maxillo-faciale, 2008, 109:316–322

[21] Torrella F, Pitarch J, Cabanes G, et al. Ultrasonic ostectomy for the surgical approach of the maxillary sinus: a technical note. The International Journal of Oral and Maxillofacial Implants, 1998, 13:697–700

[22] Vercellotti T. Piezoelectric surgery in implantology: a case report–a new piezo-electric ridge expansion technique. The International Journal of Periodontics and Restorative Dentistry, 2000, 20:358–365

[23] Vercellotti T, De Paoli S, Nevins M. The piezoelectric bony window osteotomy and sinusmembrane elevation: introduction of a new technique for simplification of the sinus augmentation procedure. The International Journal of Periodontics and Restorative Dentistry, 2001, 21:561–567

[24] Sammartino G, Cerone V, Gasparro R, et al. The platform switching approach to optimize split crest technique. Case Reports in Dentistry, 2014, 2014:850470

[25] Dohan Ehrenfest DM, Bielecki T, Jimbo R, et al. Do the fibrin architecture and leukocyte content influence the growth factor release of platelet concentrates? An evidence-based answer comparing a pure platelet-rich plasma (P-PRP) gel and a leukocyte- and platelet-rich fibrin (L-PRF). Current Pharmaceutical Biotechnology, 2012, 13:1145–1152

[26] Del Corso M, Vervelle A, Simonpieri A, et al. Current knowledge and perspectives for the use of platelet-rich plasma (PRP) and platelet-rich fibrin (PRF) in oral and maxillofacial surgery. Part 1: Periodontal and dentoalveolar surgery. Current Pharmaceutical Biotechnology, 2012, 13:1207–1230

[27] Simonpieri A, Del Corso M, Vervelle A, et al. Current knowledge and perspectives for the use of platelet-rich plasma (PRP) and platelet-rich fibrin (PRF) in oral and maxillofacial surgery. Part 2: Bone graft, implant and reconstructive surgery. Current Pharmaceutical Biotechnology, 2012, 13:1231–1256

[28] ChiapascoM, Ferrini F, Casentini P, et al. Dental implants placed in expanded narrow edentulous ridges with the Extension Crest device. A 1–3-year multicenter follow-up study. Clinical Oral Implants Research, 2006, 17:265–272

[29] Chiapasco M, Casentini P, Zaniboni M. Bone augmentation procedures in implant dentistry. The International Journal of Oral and Maxillofacial Implants, 2009, 24 Suppl: 237–259

[30] Scipioni A, Bruschi GB, Calesini G, et al. Bone regeneration in the edentulous ridge expansion technique: histologic and ultrastructural study of 20 clinical cases. The International Journal of Periodontics and Restorative Dentistry, 1999, 19:269–277

[31] Boix D, Weiss P, Gauthier O, et al. Injectable bone substitute to preserve alveolar ridge resorption after tooth extraction: a study in dog. Journal of Materials Science Materials in Medicine, 2006, 17:1145–1152

[32] Zwahlen RA, Cheung LK, Zheng LW, et al. Comparison of two resorbable membrane systems in bone regeneration after removal of wisdom teeth: a ran-domized-controlled clinical pilot study. Clinical Oral Implants Research, 2009, 20:1084–1091

[33] Ridge-Split Procedure for Horizontal Augmentation of the Alveolar Ridge in Implant Dentistry33 Zitzmann NU, Scharer P,Marinello CP: Long-term results of implants treated with guided bone regeneration: a 5-year prospective study. The International Journal of Oral and Maxillofacial Implants, 2001, 16:355–366

[34] Calvo Guirado JL, Pardo Zamora G, Saez Yuguero MR. Ridge splitting technique in atrophic anterior maxilla with immediate implants, bone regeneration and immediate temporisation: a case report. Journal of the Irish Dental Association, 2007, 53:187–190

[35] Santagata M, Guariniello L, D'Andrea A, et al. A modified crestal ridge expansion technique for immediate placement of implants: a report of three cases. The Journal of Oral Implantology, 2008, 34:319–324

[36] Laster Z, Rachmiel A, Jensen OT. Alveolar width distraction osteogenesis for early implant placement. Journal of Oral and Maxillofacial Surgery, Official Journal of the American Association of Oral and Maxillofacial Surgeons, 2005, 63:1724–1730.

[37] Iizuka T, SmolkaW, HallermannW, et al. Extensive augmentation of the alveolar ridge using autogenous calvarial split bone grafts for dental rehabilita-tion. Clinical Oral Implants Research, 2004, 15:607–615

[38] Wallace S, Gellin R. Clinical evaluation of freeze-dried

cancellous block allografts for ridge augmentation and implant placement in the maxilla. Implant Dentistry, 2010, 19:272–279

[39] Koo S, Dibart S, Weber HP. Ridge-splitting technique with simultaneous implant placement. Compend Contin Educ Dent 2008;29:106–110.40 Machtei EE: The effect of membrane exposure on the outcome of regenerative procedures in humans: a meta-analysis. Journal of Periodontology, 2001, 72:512–516

[41] Silva FM, Cortez AL, Moreira RW, et al. Complications of intraoral donor site for bone grafting prior to implant placement. Implant Dentistry, 2006, 15:420–426

[42] Funaki K, Takahashi T, Yamuchi K. Horizontal alveolar ridge augmentation using distraction osteogenesis: comparison with a bone-splitting method in a dog model. Oral Surgery, Oral Medicine, Oral Pathology, Oral Radiology, and Endodontics, 2009, 107:350–358

[43] Cakir-Ozkan N, Eyibilen A, Ozkan F, et al. Stereologic analysis of bone produced by distraction osteogenesis or autogenous bone grafting in mandi-ble. The Journal of Craniofacial Surgery, 2010, 21:735–740

[44] Saker M, Ogle O. Benign paroxysmal positional vertigo subsequent to sinus lift via closed technique. Journal of Oral and Maxillofacial Surgery, Official Journal of the American Association of Oral and Maxillofacial Surgeons, 2005, 63:1385–1387

[45] Penarrocha-Diago M, Rambla-Ferrer J, Perez V, et al. Benign paroxysmal vertigo secondary to placement ofmaxillary implants using the alveolar expansion technique with osteotomes: a study of 4 cases. The International Journal of Oral and Maxillofacial Implants, 2008, 23:129–132

（李晓东　译）

第 23 章 牙槽嵴骨劈开术并发症的处理与结论——牙槽嵴骨劈开术成功十诫

Len Tolstunov*

引 言

牙齿缺失是口腔最常见的创伤事件，经常导致周围骨组织的病理性改建，进而发展为牙槽骨量的塌陷并干扰牙种植体的植入。牙槽骨量不足常表现为骨结构的水平向缺失。由于咀嚼功能（功能性负载）的消失，很多病例中牙槽骨宽度不足，既包括严重吸收的松质骨（海绵骨或髓质骨），也包括严重塌陷的颊侧皮质骨板。最终形成狭窄的牙槽嵴（图 23.1）。

牙槽嵴骨劈开术（RSP）是指通过扩张牙槽嵴松质骨层的方式，使颊侧皮质骨板回到缺牙前水平位置的手术程序。在此类病例中常结合骨移植材料颗粒的夹层植入法，以增加骨组织的长期稳定性并防止复发[1]。因此，牙槽嵴骨劈开术是一种牙槽嵴夹层骨成形术。在骨劈开同期进行植入时，种植体是被放入到具有丰富血供的髓质骨内，并被双侧致密皮质骨所包围。

在牙槽嵴骨劈开术中无论同期种植还是二期种植，对颊侧骨皮质板的处理失误都是最常见的并发症之一。首先，在骨劈开和侧向扩张时，颊侧薄弱易碎的皮质骨板易发生骨折。结果，只有部分颊侧骨板（近𬌗方或嵴顶部分）被扩张移位至颊侧，而位于根方的剩余骨皮质则仍然紧密附着于基骨。如果是不翻瓣手术，医生往往无法了解这一情况而继续进行后续的植骨操作。而本应置于松质骨内的骨移植物也可能错置于颊侧（前庭沟）软组织内，这势必将影响骨移植和种植体植入术的效果（图 23.2）。1994 年，Scipioni 等人[2]认为骨劈开时必须保存至少约 1.5mm 厚度的颊侧皮质骨板，在手术中必须使整块劈开的骨板发生移动或转移。该骨板越厚则手术越容易成功，而术后并发症也越少。为了在劈开时保证颊侧骨板的完整性，应保持骨凿与腭（舌）侧骨板之间的平行，在使用超声骨刀时也是一样。在术中使用两根手指（拇指和食指）夹住扩张的牙槽嵴，以协助引导颊侧骨板的定位。如果骨劈开或同期种植体植入时发现颊侧骨板过于松动，可使用水平固定螺钉将双侧骨板进行支撑固定，如有必要可在骨板间的骨缝内植入骨移植材料。

第二个常见的并发症是在骨劈开时完全暴露颊侧骨面（即翻全厚瓣而不是部分厚瓣或局限全厚瓣）。如果在骨劈开进行同期种植，则很有可能发生颊侧骨板的完全骨折，从而形成一个丧失血供的游离骨块[3-4]（图 23.3A）。这个游离的颊侧骨块应使用接骨螺钉进行固定（图 23.3B），否则游离骨块将会坏死，最终被机体排异或被医生

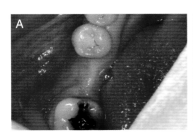 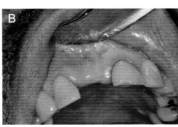 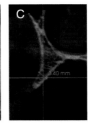

图 23.1 A. 适于骨劈开的下颌后牙区骨缺损的临床影像。B. 前上颌区骨缺损临床影像，通常来自松质骨吸收和颊侧骨板塌陷。C. CBCT 显示典型的牙槽嵴宽度缺失，其原因为严重吸收的松质骨和颊侧皮质骨板塌陷

---

*Private Practice, Oral and Maxillofacial Surgery, San Francisco, California, USA
Department of Oral and Maxillofacial Surgery, UCSF and UOP Schools of Dentistry, San Francisco, California, USA

去除（图 23.4）。愈合 4~6 个月后，可再次重复骨劈开手术。舌（腭）侧骨板很少发生骨折，医生可以通过将骨凿平行于腭（舌）侧骨板摆放，并让其轴向不朝向舌侧骨板等方法来加以预防。

软组织并发症可发生于翻瓣操作时，包括颊侧黏膜瓣撕裂、骨膜穿孔或裂开。精细的手术操作有望降低软组织并发症的发生率。在很多病例中，软组织并未被完全翻开，而是与颊侧骨板连作一体，成为骨 – 骨膜血管化瓣被掀开。

在颅颌面区域手术中，使用骨锤和骨凿要异常轻柔、精确控制。在牙槽嵴劈开和扩张术中，这些工具可能引起患者的不适。Panarrocha 等人[5]曾报道在上颌骨牙槽嵴扩张种植手术中发生良性（阵发性）位置眩晕（BPV 或 BPPV）的病例。Saker 和 Ogle[6] 报道了 1 例在经牙槽嵴顶上颌窦提升术中使用骨锤和骨凿，造成患者发生 BPV 的病例。BPV（BPPV）的症状表现为头部运动时出现天旋地转的感觉，这是由于"内耳石"脱位引起的。如果该症状持续不缓解，耳鼻喉科医生可能需要通过指导患者进行 Epley 康复操练习（一种头部运动）来重置"内耳石"。

在下颌前磨牙区进行骨劈开术时，为预防神经感觉并发症的发生，术前需通过曲面体层片（要考虑到 20%~25% 的放大率）和 CBCT 放射检查确认颏孔和下牙槽神经的位置，术中也要谨慎做好监控。其他一些并发症还包括术后感染、大范围出血，这些并发症很罕见，一旦发生需分别进行清创、抗生素、局部止血药等处理。

与种植相关的并发症也可能发生。如果种植放入位置不当或初期稳定性差，或是延期种植的时机过早（短于 3 个月），则种植体发生骨结合失败的风险将会很高。种植体直径的选择要与扩张后的牙槽嵴相匹配（同期或延期植入方式）。为了保证种植的长期成功率（持久的骨结合），根形骨内种植体在颊侧和腭（舌）侧应各有 1.5 mm 厚度的骨组织。锥形种植体似乎更适合骨劈开后的环境。如果在骨劈开和同期种植的病例中选择了过粗的种植体，则牙槽嵴扩张的效果将受到局限；种植体可能最终"撕裂"并穿出颊侧骨板，暴露于颊侧软组织内（图 23.5）。如果颊

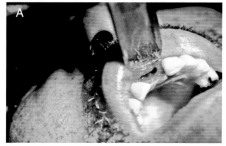
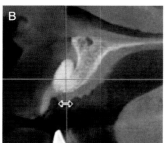

图 23.2　A.显示骨劈开术骨扩张时颊侧骨板意外骨折的临床影像，移植物未能植入两侧骨板之间而是进入颊侧软组织内。B.CBCT 片显示骨劈开术骨扩张时颊侧骨板意外骨折，移植物未能植入两侧骨板之间而是进入颊侧软组织内。来自 Tolstunov，2013[7]

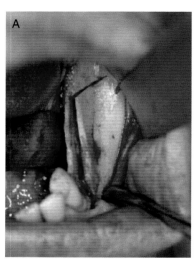
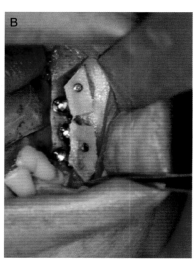

图 23.3　A.显示骨劈开术中颊侧骨板完全剥离软组织后的临床图像，继而发生骨折，形成无血供骨块。B.骨劈开术并发症术中影像，骨折发生、骨块游离后，以微型骨钉和种植体固定于原位。摘自参考文献 [3] 和 [4]，得到 Elsevier 授权

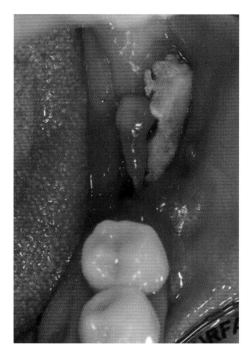

图 23.4　骨劈开术并发症，显示完全游离于软组织外的颊侧骨块最终坏死。摘自参考文献 [3] 和 [4]，得到 Elsevier 授权

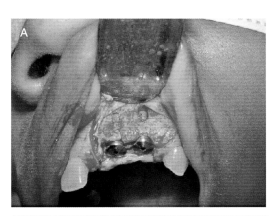

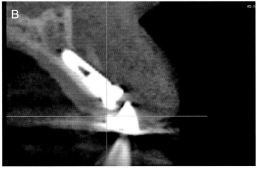

图 23.5　A. RSP 术后并发症处理的术中影像，显示薄牙槽嵴植入过粗种植体，导致数月后种植体周围骨吸收，种植体暴露于软组织下方（由 Dr. Albert Zickman 提供）。
B. RSP 术后并发症处理的 CBCT 影像，显示薄牙槽嵴植入过粗种植体，导致数月后种植体根尖暴露于软组织下方

侧骨板过薄，在骨劈开时也会发生同样结果（图 23.6）。如果术中做不完全翻瓣或术后未拍 CT，即使出现这类情况也难以被发现。一旦发现此情况，应该立即行 GBR 术，尽量让暴露的种植体螺纹表面有新生的骨组织再生（图 23.7）。分期进行牙槽嵴骨劈开术，可降低颊侧牙槽骨缺损、牙槽骨裂开、软组织退缩等其他并发症的风险[8]。

即刻植入的种植体长度应该大于骨劈开的深度，以便于利用根方基骨获得更好的术中初期稳

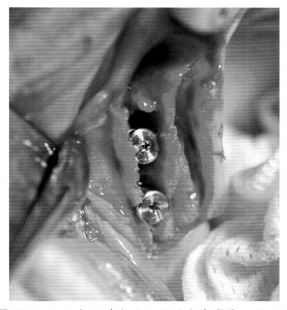

图 23.6　RSP 术后并发症处理的术中影像，显示种植体植入过薄牙槽嵴，颊侧骨板小于 1mm，导致数月后种植体周围骨吸收，种植体穿出软组织。摘自 Tolstunov，2014[9]

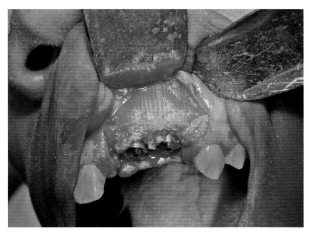

图 23.7　种植体螺纹暴露的处理，二期 GBR 和 GTR 手术。由 Dr. Albert Zickmann 提供

定性。在许多病例中，应该采纳一种客观的种植体稳定性测量方法。在同期植入种植体的牙槽嵴骨劈开术病例中，0.3~0.35N·m 的种植体初始扭矩代表着良好的初期稳定性。Osstell ISQ 设备（Osstell USA，Linthicum，MD）即种植体超声动度仪，是一种可以检查种植体稳定性的设备。该仪器是基于共振频率分析方法，在种植体植入时、修复前及功能负载后测量种植体稳定性的方法之一。在上部修复阶段，当测量出的种植体稳定度（ISQ）达到 65 以上时，即可认为骨结合情况良好。

总结：牙槽嵴劈开/扩增术成功的"十诫"

有志于掌握牙槽嵴劈开术的外科新手必须清楚自己的学习曲线。已经掌握了多种硬组织增量技术的外科医生，学习本技术的速度会相当快。在学习初期，许多精通于采用全厚瓣技术进行块状骨移植技术的外科医生，在学习专为牙槽嵴劈开术设计的半封闭全厚瓣或部分厚黏膜瓣时可能会具有一定的难度。

笔者依据本人经验及文献回顾[4,8-17]，就外科 - 修复、患者相关考虑等方面的内容，对本书部分内容做一个总结，也就是下面的"十诫"。

1. 在包括骨劈开的骨增量手术和种植术中，吸烟者失败率明显较高。

2. 上颌后区由于骨密度较低，骨劈开和骨结合成功率也相应较低。

3. 骨劈开术中二期愈合是常态，一期愈合较少见。

4. 骨内种植体在颊侧和舌侧都需要至少 1.5 mm 厚度骨板，以获得长期的种植成功率（持久的骨结合）。

5. 骨增量术（如牙槽嵴劈开术）后延期种植的最佳时机是术后 4~6 个月。

6. 锥形种植体在牙槽嵴劈开术同期植入中优于柱状种植体，根部亦较少穿孔。

7. 牙槽嵴劈开术后植入种植体的适宜直径是3.5~4.5mm、适宜长度是 11.5~15mm。过粗种植体需要更多扩张牙槽嵴，导致更多颊侧骨吸收；过

短种植体无法达到劈开深度以下的基骨获得稳定性。延期种植应按照标准流程和规范选择种植体。

8. 对任何牙槽嵴扩张技术而言，采用分期手术（骨劈开和种植体植入不在同一时间）似都能增加外科控制、降低各种并发症，这与骨劈开的充分性和以修复为导向的种植治疗质量是有关的。

9. 颊舌侧充足的角化龈（附着龈）和足够深度的前庭沟，有助于植骨区域较好的软组织关闭，可以提高种植体长期成功率，有助于局部口腔清洁。

10. 通过骨劈开获得的骨增量可以长期存在。即使种植体失败脱落，扩张后的牙槽嵴骨质仍可留存，并可延期进行再次种植而不需再次植骨[18-19]。

从基骨切取的骨块有两种特异的运动形式：静态和动态。静态骨位移是本节介绍的骨劈开术的基础。静态方法是在外科劈开时一次移动完成的。动态方法是指牵张成骨，主要在于新生的骨组织移动。牵张成骨时，在旋转装置控制下骨块缓慢移动。牵张成骨将在第五篇中介绍。

参考文献

[1] Ella B, Laurentjoye M, Sedarat C, et al. Mandibular ridge expansion using a horizontal bone-splitting technique and synthetic bone substitute: an alternative to bone block grafting? The International Journal of Oral and Maxillofacial Implants, 2014, 29:135–140

[2] Scipioni A, Bruschi GB, Calesini G. The edentulous ridge expansion technique: a five-year study. Int J Periodontics Restorative Dent, 1994, 14:451–459

[3] Piccinini M. Mandibular bone expansion technique in conjunction with root form implants: a case report. J Oral Maxillofac Surg, 2009, 67:1931–1936

[4] Sohn DS, Lee HJ, Heo JU, et al. Immediate and delayed lateral ridge expansion technique in the atrophic posterior mandibular ridge. J Oral Maxillofac Surg, 2010, 68:2283–2290

[5] Penarrocha M, Perez H, Gargia A. Benign paroxysmal positional vertigo as a complication of osteotome expansion of the maxillary alveolar ridge. J Oral Maxillofac Surg, 2001, 59:106–107

[6] Saker M, Ogle O. Benign paroxysmal positional vertigo subsequent to sinus lift via closed technique. J Oral Maxillofac Surg, 2005, 63(9):1385–1387

[7] Tolstunov L. Ridge-split procedure for horizontal augmentation of the alveolar ridge in implant dentistry. Sroms selected readings in oral and maxillofacial surgery, 2013, 21:1–53

[8] Elian N, Jalbout Z, Ehrlich B, et al. A two-stage full-arch ridge expansion technique: review of the literature and clinical

guidelines. Implant Dent, 2008, 17(1):16–23

[9] Tolstunov L. Classification of the alveolar ridge width: implant-driven treatment considerations for the horizontally deficient alveolar ridges. J Oral Implantol, 2014, 40: 365–70

[10] Testori T, Weinstein RL, Taschieri S, et al. Risk factor analysis following maxillary sinus augmentation: a retrospective multicenter study. Int J Oral Maxillofac Implants, 2012, 27(5):1170–1176

[11] Abt E. Smoking increases dental implant failures and complications. Evidence Based Dent, 2009, 10(3):79–80

[12] Bravi F, Bruschi GB, Ferrini F. A 10-year multicenter retrospective clinical study of 1715 implants placed with the edentulous ridge expansion technique. Int J Periodontics Restorative Dent, 2007, 27(6):557–565

[13] Carr AB. Implant location and radiotherapy are the only factors linked to 2-year implant failure. J Evidence Based Dent Pract, 2012, 12 (Suppl 3):217–219

[14] Tolstunov L. Implant zones of the jaws: implant location and related success rate. J Oral Implantol, 2007, 33(4):211–220

[15] Alves CC, Neves M. Tapered implants: from indications to advantages. Int J Periodontics Restorative Dent, 2009, 29(2):161–167

[16] Kang T, Flen M, Gober D, et al. A modified ridge expansion technique in the maxilla. Compend Contin Educ Dent, 2012, 33(4):250–252, 254, 256

[17] Schultze-Mosgau S, Keweloh M, Wiltfang J, et al. Histomorphometric and densi-tometric changes in bone volume and structure after avascular bone grafting in the extremely atrophic maxilla. Br J Oral Maxillofac Surg, 2001, 39(6):439–447

[18] Elian N, Jalbout Z, Ehrlich B, et al. A two-stage full-arch ridge expansion technique: review of the literature and clinical guidelines. Implant Dent, 2008, 17(1):16–23

[19] Tolstunov L, Hicke B. Horizontal augmentation through the ridge-split procedure: a predictable surgical modality in implant reconstruction. J Oral Implantol, 2013, 39(1):59–68

（李晓东　译）

第五篇

牙槽骨牵张成骨术与牙种植术中的水平牙槽嵴增量

第24章　水平牙槽骨牵张成骨：诊断与治疗计划

Sami A. Nizam II*, Shahid Aziz*

历　史

20世纪60年代初期，俄罗斯学者Ilizarov首次在整形外科文献中提出牵张成骨的概念。20世纪80年代，该技术被迅速引入西方国家[1]，并在90年代早期成功应用到颌面部[2]。1996年，Chin和Toth首次报道在牙槽骨中应用牵张成骨技术增加种植位点骨量[3]。2001年，Aparicio和Jensen首次报道水平牵张成骨[4]。然而，在此之后，多数研究和装置的发展都集中于垂直骨增量[5]。本章致力于提供一个循证医学的指南，帮助医生在遇到适合此技术的病例时，做出正确的临床诊断和治疗计划。

分子生物学

我们首先必须了解牵张成骨过程中复杂的细胞级联过程。骨切开并安放牵张器（在后面的章节中讨论）之后，通常有5~7d的延迟期，该时期纤维血管痂形成[6]。截骨部位形成血肿，并释放炎性细胞因子白细胞介素1和6（IL-1、IL-6）。骨形成蛋白2和6（BMP-2、BMP-6）水平开始上升，从相邻的骨髓和骨膜中召集间充质干细胞。第3天，初始血凝块由于胶原蛋白和新血管的形成，纤维化加重，形成前愈合骨痂[7]。随着BMP-6和转化生长因子β（TGF-β）的增加，前愈合骨痂开始逐渐骨化[8]。

到此阶段为止，愈合的过程与骨折相似。然而，一旦牵张开始，力传导发生，骨细胞"感知"到力并转化成生物化学信号，刺激膜内成骨[7]。通常每天移动0.5~1mm[6]。中央纤维区形成，骨

痂内的梭形成纤维细胞开始分泌平行于牵张方向的Ⅰ型胶原。此时，BMP-2、4、6，TGF-β、胰岛素生长因子-1（IGF-1）和碱性成纤维细胞生长因子（BFGF）分泌达峰值，其后核因子kappa-B的受体激活剂（RANK）与骨保护素（OPG）的比值上升，导致初始骨痂组织内的矿化基质吸收。血管内皮细胞生长因子（VEGF）、血管生成素-1和-2（angiopieten-1、2）诱导新血管形成[8]。值得注意的是，血管量和骨质呈正相关[9]。

愈合的第三阶段或称稳定阶段，发生在牵张结束时。牵张装置被保持在原处，作为刚性固定支架。这一过程通常持续8~12周[6]。各种骨形成蛋白的水平开始逐渐降低，在肿瘤坏死因子α（TNF-α）的刺激下，新形成的骨开始进行重塑[8]。这些过程使超生理骨反应得以发生，并缩短了治疗时间，这将在本章中进一步阐明。

诊　断

首先进行标准化的种植诊断检查。询问患者病史，进行体格检查，仔细检查缺牙区是否有不利牵张的因素（如影响血管形成，骨转换或骨痂形成的因素）[9]。随后检查缺牙位点形态、体积和邻牙的咬合关系。如果不即刻进行计算机断层扫描（CT）等影像学检查，可以对患者进行骨探诊以进一步明确其三维解剖形态。制取完整的上下颌模型，和修复医生共同制订修复计划。这些检查可以帮助术者明确需要增加的骨量，以引导后期种植体的顺利植入[10]。图24.1A展示了一个病例，计划在双侧下颌第一磨牙区进行种植固定修

*Department of Oral and Maxillofacial Surgery, Rutgers School of Dental Medicine, Newark, New Jersey, USA

复。初诊发现患者咬合平面不协调，牙槽嵴水平型吸收。制作后牙蜡型，恢复理想的咬合关系（图24.1B），据此咬合关系通过计算机辅助设计 / 计算机辅助制作技术（CAD / CAM）制作临时修复体。

拍摄多张平片或 CBCT。笔者更倾向于拍摄 CBCT，它可以帮助术者全面了解缺牙区骨骼形态、周围结构，以及估计需要牵张的距离。可以通过模拟最终的修复体，提供更明确的骨增量参考信息（图24.1C）。如果只能拍摄平片，可通过放置放射标记，换算放大率，更为准确地测量距重要结构（如下颌管）的距离。此外，水平牵张成骨（HDO）区域必须有适当的垂直高度，可以通过 CT 或平片了解该信息。图24.2是患者上颌前部的 CBCT 影像，可见骨宽度不足4mm，垂直高度充足。根据患者的骨骼宽度和咬合关系，理想的植入位点应该是在可用骨的颊侧植入一窄的种植基台。为了使患者能在修复和咬合的理想位置植

入常规直径的种植体，需要对该患者进行水平骨增量。

骨的分类系统可以帮助制订种植计划。L. Tolstunov 根据 CBCT 数据测量的骨宽度和形态，将牙槽嵴进行分类，包含 I～VII类[11]。虽然在他的原始文章中没有包含水平牵张成骨技术，但该分类可以指导临床医生选择适当的手术病例。水平牵张成骨适用于 III类（4~6mm）和 IV类（2~4mm）牙槽嵴。该技术适用的最小宽度有赖于切割器械的宽度和风险评估。将 3mm 作为临界点，更窄的牙槽嵴有骨折的风险[12]。此外，除了 V类骨，其他类型的骨若骨量不足，都可以进行水平牵张。

治疗计划

一旦确定了骨缺损状况，选择了合适的病例，术者需评估水平牵张成骨与在类似情况下可采用的其他术式的优缺点。其他术式如引导骨再

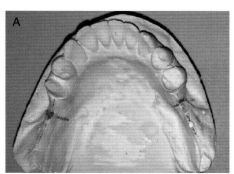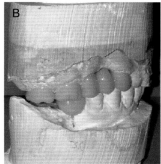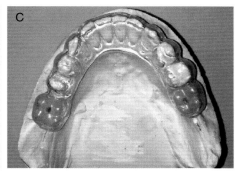

图24.1　A. 双侧第一磨牙区牙槽嵴宽度不足。B. 应用 CAD/CAM 进行咬合设计，制作临时修复体。C. 根据咬合计划制作涂布钡阻射剂的导板

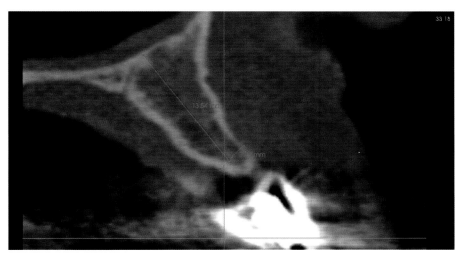

图24.2　CBCT 显示牙槽嵴窄，骨量缺乏

生（GBR）、骨劈开、骨块移植都有相应的缺点，包括且不仅限于：供区缺损、骨膜感染、软组织缺乏、各种程度的骨吸收及较长的治疗时间等。

2009 年，Funaki 等在狗身上建模，对比了水平牵张成骨技术和骨劈开技术[13]。实验组一进行了牵张成骨 4mm，2 个月后植入种植体；实验组二中骨劈开 4mm，填入骨充填材料后即刻种植。他们发现，与传统的骨劈开相比，水平牵张成骨获得了更多的新生骨和充足的角化软组织。在第一次牵张后 8 周植入种植体，种植体 3 个月后形成了完全的骨结合。他们采用了 7d 的间歇期，其后以每天 0.4mm 的速度牵张骨块。值得注意的是，在该研究结束时，牵张组平均增加了 2.7mm 水平骨量，骨劈开组平均增加了 1.7mm。与初始增加的 4mm 相比，两组都发生了明显的骨吸收。笔者将其归因于翻瓣损伤了颊侧骨板的血供。

2013 年，Yamauchi 团队报道了人体的跟踪研究[5]。采用了和上述动物学实验类似的网状牵张器。平均间歇期 9d、牵张 5.6mm、固定后获得骨增量 3.6mm。在平均等待 13 周后植入种植体，种植体存留率 100%，5 年存留率 94.2%。值得注意的是，并发症发生率为 58%，但是这些轻微的并发症并不妨碍最后的种植。大部分并发症为牵张器脱落。

2005 年，Watzak 团队提出使用一个或两个直径 1.2mm 的骨钉的简化技术[12]。在 7d 的间歇期后，每天牵张 0.5mm，固定 12 周。植入 12 颗种植体，种植体骨结合率 100%，1 年跟踪期内都能正常行使功能。手术中翻开了牵张区域的全厚黏骨膜瓣，发现平均骨增量 3mm，但未记录骨吸收量。并发症发生率为 10%，皆为微骨钉松动。松动后将其换为 2mm 的骨钉继续牵张，未再有并发症发生。

Laster 等报道了 9 个病例，应用了另一种牵张器（Laster Crest Widener, MIS implants, Pretoria, South Africa）[14]，避免了牵张器阻碍牵张区的血供。经过 7~10d 的短期固定后植入种植体，21 颗种植体中有 20 颗在 12 个月后存留。骨量平均增加 4~6mm。这种早期种植体植入是根据 Nasaka 既往的研究，只要能获得良好的初期稳定性，水平牵张成骨后可进行早期种植[15]。需要注意，其中唯一一例黏骨膜翻瓣的患者出现了种植体植入后牙槽嵴吸收的情况。由于没有记录最终的成骨量，所以无法比较牵张区血流受阻与否对成骨效果的影响[14]。

正如"诊断"部分提到的，如果理想的种植位点骨量不足，水平牵张成骨可以增加颊侧的骨宽度。Gaggl 等成功增加了 6 例患者上颌前部窄牙槽嵴的颊侧骨量。他们应用了 Callus Spreader 牵张器（SIS-Trade Inc., Klagenfurt, Austria），7d 的间歇期后进行每天 0.5mm 的牵张，固定 12 周后植入种植体。6 例患者上颌共植入 56 颗种植体（部分进行了上颌窦提升）。有 7 颗种植体失败：4 颗在上颌窦提升区域，3 颗在牵张成骨区。他们取出了 3 颗牵张成骨区失败的种植体，3 个月后成功地重新植入[16]。

虽然上述病例中使用了不同的牵张装置和技术，但种植体都获得了功能性骨结合，成功率接近 100%。

水平牵张成骨技术具有如下优点：①骨增量可靠；②可增加角化软组织；③比传统技术更短的治疗时间；④疼痛小，无须供区。

但是，该技术需要耗费患者和医生更多的时间和精力，并发症发生率较高，但并发症多较轻，并不会影响治疗效果。因此，为这类患者制订治疗计划，应选择能从该技术获益的病例，并选择合适的技术和设备（表 24.1）。以下将根据文献报道，讨论如何进行这些选择。

牵张器

尽管研究文献不多，但多种牵张器均能用于水平牵张成骨或改装成水平牵张成骨器。与垂直牵张成骨器相似，水平牵张器也可被分为骨外型和骨内型。

骨外型牵张器

文献中最常用的是 Alveo-Wider 牵张器（Okada Medical Supply, Tokyo, Japan）。这是一种网格式牵张器，应用时通常需要完全劈开牵张区。用 1.2mm 微骨钉将它固定于基骨根尖部和牵张区冠方。将 2mm 直径的牵张螺钉放置在牵引器

表 24.1　牵张成骨与传统骨增量技术对比

	传统骨增量（GBR，块状骨移植，骨劈开）	牵张成骨
优点		
花费	若使用同种异体骨，材料花费高	装置费用
骨吸收	变化大（与技术和患者因素相关）	吸收率稳定（为牵张距离或输送段的 20%）
种植时间	4~6 个月	根据治疗计划而定，最快可 1 个月
角化牙龈增量	无	增加
术后发病率	若自体骨移植，供区和受区均有可能发生	疼痛轻
缺点		
技术敏感性	较低	高
患者配合	少	需要多次随访，需要每天调节牵张器
并发症发生率	变化大	并发症轻微，但发生率高

中部，当它逐步激活时可提供抵抗舌侧骨板的水平牵张力[17]（图 24.3）。该装置的优点是对牵张段控制性好，如果在手术过程中薄弱位置发生骨折，可以将它固定在多个位点，在文献中报道最多，成功率高。但该装置费用高；螺钉激活时施加的牵张力方向容易偏斜；牵张区需要剥离大面积的骨膜，影响血供；牵张器区域的软组织易裂开导致炎症，拆除该装置时又需大面积翻瓣[5]。

Laster Crest Widener 牵张器（MIS implants，Pretoria，South Africa）是一种部分骨内、部分骨外的牵张器（图 24.4），它使用简单，可作为商品购买。它包含四个臂，这些臂放置在颊舌侧皮质骨之间的牙槽嵴内。每两个臂位于相反的方向，通过旋转螺钉产生作用力，将颊侧皮质骨向外推出[18]。该装置无须剥离骨膜，所需稳定期短。牵张过程中牵引器可见，更容易排除故障。缺点是成本较高，外露部分可能影响临时修复，且易被干扰。此外，该装置不能存留于整个稳定期，否则一旦被新生骨固化，将很难取出。

Callus Spreader 牵张器（SIS-Trade Inc.，Klagenfurt，Austria）装置包含两个小平板。一个平板固定在牵张段，另一个固定在基骨上作为基板。一颗 12mm 长的螺钉固定在基板上，可自由旋转并穿过牵张板[16]（图 24.5）。这个装置结构坚固、易于控制力的方向，可牵张距离 >10mm。但价格较高、体积较大，限制了其在前部牙槽嵴中的应用。

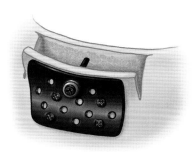

图 24.3　Alveo-Wider 牵张器（Okada Medical Supply，Tokyo，Japan）

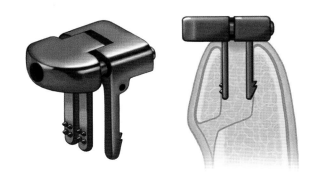

图 24.4　Laster Crest Widener 牵张器（MIS，Pretoria，South Africa）

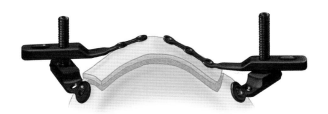

图 24.5　The Callus Spreader 牵张器（SIS-Trade Inc.，Klagenfurt，Austria）

骨内型牵张器

LEAD 牵引系统（Stryker，Kalamazoo，MI）是一种垂直型的骨内牵张器。在文献中，它被稍加改良后使用，即未将其踏板放置在牵张区域。采用微螺钉将牵张部分固定于颊侧，通过牵张螺钉抵住舌侧骨皮质（图 24.6）。该装置易于改造，根据其安放角度，可产生一定的垂直牵张分力。其缺点是由于牵张螺钉可沿舌侧骨板滑动，牵张过程中力的方向不可预知，设备成本高，安装和拆除时需要剥离牵张段的骨膜，虽然剥离范围较网状牵张器小[19]。

KLS Martin 牵张器（Tuttlingen，Germany）在文献中很少提及，它包含一个牵张螺钉（有多种长度可以选择）、牵张段固定板和固定螺丝[20]（图 24.7）。此装置与改良的 LEAD 系统（Stryker，Kalamazoo，MI）几乎相同，优缺点相似。但由于牵张螺钉抵在舌侧骨板的顶端比较尖锐、没有螺纹，理论上可以防止打滑，并在牵张过程中更好地控制力的方向。

2005 年，Watzak 等人报道用微钛钉进行牵张成骨，这是最简单的一种牵张装置（图 24.8）。将螺钉穿入牵张段，尖端抵住舌侧骨板，类似于前述装置。可以通过放置多个螺钉提高稳定性并控制方向。该装置价格低、简便、易放置易拆除、组织剥离少。但稳定性欠佳、可能出现螺钉松动[12]。

选择合适的装置，可以达到令人满意的骨增量效果。如果患者下颌牙槽嵴极窄且骨皮质致密，骨劈开容易发生骨折。这种情况下适宜选用 Alveo-Wider 装置，若发生骨折，网状的设计可以提供多个固定位点。为了减少成本，可以单独使用微骨钉。如果需要缩短治疗时间，适宜选用 Lester Crest Expander 牵张器（Surgi-Tech，Belgium）。

技术选择

与垂直牙槽骨牵张成骨（VDO）需要保留牵张段的血管蒂不同，大多数研究中报道，水平牵张成骨技术需要完全剥离黏骨膜后进行骨切开和装置安放。这一理念在 2005 年由 Garcia-Garcia 提出[21]。他将这种牵张无血管的牵张区的方法

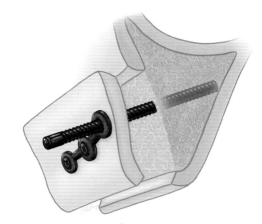

图 24.6　改良 LEAD 牵张器（Stryker，Kalamazoo，MI）

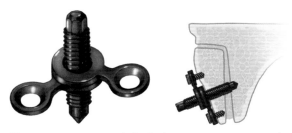

图 24.7　KLS Martin 牵张器（Tuttlingen，Germany）

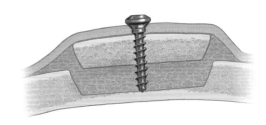

图 24.7　微骨钉

描述为一种动态的引导骨再生技术，而不是传统意义的牵张成骨。这个概念类似于我们现在所说的骨膜牵张。他对该技术进行了改良，用骨刀做一个嵴顶切口和一个小的前庭切口，创建近远中穿通的垂直隧道。然后进行标准的四步法截骨，放置改良的 LEAD 系统（Stryker，Kalamazoo，MI）。他认为这种技术可以避免完全剥离骨膜造成的牵张段的再吸收。

然而，在那之后，已有学者成功完成了狗下颌骨无血管骨块的牵张[22]。他们推论牵张段的血供也许并不如曾经认为的那么重要，成熟的骨在 12 周内可完全取代牵张段的骨。事实上，他们注意到无血管骨块会进行与骨再生类似的组织学变

化。他们认为发生这种现象的原因部分在于，作用于牵张组织周围的机械张力引起的基因表达的上调和生长因子的产生，虽然这还需要进一步研究证实。

由于文献的缺乏，无法就此方面进行科学的对比研究。在此之前，多数学者认为需要尽力保存血管蒂。如前所述，部分装置可以达到这一点，如 Lester Crest Expander 牵张器。其他的如单个微螺钉，安放过程中需要的翻瓣少。但是，如果需要牵张较大的骨块则需使用 Aikawa 描述的更大的网型牵张器[23]。

牵张方案的选择

以下对牵张方案进行讨论，表 24.2 列出了目前可供选择的牵张方案。

间歇期

在大多数文献中，水平牵张成骨的间歇期都是一致的，一般为 7d（5~9d）。然而，Moore 等对狗进行随机对照实验，对比无间歇期和 5d 间歇期的效果，组间骨再生无统计学差异。值得注意的是，他们的牵张骨段舌侧与血管蒂相连，当牵张段没有血管蒂时，颊侧骨再生较差[24]。切口设计也非常重要。Takahasi 采用 7d 的间歇期，发现牙槽嵴顶黏膜有裂开[17]。然而，Watzyk 采用颊侧的前庭沟切口，并没有发现类似问题[12]。另外，Garcia-Garcia 在牙槽嵴顶和颊侧前庭沟做切口，经过 5d 的间歇期，未发现嵴顶黏膜裂开[21]。综上所述，7d 的间歇期是最好的选择，并发症少，能获得最大的骨增量，且节省时间。

速　度

大多数研究中每天牵张大约 0.5mm（每天 0.4~1mm）。Spencer 等在上述狗的实验模型上对最佳的牵张速度进行了研究。他们发现每天牵张 1mm 和 2mm 之间无统计学差异。然而，如上所述，他的研究中牵张段带有舌侧血管蒂[25]，如果牵张段带血管蒂，可以选择每天移动约 1mm，如果不带血管蒂，每天移动 0.5mm 更佳。

频　率

大多数文献认为，水平骨牵张每天早、晚各牵张 1 次更为合适。Al Ruhaimi 在兔的下颌模型中

发现，每天 2 次牵张与每天 1 次没有明显差别[26]。同样的，这并不适用于牵张段没有血供的情况，但是，每天牵张 1 次能减轻患者的负担。这两种方式都可以有效地进行水平骨牵张。

牵引量

毫无疑问，牵张成骨后可能发生骨吸收。Nosaka 等在狗的实验研究中发现牵张骨段几乎完全吸收，他认为，与牵张段无血供和骨牵张器的缺陷有关。他建议采用更大的牵张量来补偿其吸收[15, 27]。有趣的是，即使保留血供，这种现象在垂直牵张成骨中同样发生。大多数研究报道吸收率为 20%~25%。他们将此归因于牵张段的倾斜[28]。因此，在进行水平骨牵张时，宜过度牵张以弥补牵张段的完全吸收。

稳定期和种植体植入

大多数文献建议牵张后需要 12 周的稳定期。然而，Laster（2005 年）和 Nosaka（2002 年）仅用了 1~2 周稳定期也获得了水平牵张成骨的成功[14-15]。Nosaka 发现是否植入种植体对牵张骨块愈合过程没有影响[15]。Faysal 等对比发现 6 周和 14 周的稳定期在垂直牵张成骨中无统计学差异。他认为，这可能是由于颌面部血供丰富，可以缩短稳定期，以缩短总的治疗时间[28]。目前的数据表明，2~12 周的稳定期都是安全有效的。

上部修复

本章所引用的研究中，有 6 篇报道都在种植体植入 3~4 个月后进行了上部修复，与传统种植相同[29]。迄今为止，没有研究使用更早期的上部修复。然而，从组织病理方面分析，Chiapasco 等认为种植体植入成熟后的牵张成骨区与植入天然骨表现应无差异[30]。

总　结

根据目前的文献，表 24.3 左侧列出了笔者建议的治疗方案，右侧列出了更为激进的治疗方案，这些方案利用了骨牵张所产生的活跃的代谢环境，在水平牵张成骨中也获得了成功的应用。最后一行统计了将 3mm 的牙槽嵴增宽至 8mm（吸收后宽度为 6.5mm），植入 4.3mm 种植体，直到完成上部修复所需的总体治疗时间。

表 24.2　水平牵张成骨计划

作者	年份	间隙期	牵张频率及速度（/d）	稳定期	种植体植入后负载时间	装置
Nosaka	2002	7d	1mm	12d		Alveo-Wider（OkadaMedicalSupply，Tokyo，Japan）
Takahashi	2004	7d	2×0.225mm	8周	16周	Alveo-Wider（Okada Medical Supply，Tokyo，Japan）
Nosaka	2005	7d	1mm	12d		Alveo-Wider（Okada Medical Supply，Tokyo，Japan）
Aikawa	2008	7d	2×0.225mm	20周		Alveo-Wider（Okada Medical Supply，Tokyo，Japan）
Funaki	2009	7d	0.4mm	8周		Alveo-Wider（Okada Medical Supply，Tokyo，Japan）
Sun	2009	9d	2×0.25mm	8周		Alveo-Wider（Okada Medical Supply，Tokyo，Japan）
Yamauchi	2013	9d	2×0.2~0.4mm	13周		Alveo-Wider（Okada Medical Supply，Tokyo，Japan）
Bulut	2010	7d	2×0.45mm	12周	12周	Custom mesh-type distractor
Gaggl	2005	7d	2×0.25mm	12周	16周	The Callus Spreader（SIS-Trade Inc.，Klagenfurt，Austria）
Laster	2005	7d	2×0.2mm	7~10d	16周	Laster Crest Widener（MIS，Pretoria，SouthAfrica）
Garcia-Garcia	2004	5d	0.5mm	12周		Modified LEAD（Stryker，Kalamazoo，MI）
Oda	2004	7d	2×0.4mm	8周	16周	Modified LEAD（Stryker，Kalamazoo，MI）
Watzak	2006	7d	0.5mm	12周	16周	Microscrews

表 24.3 为笔者建议的治疗方案和文献中报道的缩短时间的治疗方案。

医患沟通

医患沟通是该过程中最重要的步骤。需要告知患者水平牵张成骨的相关知识，包括并发症，

表 24.3　笔者推荐的治疗计划和文献中更短时间的计划

	推荐治疗计划	积极治疗计划
间歇期	7d	5d[21]
速度	每天 0.5mm	每天 1mm[27]
频率	每天 1 次	每天 1 次[27]
稳定期	8 周	1 周[14]
修复时间	16 周	12 周[31]
总治疗时长	36 周	15 周

* 总的治疗时间以将直径 4.3mm 种植体植入 3mm 宽牙槽嵴计算。牙槽嵴需要牵张宽度至 8mm，吸收后宽度约 6.5mm

让患者提高关注，积极配合治疗。需提前告知患者为了更好地植入种植体，之后可能还需要进行小范围的同种异体骨移植。

在治疗结束后，患者对该技术的满意度为 8.1/10（0 代表完全不满意，10 为完全满意）[32]。另外，需告知患者该过程中可能会产生疼痛，每天旋转螺钉可能导致不适。Allias 等对比了患者在牵张成骨和自体骨移植中的疼痛情况，70% 的患者认为自体骨移植更痛苦[33]。

总　结

目前，水平牵张成骨技术还未被充分应用，该技术可在一定时间内达到预期效果，患者接受度高。治疗的成功依赖于合适的选择病例，例如，Tolstunov Ⅲ类和Ⅳ类垂直高度充足的牙槽骨，需

要术前仔细评估患者情况，完全以修复为导向制订诊疗计划。由于牵张成骨相较于传统的骨增量需要耗费更多的精力，表24.1有助于术者对比选择牵张成骨或传统术式。

　　不同的装置具有不同的优势，需要准确选择。如前所述，需要尽力保留牵张段血供。表24.3有助于选择具体方案。确定了治疗方案，医生和患者充分讨论了可能的风险和优势后，再实行手术。具体的操作步骤将在下一章阐述。

参考文献

[1] Gubin AV, Borzunov DY, Malkova TA. The Ilizarov paradigm: thirty years with the Ilizarov method, current concerns and future research. Int Orthop, 2013, 37(8): 1533–1539

[2] Marchac A, Arnaud E. Cranium and midface distraction osteogenesis: current practices, controversies, and future applications. J Craniofac Surg, 2012, 23(1):235–238

[3] Chin M, Toth BA. Distraction osteogenesis in maxillofacial surgery using internal devices: review of five cases. J Oral Maxillofac Surg, 1996, 54(1):45–53, discussion 54

[4] Aparicio C, Jensen OT. Alveolar ridge widening by distraction osteogenesis: a case report. Pract Proced Aesthet Dent, 2001, 13(8):663–668, quiz 670

[5] Yamauchi K, et al. Horizontal alveolar distraction osteogenesis for dental implant: long-term results. Clin Oral Implants Res, 2013, 24(5):563–568

[6] Vega LG, Bilbao A. Alveolar distraction osteogenesis for dental implant prepara-tion: an update. Oral Maxillofac Surg Clin North Am, 2010, 22(3):369–385, vi

[7] Natu SS, et al. The biology of distraction osteogenesis for correction of mandibular and craniomaxillofacial defects: a review. Dent Res J (Isfahan), 2014, 11(1):16–26

[8] Rachmiel A, Leiser Y. The molecular and cellular events that take place during craniofacial distraction osteogenesis. Plast Reconstr Surg Glob Open, 2014, 2(1):e98

[9] Amir LR, et al. Formation of new bone during vertical distraction osteogenesis of the human mandible is related to the presence of blood vessels. Clin Oral Implants Res, 2006, 17(4):410–416

[10] de Paula Eduardo D, et al. Bone guide for maxillary reconstruction: a case report. Oral Health Dent Manag, 2014, 13(2):492–4

[11] Tolstunov L. Classification of the alveolar ridge width: implant-driven treatment considerations for the horizontally deficient alveolar ridges. J Oral Implantol, 2014, 40:365–370

[12] Watzak G, et al. Clinical study of horizontal alveolar distraction with modified micro bone screws and subsequent implant placement. Clin Oral Implants Res, 2006, 17(6):723–729

[13] Funaki K, Takahashi T, Yamuchi K. Horizontal alveolar ridge augmentation using distraction osteogenesis: comparison with a bone-splitting method in a dog model. Oral Surg Oral Med Oral Pathol Oral Radiol Endod, 2009, 107(3):350–358

[14] Laster Z, Rachmiel A, Jensen OT. Alveolar width distraction osteogenesis for early implant placement. J Oral Maxillofac Surg, 2005, 63(12):1724–1730

[15] Nosaka Y, et al. Endosseous implants in horizontal alveolar ridge distraction osteogenesis. Int J Oral Maxillofac Implants, 2002, 17(6):846–853

[16] Gaggl A, Rainer H, Chiari FM. Horizontal distraction of the anterior maxilla in combination with bilateral sinuslift operation– preliminary report. Int J Oral Maxillofac Surg, 2005, 34(1):37–44

[17] Takahashi T, et al. Use of horizontal alveolar distraction osteogenesis for implant placement in a narrow alveolar ridge: a case report. Int J Oral Maxillofac Implants, 2004, 19(2):291–294

[18] Surgi-Tec. Surgi-Tech Crest Expander. 2014 [cited 2014 12/15/14]; Available from: http://www.surgi-tec.com/upload/file/2013%20SURGI-TEC/10%20Step%20by %20step%20Procedure%20CE%20-%20GB.pdf

[19] Oda T, et al. Horizontal alveolar distraction of the narrow maxillary ridge for implant placement. J Oral Maxillofac Surg, 2004, 62(12):1530–1534

[20] KLS. Distraction Devices Overview. [2011–11–11]; Available from: http://www.klsmartin.com/fileadmin/Inhalte/Downloads_Prospekte/90-173-02-08_04_10_Distraktionsuebersicht.pdf

[21] Garcia-Garcia A, et al. Horizontal alveolar distraction: a surgical technique with the transport segment pedicled to the mucoperiosteum. J Oral Maxillofac Surg, 2004, 62(11):1408–1412

[22] Guo P, Zeng JJ, Zhou N. Nonvascular transport distraction osteogenesis in bone formation and regeneration. Is it an accidental phenomenon? J Craniomaxillofac Surg, 2014, 43(1):21–27

[23] Aikawa T, et al. Widening a narrow posterior mandibular alveolus following extirpation of a large cyst: a case treated with a titanium mesh-plate type distractor. Oral Surg Oral Med Oral Pathol Oral Radiol Endod, 2008, 106(5):e1–7

[24] Moore C, et al. Effects of latency on the quality and quantity of bone produced by dentoalveolar distraction osteogenesis. Am J Orthod Dentofacial Orthop, 2011, 140 (4):470–478

[25] Spencer AC, et al. How does the rate of dentoalveolar distraction affect the bone regenerate produced? Am J Orthod Dentofacial Orthop, 2011, 140(5):e211–221

[26] al Ruhaimi KA. Comparison of different distraction rates in the mandible: an experimental investigation. Int J Oral Maxillofac Surg, 2001, 30(3):220–227

[27] Nosaka Y, et al. Horizontal alveolar ridge distraction osteogenesis in dogs: radiographic and histologic studies. Int J Oral Maxillofac Implants, 2005, 20(6):837–842

[28] Faysal U, Cem SB, Atilla S. Effects of different consolidation periods on bone formation and implant success in alveolar distraction osteogenesis: a clinical study. J Craniomaxillofac Surg, 2013, 41(3):194–197

[29] Esposito M, et al. Interventions for replacing missing teeth: different times for loading dental implants. Cochrane Database Syst Rev, 2013,3:CD003878

[30] Chiapasco M, Lang NP, Bosshardt DD. Quality and quantity of

bone following alveolar distraction osteogenesis in the human mandible. Clin Oral Implants Res, 2006, 17(4):394–402

[31] Bulut E, et al. Horizontal alveolar distraction of the mandibular canine regions for implant placement. J Craniofac Surg, 2010, 21(3):830–832

[32] Raghoebar GM, et al. Vertical distraction of the severely resorbed edentulous mandible: an assessment of treatment outcome. Int J Oral Maxillofac Implants, 2008, 23(2):299–307

[33] Allais M, et al. Patient's perception of the events during and after osteogenic alveolar distraction. Med Oral Patol Oral Cir Bucal, 2007, 12(3):E225–228

（舒林径　译）

第 25 章　水平牙槽骨牵张和骨膜扩张成骨术

Kensuke Yamauchi*, Tetsu Takahashi*

引　言

牙缺失后常导致牙槽嵴高度和宽度的不足，限制种植体的植入。临床上，牙槽嵴的水平宽度丧失往往最为严重[1]。近来，牙槽骨增量技术已经被应用到了萎缩、狭窄的牙槽嵴的重塑中，以得到功能和美学效果俱佳的种植修复效果。骨增量技术包括自体块状骨移植术、引导骨再生（GBR）、骨劈开扩张技术等[2-4]。然而，这些技术存在一定的缺点，如需手术取骨、骨吸收量无法预知、软组织覆盖困难、伤口后期可能裂开等。

在 20 世纪 50 年代初，Ilizarov 等首次在整形外科手术中提出牵张成骨（DO）的概念[5]。接着，McCarthy 等人将该技术应用于口腔颌面外科[6]。1996 年，牙槽骨牵张成骨被应用于牙槽骨增量[7]，牙槽嵴垂直牵张成骨技术现被广泛应用于修复骨萎缩和骨缺损。相较于骨块移植或 GBR，牵张成骨无须供区，还可同时增加周围软组织的量。水平牵张成骨用于扩宽狭窄牙槽嵴也多有报道[8-10]。

本章中将展示如何运用动物实验和临床实践中改进的钛网牵张装置进行水平牵张成骨，以及用 β - 磷酸三钙（β-TCP）骨块和形状记忆合金网进行微创的移植骨块牵张成骨，即骨膜扩张成骨（PEO）。

水平牙槽骨牵张成骨
装　置

水平牵张装置包括了一个 0.3mm 厚的工业纯钛网板和一颗长 12mm、直径 2mm 的纯钛牵张螺钉（Alveo-Wider, Okada Medical Instrument Supply, Tokyo, Japan），见图 25.1。由于水平牵张中的大部分牵张段都很薄，不容易与牵张器相固定。该装置使用直径 1.2mm 的微钛钉固定在牵张段和其余下颌骨上。网状结构有许多小孔可插入微钛钉，在牵张段断裂时非常有优势。该装置螺钉旋转一圈移动 0.4mm。

手术过程

牵张成骨在局部麻醉下进行，可选择性进行静脉镇静。做牙槽嵴顶横形切口，在近中和远中做垂直切口。翻开黏骨膜瓣，暴露唇侧骨壁。首先，用来复骨锯进行垂直截骨。接着，用摆动锯沿颊侧骨板的深度进行水平截骨。最后，用来复锯和薄刃骨凿进行骨劈开，造成牵张段唇侧根尖区的水平青枝骨折，使其向唇侧移位（图 25.2）。将水平牵张器用直径 1.2mm 的微钛钉固定在牵张段上（图 25.3）。在牵张段上钻一个洞，使牵张螺钉可以穿过该孔并接触到舌侧骨皮质。试着激活一下螺钉，确定牵张段的活动性（图 25.4）。然后将牵张螺钉复位，尼龙线缝合关闭创口，牵张

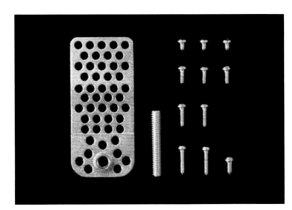

图 25.1　水平骨牵张装置 Alveo-wider

---

*Department of Oral and Maxillofacial Surgery, Tohoku University Graduate School of Dentistry, Sendai, Japan

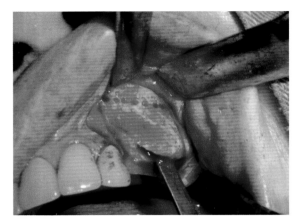

图 25.2　使用骨凿造成青枝骨折

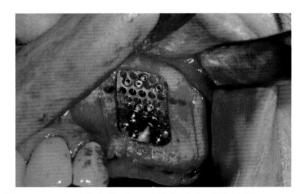

图 25.3　放置牵张装置，用钛钉固定网状结构

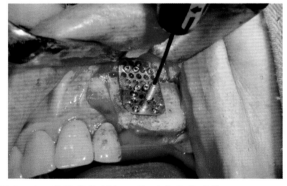

图 25.4　旋转牵张螺钉，检测牵张器功能

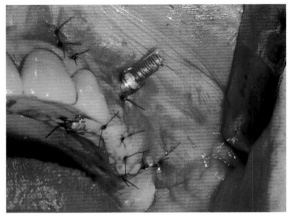

图 25.5　缝合黏膜瓣，牵张钉头部穿出黏膜

螺钉头部留在瓣外（图 25.5）。

术后处置

　　等待 7d 的间歇期以便骨膜愈合，完成早期血运重建。随后开始旋转牵张螺钉进行牵张，每次移动 0.2~0.4mm，每天 2 次，直至牵张达到目标量。除了前牙美学区外，不建议临时修复。除前牙区外，不要安放临时或活动的修复体，因为牵张装置的存在，临时修复体不便放置，且临时修复体容易影响伤口愈合。稳定期后，拆除牵张装置，根据导板植入种植体（图 25.6）。

　　相较于垂直牵张成骨，水平牵张成骨存在一些技术上的困难。首先，需要进行骨劈开，对于薄的牙槽骨，骨劈开相当困难，可能导致骨折。第二，必须将牵张段从骨膜上剥离，因为骨劈开需要在水平截骨后完成。应用钛网稳定牵张段具有诸多优点：首先，钛网很坚固，即使骨劈开后发生骨折，钛网也能够稳定牵张段。在该病例中，右侧的牵张段在劈开时产生了裂缝，但当牵张器

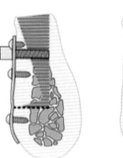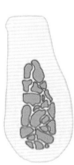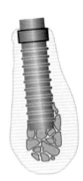

图 25.6　Alveo-wider 水平牵张成骨示意图

取出时，裂缝已完全消失。其次，钛网可防止牵张段因受唇侧软组织压力而吸收。

在既往以狗为模型的研究中发现，牵张成骨侧可比骨劈开侧获得更多的角化龈[11]。在传统的骨移植技术和垂直牵张成骨中，软组织的延长主要为可移动的黏膜。与此相反，应用该装置进行水平牵张成骨可增加角化黏膜。这可能与嵴顶切口在角化组织内有关，直接增加了牙槽嵴区的角化龈。增加角化软组织量是水平牵张成骨的一个主要优点，可避免为美学效果进行角化龈移植术。另外，此方法可以减少物理应力、成本和治疗时间。

▶病例报道

51 岁的健康女性，主诉是咀嚼不适。上下颌曾行活动义齿修复。由于下颌基牙重度牙周炎（右下颌侧切牙和尖牙），下颌活动义齿不稳定。拔除患牙后，患者要求采用种植固定修复代替活动义齿。CT (Aquillion, Toshiba Medical, Co., Japan) 显示：前牙区牙槽嵴极薄，距牙槽嵴顶 3mm 处宽度为 2mm（图 25.7）。最初计划采用骨块移植。但患者拒绝接受骨块移植。因此，在两侧后牙区植

入常规种植体后，对下颌前部牙槽嵴进行水平牵张成骨。

病例手术过程

该患者进行局部麻醉和静脉镇静。做牙槽嵴顶切口，两侧延伸至第一磨牙近中区，并在此做垂直切口。翻开黏骨膜瓣，暴露下颌骨的唇面。首先，用来复锯进行垂直截骨。然后，根据唇侧骨板厚度，应用摆动锯进行水平截骨（图 25.8）。最后，使用来复锯和薄刃骨凿进行骨劈开。造成牵张段根尖部水平青枝骨折，使其发生唇侧移位（图 25.9）。以这种方式，制作了下颌双侧从中切牙到尖牙区的牵张骨段。选用 Alveo-Wider 水平牵张器（包括 0.3mm 厚的钛网和长 12mm，直径 2mm 的纯钛牵张螺钉）。用直径 1.2mm 的微钛螺钉将牵张器固定在每个牵张段和剩余下颌骨上（图 25.10）。用 4-0 Gore-Tex 缝线（Johnson & Johnson, Somerville, NJ）缝合创口，牵张螺钉头部露出黏膜瓣（图 25.11）。

术后处置

等待 7d 的间歇期以便骨膜愈合，完成早期血运重建。随后进行牵张，每次牵张 0.225mm，每

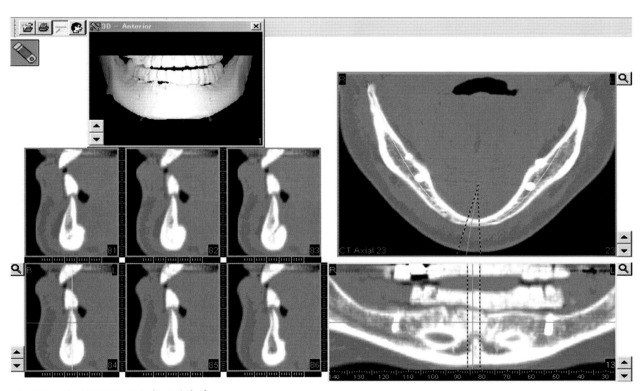

图 25.7　术前 CT 显示患者牙槽嵴薄

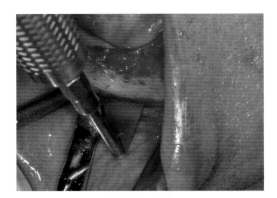

图 25.8　微型锯切割骨皮质，制作输送段

天 2 次，左侧 14d，右侧 12d，使双侧的下前牙区牙槽骨距嵴顶 3mm 处增厚至 6mm。在牵张过程中发生了瓣中部的少量裂开。嘱咐患者每天用氯己定溶液漱口。稳定 3 个月后，去除牵张装置。牵张区充满了新骨（图 25.12）。牵张后拍摄的 CT（Newtom, Italy）证实牙槽骨在距嵴顶 3mm 处，扩宽至 5.8~6mm（图 25.13）。牵张器去除 2 个月后，植入 4 颗直径 3.5mm，长度 13mm 的 Astra 标准种植体（Astra Tech AB, Gteborg, Sweden），牵张处种植体具有良好的初期稳定性（图 25.14）。

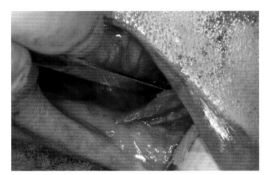

图 25.9　骨凿从嵴顶切口处插入牙槽骨，造成青枝骨折

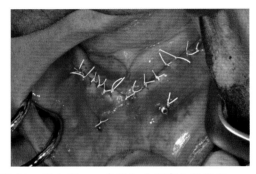

图 25.11　缝合创口，牵张钉头部穿出黏膜瓣

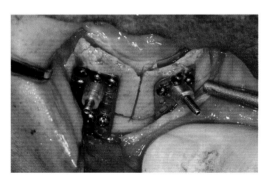

图 25.10　下颌前牙区安放 Alveo-wider 装置

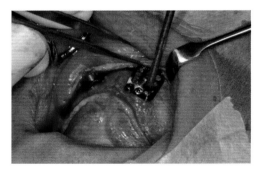

图 25.12　拆除牵张装置，可见牵张间隙中新骨形成

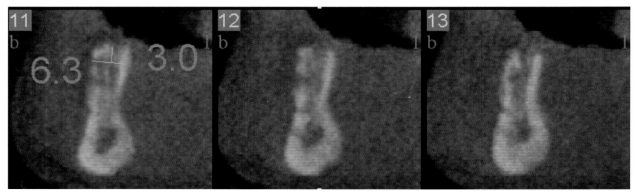

图 25.13　稳定 6 个月后 CT 片

种植体植入4个月后，连接基台（图25.15）。制作并戴入种植体支持的一段式固定义齿（图25.16）。植入7年后，种植体周围无明显骨吸收（图25.17）。该修复体具有良好的功能，患者满意度高。

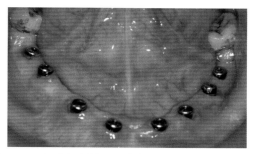

图 25.15　放置愈合帽后口内相

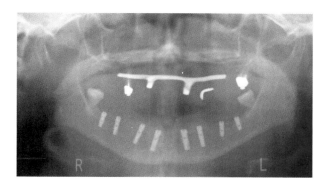

图 25.14　种植体植入后全景片

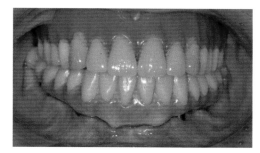

图 25.16　戴入最终修复体

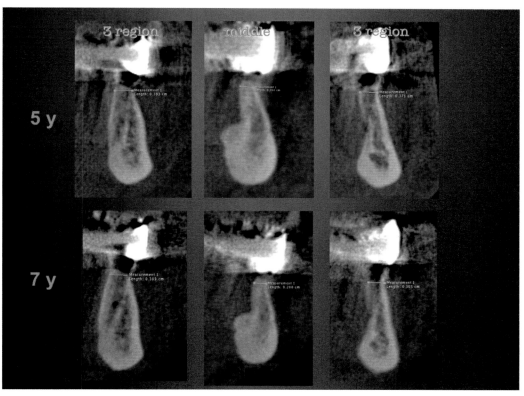

图 25.17　术后5年和7年CT片

移植骨块牙槽嵴牵张成骨（骨膜扩张成骨）

一项水平牵张成骨的研究发现，牵张间隙中12周后可观察到编织骨形成，24周后有成熟的板层骨形成，而且大多数牵张段骨块被吸收[11-12]。因此研究者建议在临床中牵张距离应至少达到5mm，否则不应使用水平牵张成骨技术，并且种植体应至少距离牵张段2mm。骨吸收的发生可能是由于骨膜被完全翻开，无带蒂血供。水平牵张成骨的骨形成可能主要取决于骨膜[13]。因此，这种方法不是传统的"骨牵张"，而是"骨膜扩张"[14-15]。Garcia-Garcia和Somoza将这种方法视为动态的引导骨再生[16]。牵张段的移动为持续扩张成骨创造了空间。

基于"牵张段是骨膜下的空间制造者"这个理念，没有必要从原始骨表面制取牵张段，可以使用来自另一区域的块状骨替代。临床上很多患者的颌骨严重萎缩，无法获得足够的牵张段，特别是下颌边缘骨切除术后的患者。在以狗为模型的研究中发现，通过采用与水平牙槽骨牵张成骨术相似的方法，利用块状骨创造空间，移植的块状骨和原始骨表面间有新的骨组织形成（图25.18，25.19）。这一结果表明了重度萎缩的颌骨可以在不切割原区域骨的条件下，通过牵张来增加骨量。尤其在有瘢痕的病例中，该技术可以增加骨组织和软组织量，降低骨增量后创口难以关闭和裂开的风险。但是，该技术也有一定的缺点，如该装置成本较高，牵张阶段需要耗费更多精力，牵张螺钉周围有局部不适，并需要二次手术取出该装置。该技术的牵张段完全从骨膜上脱离，缺乏血供，因此要获得充足的骨量，需要预估牵张

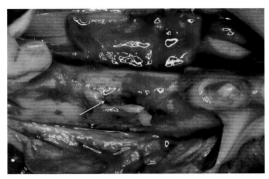

图25.19 输送段和原始骨之间间隙形成新骨（黄色箭头所示）

后的骨吸收量并进行过量扩增。间歇期的时长应根据牵张段的动度和大小来决定。有可能比普通的牵张成骨需要更长的时间。因此，牵张过程需要约1个月。常规的技术，如骨块移植或GBR，术后维护相对轻松。

▶ 病例报道

23岁的健康男性，在常规影像学检查中见边界清楚的多房投射影。下颌囊性区活检显示为成釉细胞瘤。摘除单囊型成釉细胞瘤，刮除周围骨组织（图25.20）。2年多后没有复发。患者拒绝使用传统的活动义齿，要求行种植义齿修复下颌缺失磨牙。全景片显示，患者磨牙区牙槽骨高度不足（图25.21）。并且缺牙区周围的软组织非常致密，缺乏角化牙龈。初步计划植骨后植入种植体，但由于软组织存在瘢痕，伤口关闭困难，而且牙槽骨高度不足以制造牵张段。因此选择牵张成骨联合骨移植技术增加骨量，再在磨牙区植入种植体。

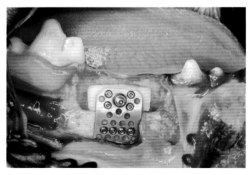

图25.18 动物实验研究：应用移植骨块进行牵张成骨，骨块取自牵张区后部

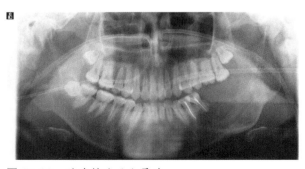

图25.20 肿瘤摘除后全景片

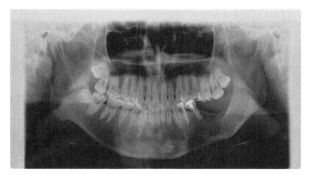

图 25.21　2 年后随访全景片，左侧下颌后牙区牙槽骨缺损

病例手术过程

该患者进行局部麻醉和静脉镇静。做牙槽嵴顶横形切口，延伸至第一磨牙区近中，并在此做垂直切口。翻开黏骨膜瓣，显露左侧下颌骨的颊面（图 25.22）。评估骨缺损大小和周围的软组织的状况。首先，在另一侧的下颌升支制取移植骨块。做水平切口，翻起黏骨膜瓣，暴露下颌升支外侧和磨牙后区的骨面。根据左侧缺牙区所需骨的体积，设计截骨大小。然后用超声骨刀进行切割（Variosurg，NSK，Japan），见图 25.23。骨块根据缺失区形态，修整成理想的形状，使其与缺失区原骨表面之间没有任何间隙（图 25.24）。用小裂钻钻穿原骨区的外侧骨皮质，使其去皮质化。该病例的近中区有小的骨缺损，在该处植入一小骨块，使用钛钉固定。主骨块上固定与水平牵张成骨相同的 Alveo-Wider 牵张器（图 25.25）。牵张器包括一个 0.3mm 厚的纯钛网和直径 2mm，长度 12mm 的纯钛牵张螺钉，应用直径 1.2mm 的钛钉将移植骨块固定于原下颌骨。在远中端加一颗钛钉，用于牵张前稳定骨块。做减张切口，用 5-0 monocryl 缝线关闭创口。牵张螺钉头部伸出瓣外。

术后处置

等待 14d 的间歇期以便骨膜愈合，完成早期血运重建。做小切口，取出稳定螺钉。每次牵张 0.225mm，每天 2 次，连续 8d。牵张过程中未发生明显创口裂开或感染。患者遵医嘱每天使用氯己定溶液漱口。牵张后 CT 显示，牙槽嵴增高 2mm，增宽 5mm。6 个月的稳定期后，取出牵张器，除嵴顶外，牵张区域充满了新骨（图

25.26）。然后进行小范围骨移植，关闭创口。使用种植设计软件（Simplant， Dentsply IH）模拟种植体植入（图 25.27）。4 个月后，牵张区置入 2 颗直径 4.1mm，长度 10mm 的标准 ITI 种植体（Straumann， Switzerland），具有良好的初期稳定性（图 25.28）。

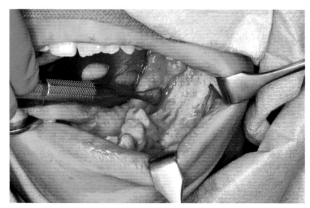

图 25.22　翻起黏骨膜瓣，暴露下颌骨表面

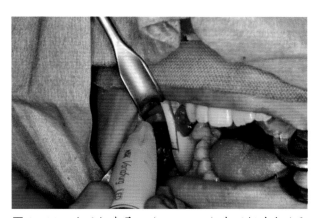

图 25.23　应用超声骨刀（Variosurg）在下颌升支处取块状骨

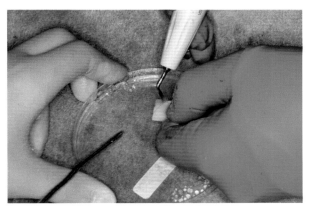

图 25.24　修整块状骨以适合缺损区域

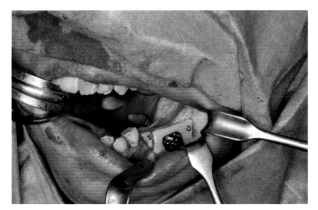

图 25.25 固定牵张器和骨块，应用钛钉将骨块固定于后牙区骨面。前部进行小范围的块状骨移植

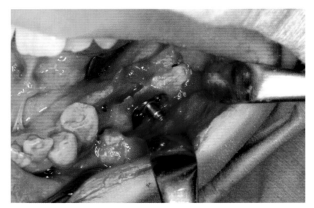

图 25.26 去除牵张器，牙槽嵴顶仍可见骨间隙，但前后间隙充满新生骨

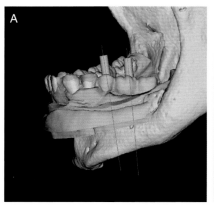

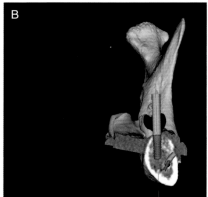

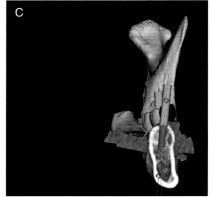

图 25.27 应用 Simplant® 软件模拟种植体植入。A.骨和放射模型的三维重建。B.磨牙截面。C.前磨牙截面

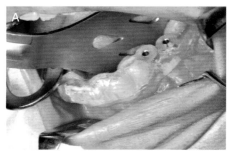

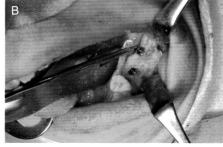

图 25.28 A.外科导板引导下植入种植体。B.种植体初期稳定性良好

使用 β-TCP 骨块进行骨膜扩张成骨（PEO）

牵张成骨是应力刺激下逐渐分开的两个骨段间形成新生骨的生物学过程。然而，这需要通过截骨获得合适的牵张段或骨块，给患者造成了更大的负担。

骨膜中包含具有向成骨细胞分化潜能的间充质干细胞[17]。在适当的刺激下，骨膜内的间充质干细胞可以分化为成骨细胞，在截骨间隙内产生早期骨膜下骨痂，这是牵张成骨获得成功的关键。张力单独作用于骨膜即可诱导骨膜下成骨。此外，牵张形成的新骨周边组织也是由骨膜下的间充质干细胞分化形成[18]。

近来，有学者提倡用骨替代材料来代替自体和同种异体骨移植。高纯度的 β-TCP 因具有良好的生物相容性、骨传导性[19]和生物降解性而受到关注。动物实验发现，在骨重建过程中，β-TCP 会逐渐降解，最终被成熟的新骨替换。

此外，张力可以诱导骨膜下成骨。近期的体内研究表明，拉伸应变作用于骨膜，可导致骨膜下空间发生形变，从而产生新骨，而不需要进行皮质骨切开或局部取骨[20-21]。这些研究表明，牵张成骨或组织扩张技术可以通过新的技术层面来控制引导新骨的形成。在这种背景下，基于牵张成骨的原理，我们对骨膜扩张成骨进行了进一步的研究。本研究在狗体内应用了高纯度的 β-TCP 骨块代替原位截骨。

实验手术过程

膜龈联合处做水平切口，翻开黏骨膜瓣，暴露下颌骨侧面。将 β-TCP 骨块放置在骨表面，两颗钛钉插入该骨块下缘，防止其向下移位。另外两颗钛钉（直径 2.0mm；长度 12mm）从舌侧插入，将骨块推到颊侧（图 25.29）。这些钛钉的前端接触到骨块的内表面。试着激活钛钉检查骨块的动度，然后复位钛钉。5–0 尼龙线分层缝合创口。8d 间隙期后，伤口发生一期愈合，旋转舌侧牵张螺钉将 β-TCP 骨块推向外侧。每天牵张 0.5mm，持续 8d（图 25.30）。等待 8 周的稳定期（图 25.31）。翻开黏骨膜瓣，暴露 β-TCP 骨块和牵张区域上缘（图 25.32），取下舌侧钛钉。选择直径 3.5mm，长度 9mm 的 Astra 种植体（Astra Tech, Mlndal, Sweden），在 β-TCP 骨块和原有牙槽嵴的中点植入。种植体植入后，其肩台位于两者的间隙内（图 25.33）。放置覆盖螺丝，缝合创

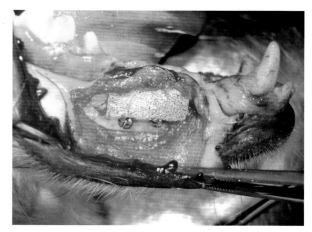

图 25.29　动物实验：β-TCP 骨块放置于下颌骨外侧面

口，埋植式愈合。1 周后拆线。

在种植体植入时和植入后 8 周，使用 Osstell Mentor 仪（Integration Diagnostics AB, Savadaled, Sweden）进行共振频率分析（RFA）。使用共振频率测量探针（SmartPeg Type 5; Integration Diagnostics AB）检测种植体稳定性（图 25.34）。此探针上部具有磁性，按照制造商的建议，将探针旋入种植体体部，与 Osstell Mentor 仪形成磁场从而测量动度（图 25.35）。

在整个实验过程中，没有与材料相关的并发症发生，β-TCP 骨块内部和周围也未发生感染。在 β-TCP 骨块牵张作用下，实验区的牙槽骨形态发生显著变化，骨量也明显增加。共振频率分析（RFA）显示种植体稳定性良好。

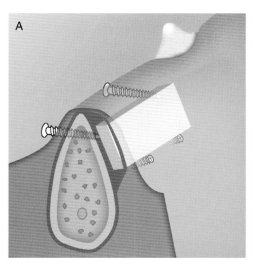
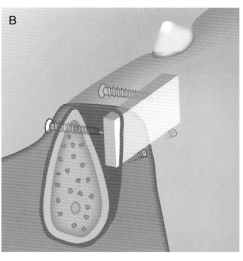

图 25.30　使用 β-TCP 骨块进行骨膜扩张成骨示意图。A. 牵张前。B. 牵张后，该骨块被舌侧钛钉推向外侧面

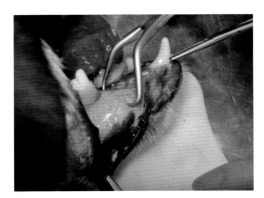

图 25.31　牵张成骨增加了牙槽嵴宽度

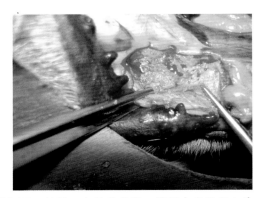

图 25.32　经过 2 个月稳定期，间隙中充满新生骨

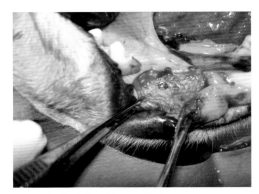

图 25.33　在骨增量区植入种植体

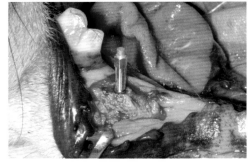

图 25.34　放置 Smart-peg 探针进行 RFA 评估

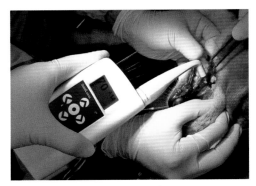

图 25.35　RFA 显示初期稳定性良好

使用形状记忆合金网进行骨膜扩张成骨

前期，我们研究了在狗体内应用高纯度的 β-TCP 骨块代替钛金属装置进行骨膜扩张成骨（PEO），也称骨膜牵张成骨的效果。我们发现，在原牙槽骨和 β-TCP 骨块间的间隙有新骨形成，且 β-TCP 骨块在骨膜下维持了成骨空间。这表明不需要自体骨移植或截骨，即可诱导新骨形成。但是，与牵张成骨相似，该成骨过程需要机械刺激，需要牵张螺钉一部分穿透黏膜或皮肤。这种软组织穿透可能导致伤口裂开或装置暴露、诱发感染。理想的条件下，应该通过骨膜下完整的闭合空间来获得充足的骨量。

许多研究中提出制造新型的自动化牵张装置，例如，电机驱动式、弹簧介导式和液压装置[22]。然而，这些装置大多体积太大，不利于植入。临床可用的自动化装置需要满足体积小、易植入、可完全埋入、生物相容性好、力量足、易于维护。镍钛植入物已被应用于心血管和正畸治疗中[23]，但未被用于骨增量技术。不过，一些动物实验将其与牵张成骨技术结合，研究了其在颌骨延长或牙槽骨增量中应用的可能性。在这些实验中，它们被用作弹簧装置，但其激活频率和牵张（或扩张）方向难以控制。为了不通过手动控制来维持理想的扩张空间，我们应用镍钛形状记忆合金（SMA）设计了一个简单的能自我激活的网格装置，用于骨膜扩张成骨。

装　置

该装置主要成分为镍钛材料（质量百分比：Ni 为 56.1%；Fe ≤ 0.05%；O ≤ 0.05%；C ≤ 0.03%；

N ≤ 0.02%，其余为 Ti）。宽 5mm，长 25mm，厚 0.275mm。设计预弯曲形状，使其中点高出基线 4mm（图 25.36）。

对 SMA 网板进行压力形变测试。将板固定在 Instron 试验机上（Model AG-I；Shimadzu Co.，Japan）。垂直施加压缩应力，速度为 1.0mm/min。当板完全压平时计算压缩载荷和位移。中心板和整体板的宽度分别为 5mm 和 15mm。假设前后两者其他尺寸相同，要达到相同的位移，后者所需的压缩载荷为前者的 2.7 倍（= 0.9÷5×15），低于整板所测得的压缩载荷。这与中心板的多孔结构有关。

手术过程

在标准的无菌条件下进行操作。将兔子前额备皮，用 1% 碘化钠消毒。在前额区做 U 形皮肤切口，然后做 V 形骨膜切口，小心翻开骨膜，暴露额骨。将该装置插入骨膜下（图 25.37）。在实验组，该装置被压弯，通过钛钉（直径 2mm；长度 4mm）固定到骨表面（图 25.38）。在对照组，仅在骨膜下插入该装置。盐水冲洗后复位骨膜，

用 5-0 薇乔线缝合固定（图 25.39）。皮肤用 4-0 薇乔线缝合。

术后进行常规喂食。14d 后，试验组在固定螺钉上方做 2mm 长的软组织切口，去除固定螺钉，5-0 薇乔线缝合，再分别经过 3 周和 6 周的稳定期后，用致死剂量的硫喷妥钠处死。对照组与实验组处死动物的时间相同，即分别为手术后 5 周和 8 周。

结　果

整个实验过程中，未发生感染或材料引发的并发症。去除固定钛钉后，牵张装置立即激活到初始状态，牵张期和稳定期均未出现装置的暴露或感染。

术后 5 周和 8 周 CT 图像显示，新形成的骨比原来的骨阻射性弱。术后 5 周，对照组新形成的骨组织几乎观察不到（图 25.40）。在试验组中在该装置中心的下方，新形成的骨最多，新生骨呈圆顶状（图 25.41）。本实验中 3 周和 6 周的稳定期在成骨量上无显著差异[24]。

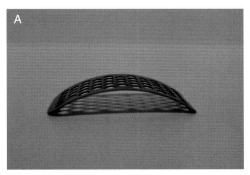
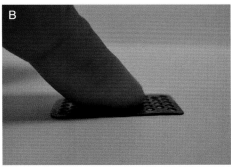

图 25.36　形状记忆合金（SMA）网状装置。A.根据穹顶形状进行预弯。B.合金片被压平，但仍保存记忆（弹性）

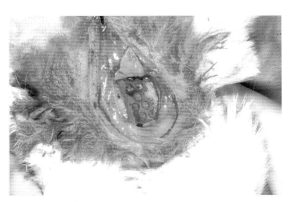

图 25.37　骨膜下植入 SMA 网

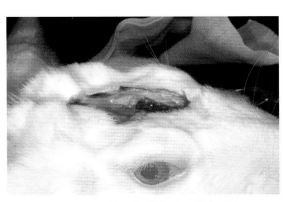

图 25.38　SMA 网推至颅骨表面，钛钉固定

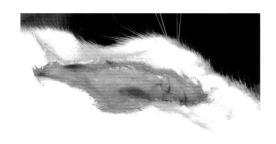

图 25.39 缝合骨膜瓣

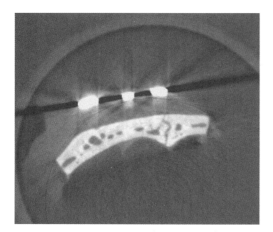

图 25.40 对照组 CT 图像。装置和原骨表面之间有部分骨形成

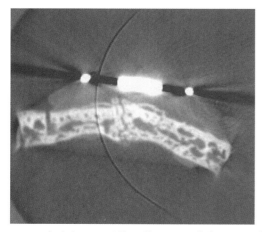

图 25.41 实验组 CT 图像。装置和原骨表面之间有新生骨形成

去皮质化对使用 SMA 装置进行骨膜牵张成骨的影响

在我们的研究中，形成的新骨体积是 SMA 装置支撑体积的大约 30%。不足以满足临床种植的需求量[24]。块状骨移植和引导骨再生（GBR）常被用于增加种植区骨的高度和（或）宽度。在植

骨前，通常需要在皮质骨上备孔，即去皮质化，以促进出血，利于祖细胞和新生血管到达植骨区域，从而促进愈合。在本研究中，手术过程和术后处理与其他研究相同。为了增加新骨的量，在原骨表面进行去皮质化，用圆钻穿透 SMA 网格进行皮质骨备孔（图 25.42）。

使用去皮质化的方法，经 3 周的稳定期后，新形成的骨量为 60%；在 6 周的稳定期后，新形成的骨量为 70%，足以满足临床需求（图 25.43）。

因此去皮质化可以促进原骨表面早期的骨再生。该技术在牙槽骨增量中应用前景较好，为萎缩的牙槽骨引入了"动态 GBR"的新概念。

总 结

相比于骨移植技术和 GBR，牵张成骨不需要供区，可同时增加周围的软组织。已有研究报道了应用水平牵张成骨技术增加牙槽嵴宽度[8-10]。

本章展示了运用动物实验和临床实践中改进的钛网牵张装置，成功进行水平牵张成骨，以及用 β-TCP 骨块和形状记忆合金网进行创新的移植骨块牵张成骨，即骨膜扩张成骨，用于微创治疗窄牙槽嵴的种植病例。

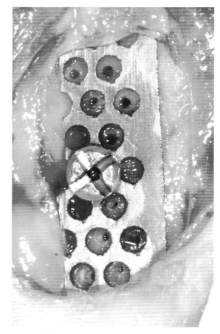

图 25.42 原骨表面进行去皮质化

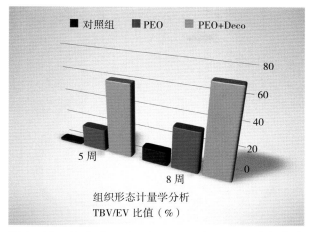

图 25.43　该图显示对照组、PEO 组、PEO 联合去皮质化组的组织形态学分析结果

参考文献

[1] Atwood DA. Bone loss of edentulous alveolar ridges. Journal of Periodontology, 1979, 50:12–21

[2] Sethi A, Kaus T. Ridge augmentation using mandibular block bone grafts: preliminary results of an ongoing prospective study. International Journal of Oral and Maxillofacial Implants, 2001, 16:378–388

[3] Buser D, Dula K, Hirt HP, et al. Lateral ridge augmentation using autografts and barrier membranes: a clinical study with 40 partially edentulous patients. Journal of Oral and Maxillofacial Surgery, 1996, 54:420–432

[4] Jovanovic SA, Nevins M. Bone formation utilizing titanium-reinforced barrier membranes. The International Journal of Periodontics Restorative Dentistry, 1995, 15:56–69

[5] Ilizarov GA The tension-stress effect on the genesis and growth of tissue. Part 1. The influence of stability of fixation and soft tissue preservation. Clinical Ortho-paedics Related and Research, 1989, 238:249–281

[6] McCarthy JG, Schreiber J, KarpN, et al. engthening the human mandible by gradual distraction. Plastic Reconstructive Surgery, 1992, 89:1–8

[7] Chiapasco M, Lang NP, Bosshardt DD. Quality and quantity of bone following alveolar distraction osteogenesis in the human mandible. Clinical Oral Implant Research, 2006, 17:394–402

[8] Laster A, Rachmiel A, Jensen O. Alveolar width distraction osteogenesis for early implant placement. Journal of Oral and Maxillofacial Surgery, 2005, 63:1724–1730

[9] Oda T, Suzuki H, Yokota M, et al. Horizontal alveolar distraction of the narrow maxillary ridge for implant placement. Journal Oral and Maxillofacial Surgery, 2004, 62:1530–1534

[10] Garcia-Garcia A, Somoza-Martin M, Gandara-Vila P, et al. Horizontal alveolar distraction: a surgical technique with the transport segment pedicled to the mucoperiosteum. Journal of Oral&Maxillofacial Surgery, 2004, 62:1408–1412

[11] Funaki K, Takahashi T, Yamauchi K. Horizontal alveolar ridge augmentation using distraction osteogenesis: comparison with a bone-splitting method in a dog model. Oral Surgery Oral Medicine Oral Pathology Oral Radiology and Endodontics, 2009, 107:350–358

[12] Nosaka Y, Kitano S, Wada K, et al. Endosseous implants in horizontal alveolar ridge distraction osteogenesis. International Journal of Oral and Maxillo-facial Implants, 2002, 17:846–853

[13] Nosaka Y, Kobayashi M, Kitano S, et al. Horizontal alveolar ridge distraction osteogenesis in dogs: radiographic and histologic studies. International Journal of Oral and Maxillofacial Implants, 2005, 20:837–842

[14] Yamauchi K, Takahashi T, Funaki K, et al. Periosteal expansion osteo-genesis using highly purified beta-tricalcium phosphate blocks: a pilot study in dogs. Journal of Periodontology, 2008, 79:999–1005

[15] Yamauchi K, Takahashi T, Funaki K, et al. Histological and histomorphometrical comparative study of beta-tricalcium phosphate block grafts and periosteal expansion osteogenesis for alveolar bone augmentation. International Journal of Oral and Maxillofacial Surgery, 2010, 39:1000–1006

[16] Garcia-Garcia A, Somoza-MartinM. Bone distraction versus dynamic guided bone regeneration. Journal of Oral and Maxillofacial Surgery, 2005, 63:724

[17] Ozerdem OR, Kivanc O, Tuncer I, et al. Callotasis in nonvascularized periosteal bone grafts and the role of periosteum: a new contribution to the concept of distraction osteogenesis. Ann Plast Surg, 1998, 41:148–155

[18] Delloye C, Delefortrie G, Coutelier L, et al. Bone regenerate formation in cortical bone during distraction lengthening. An experimental study. Clin Orthop Relat Res, 1990, 250:34–42

[19] Kondo N, Ogose A, Tokunaga K, et al. Osteoinduction with highly purified beta-tricalcium phosphate in dog dorsal muscles and the proliferation of osteoclasts before heterotopic bone formation. Biomaterials, 2006, 27:4419–4427

[20] Schmidt BL, Kung L, Jones C, et al. Induced osteogenesis by periosteal distraction. J Oral Maxillofac Surg, 2002, 60(10):1170–1175

[21] Kessler P, Bumiller L, Schlegel A, et al. Dynamic periosteal elevation. Br J Oral Maxillofac Surg, 2007, 45:284–287

[22] Goldwaser BR, Papadaki ME, Kaban LB, et al. Automated continuous mandibular distraction osteogenesis: review of the literature. J Oral Maxillofac Surg, 2012, 70:407–416

[23] Ahlhelm F, Kaufmann R, Ahlhelm D, et al. Carotid artery stenting using a novel self-expanding braided nickel–titanium stent: feasibility and safety porcine trial. Cardiovasc Intervent Radiol, 2009, 32:1019–1027

[24] Yamauchi K, Takahashi T, Tanaka K, et al. Self-activated mesh device using shape memory alloy for periosteal expansion osteogenesis. Journal of BiomedicalMaterials Research. Part B: Applied Biomaterials, 2013, 101(5):736–742

（舒林径　译）

第 26 章　皮质骨移位技术

Kensuke Yamauchi *, Tetsu Takahashi*

引　言

在此之前，我们从临床和实验中发现，当实施牵张成骨技术时，转移盘骨块可作为空间制造者。最重要的是在骨膜下保持一个稳定的空间，以使骨组织成功地再生[1-3]。Lethaus 等人发现，在猪模型上进行引导骨再生时，静态和动态激活并无显著差异[4]。在几种用于种植治疗的静态骨增量方法中，"骨劈开"技术是最常用的。在该技术中将牙槽嵴顶劈开，以获得足够宽度植入种植体[5-6]。这种方法可以用来纠正在嵴顶区域的水平向缺损，通常并不需要固定劈开的骨块，劈开区域边缘的骨组织顶部有时可有骨吸收。另一种静态方法是"壳技术"（shell technique），它通过使用自体骨块或生物材料在骨膜下创造一个空间[7-8]。本章，我们描述了一种新的治疗程序，通过钛钉固定外层皮质骨以保持骨膜下的一个稳定的空间。皮质骨复位（CBR）技术避免了供区并发症，是一个单一的操作（因此没有任何术后激活阶段），并使用最少的骨移植材料，以促进水平向牙槽骨缺损区再生（图 26.1）。

螺钉固定

骨接合术是口腔颌面外科的标准方法，尤其是对开放复位内固定（ORIF）、正颌外科手术、颌骨整形外科手术[9-10]。螺钉固定必须是刚性的，以便提供足够的咀嚼强度和稳定性，该技术已广泛应用许多年。有两种螺钉固定方式，即拉力螺钉固定和定位螺钉固定（图 26.2）。如果原骨面与骨块之间的骨性接触良好，则螺钉技术是较理想的技术。将外侧皮质骨或骨块上的螺丝孔直径扩至略大于螺钉的外直径，而内侧皮质或原始骨上的螺钉孔直径则小些。直径的差异可产生压缩力和稳定性；外侧骨块可由螺丝头向内推。在骨移植技术中，骨块外形要与原骨表面相适宜，骨重建才能安全地进行，因为此时骨块和原始骨之间的接触是处于理想状态的，没有间隙让软组织进入骨性接触之间。定位螺钉技术能通过提供良好的固定而不产生压迫。骨块和原始骨必须对准先导螺钉孔，随后，螺丝本身将两种骨组织连接起来。可以保持骨之间的间隙，并且间隙宽度可在拧紧螺丝的过程中进行控制。

适应证

无论是哪一种技术，在传统放射检查和 CT 采集数据之前，应制作诊断模型，并用于设计固定修复体。在本病例中观察到水平向牙槽骨缺损：有足够的垂直高度供种植体植入，能清晰地观察到颊侧和舌（腭）侧骨皮质。因此，这些结构包含了薄层松质骨，可在 CT 影像上明显观察到。

手术方法（图 26.3）

一般来说，先在嵴顶部中部做切口，随后做龈沟内切口，于邻牙上可根据情况做或不做垂直切口。翻起全厚皮瓣充分暴露缺损区，以允许手术器械进入术区，接下来在皮瓣下做骨膜切口，以确保无张力缝合。

最小高度为 6mm 的骨块是专门放置在缺陷中的，超声骨刀或小裂钻仅用来切割外侧皮质骨。在移动骨块之前先钻一个引导孔，以便螺钉插入，

*Department of Oral and Maxillofacial Surgery, Tohoku University, Sendai, Japan

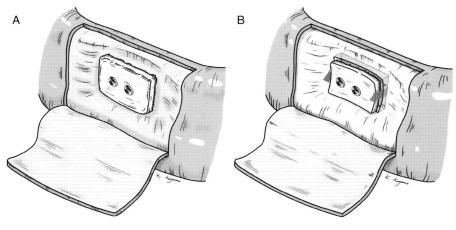

图 26.1　A. 骨块移植。B. 皮质骨复位（CBR）

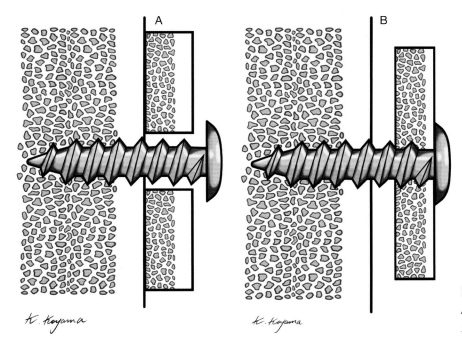

图 26.2　螺钉固定的类型。A. 加压的拉力螺钉固定。B. 不加压的固位螺钉固定

但仅在外侧皮质骨上钻孔。持续拧入一个自攻微型螺钉，直到它接触到舌（腭）皮质骨。取出螺钉，在舌侧皮质骨上钻出与外侧皮质骨直径相同的孔。舌侧皮质骨上钻出引导孔之后，外侧骨块就与原骨面脱离。将皮质骨放在侧面，让螺钉再次插入到外侧皮质骨块，并将螺钉进一步插入到舌/腭侧皮质骨以获得固位稳定。检查并确保骨块足够稳定，在骨块和原骨面的台阶（不是两者之间的间隙内）上植入颗粒状骨移植材料。当一些患者有较大台阶或是骨块有问题时，用可吸收性膜覆盖骨块区域。在骨膜上做减张切口后缝合软组织瓣，以确保无张力缝合。

▶**病例报道 1**（图 26.4）

一位 52 岁全身健康的女性，被转到日本东北大学附属医院的种植中心，进行左侧下颌中切牙至尖牙的固定修复。术前行全景片和 CBCT 检查，以确定植入位点并评估剩余牙槽骨的解剖结构。从 CBCT 影像中可以观察到牙槽骨中部骨质有水平向缺损，如果使用标准植入程序，则有种植体表面暴露的风险。

术前检查发现，尖牙区剩余牙槽嵴的平均高度为 32mm，嵴顶区宽度为 5.7mm，其中中部宽度为 3.6mm。

通过影像学和牙齿模型的评估，判断可使用

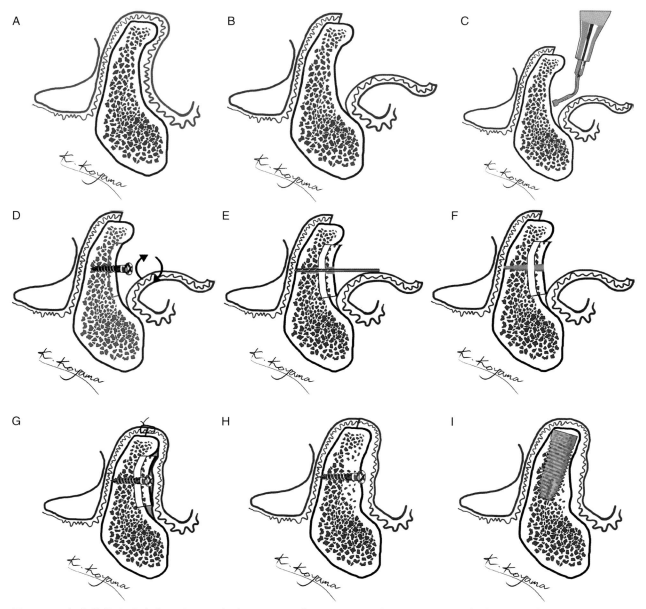

图 26.3　皮质骨复位的手术方法：A. 术前状况。B. 嵴顶处做切口并翻瓣。C. 用超声骨刀切开单层骨皮质。D. 植入螺钉，移动皮质骨块。E. 移除螺钉，舌侧皮质骨钻孔。F. 侧向复位皮质骨块。G. 做骨膜松弛切口后，关闭软组织瓣。H. 骨愈合后期。I. 去除螺钉，植入种植体

侧向皮质骨复位技术，以便在牙槽骨中植入 2 颗种植体。因患者不允许使用任何生物材料，特别是来源于动物的生物材料，所以我们计划只用自体骨。患者填写了知情同意书并同意治疗。在局麻下进行皮质骨复位术。在嵴顶处做切口，并在近中和远中做垂直切口。翻起黏骨膜瓣，暴露唇侧骨面。在骨缺损区设计骨块，然后用 701 裂钻和超声骨刀（Variosurg，NSK，Japan）进行单层皮质截骨术。在骨块中心钻一个孔，以允许螺丝接触舌侧皮层骨。使用手动器械将一个直径 1.7mm 的自攻钛钉（长 8mm，Stryker）拧入到舌侧皮质骨的深度。最后，继续旋转螺丝，直到将骨块从周围骨组织中取出，用薄刃骨刀将骨块移向唇侧。确认骨块发生侧向移动之后，取下螺钉，钻针再次进入外侧皮质骨上同一洞内，以在舌侧皮质骨上打洞。旋入螺钉，在侧方固定骨块，这就是定位螺钉技术。用刮骨刀在同一术区取骨，并放在骨块和原始骨表面之间的间隙内。用标准方法植

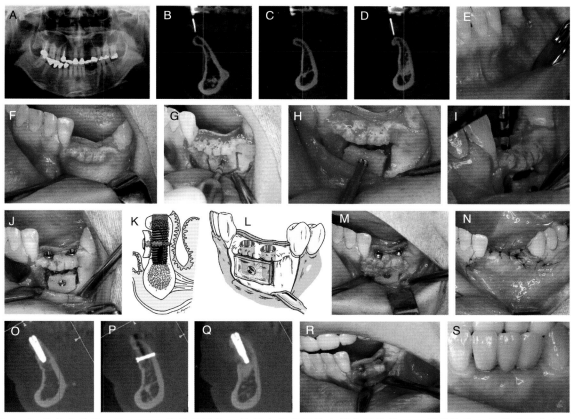

图 26.4　A. 术前全景片。B.CBCT 横断面图像。计划在缺牙区的中部和远端植入 2 颗种植体。牙槽嵴的中部凹陷，在断层图像上可观察到牙槽骨为葫芦状：近中段。C. 中间段（中部）。D. 远中段。E. 术前临床状况：牙槽嵴顶之下存在水平向缺损。F. 嵴顶切口及邻牙的颊侧垂直切口。G. 在缺损区的颊侧皮质骨上切取骨块，钻单层皮质孔，插入钛钉。H. 插入自攻螺钉并触舌侧皮质骨，继续将螺丝拧紧直到骨块被完全移动到颊侧区。I. 重新钻孔，并重新将螺丝拧紧直到接触舌侧皮质骨，以固定骨块。随后按照标准的钻孔程序将种植体植入。J. 植入种植体，并具有安全的初期稳定性。K. 横截面图像。L. 复位皮质骨和植入种植体的示意图。M. 将种植体植入到计划的位置，用 1 颗螺钉固定骨块，并植入自体骨碎片。N. 做骨膜减张切口后，用尼龙线缝合关闭切口。O. 术后 2 个月的 CBCT 影像。使用皮质骨复位术后牙槽嵴中部的宽度增加，牙槽嵴中间段及近中段的皮质骨宽度没有变化。P. 中间段（中部）。Q. 远中段。R. 二期手术时的临床表现为在骨块和原始骨之间有新骨形成，并且螺钉头周围没有发生骨吸收。S. 最终修复体戴入后的口内图像

入 2 颗种植体（Osseospeed TX 4；长度 11mm，Dentsply Implant Company）。用刮骨刀在周边区域刮取一些骨碎片，放置于皮质骨块周围。在骨膜上做减张切口，以便在无张力下关闭切口，用 5-0 Softretch（GC，东京，日本）缝合关闭黏骨膜瓣。

抗生素使用：300mg 头孢地尼（Astellas, Tokyo, Japan）联合非甾体类抗炎药洛索洛芬（Daiichi-Sankyo, Tokyo, Japan）口服 4d。术后指导包括：进食软食及 0.12% 氯己定漱口液漱口，以保持口腔卫生。术后立即拍摄全景片，患者在术后第 1 周、第 2 周、第 1 个月、第 2 个月，第 3 个月应进行临床检查。术后第 2 个月拍摄 CBCT 和术后第 3 个月拍摄全景片，随访期间无并发症发生。

一期手术 6 个月后进行二期手术，安装愈合帽。螺钉保持在原来的位置，大部分间隙由新生骨充填。种植体稳定，无垂直吸收及移动，一期手术 9 个月后戴入最终修复体。

▶ **病例报道 2**（图 26.5）

一位 72 岁的健康女性，计划在上颌右侧中切牙到左侧侧切牙行固定修复。术前拍摄全景片和 CBCT，设计种植体植入位点，并评估牙槽骨解

剖结构。CBCT 图像上水平向缺损很明显，如果使用标准程序，则有暴露种植体表面的风险。术前在尖牙区剩余牙槽嵴的平均高度为 18mm，嵴顶区宽度为 2.5mm，中间部分的宽度 3.6mm。经过对 X 线和牙科模型的评估，可使用侧向皮质骨复位技术以便植入两颗种植体。患者填写了知情同意书，同意治疗。

在局麻下进行皮质骨复位手术。首先在嵴顶部做切口，在近中及远中延伸切口，做垂直切口，翻起黏骨膜瓣，暴露唇侧骨面。根据骨萎缩区的形态设计一个骨块，使用超声骨刀进行单层骨皮质截骨术。在骨块中心钻一个孔，以允许螺丝接触舌侧皮质骨。随后，使用手动装置将一个直径 1.7mm 自攻钛钉（长 8mm，Stryker）插入到舌侧皮质骨深度。然而，在插入螺钉的过程中，骨块从螺钉孔开始破碎成几块。最大的两骨片位于外上方，用钛钉将其固定。其他的骨片放回初始位置，在骨片周围填满了 Cerasorb 骨移植材料（Curasan Inc., USA），用可吸收膜将其覆盖（Koken 组织引导膜；Olympus 热敏生物材料，Tokyo，

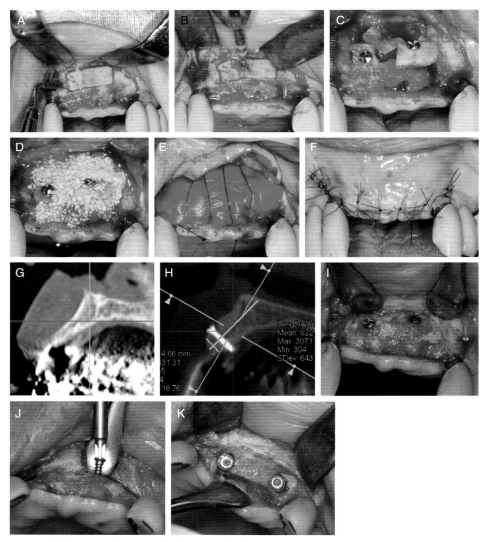

图 26.5　A.使用超声骨刀进行单层皮质截骨术。B.在单层皮质骨上打孔，拧入钛钉。C.在移动单层皮质骨块时，突然发生骨折，两小骨片用微型螺钉固定。D.将骨碎片和 Cerasorb 骨移植材料（Curasan Inc., USA）放在折断的骨块周围。E.在骨增量区覆盖一种可吸收膜（Koken 组织引导膜；Olympus 热敏生物材料，Tokyo，Japan）。F.为保证无张力缝合，在骨膜上做减张切口后，再缝合关闭软组织瓣。G.术前 CT 横断面图像。H.3 个月骨愈合期之后的 CT 横断面图像。I.进行二次手术以取出螺钉，植入种植体。骨量充足，螺钉周围没有骨吸收。J.使用手动装置拆除微型螺钉。K.采用标准方法植入 2 颗种植体（osseospeed TX 3.5；长度 11mm，Dentsply Implants）

Japan）。在骨膜上做减张切口以便在无张力下关闭切口，用 5-0 Softretch（GC，Tokyo，Japan）缝合关闭软组织瓣。

在超过 5 个月的愈合期中，未发现如骨开裂或者感染等并发症。一期手术 6 个月后再进行二期手术。骨量足够，翻开黏骨膜瓣在螺钉周围未发现明显骨吸收。使用手用器械将两颗钛钉拆除，采用标准方法植入 2 颗种植体（Osseospeed TX 3.5；长度 11mm，Dentsply Implants）。

讨　论

牙槽骨区的水平向萎缩可能造成种植体植入困难，影响牙齿的修复重建。目前，已经发展了各种外科技术来解决这个问题。这些措施包括自体或人工骨移植和牙槽嵴劈开技术。这些常规程序存在一定的缺点，包括供区并发症，不可预测的骨吸收和软组织覆盖困难。牵张成骨是一个比较有创新性的技术，可用来避免供区并发症，软组织覆盖和骨增量有限的问题[3]。Watzak 等人利用微型骨钉研发了水平向牵张成骨技术[11]。水平向牵张成骨具有牵张成骨的所有优点，并且没有骨量的限制。然而其缺点也很明显，包括需要每天手动调节骨牵张器，需二次手术取出骨牵张器，牵张矢量的限制，及来自于激活杆（activation rod）的感染风险。我们之前的实验研究表明，骨再生可能发生在骨膜下的未定空间内。利用动态和静态程序可在钛网下制造一个空间。Lethaus 等人发现实施两种程序后，骨形成并无差异[4]。皮质骨复位术是一种静态程序：通过侧向复位颊侧皮质骨块，在骨膜下制造一个稳定空间。CBT 只有一个阶段（术后不需要成骨的激活过程），可用软组织完全覆盖缺损，可使用最少的骨移植材料，可在单一术区实施手术，供区并发症较少，手术所需时间短。

皮质骨复位术后的骨质再生似乎与骨移植不同。在骨移植区域，增强材料的整合涉及移植骨 – 编织骨复合物的形成，之后改建为板层骨，并可进行功能性负重[12-13]。然而，牵张成骨后的骨愈合是通过骨痂形成而实现的，与骨折愈合过程相

似，其特点是区域加速的重叠性骨重建[14]。皮质骨复位术后的再生与骨折后愈合相似，将截骨块侧向复位，并且不与皮质骨发生重叠。在牙槽骨极窄且骨髓腔很小时，在皮质骨块与原始骨的分离点处发生破碎和折断的风险更高。因此，皮质骨复位术的适应证是在外层和内层皮质骨之间有松质骨的病例。此外，骨块的初始稳定性取决于在腭或舌侧皮质骨上有适当的螺钉固定。固定失败与皮质骨量不足有关。若骨块固定不稳定时，最好建议患者采用常规骨移植技术。

在皮质骨复位术中使用定位螺钉，可将其应用于口腔颌面外科的截骨术中。在本病例中，使用了一个单一的自攻螺丝，在拧螺丝之前钻一个孔。当使用自钻螺钉时，螺钉的尖端必须是狭窄的，以使其具有灵活性。因为骨块的初始稳定性至关重要，所以我们使用了自攻螺丝。如果骨块不够稳定，则可以安放另一个螺钉或使用一个直径更大的螺钉。

在传统骨移植术中，自体骨需从远离术区的部位获得，因此可能出现供区并发症[15-16]。使用同种异体骨或异种骨移植可避免供区并发症的发生。然而，这种移植可能造成感染、移植后的骨吸收，以及产生额外的费用。钛钉长期用于颌面外科手术中，如切开复位内固定术、正颌重建手术。钛钉安全性好，能提供良好的机械强度，并且其成本低于其他生物材料和设备。

总　结

相对于自体骨移植，皮质骨复位技术的优势是引起供区并发症（或供区与受区共同发生的并发症）较少。这种技术有可能诱导患者的骨愈合再生能力。目前，需要进一步的临床和试验研究证明牙槽嵴水平缺损治疗的稳定性及其愈合过程。

参考文献

[1] Takahashi T, Funaki K, Shintani H, et al. Use of horizontal alveolar distraction osteogenesis for implant placement in a narrow alveolar ridge: a case report. The International Journal of Oral and Maxillofacial Implants, 2004, 19(2):291–294

[2] Yamauchi K, Takahashi T, Funaki K, et al. Periosteal expansion osteo-genesis using highly purified beta-tricalcium phosphate

blocks: a pilot study in dogs. Journal of Periodontology, 2008, 79:999–1005

[3] Yamauchi K, Takahashi T, Nogami S, et al. Horizontal alveolar distraction osteogenesis for dental implant: long-term results. Clinical Oral Implants Research, 2013, 24:563–568

[4] Lethaus B, Tudor C, Bumiller L, et al. Guided bone regeneration: dynamic procedures versus static shielding in an animal model. Journal of Biomedical Materials Research. Part B, Applied Biomaterials, 2010, 95:126–130

[5] Blus C, Szmukler-Moncler S. Split-crest and immediate implant placement with ultra-sonic bone surgery: a 3-year life-table analysis with 230 treated sites. Clinical Oral Implants Research, 2006, 17:700–707

[6] Garcez-Filho J, Tolentino L, Sukekava F, et al. Long-term outcomes from implants installed by using split-crest technique in posterior maxillae: 10 years of follow-up. Clinical Oral Implants Research, 2015, 26:326–331

[7] Iglhaut G, Schwarz F, Gründel M, et al. Shell technique using a rigid resorbable barrier system for localized alveolar ridge augmentation. Clinical Oral Implants Research, 2014, 25:e149–154

[8] Stimmelmayr M, Güth J-F, Schlee M, et al. Vertical ridge augmentation using the modified shell technique – a case report. Journal of Oral and Maxillofacial Surgery: Official Journal of the American Association of Oral and Maxillofacial Surgeons, 2014, 72:286–291

[9] Becktor JP, Rebellato J, Sollenius O, et al. Transverse displace-ment of the proximal segment after bilateral sagittal osteotomy: a comparison of lag screw fixation versus miniplates with monocortical screw technique. Journal of Oral and Maxillofacial

Surgery: Official Journal of the American Association of Oral and Maxillofacial Surgeons, 2008, 66:104–111

[10] Ellis E. Is lag screw fixation superior to plate fixation to treat fractures of the mandibular symphysis? Journal of Oral and Maxillofacial Surgery: Official Journal of the American Association of Oral and Maxillofacial Surgeons, 2012, 70:875–882

[11] Watzak G, Zechner W, Tepper G, et al. Clinical study of horizontal alveolar distraction with modified micro bone screws and subsequent implant placement. Clinical Oral Implants Research, 2006, 17:723–729

[12] HallmanM, Cederlund A, Lindskog S, et al. A clinical histologic study of bovine hydroxyapatite in combination with autogenous bone and fibrin glue for maxillary sinus floor augmentation. Results after 6 to 8 months of healing. Clinical Oral Implants Research, 2001, 12:135–143

[13] Petrungaro PS, Amar S. Localized ridge augmentation with allogenic block grafts prior to implant placement: case reports and histologic evaluations. Implant Dentistry, 2005, 14:139–148

[14] Frost HM. The biology of fracture healing. An overview for clinicians. Part Ⅰ. Clinical Orthopaedics and Related Research, 1989, 248:283–293

[15] Buser D, Brägger U, Lang NP, et al. Regeneration and enlargement of jaw bone using guided tissue regeneration. Clinical Oral Implants Research, 1990, 1:22–32

[16] Chiapasco M, Zaniboni M. Clinical outcomes of GBR procedures to correct peri-implant dehiscences and fenestrations: a systematic review. Clinical Oral Implants Research, 2009, 20（Supp14）:113–123

（付 钢 译）

第 27 章 水平向牙槽骨牵张成骨：并发症及相应处理

Andrew Yampolsky, *Shahid Aziz**

引 言

对于骨量不足的患者，当传统的牙槽骨移植术治疗效果不佳时，牵张成骨（Distraction Osteogenesis, DO）可以应用于牙槽骨的重建[1-2]。特别是在软硬组织缺损较大，传统的骨移植技术不能达到很满意的效果时，牙槽骨牵张成骨被认为是比较有效的治疗方法。牵张成骨有许多优点（如组织再生），理论上其可以解决很多难题，但是也有不足之处[3]。牵张成骨需要复杂的装置、严谨的治疗计划、较长的治疗时间及精细的手术技巧。因此，可能会有很多并发症出现。根据文献报道，牵张成骨出现并发症的概率变化很大，为 36%~100%[4]。

并发症的分类

由于牵张成骨的治疗时间较长，根据并发症出现的时间点可以进行很精确的分类[5]。手术并发症可分为术中和术后，包括术中失误直接造成的并发症和理论上正常的术后反应。牵引阶段是牵张器被加力，使得组织和装置之间存在张力的一段治疗时间，这期间可能会出现不可预料的问题。牵引后的稳定阶段，也可能会出现不良的结果[4]。

手术并发症包括在牙槽手术中发生的意外，以及在手术位点发生的损伤解剖结构的风险，例如，感觉异常、出血、下颌骨骨折、感染、血肿、缝线裂开，此外牵张成骨的复杂性也会带来风险，如转运盘骨块（transport segment）的折断[6-7]。文献回顾显示，这些并发症相对来说比较轻微，最严重的并发症是口底大出血，迫使在全身麻醉

下进行手术干预[8]。这只是文献报道中关于下颌前牙区的手术并发症，而且很可能在某些较简单的手术（如种植体植入术）中发生。感觉异常作为并发症在大多数情况下是短暂的，因此可将其作为简单并发症处理[9]。

在牵张成骨术中的牵引阶段并发症发生率最高。在牙槽骨牵张成骨和传统的颅面部牵张成骨中都存在一个常见的问题，即控制转运盘骨块的位移矢量[10]。种植修复通常是牙槽骨牵张成骨的目的，这些并发症将对后期的种植修复带来影响。机械并发症包括牵张装置的不稳定和机械故障，或者根本无法发挥作用等，这可能是不正确的外科手术或者牵张装置放置不当时所导致的结果[7,11]。此外，有些患者在对装置进行加力时会感觉到疼痛不适[12]。

在牵引阶段和稳定阶段之后，并发症常表现为未能达到最终理想的治疗效果。尽管牵张成骨术的结果是骨的再生，同时伴随周围软组织量的增加，但笔者发现了一些软组织的并发症，如角化牙龈不足、口腔前庭沟过浅[13]。对于再生牙槽骨的并发症也有报道，如过矫正、骨形成质量较差、转运盘骨块的坏死[14]。

并发症的预防和处理

文献报道了一系列技术试图避免牵张成骨的相关并发症。减少术中并发症的注意事项包括精细的手术技巧及对手术位置解剖结构的熟悉。在进行骨切开术时使用大小合适的器械，防止损伤转运盘骨块、基骨和周围的软组织[8]。许多外科医生认为，使用超声器械可很好地避免手术并发

*Rutgers Oral and Maxillofacial Surgery, Rutgers-The State University, New Brunswick, New Jersey, USA

症。如果发生三叉神经损伤，应该进行一系列神经感觉测试，当出现感觉功能不能恢复或感觉迟钝时，应及时进行适当的显微修复手术[11]。

下颌骨骨折是一种非常严重的并发症，可能发生在手术早期阶段或者术后（如牵引阶段和稳定阶段）[15]。一些学者对剩余下颌牙槽嵴的高度提出了建议，他们认为在下牙槽神经上方的牙槽骨高度应不少于6~8mm。如果剩余的基骨高度少于10mm，那么在稳定阶段发生骨折的概率会增加[13]。此外，与下颌边缘骨切除术的手术原则一样，在进行骨切开术时应保持切缘的弧度柔和，避免形成锐利的骨缘，后者在术后可能成为应力集中的位置。

严谨的术前计划，包括使用三维成像和研究模型，可以在牵引阶段和稳定阶段避免并发症的发生。使用研究模型，可以对牵引力的大小和方向做出计划，以确保所选择的牵张装置能够产生所需的力，并且不对临近解剖结构造成影响[5]。骨牵引的阻力可能来自骨的摩擦，也可能是由于骨切开设计的失误。进行骨切开术时应该将骨块设计为略微展开的梯形，从而保证转运盘骨块在被牵引过程中不受到骨组织的干扰[9]。在牵引阶段发生矢量偏差可能是由于舌侧骨膜和口底肌肉的拉力造成，这种偏差可以通过将装置固定在邻牙上来矫正[5]。牵引过程的疼痛可以通过增加牵引的频率来解决，同时要保证每天骨块移动的总量不变[16]。

牵引后期的并发症是由于骨量形成不足造成，在被牵引的骨或软组织上存在缺损。一些学者建议，考虑到可能出现一定程度的复发，因此牵张成骨的最终骨量应该达到比所需的骨量多25%[8,12]。此外，牵引后的骨缺损也可以通过传统的骨移植技术来扩增骨量，出现的软组织缺损则可通过辅助软组织手术来修复。

水平向牙槽骨牵张成骨的并发症

和垂直向牵张成骨一样，水平向牵张成骨也有外部牵张装置，如牙槽骨增宽仪（Okada Medical Supply，Tokyo，Japan）和内置式牵张装置，如改良的LEAD牵张系统（Stryker，Kalamazoo，MI）。无论使用哪种装置系统，放置牵张装置需要较宽的粘骨膜瓣来为转运盘骨块提供血供[17-18]。转运盘骨块的缺血性坏死在水平向牙槽骨牵张成骨中比较常见[6]，这一现象可能导致牵张成骨术后的复发，同时也提示了对这类病例进行治疗计划时采用过度矫正的重要性[8]。

总　结

在文献报道中，虽然发生牙槽骨牵张成骨并发症的概率极高，看似不能接受，但需要认识到大多数并发症相对来说比较轻微，并不影响治疗效果。此外，富有经验的医生可以降低并发症的概率。牙槽骨牵张成骨术对于任何一个种植外科医生来说都是一种重要的技术。

参考文献

[1] Verhoeven JW, Ruijter J, Cune MS, et al. Onlay grafts in combina-tion with endosseous implants in severe mandibular atrophy: one year results of a prospective, quantitative radiological study. Clin Oral Implants Res, 2000, 11:583

[2] Esposito M, Grusovin MG, Felice P, et al. Interventions for replacing missing teeth: horizontal and vertical bone augmentation techniques for dental implant treatment. Cochrane Database Syst Rev, 2009, CD003607

[3] Chin M: Distraction osteogenesis for dental implants. Atlas Oral Maxillofac Surg Clin North Am, 1999, 7:41

[4] Saulacic N, Zix J, Iizuka T. Complication rates and associated factors in alveolar distraction osteogenesis: a comprehensive review. Int JOralMaxillofac Surg, 2009, 38:210

[5] Saulacic N, Somosa Martin M, de Los Angeles Leon Camacho M, et al. Complications in alveolar distraction osteogenesis: a clinical investigation. J Oral Maxillofac Surg, 2007, 65:267

[6] Jensen OT, Cockrell R, Kuhike L, et al. Anterior maxillary alveolar distraction osteogenesis: a prospective 5-year clinical study. Int J Oral Maxillofac Implants, 2002, 17:52

[7] Perdijk FB, Meijer GJ, Strijen PJ, et al. Complications in alveolar distraction osteogenesis of the atrophic mandible. Int J Oral Maxillofac Surg, 2007, 36:916

[8] Saulacic N, Somoza-Martin M, Gandara-Vila P, et al. Relapse in alveolar distraction osteogenesis: an indication for overcorrection. J OralMaxillofac Surg, 2005, 63:978

[9] Gaggl A, Schultes G, Karcher H: Vertical alveolar ridge distraction with prosthetic treatable distractors: a clinical investigation. Int J OralMaxillofac Implants, 2000, 15:701

[10] Chiapasco M, Lang NP, Bosshardt DD. Quality and quantity of bone following alveolar distraction osteogenesis in the human mandible. Clin Oral Implants Res, 2006,17:394

[11] van Strijen PJ, Breuning KH, Becking AG, et al. Complications in bilateral mandibular distraction osteogenesis using internal devices. Oral Surg Oral Med Oral Pathol Oral Radiol Endod, 2003, 96:392

[12] Wolvius EB, Scholtemeijer M, Weijland M, et al. Complications and relapse in alveolar distraction osteogenesis in partially dentulous patients. Int J Oral Maxillofac Surg, 2007, 36:700

[13] Uckan S, Dolanmaz D, Kalayci A, et al. Distraction osteogenesis of basal mandibular bone for reconstruction of the alveolar ridge. Br J Oral Maxillofac Surg, 2002, 40:393

[14] Gaggl A, Rainer H, Chiari FM. Horizontal distraction of the anterior maxilla in combination with bilateral sinuslift operation– preliminary report. Int J Oral Maxillofac Surg, 2005, 34:37

[15] Fukuda M, Iino M, Ohnuki T, Nagai H, et al. Vertical alveolar distraction osteogenesis with complications in a reconstructed mandible. J Oral Implantol, 2003, 29:185

[16] Zaffe D, Bertoldi C, Palumbo C, et al. Morphofunctional and clinical study on mandibular alveolar distraction osteogenesis. Clin Oral Implants Res, 2002, 13:550

[17] Nosaka Y, Kobayashi M, Kitano S, et al. Horizontal alveolar ridge distraction osteogenesis in dogs: radiographic and histologic studies. Int J Oral Maxillofac Implants, 2005, 20:837

[18] Garcia-Garcia A, Somoza-Martin M. Distraction osteogenesis with subperiosteal devices in edentulous mandibles. Br J Oral Maxillofac Surg, 2007, 45:175

（付　钢　译）

第六篇

软组织移植与种植位点重建

第28章 种植体周围的软组织移植：诊断、治疗计划及美学评价

Edgard El Chaar*, Sarah Oshman*

引 言

现代口腔医学背后的导向力基于以下三部曲：口腔种植、口腔美学和牙周健康。想要"演奏"好这三部曲，医生需要运用软组织增量这一具有挑战性的技术，而要精通这一技术则需要全面理解血管分布、解剖、伤口愈合及软组织处理等各方面的知识。对软组织外科技术原则的理解，既有助于美学增量手术的最终成功，也可保证长期的软组织健康。在接下来的两章里，将着重介绍如何通过口腔种植中的各种软组织外科技术，创造出与天然牙外形相似的、理想的种植美学效果。对天然牙列膜龈美学的认识，启发了人们对种植体周围异常软组织的诊断，以及对理想种植牙膜龈美学的获取。因此，本章将用大量篇幅介绍什么是理想的天然牙膜龈美学。此外，由于种植牙周软组织增量及重建技术的发展源头，正是不断发展中的天然牙周软组织技术，因此本章还将提及天然牙周软组织的外科操作技术。尽管许多用于天然牙的牙周技术同样适用于种植牙，但由于种植牙周围软组织在性质、解剖结构及血管分布方面的特点，这些技术在应用于种植牙时更具有挑战性。为了深刻理解并掌握获取理想种植体周软组织效果的外科技术，需要先了解天然牙周软组织增量技术的起源，以及天然牙和种植牙在牙周解剖结构和血管分布上的差异。无论是天然牙还是种植牙，任何以获得理想牙周软组织效果为目标的外科程序，都需要先进行正确的鉴别诊断、病理鉴别，并对伤口愈合、血管分布、解剖结构和美学效果进行深入的理解和分析。学习完本章，读者可以更好地理解后续两章的外科技术要点。

以前，膜龈手术的主要目的是增加天然牙周角化龈的宽度。从20世纪50年代到80年代初，学界公认角化龈不足会破坏牙周组织的健康，如导致附着丧失的增加及牙周炎症[1-3]。人们曾经相信，增加天然牙周角化龈的宽度能提供阻挡菌斑及炎症侵袭的屏障，防止牙龈退缩，分散咬合力量，提高患者的舒适度，更有利于口腔卫生的维护[2-8]。然而，最近的研究对附着龈宽度与牙周健康的关系有了不同的认识。Hall、Lang、Loe和Dorfman认为附着龈的存在并不是牙周健康所必需的，角化龈的多少与牙周健康以及远期的牙龈退缩并无直接关系[9-12]。这一结论现在已被广泛接受，但人们也意识到这些研究并未解释牙周生物型或软组织的厚度，也没有提及种植牙或修复体周角化龈组织的作用。尽管目前认为天然牙周围不需要角化龈组织，但对修复体周围的角化龈组织却有最小限度的要求。1979年，Maynard和Wilson认为当修复体周围存在至少5.0mm宽度的角化龈组织时，修复治疗的效果更具有可预期性。1987年，Bissada发现当修复体周围的角化龈宽度低于2.0mm时，会增加其罹患牙龈炎的概率[13]。

随着牙种植治疗的出现，关于角化龈组织的必要性再次引起热议，人们争论种植体在植入口腔内时应该穿过牙槽黏膜还是角化龈组织。种植体周软组织的性质决定于其植入前该位点的软组织性质，以及临床医生在植入和暴露种植体时对软硬组织的处理。由于种植体及天然牙表面结构的不同，当其暴露出于口腔内环境时，其周围黏膜组织的结构和组成也有很大差异。天然牙的牙根表面有一层牙骨质覆盖，允许胶原纤维组织直

*New York University, College of Dentistry, New York, USA

接插入牙骨质中，而种植体表面——不管是经过粗糙处理还是机械抛光的钛表面，其周围的胶原纤维组织则平行延伸于种植体表面，并且只插入周围的牙槽骨（图 28.1）。在种植体与天然牙表面，结合上皮均是以半桥粒的形式附着于牙槽嵴顶冠方存在结缔组织的区域[4]。但不同的是，天然牙的结合上皮终止于釉牙骨质界，而种植体表面的结合上皮直接与种植体结合，终止于牙槽嵴顶及结缔组织区域的冠方范围内[14]。与天然牙一样，生物学宽度同样存在于种植体周围。当种植体植入及愈合过程中，牙槽嵴顶与软组织间没有足够的距离形成生物学宽度，这将导致生物学宽度诱导的牙槽嵴吸收。1996 年，Abrahamsson 发现种植体周的生物学宽度由 1.2~2.0mm 的结合上皮和 1.0~2.0mm 的结缔组织构成[15]。不管种植手术是一期完成还是分两期完成，在种植体基台周围均会形成相同的生物学宽度和黏膜附着[16-17]。在天然牙周的结缔组织内包含成组有序排列的胶原纤维，其中有大量呈束状排列的纤维组织垂直插入到牙根表面的牙骨质内（图 28.1）。而种植体周围的结缔组织也含有大量的胶原纤维，这些纤维组织由牙槽嵴顶延伸至牙龈边缘，多数平行延伸于种植体表面[15]。此外，种植体周围的结缔组织内所含的血管少于天然牙周围的结缔组织，这是因为种植体周围缺乏牙周韧带及其所特有的组织

特性。由于种植体表面缺乏血供和坚固的软组织附着，种植牙较天然牙而言对病变更加敏感[18]。而且，由于血供及纤维组织特性的缘故，种植体周的外科操作比天然牙周手术更加困难[19]。尽管机械抛光和粗糙处理的种植体表面有相似的纤维走向和结缔组织特性，后者发生种植体周黏膜炎和种植体周围炎的概率更高[20]。

随着粗糙表面种植体的大量应用及牙龈疾病敏感性的增加，在种植体周亟需角化龈组织来维持种植体周围组织的健康。有研究调查了 200 例种植体周角化龈宽度和种植体周健康之间的关系，发现角化龈越宽则种植体周的骨丧失越少，软组织也更健康，这证实了种植体周角化龈组织的重要性[21]。另有对比格犬的研究发现，与种植体周具有足够角化龈组织的位点比较，角化龈的缺乏会增加牙槽嵴的吸收[22]。角化龈的存在不仅在维持种植体周围组织的健康上发挥着重要的作用，同时还可营造出更好的美学效果[23-25]。是否进行种植体周角化龈组织的增量取决于临床医生对患者个人维护能力、周围软组织健康及美学目标的综合评估。在后续有关手术操作的章节中，笔者将从两方面为读者提供指导：一是为确保获得足量且美观的软组织，在种植体二期牙龈成型对软组织的处理；二是在其他必要情况下进行的软组织增量手术。

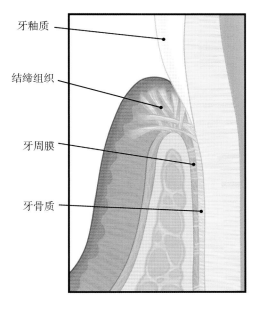
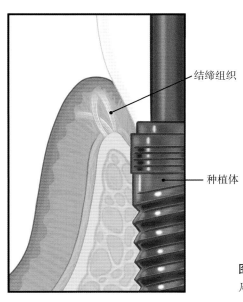

牙釉质

结缔组织

牙周膜

牙骨质

结缔组织

种植体

图 28.1 天然牙与种植体周牙周附着组织对照图

分类体系

对软硬组织异常的鉴别是诊断及治疗膜龈牙槽嵴缺损的第一步。历年来出现过许多关于鉴别诊断的分类体系，临床医生们依靠其对缺损类型进行鉴别，在同行间进行沟通，甚至对治疗成功率进行预测。正确理解通用的分类体系和各类缺损的治疗预期，能帮助医生对患者进行检查评估。目前还没有一套针对种植体周膜龈缺损的分类体系，但由于种植治疗的目的是获得与天然牙列相似的外形与功能，因此临床医生可以参考天然牙周软组织缺损的鉴别诊断标准，结合临床判断种植体周软组织的缺损程度。Siebert 和 Miller 分别提出的关于牙槽嵴和膜龈畸形的分类体系最为流行。P.D.Miller 提出这套分类体系是为了预测不同类型的牙龈退缩通过膜龈手术治疗所能达到的根面覆盖效果。他将牙龈退缩分为 4 类，并列出了可预期的根面覆盖成功率：从 I 类到 IV 类分别为 100% 覆盖，50%~70% 部分覆盖，覆盖部分低于 10%，以及无法预期的根面覆盖[26]（表 28.1）。Siebert 对无牙颌牙槽嵴骨缺损的程度进行了分类，并评估了运用全厚块状骨移植技术所能达到的可能结果[27]（表 28.2）。这两种分类体系提出了一个共同的特性——要达到成功的治疗效果需要足够的骨组织支持。理想的软组织移植效果由其下方骨组织提供的血供所决定，因此这些分类系统均指出了治疗结果的可预期性与骨组织的支持有直接关系。由于没有一套针对种植体周膜龈缺损的分类体系，临床医生只有结合天然牙组织缺损的分类与临床判断来进行鉴别诊断。考虑到种植体与天然牙存在着解剖结构上的差异，因此在预测种植体周软组织治疗的效果时，临床医生必须运用到这些通用分类体系的根本原则，如血供的情况及是否有足够的骨组织支持，而不仅仅是参考这些分类本身。图 28.2 展示了一些种植体周膜龈缺损的临床病例。

美学评估

为了在种植体周软组织增量术后达到协调的美学效果，不仅要掌握正常解剖结构，还必须了

表 28.1　Miller 根面覆盖分类（Miller classification of root coverage）

I 类	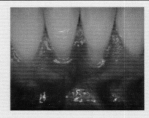	龈缘退缩未达到膜龈联合处；邻面无牙槽骨的丧失
II 类	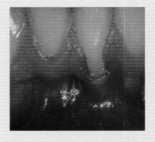	龈缘退缩达到或超过膜龈联合处；邻面无牙槽骨的丧失
III 类	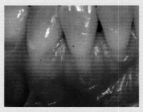	龈缘退缩达到或超过膜龈联合处；部分牙周附着丧失或牙齿移位
IV 类	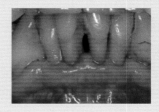	龈缘退缩达到或超过膜龈联合处；严重的牙周附着丧失和（或）严重的牙齿移位

表 28.2　Siebert 无牙颌牙槽嵴分类

I 类	水平向或颊侧软组织丧失，牙槽嵴高度正常
II 类	垂直向软组织丧失，牙槽嵴高度正常
III 类	水平向及垂直向均有骨组织丧失

解患者牙列、牙龈与唇线之间的相互依赖关系。龈缘的位置与外形决定于患者微笑时所展示的一切，包括唇线、切缘、颊侧轮廓、牙齿的方向位置、牙齿的外形、牙列龈缘线和牙周生物型。因此，临床医生在判断软组织的理想位置、外形和量时，必须考虑到以上组成微笑的所有因素。应该从露齿微笑开始由外而内评估患者的微笑，根据牙龈的露出量和上唇缘所在的相对位置，可以将露齿微笑分为三类：高、中、低的微笑线，详

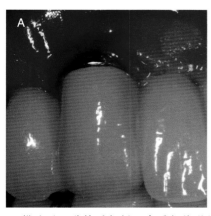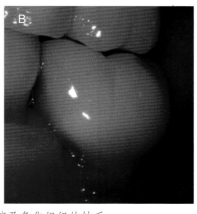

图 28.2　种植体周膜龈畸形的临床病例：A.6 种植牙周围黏膜变薄、退缩。B.19 种植牙周周缺乏角化组织

A. 描述了 6 种植牙颊侧正中牙龈的退缩及角化组织的缺乏
B. 描述了 19 种植牙周围角化组织的缺乏

见表 28.3[28]。对于高、中微笑线的患者，术前的膜龈美学评估尤其重要，选择的治疗计划也应反映出这一解剖结构，因此在制订治疗计划前一定要检查患者的唇线位置。中微笑线被认为是最理想的类型，它能展示出唇缘与龈缘之间的和谐关系[29]。低微笑线的患者微笑时不露牙龈，在术前评估时可以不考虑膜龈美学。对于高微笑线病例，在必要时可以通过外科手术将微笑线降低，从而消除露龈微笑[30]。观察了患者的微笑线后，临床医生就可开始分析齿龈关系，从而判断出龈缘的理想位置。在判断上颌龈缘的位置时，需要先分析患者理想的上颌前牙切缘连线。在左右对称的微笑时，理想的上前牙切缘连线应与下唇缘的弧形一致。但是，下唇缘的弧形只能从正面观上决定上前牙切缘的位置，而上前牙的切缘线实际上应由发音、功能和美学组成的三维因素来决定（图 28.3）。

齿顶线又叫龈缘，由牙齿的外形、长度和宽度决定。由于龈缘并不影响功能和发音，因此可通过膜龈手术改变龈缘的位置，或通过冠延长术塑造理想的牙冠比例。尽管牙齿的宽度和理想的切缘线通常不可更改，但可以通过外科手术改变龈缘的位置，从而获得理想的牙冠比例。表 28.4 展示了理想的上颌中切牙、侧切牙和尖牙的牙冠比例[31-33]。牙冠的长度是从切缘到牙龈上缘顶点的距离，该顶点在牙齿长轴上的近远中位置影响着龈缘外形的协调性。上颌中切牙的牙龈上缘顶点与上颌尖牙的顶点在同一条水平线上，上颌侧切牙的牙龈上缘顶点位置则更靠近冠方，较中切牙与尖牙顶点连线约低 1mm[30]。龈缘的高度随着牙弓的后移，均匀地根向移动[34-35]。上颌中切牙的牙龈上缘顶点在牙齿长轴偏远中约 1mm 的位

表 28.3　Tjan 露齿微笑分类法

高微笑线	露出 100% 的上颌前牙与覆盖在前牙上的大量牙龈	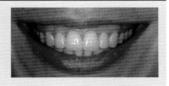
中微笑线	露出 75% 至 100% 的上颌前牙与齿邻间牙龈	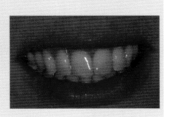
低微笑线	露出低于 75% 的上颌前牙	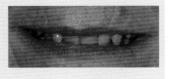

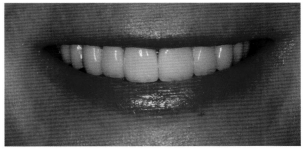

图 28.3　理想的微笑展示出了上颌牙切缘连线与下唇缘弧形的一致性

表28.4 上颌中切牙、侧切牙和尖牙的理想牙冠比例（摘自 Magne 等的研究[32]）

牙冠（未被磨损）	宽度	高度	宽/长比例
上颌中切牙	9.10	11.69	0.78
上颌侧切牙	7.07	10.67	0.87
上颌尖牙	7.90	10.83	0.73

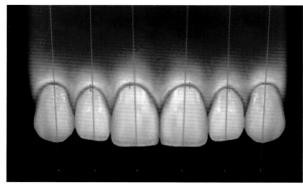

图28.4 展示了上颌前牙理想的牙龈上缘顶点的位置。摘自 Chu 等的研究[30]

置，而侧切牙和尖牙的顶点位置约位于牙齿长轴上[30]（图28.4）。

尽管牙龈边缘轮廓及上缘顶点的位置对实现美观与和谐很重要，但牙龈本身的组织结构也很关键。理想的牙龈组织结构体现了牙龈的整体健康，包括紧贴于牙齿和齿间沟的锐利龈缘，以及呈锥形的牙间乳头[36]。

牙周生物型

牙龈生物型是指牙龈组织的厚度，它与下方的骨组织厚度、龈缘弧度和牙冠外形有关。1969年，Oscheinbein 和 Ross 首先将牙龈的解剖型分为平坦型和高弧形，并提出平坦型的牙龈与方圆形牙齿有关，而高弧形的牙龈与锥形牙齿有关[37]。近年来，Olsson 和 Lindhe 及 De Rouck 等人分别在1991年和2009年将生物型明确地分为两类，即厚龈型和薄龈型[38-39]。De Rouck 报道了在调查人群中，薄龈型占1/3，且女性显著居多。他发现薄龈型与瘦长的牙齿外形、狭窄的角化牙龈带和高弧形的牙龈有关；相反，厚龈型则主要出现于男性调查者中，且与方形的牙齿外形、宽的角

化牙龈带和平坦的龈缘有关。尽管牙齿的外形与牙龈生物型密切相关，但 Kan 提出了一种可用于临床的牙龈生物型评估方法，即将牙周探针插入龈沟内，若透过牙龈能看见探针则为薄龈型；若探针被牙龈遮盖则为厚龈型[40]。2009年，Kan 证实了这种临床评估方法的可靠性，他发现用牙周探针评估出的牙龈生物型与直接测量法（判断标准为：牙龈厚度低于1mm为薄龈型，大于1mm为厚龈型）得到的结果并无显著差异。2011年，Cook 检测出牙龈生物型与唇侧骨板厚度之间的关系，他发现与厚龈型相比，薄龈型与薄的唇侧骨板有更大的相关性，且从釉牙骨质界到初始牙槽嵴顶的距离更远[41]。这一段距离的增加意味着，在健康状态下薄龈型的牙龈从龈缘开始的最初几毫米是直接位于牙根表面而不是骨质之上。因为薄型组织柔弱且缺乏骨组织支持的特性，使得其在受到侵犯时较厚龈型更易发生牙龈退缩[42-43]。由此可见，薄龈型与薄的唇侧骨板、较远的釉牙骨质界—牙槽嵴顶距离及退缩的倾向有关，这使得对薄龈型患者进行膜龈手术尤其困难。而且，当薄龈型患者的种植体表面没有牙槽骨覆盖时，其透过牙龈显出钛金属色的概率会增加，即使1.5mm厚的牙龈也会透出灰色的暗影[16]。在薄龈型患者的美学区进行单颗牙种植修复更加困难的一个重要原因是，这种生物型通常与三角形的牙齿外形相关。三角形牙齿之间的触点位置比方形或梯形牙齿的位置更靠近冠方，三角形牙齿触点到牙槽嵴顶的距离增加，加之与这种牙齿外形相关的薄龈型特性，使得牙龈乳头的保存特别艰难。Tarnow 在1992年和2003年的研究中，分别阐述了触点到牙槽嵴顶间距离的作用，当该距离在天然牙之间大于5mm、在种植体之间大于3.4mm时，牙龈乳头能达到完全充盈的概率就会降低[44-45]。薄龈型比厚龈型的宽容度低得多，在制订治疗计划和实施手术时不容许有错误发生。因此，判断牙龈的生物型非常重要，临床医生可以简单地用牙周探针检测或观察牙齿的外形来进行鉴别诊断。对生物型的深刻理解对手术及修复后的效果预测有很大帮助（图28.5）。

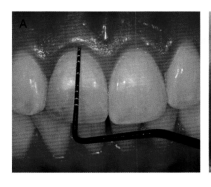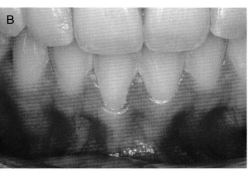

图 28.5 A.厚龈型患者的临床照片，展示了当牙周探针插入龈沟内时，其尖端是不可见的。B.薄龈型患者的临床照片，其牙龈组织是完全透明的，可透过组织看见突出的牙根

生物学 – 解剖学 – 血管分布

口腔的血液供应来自颈外动脉分出的舌支、面支和上颌支。上颌动脉分出上牙槽动脉和下牙槽动脉，分别供应上、下牙弓的牙齿、牙槽骨和周围结构[46]。上、下牙槽动脉又分出齿动脉，为牙齿、牙周韧带和牙齿周围的牙槽骨提供血液。齿动脉发出分支到根管内，供给血液到牙周韧带的根尖区，并在进入牙槽窝前分出隔间支（图28.6）。隔间支穿过牙槽骨进入牙槽窝，与供应牙周韧带的分支吻合，这些吻合的齿动脉分支便形成了齿龈血管丛。牙龈的血供来源于数条动脉的骨膜上分支，它们包括：舌下动脉、颏动脉、颊动脉、面动脉、腭大动脉、眶下动脉和上牙槽动脉。牙龈的另一小部分血供来自供应牙周韧带的血管分支，它们穿过牙槽骨进入牙龈。大部分供给牙周韧带和牙槽骨的血管与供应牙龈的血管

是独立分开的，但是这些血管也会形成吻合，除了骨膜内动脉，骨膜上动脉也会供给血液到牙槽骨。尽管牙骨质外侧的牙槽嵴上结缔组织有大量的血供，但种植体周相应部分的组织却缺乏血供[47]（图28.7）。

口腔内每个手术操作，不管是软组织移植还是种植体植入，均会产生一个可控的机体损伤。而机体对这些损伤的第一反应就是试图通过形成血凝块来止血，这些血凝块逐渐成熟，为新组织的形成充当支架作用[48]。充足的血供是软硬组织愈合的关键。通过对不同手术（拔牙、骨手术和种植体植入）造成的口腔内各种类型的骨愈合和改建的观察，发现了血供对骨组织愈合和维持的重要性。牙槽骨的骨皮质是一种高度矿化的组织，仅由哈弗斯系统提供极少量的血供，而骨松质呈海绵状，接受来自大量髓腔的血供。当损伤发生在皮质骨时，哈弗斯管的外层出现再吸收以暴露

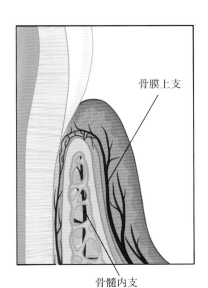

图 28.6 展示了血供的三个来源：牙周韧带、骨膜上血管丛和来自牙槽骨的齿间血管

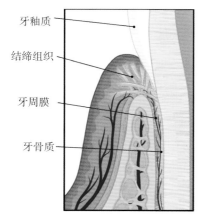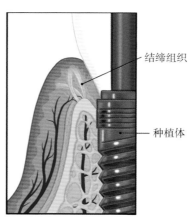

图 28.7 牙槽嵴上牙骨质外侧的结缔组织有大量血供；而种植体周相应部分的组织缺乏血供

中间的血管，供给血液给损伤或暴露的区域，从而促进愈合。在骨组织的愈合过程中，先是出现再吸收或者破骨行为，接着再发生骨修复或骨形成[49-53]。与流行观点相反的是，牙槽骨的血供来源于其内的骨髓腔，而非来源于骨膜。当牙槽骨被暴露时，外层先发生吸收，使得血液从髓腔内流出，形成肉芽组织，开始愈合[49-54]。保留暴露骨组织的骨膜并不能为其下的骨结构提供血供，而骨膜在促进骨组织的愈合和血供上的作用体现在瓣的设计和移植手术上[49-54]。

瓣的设计由血管分布决定，因为术中及术后充足的血供能确保软硬组织的活性和充分的愈合。龈瓣的底部应该有足够的宽度和全层的厚度，且包含供给牙龈的血管，瓣的长宽比不能大于2∶1，缝合时应保证最小张力。

总　结

从对膜龈组织或牙槽嵴状态的认知到做出治疗方式的选择，其中一个关键步骤是病因的鉴别。无法找出病因，或只是根据缺损的表现选择治疗方式，这种治疗是不全面且不成功的，往往会导致复发。对病因的认识开始于全面系统的检查，包括既往史、口腔病史、放射检查及相关的检查，如生物型的判断、龈缘和膜龈联合、角化牙龈的量和牙槽嵴的外形变化。在制订治疗方案时，务必要在开始修复前鉴别并消除缺损的根本原因。如前所述，膜龈治疗是通过手术或非手术的方式纠正软硬组织的缺损。膜龈治疗是一个很大的领域，总的来说分为切除性治疗和再生性治疗。以

下两个章节关注的是软组织的移植术，这类手术是再生性膜龈治疗的主要组成部分，对维持软组织的长期健康稳定非常必要。

参考文献

[1] Nabers, C.L. Repositioning the attached gingiva. Journal of Periodontology, 1954, 25, 38–39

[2] Nabers JM. Extension of the vestibular fornix utilizing a gingival graft-case history. Periodontics, 1966, 4(2):77–79

[3] Ochsenbein C. Newer concept of mucogingival surgery. Journal of Periodontology, 1960, 31,175–185

[4] Lindhe J, Lang NP, Karring T. Clinical Periodontology and Implant Dentistry. Chichester: John Wiley & Sons, Ltd, 2009

[5] Maynard J.G. Jr. Ochsenbein C:Mucogingival problems, prevalence and therapy in children. J Periodontol, 1975, 46(9):543–552

[6] Matter J. Free gingival grafts for the treatment of gingival recession. A review of some techniques. J Clin Periodontol, 1982, 9,103–114

[7] Miyasato M, Crigger M, Egelberg J. Gingival condition in areas of minimal and appreciable width of keratinized gingiva. J Clin Periodontol, 1977, 4(3):200–209

[8] Greenstein G, Cavallaro J. The clinical significance of keratinized gingiva around dental implants. Compend Contin Educ Dent, 2011, 32(8),24–31

[9] Dorfnan HS, Kennedy JE, Bird WC. Longitudinal evaluation of free gingival autografts. J Clin Periodontol, 1980, 7:316–324

[10] Hall WB. The current status of mucogingival problems and their therapy. J Periodontol, 1981, 52(9):569–575

[11] Lang NP, Loe H. The relationship between the width of keratinized tissue and gingival health. J. Periodontol, 1972, 43(10):623–627

[12] Maynard J.G. Jr, Wilson RDK. Physiologic dimensions of the periodontium significant to the restorative dentist. J Periodontol, 1979, 50(4),170–174

[13] Stetler KJ, Bissada NF (1987). Significance of the width of keratinized gingiva on the periodontal status of teeth with submarginal restorations. J Periodontol, 1987, 58 (10),696–700

[14] Berglundh T, Lindhe J, Ericsson I, et al. The soft tissue barrier at

implants and teeth. Clin Oral Implants Res, 1991, 2(2):81–90

[15] Abrahamsson I, Berglundh T, Wennstrom J, et al. The peri-implant hard and soft tissues at different implant systems. A comparative study in the dog. Clin Oral Implants Res, 1996, 7:212–219

[16] Ericsson I, Nilner K, Klinge B, et al. Radiographical and histological characteristics of submerged and nonsubmerged titanium implants. An experimental study in the Labrador dog. Clin Oral Implants Res, 1996, 7:20–26

[17] Cochran D, Hermann J, Schenk R, et al. Biologic width around titanium implants. A histometric analysis of the implanto-gingival junction around unloaded and loaded nonsubmerged implants in the canine mandible. J Periodontol, 1997, 68:186–198

[18] Berglundh T, Lindhe J, Jonsson K, et al. The topography of the vascular systems in the periodontal and peri-implant tissues in the dog. J Clin Periodontol, 1994, 21:189–193

[19] Ericsson I, Berglundh T, Marinello C, et al. Long-standing plaque and gingivitis at implants and teeth in the dog. Clin Oral Implants Res, 1992, 3(3):99–103

[20] Zitzmann NU, Berglundh T. Definition and prevalence of peri-implant diseases. J Clin Periodontol, 2008, 35(Supp18):286–291

[21] Bouri A. Jr, Bissada N, Al-Zahrani MS, et al. Width of keratinized gingiva and the health status of the supporting tissues around dental implants. The International Journal of Oral and Maxillofacial Implants, 2007, 23(2)323–326

[22] Bengazi F, Botticelli D, Favero V, et al. Influence of presence or absence of keratinized mucosa on the alveolar bony crest level as it relates to different buccal marginal bone thicknesses. An experimental study in dogs. Clinical Oral Implants Research, 2014, 25(9):1065–1071

[23] Warrer K, Buser D, Lang NP, et al. Plaque-induced peri-implantitis in the presence or absence of keratinized mucosa. An experimental study in monkeys. Clinical Oral Implants Research, 1995, 6(3) 131–138

[24] Wennström JL, Bengazi F, Lekholm U. The influence of the masticatory mucosa on the peri-implant soft tissue condition. Clinical Oral Implants Research, 1994, 5(1)1–8

[25] Buser D, MartinW, Belser UC. Optimizing esthetics for implant restorations in the anteriormaxilla: anatomic and surgical considerations. The International Journal of Oral and Maxillofacial Implants, 2004, 19 Suppl:43–61

[26] Miller PD Jr. A classification of marginal tissue recession. The International Journal of Periodontics and Restorative Dentistry, 1985, 5(2):8

[27] Seibert JS. Reconstruction of deformed, partially edentulous ridges, using full thickness onlay grafts. Part I. Technique and wound healing. The Compendium of Continuing Education in Dentistry, 1983, 4(5):437

[28] Tjan AH, Miller GD, The JG. Some esthetic factors in a smile. The Journal of Prosthetic Dentistry, 1984, 51(1):24–28

[29] Chu SJ, Karabin S, Mistry S. Short tooth syndrome: diagnosis, etiology, and treatment management. CDA J, 2004, 32(2):143–152

[30] Chu SJ, Tan JHP, Stappert CF, et al. Gingival zenith positions

and levels of the maxillary anterior dentition. Journal of Esthetic and Restorative Dentistry, 2009, 21(2):113–120

[31] Chu SJ, et al. Range and mean discordance of individual tooth width of the mandibular anterior dentition. Pract Proced Aesthet Dent, 2008, 20(5):313–320

[32] Magne P, Gallucci GO, Belser UC. Anatomic crown width/length ratios of unworn and worn maxillary teeth in white subjects. The Journal of Prosthetic Dentistry, 2003, 89(5),453–461

[33] Belser U, Buser D, Higginbottom F. Consensus statements and recommended clinical procedures regarding esthetics in implant dentistry. Int J Oral Maxillofac Implants, 2004, 19Suppl:73–74

[34] LaVacca MI, Tarnow DP, Cisneros GJ. Interdental papilla length and the percep-tion of aesthetics. Pract Proced Aesthet Dent, 2005, 17:405–412

[35] Kourkuta S. Implant therapy in the esthetic zone: smile line assessment. Int J Periodontics Restorative Dent, 2011, 31:195–201

[36] Prichard J. Gingivoplasty, gingivectomy and osseous surgery. J Periodontol, 1961, 32:275–282

[37] Olsson M, Lindhe J. Periodontalcharacteristics in individuals with varying form of the upper central incisors. Journal of Clinical Periodontology, 1991, 18(1),78–82

[38] De Rouck T, Eghbali R, Collys K, et al. The gingival biotype revisited: transparency of the periodontal probe through the gingival margin as a method to discriminate thin from thick gingiva. Journal of Clinical Periodontology, 2009, 36(5),428–433

[39] Kois JC, Vakay RT. Relationship of the periodontium to impression procedures. Comp Cont Edu Dent, 2000, 21(8):684–686

[40] Kan JY, Morimoto T, Rungcharassaeng K, et al. Gingival biotype assessment in the esthetic zone: visual versus direct measurement. The International Journal of Periodontics and Restorative Dentistry, 2010, 30(3):237–243

[41] Cook DR,Mealey BL, Verrett RG, et al. Relationship between clinical periodontal biotype and labial plate thickness: an in vivo study. The International journal of periodontics & restorative dentistry, 2010, 31(4):345–354

[42] Kois JC, Vakay RT. Relationship of the periodontium to impression procedures. Comp Cont Edu Dent, 2000, 21(8):684–686

[43] Jansen CE. Presurgical treatment planning for the Aanterior single-tooth implant restoration. Compendium Cont Edu Dent, 1995, 16(8):746–762

[44] Tarnow D, Elian N, Fletcher P, et al. Vertical distance from the crest of bone to the height of the interproximal papilla between adjacent implants. Journal of Periodontology, 2003, 74(12),1785–1788

[45] Tarnow DP, Magner AW, Fletcher P. The effect of the distance from the contact point to the crest of bone on the presence or absence of the interproximal dental papilla. Journal of Periodontology, 1992, 63(12):995–996

[46] Moore, KL, Dalley AF, Agur AM. Clinically Oriented Anatomy. Lippincott Williams & Wilkins, 2013

[47] Berglundh T, Lindhe J, Jonsson K, et al. The topography of the

vascular systems in the periodontal and peri-implant tissues in the dog. Journal of Clinical Periodontology, 1994, 21,189–193

[48] Wilderman MN, Wentz FM. Repair of a dentogingival defect with a pedicle flap. J Periodontol, 1965, 36,218

[49] Wilderman MN, Wentz FM, Orban BJ. Histogenesis of repair after mucogingival surgery. J Periodontol, 1960, 31:283–299

[50] Wilderman MN. Repair after a periosteal retention procedure. J Periodontol, 1963, 34(6):487–303

[51] Wilderman MN. Exposure of bone in periodontal surgery. Dent Clin N Am, 1964, 8:23–36

[52] WildermanM, Pennel B, King K, et al. Histogenesis of repair following osseous surgery. J Periodontol, 1970, 41:551–565

[53] Wood D, Hoag PM, Donnenfeld OW, et al. Alveolar crest reduction following full and partial thickness flaps. J Periodontol, 1972, 43:141–144

[54] Mörmann W, Ciancio SG. Blood supply of human gingiva following periodontal surgery. A fluorescein angiographic study. J Periodontal, 1977, 48(11):681–692

（周 乔 译）

第29章 口腔种植中的软组织移植技术

Edgard El Chaar, *Sarah Oshman*

引　言

从对伤口愈合的理解开始，天然牙周围软组织的处理经历了很长时间的发展，我们可以借鉴其外科技术，加以适当调整，运用到种植体周软组织的处理中。随着口腔种植在技术和材料上的不断进步，评价种植修复是否成功的标准也越来越苛刻。对种植成功最基本的要求是能行使功能，但鉴于种植牙在口腔美学中发挥着一定的作用，评价其成功的新标准就应该包括了外形、功能和美学三个方面。Albrektsson 提出种植成功的评价标准是：临床检查无动度，种植体周无放射透射影，以及每年低于 0.2mm 的骨吸收[1-2]。自 Albrektsson 之后，出现了其他的判断种植成功的方法，也就是要获得美学上的成功。这些新的评价参数包括：红色美学评估，牙龈乳头高度的评估，牙龈暴露时红白美学的评估，以及前面章节提到的所有关于美学考量的参数均应纳入对种植成功评价的新标准[3-7]。如今的临床医生在制订种植治疗计划和实施手术时，要从生物学、功能学和美学三方面进行权衡。本章和下一章将讨论在种植体支持的牙冠这种修复方式中，如何通过对现有软组织的处理和（或）增量，而不是通过义龈，来达到理想的美学效果。

种植的失败同样也可以体现在美学或功能上。危害到种植体本身健康的失败实质上是炎症引起的，包括种植体周围炎和种植体周黏膜炎。由于这些病理变化呈现出不美观的效果，因此在恢复美观之前，必须先处理导致炎症的根本因素。如果种植体是健康稳定的，但是最终的修复效果令临床医生和患者均不满意时，可立即采取一些措施以达到更理想的美学效果。与口腔内的所有治疗一样，在修复某种病理过程造成的损伤之前，都必须先消除或控制住病因。当然最好的方法是防患于未然，即通过准确恰当的治疗计划和精准的手术实施来防止感染和美观性差造成的种植失败。本章介绍了进行修复之前的早期阶段，预防和矫正种植美学上失败的各种手术方式，下一章则介绍这些手术的并发症的处理。

种植修复后的不美观表现为以下几个方面：牙龈乳头缺如导致的"黑三角"，面中部的牙龈退缩，牙龈边缘的不协调，颊侧倒凹，以及透过牙龈可看见种植体或牙冠颈缘。在制订种植方案和进行种植体植入术时，可采取一些措施避免上述情况的发生，包括在种植体植入前的组织增量术，植入时翻瓣的设计，以及二期手术时软组织的处理。要决定是否需要在种植体植入前先进行组织的增量手术，必须先评估现有软硬组织的量。骨的高度和厚度是决定软组织轮廓的主要因素，其他因素，如种植体植入的位点和深度、牙齿的外形、触点的位置以及组织本身的性质等也会发挥一定作用[8-9]。牙槽嵴的形态和尺寸，以及种植体植入的三维方向会影响修复体周围软组织的表现。为了达到理想的美学和功能上的效果，同时防止种植体透出牙龈，种植体颊侧至少要留 1.5~2mm 厚的骨板[9]。种植体植入时在颊舌向形成的角度会影响最终修复体穿出的外形轮廓。举个例子，如果种植体植入时太偏腭侧，修复牙冠会在颊侧形成盖嵴式；若与咬合平面成 45° 植入，会更容易获得理想的美学效果[10]。因为上前牙的拔除会导致牙槽骨水平向和（或）垂直向的吸收，

*New York University, College of Dentistry, New York, USA

在上颌前牙区植入种植体时，其植入的位点和方向就尤其重要[11]。植入后种植体顶部在牙槽骨中的位置决定了后期修复体龈缘的高度，对实现种植牙与天然牙之间龈缘的协调性非常重要。种植体顶部在的牙槽嵴中的位置应是其到邻牙和设想的后期修复牙冠的釉牙骨质界下方垂直距离3mm左右的位置[12]。

牙龈乳头的充盈程度由很多因素决定，包括生物型、触点、牙齿外形、牙槽嵴顶的高度和相邻牙列。牙齿的外形决定了触点的位置，方形牙齿的触点更靠颈端，而三角形牙齿的触点更靠切端。在天然牙中，牙槽嵴顶到触点的距离决定了牙龈乳头的充盈情况，当这个距离大于5mm时，牙龈乳头完全充盈的概率将降低[13]。Kan和Kois发现，生物型也影响着牙龈乳头的充盈程度与触点到嵴的顶距离之间的关系，即对于厚龈型患者，4.2mm的距离就能达到牙龈乳头的完全充盈，而薄龈型患者这个距离降到了3.76mm[14]。当在2颗天然牙间植入单颗种植体时，Choquet发现，要达到完全的牙龈乳头充盈，这个距离也不能超过5mm[15]。Grunder认为牙龈乳头的存在依赖于邻牙的附着水平，种植体的植入会导致嵴顶发生垂直向约1.5mm的骨吸收，在计算触点到嵴顶的距离时应该将这1.5mm也考虑进去[16]。

影响邻间软组织的另一因素是种植体与相邻牙或种植体与种植体之间的距离。为了防止邻间骨组织的吸收，种植体与天然牙之间的距离至少要大于1.5mm，而种植体与种植体之间至少要大于3.0mm[17-18]。当空间不足时，应考虑减少种植体的数量，使用悬臂或固定桥来获取理想的美学效果。种植体周的整形美容手术关注的是如何通过不同的软硬组织的改建，使种植体周的结构更加协调，包括：骨增量术、软组织增量术、种植体的精准植入和高质量的修复。根据制订的方案和预后，可以决定是否在种植体植入前进行该区域的组织增量手术。应在植入前先对软硬组织的大面积缺损进行矫正，而软组织的中度缺损可以在植入种植体同期进行增量，或者二期手术时再处理。软组织在水平和垂直向均有缺损时，应在

种植体植入前或同期进行修复，因为在其他任何阶段想要达到软组织的稳定性和血管化都是很困难的。然而，这种软组织的增量矫正在针对只有水平向软组织缺损时要容易得多，方法有改变翻瓣的设计，软组织的外置移植，以及自体的游离皮下结缔组织移植[19]。一旦安装了最终修复体，可选择的软组织移植的术式便受到限制，而且很难达到成功的效果。为了防止美学和病理上的并发症出现，一种办法是确保种植修复的区域有足够的角化牙龈附着，如果进行二期修复前发现角化组织不足，则应考虑在二期时实施软组织移植术。然而，即使有足够的软硬组织，应留意的是在种植体植入时对软硬组织造成的创伤也可能会影响后期的美学效果，所以在手术操作时应格外小心，将创伤降到最低[20]。不管是一期的种植体植入，还是二期的软组织处理，任何手术的翻瓣设计均会对最终的效果造成影响。即使在植入前牙槽嵴有足够的高度，设计不良的翻瓣同样会在种植体植入后导致牙槽嵴不同程度的吸收。比较两种不同的翻瓣设计，一种是包含了邻牙周围组织的翻瓣，一种是保留了邻牙周围组织的翻瓣（限制性翻瓣），其牙槽嵴吸收的多少具有实际和统计学上的差异。"限制性翻瓣"发生的骨吸收只有0.29mm，较"扩大性翻瓣"0.79mm的骨吸收更少。基台的安放通常是通过组织打孔的技术完成的。临床医生需要意识到二期手术的重要性，这是一次能改善或矫正种植体周软组织的良机。二期手术时可通过对种植体周软组织的处理，提高最终修复后的美观和健康，使种植体周的软组织结构与天然牙周相似[16]。这篇著作就描述了各种二期手术的临床技术。

技 术

软组织塑形、增厚及角化龈增宽的外科技术

卷瓣技术

卷瓣技术是Abrams在1980年发明的，用于矫正Seibert I类牙槽嵴缺损导致的唇侧凹陷。这种技术适用于改善桥体位置的骨缺损或种植体植入区小的唇侧凹陷。如果该位点已经植入了种植

体，该技术可与二期行暴露手术同时进行。该方法是将取自腭侧的带蒂结缔组织瓣从下方卷入在唇侧制备的小袋内。这块带蒂的移植瓣所提供的软组织的增加量要与邻牙的牙根隆起所匹配，因此，当牙列缺失的跨度大于单颗牙时，需要制备多个带蒂结缔组织瓣。

　　本文呈现的卷瓣技术是1992年Scharf和Tarnow介绍的卷瓣技术的改良版[21]（图29.1~29.5）。首先要测量三个数据：第一个是从牙龈嵴顶或牙冠预期的龈缘顶点到唇侧凹陷根方最顶端之间的距离；第二个是缺隙处两邻牙在唇侧根尖部近凹陷侧1mm处之间的距离；第三个是测量缺隙处邻牙之间冠向的宽度，但不包含每颗牙齿牙龈乳头状的组织。这些测量出来的线相连形成了一个梯形，决定了从腭侧所取的带蒂瓣的大小。在供区勾勒出该范围，其颊侧的界限应位于嵴顶的中点或种植体覆盖螺丝的中间之上，将供区的组织瓣各边从切断处延伸至下方骨面的所有区域，除了嵴顶的界限处，该界限也被认为是蒂的根部。一旦勾勒出供区的轮廓，即可对该区域进行去上皮化，锐性分离出带蒂的结缔组织全厚瓣，将腭侧骨板暴露在外。有些学者建议仅分离出带蒂的半厚瓣，将骨膜留在腭侧骨板上，但这样做有割断骨膜上血管丛的风险，可能会导致瓣的坏死，危害到最终的效果。全层分离也降低了带蒂瓣穿孔的风险，使得移植的瓣更厚，维持了骨膜上动脉对瓣的血供。带蒂瓣被剥离到颊侧的界限以后，立即根据之前测量出的梯形结构，在凹陷区制备一个全厚的小袋，同时可以修剪带蒂瓣，使其适合小袋的尺寸。带蒂瓣就位后，分别在梯形的四

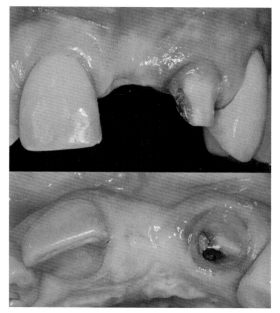

图29.1　种植二期进行改良卷瓣手术术前的颊侧面观和咬合面观。改良卷瓣技术用于充填中切牙唇侧牙槽嵴凹陷的病例

个角进行缝合以固定移植瓣。这时应清除掉覆盖螺丝上方的骨膜和骨组织，并更换为愈合基台。

根向复位瓣移植术

　　当种植体的颊侧角化牙龈宽度不足2.0mm时，可以在该位点的颊侧进行根向复位瓣移植术。首先要设计一个信封样式的瓣（H设计），嵴顶处的切口位于覆盖螺丝的舌侧，保证至少有2.0mm宽的角化组织。避开邻牙的牙龈乳头状组织，为使组织根向移动，在其近中端做两条垂直延伸的十字弓形切口。全层分离组织瓣，并将其向根方移位，直至完全暴露种植体。更换覆盖螺丝为愈合基台，用缝线固定该根向复位瓣。首先缝合颊侧垂直切口的根尖端，然后将瓣的冠向部分固定

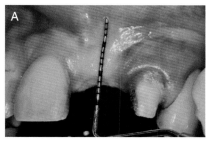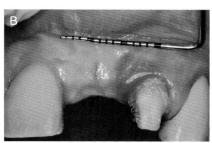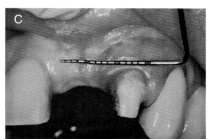

图29.2　术前用于判断来自腭侧的梯形带蒂移植瓣的大小的三个测量方法。A.测量从牙龈嵴顶或牙冠预期的龈缘顶点到唇侧凹陷根方最顶端之间的距离。B.测量缺隙处两邻牙在唇侧根尖部近凹陷侧1mm处之间的距离。C.测量缺隙处邻牙之间冠向的宽度，但不包含每颗牙齿类似于牙龈乳头的组织

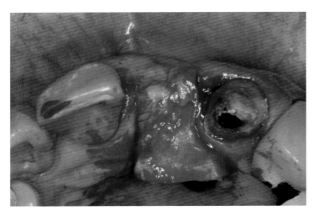

图 29.3 从腭侧分离出梯形的带蒂全厚瓣，并在唇侧制备一个全厚的小袋

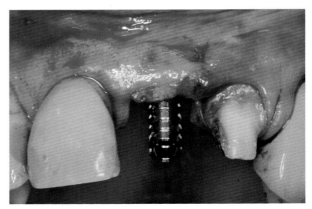

图 29.4 腭侧带蒂瓣被卷入唇侧的小袋中，既靠临时的柱状基台或愈合基台固定，又靠缝线固定

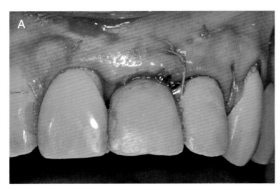

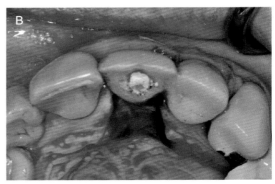

图 29.5 改良卷瓣术即刻临时修复后的唇侧面观（A）和舌侧面（B），注意腭侧被剥离出全厚瓣后暴露的骨结构

在相邻组织上。如果存在连续多颗种植体，颊侧瓣应缝合固定在舌侧。值得警惕的是，这种技术会使种植体间的牙槽嵴顶部分无软组织覆盖，而发生二期愈合（图 29.6~29.8）。

自体皮下结缔组织移植术（CTG）或游离龈移植术（FGG）

若种植体周缺乏角化组织，附近又没有多的组织可以根向复位或者卷入颊侧时，可考虑进行游离龈移植术（FGG）或自体结缔组织移植术（CTG）。结缔组织移植体可用于增加组织的厚度和（或）增加美学区的附着角化组织。游离龈移植体也能用于增加角化牙龈的宽度，但愈合后移植组织的颜色发白，不建议用于美学区的软组织增量。与游离龈移植体相比，结缔组织移植体的优势在于愈合后它的颜色能与周围组织的颜色匹配。这种移植技术在进行二期手术或种植体植入时操作最简单，但必要时也可在戴入最终修复体后进行手术，只是需要更精细和精准的操作。

游离龈移植术（FGG）

FGG 技术（图 29.9~29.12）主要用于在保存边缘牙龈的同时增加角化组织量。跨过牙槽嵴顶，在牙龈边缘斜行做一条水平切口，切口的长度决定于需要做组织增量的范围。在这个区域的边缘，或者做两条垂直切口，或者将水平切口的两端曲向延伸至根尖。

沿着切口线向根方做半厚瓣剥离，直到皮瓣可以根向移动。用薇乔 5-0 可吸收缝线将皮瓣固定在根尖区。随后测量受植区的大小，以决定供区需要的组织的量，即可从上腭取一块带上皮的全厚瓣移植于缺损区。从供区取皮瓣时，水平切线应离腭侧龈缘至少 2mm，因为如果切口边缘离牙齿太近，在愈合过程中组织会收缩，导致牙龈退缩。根据需要的大小和厚度，用手术刀垂直于腭侧表面划出移植瓣的轮廓，其深度可根据 15C 手术刀片的刀刃（大约 1mm）来测量。定好深度后，将刀刃转向与上腭平行，锐性分离出所需厚度的

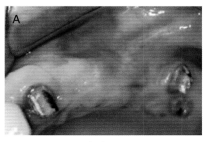
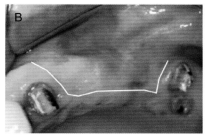
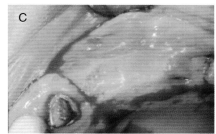

图 29.6　A.即将对上颌后牙区 3 颗种植体进行二期暴露手术,同时进行根向复位瓣手术,增加颊侧角化牙龈的宽度。B.避开牙龈乳头状组织,描绘出瓣的切口线。C.随后,避开牙龈乳头状组织做切口

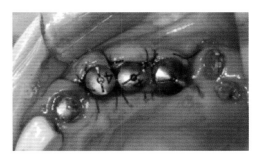

图 29.7　更换愈合基台,缝合根向复位瓣。如图所示,当种植体间的颊舌侧龈瓣缝合在一起时,其下方的骨组织暴露在外。这会导致二期愈合的发生,以及形成扁平的种植体间龈乳头,这是根向复位瓣技术用于连续多颗牙种植时最大的缺点

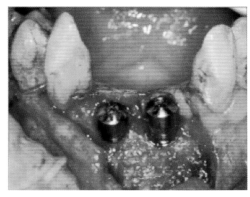

图 29.10　剥离全厚瓣,更换愈合基台

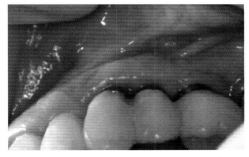

图 29.8　最终修复体戴入后,可见加深的前庭沟易于口腔清洁,颊侧有很宽的角化组织带

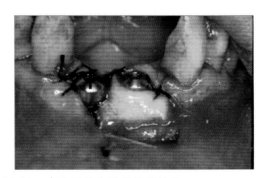

图 29.11　在受区缝合游离龈移植瓣

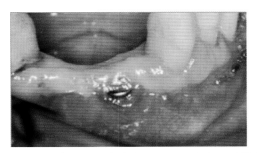

图 29.9　计划在进行二期手术的同时行游离龈移植术。如图所示,下颌左侧的种植体覆盖螺丝的边缘暴露在外,其余部分也仅是被黏膜覆盖。如果是用组织小袋的方法,会导致最终修体的颊侧仅由黏膜包绕而不是角化组织。之所以选择游离龈移植而不是根向复位瓣技术,是因为该位点没有足够的角化组织可供原位移动

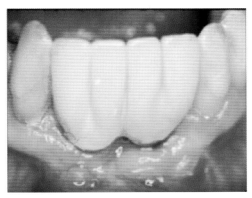

图 29.12　最终修复体戴入后,可见颊侧牙冠边缘下方有一层宽的角化组织带

皮瓣。

将供区的组织移至受区，检查大小是否合适，若有需要可对移植瓣进行修剪。

缝合的方法很多，只要遵守坚强固定住移植瓣的原则即可，瓣可以固定在与手术区相邻的稳定的组织上，如周围软组织，或者可以悬吊在牙齿或种植牙冠上。移植瓣根尖部分可用薇乔5-0可吸收缝线固定在根尖区的肌肉组织或骨膜上。减少瓣的移动、消除组织间的无效腔可有效增加移植的成功率，平均8周的时间，供区和受区即可愈合。这项技术不管使用哪种敷料覆盖上腭供瓣位点，都会使大多数患者感到非常不适，并且由于移植瓣的颜色不匹配使得这种技术不能提供一个很好的美学效果。

结缔组织移植术（CTG）

随着游离龈移植术的发展和运用，Langer 和 Calagna 在1980年又发明了皮下结缔组织移植术，用于牙根覆盖和牙槽嵴增宽，并将其作为第二重要的自体游离软组织移植术[22]。相较于 CGG，CTG 具有美观、愈合快和出色的颜色匹配等优势，使得 CTG 成为在牙周美容整形术中被最为广泛应用的自体软组织移植术[23]。当结缔组织移植瓣插入天然牙带蒂瓣的下方时，其平均的根面覆盖率可达89.3%[24]。

把腭侧的咀嚼黏膜作为结缔组织移植瓣的自体供区组织时，控制移植瓣的厚度非常重要。采用一块厚的移植瓣，可有较丰富的血供，而且容易操作，但会延长愈合时间；移植瓣太薄，虽然愈合时间可以缩短，但容易发生收缩或早期的坏死[25-26]。因此，为了获取适当的移植瓣，术者应该全面掌握腭侧咀嚼黏膜的解剖成分和重要的解剖结构。测量腭侧咀嚼黏膜厚度的方法很多，如用牙周探针直接测量，或借助超声仪和CT，测出的结果是1.0~12.0mm[19, 27-31]。Yu 等通过对黏膜的组织切片分析发现，黏膜固有层往腭侧后部和腭中缝处逐渐变薄，而黏膜下层逐渐变厚[32]。Yu 的结果表明，供区的最佳范围是从釉牙骨质界下方宽3~9mm，从尖牙的远中到第一磨牙的中线处的区域。这个区域取结缔组织时仍要注意腭侧的

解剖构造。腭大孔和腭小孔分布在第三磨牙的根尖区，腭骨的水平与垂直区段的交会处。腭部的大小血管、神经分布在一条骨沟里，称作腭大沟，它从腭骨的水平与垂直区段的交会处穿出向腭前部移行。

一定要注意避开这条神经血管的行经路径[19]。这条路径相对于釉牙骨质界的位置随着腭穹隆的凸度不同而变化。在浅的腭穹隆，神经血管线与釉牙骨质界的平均距离约为7mm，而在高的腭穹隆，该平均距离最大可到17mm。在深浅适中的腭穹隆，这段距离大约为12mm[33]。一旦手术医生侵犯到了神经血管区域，就会出现麻木、过度出血等严重的并发症。研究显示，患者更易注意到的并发症则是前腭区的麻木，因为该区域感觉的丧失会影响到患者发音。随着神经的再生，这种麻木感大多数是可逆的，通常在6~12个月后消失。腭侧出血虽然是一个严重的问题，但大部分出血都可通过压迫、加强缝合、运用药物或电凝的方法控制住。考虑到切口从游离龈缘下方2~3mm到神经血管路径前2mm，我们可以获得的供区组织的最大宽度从3mm（浅的腭穹隆）到13mm（高的腭穹隆）不等，平均宽度为8mm。如果需要供区提供宽5~9mm的组织，意味着从一个浅的腭穹隆患者的腭部不能获取到足够的组织量，若要强行手术，则有损伤神经血管的风险。在这种情况下，临床医生应该考虑用同种异体的移植材料作为最佳选择。

结缔组织同种异体移植材料可以用在两个不同的方面。一是用于增加小的倒凹区或薄黏膜的组织厚度，这需要采取经典的结缔组织移植技术；二是增加角化组织的宽度，这需要使用游离的结缔组织移植术。下文将分别阐述这两种移植技术。

游离结缔组织移植术

从腭侧取游离结缔组织移植瓣的方式与取游离龈移植瓣的相同，只是前者需分离出结缔组织，而后者取出的是全厚瓣。取结缔组织时，只在腭侧距牙龈边缘2mm处做一条水平切口，尤其不能在第一磨牙处做垂直切口，然后从水平切口处分离起一个全厚的信封状的皮瓣，再从这块皮瓣上

锐性分离出结缔组织，留下的上皮瓣贴附于剩下的上腭组织。取出结缔组织后，立即将剩下的上皮瓣缝合到邻近的固定的腭侧组织上。

覆盖结缔组织移植术

传统的结缔组织移植术常用于增加种植体颊侧组织的厚度，或改善组织的质量。在覆盖结缔组织移植术中，将从供区取得的移植瓣置于受植区的根方。覆盖结缔组织瓣的冠向移位瓣术增加了移植瓣的存活率和成功率，这块覆盖瓣同时增加了受植区的组织厚度[34]。下文将介绍两种覆盖结缔组织瓣的方法：隧道技术和冠向移位瓣术。

结合结缔组织移植的冠向移位瓣技术（图 29.13~29.16）

1. 受植床的制备：在需要增量的区域做一个全厚的暴露骨面的信封瓣。若为天然牙，在瓣的冠向部位做沟内切口；若为种植体，则做龈缘下切口，并保留 1mm 的角化组织带。移除所有邻间乳头的上皮组织（去上皮化），暴露其下的结缔组织，并使基底部平整，紧附于其下的骨组织之上。当瓣被剥离时，若种植体的任何部位被暴露，临床医生需要对该区域进行消毒。不做垂直切口是因为这样可以为移植瓣提供更好的血供和可预期的稳定性。

2. 与前面所述的方式一样，根据测量的缺损区的大小，从腭侧取一块结缔组织移植瓣。

3. 将 CTG 插入开放的信封瓣内，用 6-0 聚丙烯缝线间断缝合于邻间乳头上。

4. 牵拉受区皮瓣并覆盖于固定的移植瓣上，用 5-0 薇乔线单悬吊法缝合固定。

5. 如果覆盖组织主要由黏膜组成，在愈合过程中可能会裂开并暴露下方已经存活的组织。

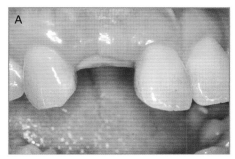
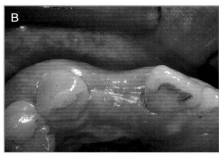

图 29.13　该病例中，7 种植体的颊侧有一倒凹，计划在二期手术同期行结缔组织移植术来增加牙槽嵴的宽度

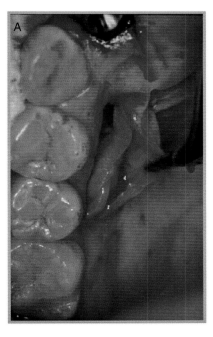
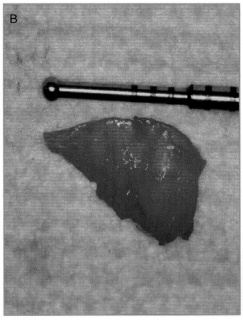

图 29.14　从腭侧取一块结缔组织

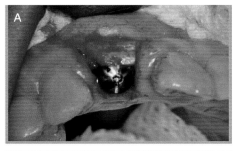
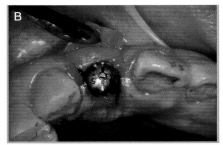
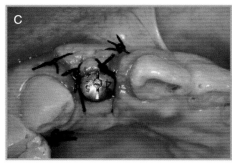
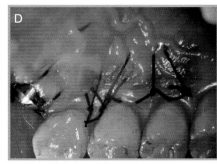

图 29.15　A.在受植区为结缔组织移植瓣分离出不含牙龈乳头的全厚瓣，暴露种植体覆盖螺丝。B.更换愈合基台，插入移植瓣。C.受区的皮瓣覆盖住移植瓣，并用缝线固定，愈合基台仍暴露在外。D.缝合供区组织

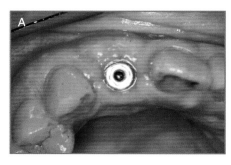
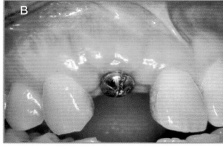

图 29.16　修复后照片，可见重建的颊侧轮廓的丰满度和牙槽嵴的连续性

隧道技术（图 29.17，29.18 ）

隧道技术可以在不将皮瓣翻起的情况下插入结缔组织瓣。由于这种技术保存了来自牙龈乳头和膜龈区的血供，因此隧道瓣实质上是一种带蒂瓣的变形。相较于传统的翻瓣术，隧道技术增加的血供有助于移植瓣的稳定和良好的血液循环[19]。在受植区制备一个全厚瓣，以容纳来自供区的结缔组织移植瓣。这种瓣的制备相对来说比较困难，耗时更长。只有在实施过大量传统翻瓣术，并学习掌握了相关的解剖知识后才能实施这项技术。由于隧道瓣的特性，使得这项技术有许多优势，如血供增加、移植瓣更稳定、愈合时间更短[35-38]。

1. 在隧道技术中，受植床是一个跨越缺损区的隧道状的袋状全厚瓣。在确定了缺损区后，做两条与缺损区高度相近的垂直切口，跨过膜龈联合，但不延伸至游离龈缘。切口的深度应抵达骨面，

在切口平面分离出一个袋装的全厚瓣。

2. 隧道技术要求在不打开牙龈顶部皮瓣的情况下提起组织。分离时要确保器械的尖端在组织下方抵到骨面，前后向轻柔地移动，小心地分离出全厚袋状瓣。延伸被剥离的平面接近至游离龈缘，但又不能切断龈缘。

3. 按照前述的方法，从腭侧取一块结缔组织移植瓣。确定好结缔组织瓣在缺损区上的方向后，用缝线固定住移植瓣的一端，并穿过已制备的袋状瓣，将结缔组织移植瓣拉进隧道内。

4. 当移植瓣被安置到缺损区的合适位置后，穿过隧道瓣将其缝合固定，同时冠向移动隧道瓣，用连续悬吊缝合法将其固定。用间断缝合法关闭垂直切口。

同种异体真皮移植物

虽然自体移植，如结缔组织移植和游离龈移

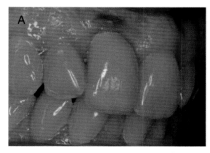
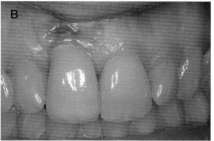
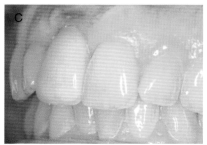

图 29.17 这个病例用结合结缔组织移植的隧道技术来增加 8 种植体的组织厚度

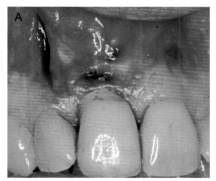
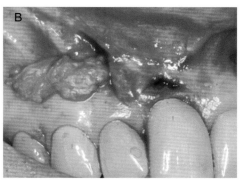

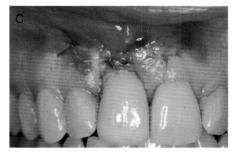
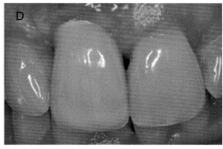

图 29.18 A.在缺损区的远中做垂直切口,全层分离出一个隧道状的龈袋。B.将结缔组织移植瓣穿过隧道。C.严密缝合供区组织

植,被认为是软组织移植的"金标准",但随着软组织的同种异体材料的发展和加工技术的进步,同种异体移植成了除自体移植以外的另一个不错选择[39-40]。现在市面上有很多不同的去细胞异体真皮移植物,虽然它们在加工处理和灭菌技术上有所差异,但均能提供无菌无细胞的胶原基质,作为周围组织长入的支架[41-42]。目前的加工技术能通过解开与真皮的结合而完全去除上皮组织,既确保不对真皮结构造成损伤,又能保护好基底膜。真皮细胞用低分子量的非变性剂去除,而基质则通过抑制基质金属蛋白酶得以稳定。为了不破坏对受区正常细胞介导的再血管化和再生必需的成分,采用冻干技术干燥组织。这种处理虽然使真皮基质缺乏细胞成分,但仍含有血管管腔、胶原蛋白、纤维蛋白和蛋白多糖[43]。应用无细胞

的真皮基质允许一个更有序和更快速的愈合反应,因为它为正常组织的重建提供了生物支架。无细胞的异体真皮移植物的厚度在所有移植物中属于薄到中度(0.75~1.4mm)[42-44]。

当患者的自体组织不足以覆盖缺损区,或临床医生认为患者不能承受取自体移植物时,可以选择同种异体移植物。无细胞的异体真皮的移植在技术上非常敏感,而且其成功与否高度依赖于对病例的选择。无手术瘢痕的富含血管的受区组织能为异体的软组织移植物提供丰富的血供,促进伤口的愈合,减少纤维组织的生成,有助于达到一期愈合。在无细胞的异体真皮基质中加入血小板衍生的生长因子可以加快愈合过程[45]。但异体真皮移植瓣用于游离皮瓣移植术时结果是不可预期的,因为当没有受区的皮瓣覆盖时,真皮瓣

的再血管化将被延迟，容易发生坏死。这种异体移植物的主要优势在于取之不竭的供区组织，以及没有腭侧伤口愈合时产生的术后并发症。为了移植的成功，建议异体的真皮移植物置于患者的受区时，其应该完全被受区组织覆盖，因此其能用于前述的某些自体移植技术中。在增加植体周围的软组织量时，异体真皮移植物可取代结缔组织用于隧道技术和冠向移位瓣技术中。但是，自体的结缔组织较异体的去细胞真皮基质移植物的愈合时间平均快2~3周，且能生成更多的角化组织[38-39]（图29.19~21）。

牙龈乳头处理技术

连续多颗牙种植的二期手术或软组织增量术，在处理种植体的邻间组织时，是一项非常特殊的挑战。不管是运用卷瓣技术、根向复位瓣技术、游离龈移植还是结缔组织移植术，种植体间的邻间区都是被暴露在外而发生二期愈合。这种形式的愈合可能导致邻间牙槽骨的丧失，以及形成平坦甚至倒置的种植体间牙龈乳头组织。所有这些结果会阻止最终修复体安装后牙间楔状间隙的充盈，对美观极其不利。幸运的是，可以运用一些处理软组织的技术来矫正或减少牙龈乳头的退缩。

带蒂的龈缘组织旋转技术（Palacci）

Palacci 在 1995 年介绍了一种形成乳头状牙龈的技术。先在嵴顶处沿种植体覆盖螺丝的腭/舌侧做一条水平切线，再在两端各做一条垂直松弛切口，最后分离出一个全厚瓣，将附着龈转移至颊侧。更换愈合基台的同时，将瓣提起并推向颊侧。将多出的颊侧组织切割成带蒂瓣旋转入邻间隙中。带蒂瓣应从远中做一个半月形的切口，旋转 90° 到腭/舌侧，无张力下缝合，或者用 8 字缝合法将其压住固位在邻间隙内[46]。

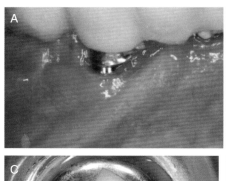
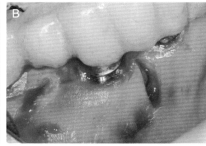
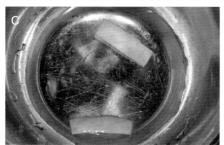
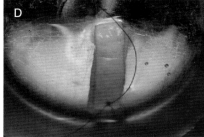

图 29.19 A如图所示，下颌种植体颊侧的薄弱组织和浅的前庭沟，计划用异体的真皮移植物结合隧道技术来增加组织的厚度、加深前庭沟。B.做两条垂直切口，分离出全厚的隧道瓣。C.将异体真皮浸泡于盐水里。D.将两张真皮瓣重叠，用缝线穿过皮瓣的一端，以助于将其拉过隧道

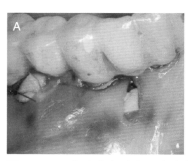
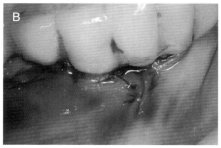
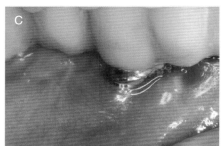

图 29.20 异体真皮瓣被拉进并穿过隧道。缝合固定真皮瓣，关闭垂直切口

带蒂的舌侧龈缘组织旋转技术（El Chaar）

这项技术实质是在 Palacci 技术上的改进，利用的是丰富的舌侧组织，从而降低了将颊侧作为供区带来的颊侧牙龈退缩的风险。要将附着龈转移至颊侧，先在嵴顶处沿种植体覆盖螺丝的中间或稍偏颊侧做一条水平切线，再在两端离开邻牙牙龈乳头的地方各做一条垂直松弛切口，然后向颊侧分离出全厚瓣。更换愈合基台，将全厚瓣推向并固位在颊侧。从远端沿着半月形的切口将腭侧多出的组织切割成带蒂瓣，然后将瓣旋转入邻间隙内。与 Palacci 技术相反，这项技术是从腭侧取得带蒂瓣并向前旋转，而非取自颊侧，这样做的优势在于不会牺牲颊侧的角化组织。提供带蒂瓣的腭侧区域可能会发生二期愈合，但由于腭侧是不可见的，因此不用担心牙龈退缩，加上腭侧

丰富的咀嚼黏膜，取瓣时不用承担颊侧角化组织宽度不够的风险。用水平褥式法将旋转的带蒂牙龈乳头状组织缝合至颊侧瓣。这种缝合是从颊侧瓣进针，让带蒂的龈乳头覆盖邻间牙槽骨，并在邻间隙内被动就位，这种缝合与 Palacci 技术的相比是一个重要的变化，不仅能更好地保护旋转瓣，还促进了两个相连组织间的再血管化。这项技术能应用在每个区域，包括前牙区。当在上颌左右中切牙位置，包含了左右两边的组织时，可能需要在中线或种植体间做两个旋转瓣，这取决于种植体间的距离。如果邻间隙间的距离为 3mm，则只需在一侧（右侧或左侧）做旋转瓣即能重填间隙；若这个间隙大于 4mm，则需要在两侧各做一个旋转瓣才能将间隙填满。如果需要，两个瓣可用 6-0 聚丙烯缝线固定在一起。

与 Palacci 技术相反，这项技术是从腭侧取得带蒂瓣并向前旋转，而非取自颊侧，并用垂直褥式法将其固定（图 29.22~24）。

总 结

本章节回顾了如何将生物和美学两方面的考量应用到防止种植体周软硬组织的缺损中，其中的内容还能帮助临床医生选择矫正畸形的最佳时机。本章概述了多种防止种植体周软组织缺损和处理软组织的技术，如结缔组织移植术、游离龈移植术、无细胞的异体真皮基质移植术和带蒂旋

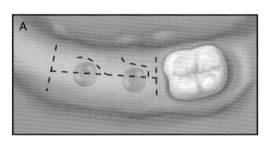
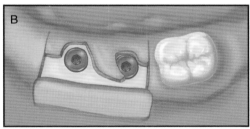
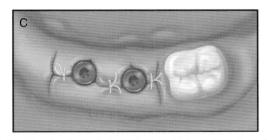

图 29.21 A.在牙槽嵴顶处离开邻牙牙龈乳头的地方做"H"形切口，分离出全厚瓣。B.将全厚瓣推向颊侧，并用愈合基台固定在位。从远中沿着半月形的切口将腭侧多出的组织切割成带蒂瓣，如图 A 中的虚线所示。C.然后将瓣旋转入邻间隙内，缝合至颊侧瓣。与 Palacci 技术相反，这项技术是从腭侧取得带蒂瓣并向前旋转，而非取自颊侧，并用垂直褥式法将其固定。

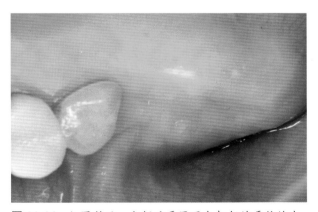

图 29.22 如图所示，上颌后牙区两个相邻的牙位缺失，计划分别植入 2 颗种植体，并用 El Chaar 带蒂的舌侧龈缘组织旋转技术关瓣。这项技术可用于一期植入种植体或二期手术时。请注意颊侧有充足的角化组织

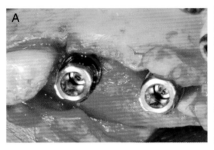
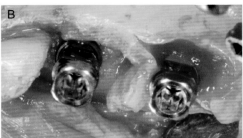
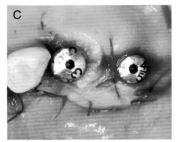

图29.23 A.翻开全厚瓣，暴露术区。B.种植体植入后，从腭侧组织取一块带蒂瓣旋入邻间隙内。C.上愈合基台，将带蒂瓣缝合固定在位

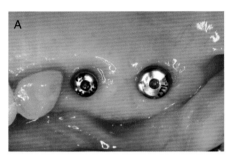
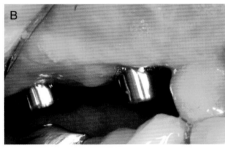

图29.24 如图所示，愈合基台之间有大量软组织和牙龈乳头状结构，从颊侧观更明显

转移植术。尽管本章清楚详细地阐述了各种外科技术，但它并不仅仅是一个手术指南，除了如何做，笔者还介绍了每种操作的利弊，以帮助临床医生在遇到特殊的病例时能做出最佳的选择。这里介绍的方法可以用于防止或矫正多种多样的软硬组织缺损，如颊侧倒凹、角化组织的缺乏及种植体间牙龈乳头的缺如。各项技术中阐述的生物学原理和外科操作指南，有助于临床医生制订合理的治疗计划和进行精准的手术操作，以达到手术的成功。

参考文献

1 Alberktsson T, Lekholm U. Osseointegration: current state of the art. Dent Clin North Am, 1989, 33(4):537–554

[2] Albertktsson T, Jansson T, Lekholm U. Osseointegrated dental implants. Dent Clint North Am, 1986, 30(1):151–174

[3] Furhauser R, Florescu D, Benesch T, et al. Evaluation of soft tissue around single-tooth implant crowns: the pink esthetic score. Clin Oral Implants Res, 2005 ,16(6):639–644

[4] Jemt T, Ahlberg G, Henriksson K, et al. Tooth movements adjacent to single-implant restorations after more than 15 years of follow-up. Int J Prosthodont, 2007, 20(6):626–632

[5] Wiesner G, Esposito M, Worthington H, et al. Connective tissue grafts for thickening peri-implant tissues at implant placement. One-year results from an explanatory split-mouth randomized controlled clinical trial. Eur J Oral Implantol, 2010, 3(1):27–35

[6] Evans CD, Chen ST. Esthetic outcomes of immediate implant placements. Clin Oral Implants Res, 2008, 19(1):73–80

[7] Belser UC, Grutter L, Vailati F, et al. Outcome evaluation of early placed maxillary anterior single-tooth implants using objective esthetic criteria: a cross-sectional, retrospective study in 45 patients with a 2- to 4-year follow-up ssing pink and white esthetic scores. J Periodontol, 2009, 80:140–151

[8] Palacci P, Nowzari H. Soft tissue enhancement around dental implants. Periodontol, 2008, 47:113–132

[9] Saadoun AP, LeGall M, Touati B. Selection and ideal tridimensional implant position for soft tissue aesthetics. Pract Periodontics Aesthet Dent, 1999, 11:1063–1072

[10] Daftary F. Natural esthetics with implant prostheses. J Esthet Dent, 1995, 7(1):9–17

[11] Iasella JM, Greenwell H, Miller RL, et al. Ridge preservation with freeze-dried bone allograft and a collagen membrane compared to extraction alone for implant site development: a clinical and histologic study in humans. Journal of Periodontology, 2003, 74(7):990–999

[12] Palacci P, Ericsson I, Engstrand P. Implant placement//Optimal Implant Positioning and Soft Tissue Management for the Branemark System. Chicago, IL: Quintessence Publishing, 1995

[13] Tarnow DP, Magner AW, Fletcher P. The effect of the distance from the contact point to the crest of bone on the presence or absence of dental papilla. J Periodontol, 1992, 63(12):995–996

[14] Kan J, Rungcharassaeng K, Umezu K, et al. Dimensions of peri-implant mucosa: an evaluation of maxillary anterior single Implants in humans. J Periodontol, 2003, 74:557–562

[15] Choquet V, Hermans M, Adriaenssens P, et al. Clinical and radiographic evaluation of the papilla level adjacent to single-tooth dental implants. A retrospective study in the maxilla anterior region. J Periodontol, 2001, 72:1364–1371

[16] Grunder U. Stability of the mucosal topography around single-tooth implants and adjacent teeth: 1-year results. Int J Periodontics Restorative Dent, 2000, 20(1):11–17

[17] Tarnow DP, Cho SC,Wallace SS. The effect of inter-implant distance on the height of inter-implant bone crest. J Periodontol, 2000, 71(4):546–549

[18] Esposito M, Ekestubbe A, Gröndahl K. Radiological evaluation of marginal bone loss at tooth surfaces facing single Brånemark implants. Clinical Oral Implants Research, 1993, 4(3),151–157

[19] Rose LF. Periodontics: Medicine, Surgery, and Implants. Mosby, 2004

[20] Gomez-Roman G. Influence of flap design on peri-implant interproximal crestal bone loss around single-tooth implants. Int J Oral Maxillofac Implants, 2001, 16:61–67

[21] Scharf DR, Tarnow DP. Modified roll technique for localized alveolar ridge augmentation. Int J Periodontics Restorative Dent, 1992, 12:415–425

[22] Langer B, Calagna L. The subepithelial connective tissue graft, J Prosthet Dent, 1080, 44:363

[23] Langer B, Calagna L. The subepithelial connective tissue graft. A new approach to the enhancement of anterior cosmetics. Int J Periodontics Restorative Dent, 1982, 2:22–33

[24] Langer L, Langer B. The subepithelial connective tissue graft for treatment of gingival recession. Dent Clin North Am, 1993, 37:243–264

[25] Mörmann W, Schaer F, Firestone AR. The relationship between success of free gingival grafts and transplant thickness. Revascularization and shrinkage: a one year clinical study. J Periodontol, 1981, 52:74–80

[26] Sullivan HC, Atkins JH. Free autogenous gingival grafts. I. Principles of successful grafting. Periodontics, 1968, 6:121–129

[27] Östlund SG. The effect of complete dentures on the gum tissue: a histological and histopathological investigation. Acta Odontol Scand, 1958, 16:1–40

[28] Studer SP, Allen EP, Rees TC, et al. The thickness ofmasticatorymucosa in the human hard palate and tuberosity as potential donor sites for ridge augmentation procedures. J Periodontol, 1997;68:145–151

[29] Müller HP, Schaller N, Eger T. Ultrasonic determination of thickness of mastica-tory mucosa: a methodologic study. Oral Surg Oral Med Oral Pathol Oral Radiol Endod, 1999, 88:248–253

[30] Song JE, Um YJ, Kim CS, et al. Thickness of posterior palatal masticatory mucosa: the use of computerized tomography. J Periodontol, 2008, 79:406–412

[31] Barriviera M, Duarte WR, Januário AL, et al. A new method to assess and measure palatal masticatory mucosa by cone-beam computerized tomography. J Clin Periodontol, 2009, 36:564–568

[32] Lee YM-H, Kim CS, Kim DK, et al. Thickness of the palatal masticatory mucosa with reference to autogenous grafting: a cadaveric and histologic study. Int J Periodontics Restorative Dent, 2014, 34:115–121

[33] Reiser G, Bruno J, Mahan P, et al. The subepithelial connective tissue graft palatal donor site: anatomic considerations for surgeons. Int J Periodontics Restor-ative Dent, 1996, 16:131–137

[34] Goaslind G, Roberston P, Mahan C, et al. Thickness of facial gingiva. J Periodontol, 1977,48:768–771

[35] Raetzke P. Covering localized areas of root exposure employing the "envelope" technique. J Periodontol, 1985, 58:397–402

[36] Zabalequi I, Sicilia A, Cambra J, et al. Treatment of multiple adjacent gingival recessions with the tunnel subepithelial connective tissue graft: a clinical report. Int J Periodontics Restorative Dent, 1999, 19:199–206

[37] Blanes RJ, Allen EP. The bilateral pedicle flap-tunnel technique: a new approach to cover connective tissue grafts. Int J Periodontics RestorativeDent, 1999, 19(5):471–479

[38] Allen AL. Use of the supraperiosteal envelope in soft tissue grafting for root coverage. Ⅰ. Rationale and technique. Int J Periodontics Res-torative Dent, 1994, 14:217–227

[39] Tal H, Moses O, Zohar R, et al. Root coverage of advanced gingival recession: a comparative study between acellular dermal matrix allograft and sub-epithelial connective tissue grafts. J Periodontol, 2002, 73:1404–1411

[40] Paolantonio M, Dolci M, Esposito P, et al. Subpedicle acellular dermal matrix graft and autogenous connective tissue graft in the treatment of gingival recessions: a comparative 1-year clinical study. J Periodontol, 2002, 73:1299–1307

[41] Hirsch A, Goldstein M, Goultschin J, et al. A 2 year follow-up of root coverage using subpedicle acellular dermal matrix allografts and subepithelial connective tissue allografts. J Periodontol, 2005, 76:1323–1328

[42] Schlee M, Esposito M. Human dermis graft versus autogenous connective tissue grafts for thickening soft tissue and coveringmultiple ginigival recessions: 6months results from a preference clinical trial. Eur J Implantol, 2011, 4(2):119–125

[43] BioHorizons website. Processing information on alloderm. On-line at: https://shop. biohorizons.com/Extranet/imagehandlerforexternalwebsite.ashx? Document ID =38898

[44] Goaslind G, Roberston P, Mahan C, et al. Thickness of facial gingiva. J Periodontol, 1977, 48:768–771

[45] El-Sharkawy H, Kantarci A, Deady J, et al. Platelet-rich plasma: growth factors and pro- and anti-inflammatory properties. J Periodontol, 2007, 78(4),661–669

[46] Palacci P. Peri-implant soft tissue management: papilla regeneration technique. In: Optimal Implant Positioning and Soft Tissue Management for the Brånemark System. Chicago, IL: Quintessence Publishing, 1995: 59–70

（周 乔 译）

第30章　牙种植软组织移植并发症的防治

Edgard El Chaar, Sarah Oshman**

引 言

本章将对种植修复体周围的软组织并发症处理进行讨论。种植修复体周围的并发症可以分为炎性并发症和美学并发症两种，实际上炎性病变常引起美学上的问题。炎性并发症包括种植体周围黏膜炎和种植体周围炎，在尝试纠正由疾病过程导致的美学缺陷前，必须解决这些疾病的诊断和治疗。单纯的美学并发症不存在炎症，往往是由种植体定位、修复问题或软硬组织不足造成的结果。虽然在种植体植入前，最好应确保正确的种植体定位和足够的软硬组织，但并非所有病例都能尽如人意，总会存在一些种植修复环境的不足。在面临这些并发症时，为了重新获得更好的植入位点或在再次种植前重建牙槽骨位点，宁可取出一个骨结合成功的健康种植体，也不愿通过手术掩饰或纠正软硬组织的问题。然而，这种从头开始处理种植并发症病例的方法通常并不是一种最佳的选择。在选择治疗方案时需要考虑一个重要的事实，取出种植体后重新植入需要多次手术，不仅耗时而且会造成新的创伤，加之多次手术后组织的愈合通常是纤维性的，不但难以处理且会减少血供，这反而会造成种植成功率的降低。对于术者来说，应该准备一些替代处理方案，而非总是按照最初的手术设计方案重启治疗程序。本章下文将讲述包括病例展示和种植位点软组织并发症的处理方法，也将阐述如何区分炎性和非炎性并发症，并分别介绍二者的处理原则。最复杂的失败病例往往是炎性并发症。在这个部分中，笔者将通过3个病例报道讨论这些并发症的诊治，以及如何重建它们所引起的缺损。

炎性并发症的诊断 / 治疗

种植体周围炎和种植体周围黏膜炎是用于描述种植体周围炎性病变的诊断术语。种植体周围黏膜炎是涉及种植体周软组织的炎症，种植体周围炎是同时涉及种植体周围软、硬组织的炎症，后者伴随着软组织炎症导致的牙槽嵴顶丧失，因而有别于种植体周围黏膜炎[1]。种植体周围炎的诊断基于临床观察到的探诊出血或探触诊流脓，以及放射学对牙槽嵴骨水平的分析[1]。种植体周围炎的诊断不能照搬天然牙牙周疾病诊断所用的一套客观标准，通过探诊评估种植牙周围的附着丧失并非有效的诊断手段。种植体周围探诊的有效性存在争议，因为种植体周围的纤维排列和长入方式与天然牙不同[2-3]。探针的穿透深度高度依赖于力的大小，在种植体周围探诊时，穿透深度最大可到牙槽嵴顶上方 0.2mm[4]。因此，种植体周围炎和种植体周围黏膜炎的诊断应主要依赖软组织的临床观察和影像学检查。如果临床医生判断种植体周软组织并发症为炎性的，则有必要在美学缺陷的修复处理前首先关注和处理炎性疾病。

第 6 届欧洲牙周病学研讨会提出过一个共识声明：种植体周围炎的成功治疗必须是外科性质的[5]。种植体周围炎手术治疗的首要目标应该包括：炎症的消除和支持骨的保存，同样也包括种植体表面的去污和清创。在下列病例中通过种植体成形术进行去污和清创，因为这种技术可以提高感染种植体的存活率。在纠正软硬组织缺陷前，通过种植体成形术治疗种植体周围炎的另一个原因是，在感染的种植体周围进行成功的 GBR 和骨再结合，需要通过适当方法清理感染的种植体表

*New York University, College of Dentistry, New York, USA

面[6-7]。临床医生应该根据具体情况来决定，是否通过手术进行治疗而非重新植入新的种植体。以下治疗方案不建议用于松动或失败的种植[8]。在美国牙周病学会第100次会议中的一张海报中提出，当诊断为种植体周围炎时应按照以下外科程序进行手术治疗[9]。

1. 清创。

2. 缺损评估。

3. 种植体成形术。

4. 用磷酸去污。

5. 对于适当的骨缺损用纯松质骨和心包膜进行骨移植，必要时进行骨成形术。

软组织移植的技术方法和适应证在前面的章节中已经做过介绍，它既可以与前述的清创重建手术一起进行，也可以在解决了种植体周围炎后单独进行。

病例报道
▶ 病例 1

患者，女性，59岁，在下颌右侧尖牙和第一前磨牙的种植体颊侧位点发现脓性渗出物。口内检查发现角化组织缺乏及龈缘退缩（图30.1）。处理该病例的一种选择是取出种植体，在一个更加可控的位置预备种植窝，重新植入新的种植体。这种选择需要拆卸并更换植入整个修复桥体，同样患者承担巨大的经济和时间损失。因此，采用了另一种更加保守的方式，即通过手术治疗炎症

病变，并通过软硬组织移植修复缺损。手术仅需一次完成，且不必拆卸患者现有的修复体。

翻起全厚黏骨膜瓣，直视下确认种植体部分超出颊侧骨壁。存在两个骨内缺损（被分类为三壁牙周缺损）分别存在于近中和远中（图30.2，30.3）。

种植体表面粗糙，由于存在脓液因而被认为存在污染。在这类情况下，第一步是去除种植体周围的感染。在这一步骤中，采用种植体成形术和磷酸表面处理，随后用生理盐水进行冲洗。种

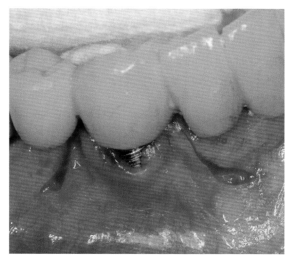

图30.2　治疗程序于清创和全厚瓣的提升开始

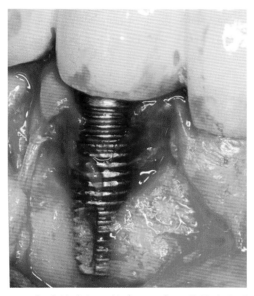

图30.3　当对瓣进行了提升，证实了种植体位于骨窝的外面。注意骨缺损存在于种植体的近中和舌侧。对这个区域进行清创为种植体成形术做准备

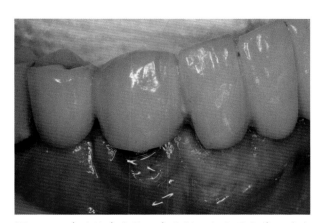

图30.1　有脓性渗出物且在右侧下颌尖牙和第一前磨牙之间的种植体颊侧缺乏角化组织伴随的退缩，通过对种植体的去污及结缔组织移植进行治疗

植体成形术是通过物理方法去除表面的玷污层，创造一个光滑的表面。利用磷酸重新酸蚀种植体的表面，形成较小的粗糙度。对污染种植体表面的处理将有助于为组织的再生创造一个可控的环境（图30.4，30.5）。

将一种矿化的同种异体疏松骨植入到近远中的骨内缺损中（图30.6）。图30.6中清晰地显示，血液充盈到松质骨移植材料的间隙中。血液和移植物的混合将形成血凝块和支架，这对于伤口的愈合和组织的再生是必要的。

完成植骨后，在腭部取长20mm×宽10mm的结缔组织覆盖治疗区（图30.7），使用5.0可吸收薇乔线，将软组织移植物间断缝合固定于受区牙间乳头。黏骨膜瓣通过拉伸和冠向复位完全覆盖术区。进行术后指导和抗菌治疗，服用止疼药（图30.8）。

如3年后随访的照片所示，通过治疗在种植体周围形成了一种瘢痕性质的角化组织，成功地实现了种植体的完全覆盖（图30.9）。术后2个月，严格要求患者每3个月进行一次随访和牙周维护。

在讨论更多的病例之前，先分析一下在本病例中治疗计划和外科手术方案的确定，如何影响到最终效果的成功。成功的治疗取决于正确的诊

断、治疗计划和手术目标的设定。在这个病例中观察到同时存在炎性和美学并发症。正确的临床检查和诊断揭示了引起炎性和美学并发症的原因：同时存在种植体植入位置不良和角化组织缺

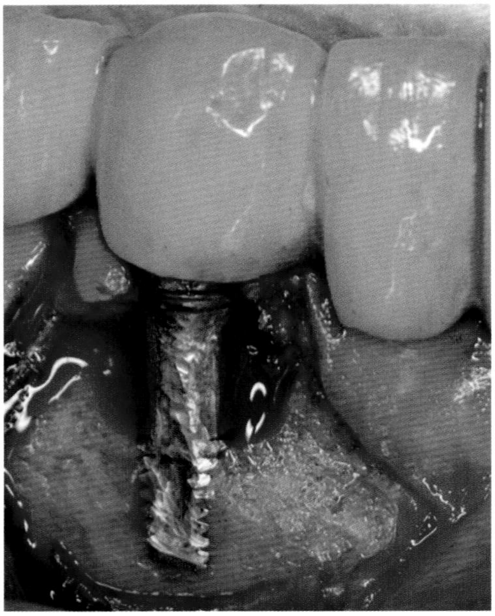

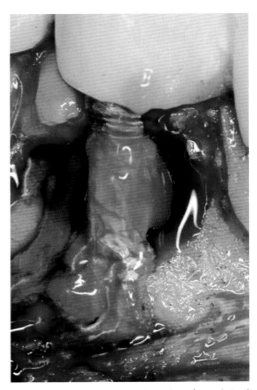

图30.5　种植体成形术后，对种植体表面进行磷酸酸蚀处理，然后彻底地用生理盐水冲洗

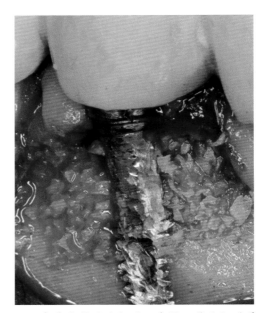

图30.6　在骨内袋的缺损近远中植入异体松质骨，注意在骨粉间隙内的血液渗入，使白色的植入材料完全呈现出红色调

图30.4　在所有种植体暴露的区域应用高速手机和冲洗性种植体成形术

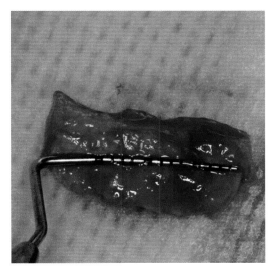

图 30.7　从腭侧获得厚的结缔组织移植物，用于覆盖缺损

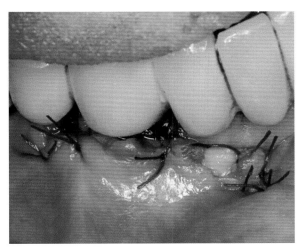

图 30.8　提升瓣覆盖供体组织，将瓣和移植物缝合到位

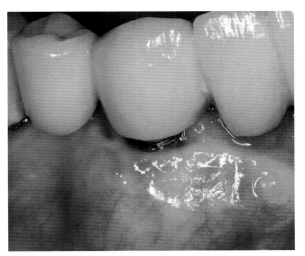

图 30.9　3 年的随访表明种植体周围存在厚的、牢固的粉红色健康组织

乏两个问题。治疗的目标是消除存在的炎症和增加软组织量，从而防止炎症的复发并纠正由炎症引起的组织缺损。手术治疗方案的选择正是基于这些治疗目标的确定。

为了达到手术的第一个目标——消炎，需要翻起全厚瓣为清创和去污提供入路。清创和去污完成后，需要对该区域进行评估以做出选择，以便实现下一个手术目标——软组织的重建。在本病例中，种植体双侧均存在牙周骨内缺损，因此制订出了用矿化同种异体松质骨进行硬组织再生增量的手术计划。两壁骨缺损有着包容移植物并为其提供血液滋养的能力[10]。我们在选择骨移植物时有意挑选了矿化的同种异体松质骨移植物。在本病例中，临床医生之所以选择了矿化的同种异体松质骨而非同种异体皮质骨移植物，一是由于前者的密度较低，二是它可以更多地吸附血液，从而更好地保障骨的再生愈合[11]。出于移植物血供的考虑，临床医生没有在骨移植物上方选择覆盖可吸收屏障膜。在骨再生治疗中，一般推荐使用可吸收屏障膜来包容骨移植物并防止软组织的长入。但在本病例中，在骨面上和结缔组织下放置屏障膜会阻断来自于支持骨的血供并干扰结缔组织瓣的愈合[12-13]。在本病例中，所有治疗方案的选择都是基于对诊断、外科目标、血供及伤口愈合的综合考虑，唯有如此才能得到成功的治疗效果。

▶病例 2

患者，女性，49 岁，右侧上颌第一前磨牙的种植体存在黏膜炎症（图 30.10）。临床检查该区域角化组织缺乏，可透出金属色泽，在进行牙周探诊时患者表现出疼痛症状。在修复医生拆除右侧上颌第一前磨牙种植体牙冠并安装覆盖螺丝后，发现该种植体植入方向可能偏颊并有可能位于骨性窝洞之外（图 30.11）。针对该患者存在两种治疗方案：一个是取出种植体并重建位点，植入新的牙种植体；另一个是在颊侧增加结缔组织量。患者最终选择了第二个方案，决定采取经我们改良过的软组织卷瓣技术来增加角化组织量，这一技术已在第 29 章阐述过。

按照改良卷瓣技术要求进行梯形瓣的测量，在颊腭侧做切口制备所需的软组织瓣形状（图30.12）。于软组织瓣蒂部翻开全厚瓣，用新的

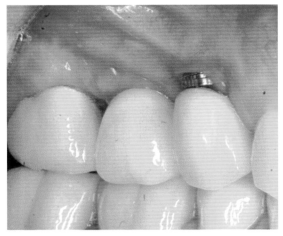

图30.10　角化组织缺乏，在此区域进行牙周探诊时表现出疼痛，在右侧上颌第一前磨牙种植体透出金属色。临床上，表现为种植体位于颊侧和骨窝外。这个区域通过改良结缔组织反转技术进行治疗

15C刀片进行去表皮处理。在缺乏颊侧骨的种植体表面制备颊侧软组织袋，并在该区域进行种植体成形术，尽力消除种植体表面的污染，用磷酸酸蚀40s，并用生理盐水进行冲洗（图30.13）。

完成种植体暴露表面的清洁后，将梯形蒂插入颊侧瓣下方。首先在蒂部的根尖近远中位置进行缝合，然后在冠方平面同时进行固定（图30.14)。供区用可吸收的胶原基质进行覆盖，用含丙烯酸甲酯的胶水在其边缘进行固定（图30.15)。手术后即刻在种植体上方安装临时冠（图30.16）。

改良卷瓣技术可以大大提升软组织厚度和角化组织量（图30.17）。术后8周时，待软组织稳定后重新制作最终修复体。图中展示了重新修复5年后颊舌侧位点的临床状态（图30.18）。

通过对本病例的分析，不难得出治疗最终取得成功背后的原因。需要注意的是，种植体周围的炎性并发症来源于种植体定位的错误和角化组

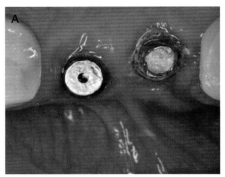

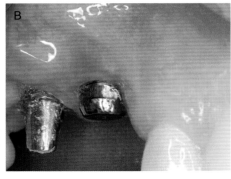

图30.11　修复医生取出修复体，在上颌第一前磨牙和第二前磨牙用愈合基台替代修复体

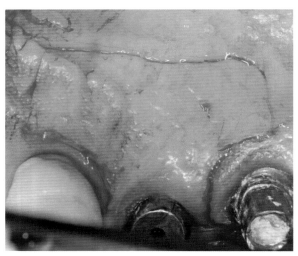

图30.12　梯形的测量用于实施改良结缔组织反转技术，在颊、腭侧做切口复制所需的形状

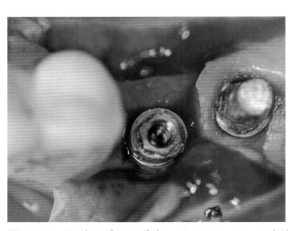

图30.13　提升全厚瓣的蒂部，使用新的15C刀片对瓣进行去表皮化。准备颊侧袋暴露缺乏颊侧骨的种植体表面。在这点上，进行种植体成形术对表面进行消毒，尽量彻底，用磷酸酸蚀40s及用生理盐水进行冲洗

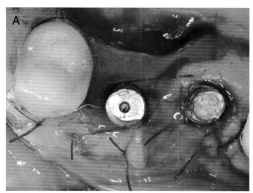 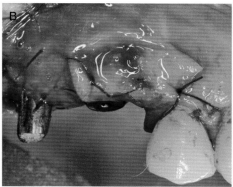

图 30.14　在完成种植体暴露表面的清洁后，将梯形蒂内卷至颊侧瓣下方，并分别在蒂的根方和冠方平面进行近远中部位的固位缝合

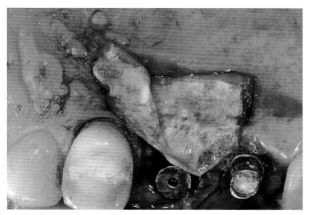

图 30.15　供区的位点用可吸收的胶原基质进行覆盖，用含丙烯酸甲酯的胶水稳定边缘

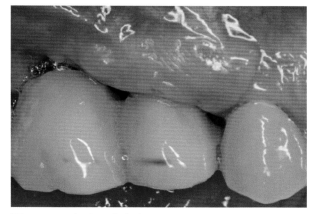

图 30.17　术后 8 周随访

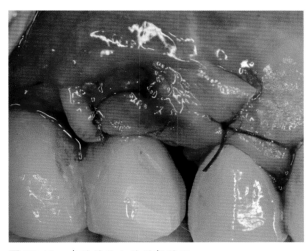

图 30.16　在种植体上放置暂时冠

织的缺乏。在本病例中，我们将炎症的消除和薄龈型软组织美学问题的纠正抽象为两大治疗目标，即消炎和软组织增量。第一个目标：消炎，通过采用前述的感染种植体表面的治疗方案达到目标。第二个目标：软组织增量，采用带蒂软组织瓣移植达到此目标。移植的结缔组织瓣一般通过其下方的骨面获得血供，但是在本病例中结缔组织瓣被同时放在血管化的骨和非血管化的种植体表面[14]。为了提高移植物的成功率，补偿因种植体表面存在而引起的血供减少，我们选择了带蒂移植瓣[15]。注意在软组织瓣移植时需保留全层厚度，以防止干扰带蒂瓣的内部血供。此外，还制备出全厚软组织袋，已保证结缔组织瓣与下方的骨发生直接接触，同时也保留了瓣内的骨膜上毛细血管床，从而保障了带蒂瓣的第三种血供来源[13,16]。移植物的三种血供来源分别为：覆盖在上方的黏骨膜瓣、带蒂瓣的基底部及在其下方的骨。需要特别注意的是，在这类病例中三种血供的来源对伤口成功愈合和最终良好治疗效果的重要意义。最后需要指出，选择梯形设计的带蒂瓣是因为它能够使缺损区域得到最广泛的覆盖，让移植组织融入周围的区域内而不出现明显分界的肿块，后者常见于由 Scharf 和 Tarnow 提出的经典卷瓣技术中[17]。

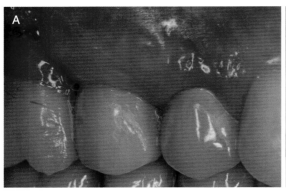

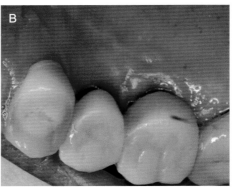

图30.18 修复后5年的随访。对比术前的照片，注意右侧上颌第一前磨牙区域种植体的坚韧的、粉红色的、较厚的健康组织

▶病例3

在本病例中，患者左上颌中切牙为牙种植体。临床检查发现薄生物型龈且龈缘根方约4mm中部的颊侧软组织裂口（图30.19）。患者诉该部位无松动、不适。X线检查显示种植体周围有明显透射影（图30.20）。患者表示经济困难，要求节省种植体和修复体费用。本病例的手术目标是增加左上颌中切牙种植体颊侧部位的软组织覆盖量，纠正并预防未来的软组织并发症，消除任何可能导致种植体周围放射性透射影即骨丧失的炎症。本病例采用的治疗方案为隧道技术，即对暴露的种植体表面进行手术清创后，将腭侧获得的自体结缔组织瓣植入到颊侧瓣下方。

如前所述，这种技术报道于20世纪90年代中期，在天然牙周的临床应用中取得了非常巨大的成功[18-20]。该技术的难点在于要制备出一个足以通过厚结缔组织瓣的袋状结构，而不会导致瓣的穿孔或牙间龈乳头的撕裂。在文献中描述了许多改良的隧道技术，近年来主要采用同种异体真皮移植，但也可使用自体的结缔组织瓣[21]。该技术应用异体或自体移植物，对于天然牙周围的Miller Ⅰ类和Ⅱ类牙龈退缩都可获得令人满意的矫正效果[21]。在该病例中，天然牙周围没有牙龈萎缩，且种植体部位牙龈穿孔处的相邻天然牙具有良好的牙周支持组织。本病例实施隧道技术的挑战在于，在为种植体周软组织移植建立足够大的袋状结构时需避免导致邻牙的牙龈萎缩。

在距种植体邻牙近中牙间龈乳头5mm处做

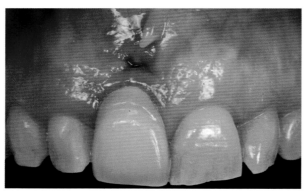

图30.19 左上颌中切牙种植体部位存在一颊侧组织裂口和薄生物型龈。本病例采用隧道技术，暴露的种植体表面手术清创后，将从腭侧获得的自体结缔组织瓣塞入颊侧瓣的下方

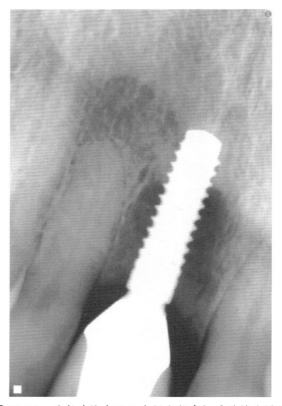

图30.20 放射片检查显示左侧上颌中切牙种植体周围明显的透射影

5mm 长的垂直切口。采用精细的外科骨膜剥离子翻开全厚袋状瓣，越过膜龈联合分离袋状瓣并向侧方延伸，为结缔组织瓣进入通道提供充足的活动性（图 30.21）。

通过垂直切口和颊侧中部的牙龈穿孔到达种植体表面，检查种植体上方区域并小心翼翼地进行种植体成形术。将磷酸涂布在磨光的种植体表面，酸蚀 40s，用生理盐水冲洗（图 30.22~30.24）。

接下来，测量结缔组织瓣移植所需要的尺寸。选择患者左侧上颌第一前磨牙远中牙列部分缺损区获取结缔组织瓣。获得适当大小的结缔组织移植瓣，在瓣的边缘穿过一条 5-0 薇乔线，通过右侧的垂直切口将其拉入至隧道下方（图 30.25~30.28）。结缔组织瓣就位后行间断缝合固定。颊侧中部的牙龈组织穿孔用 peri-acryl 胶进行封闭（图 30.25~30.28）。

手术 8 周后，图中显示软组织已愈合（图 30.29）。术后 6 个月，拍摄 X 线片显示新骨形成，透射区密度增高（图 30.30）。临床检查发现软组织穿孔处闭合，但裂口区软组织仍比邻牙较薄（图 30.31），这是因为牙种植体颊向倾斜。此时，严格要求患者每 3 个月复诊 1 次，预防炎症复发。

下面将讨论本病例在治疗期间所制订的方案，以及它们是如何影响到治疗效果的。再强调一次，为了制订既能消除病因又能纠正现存风险

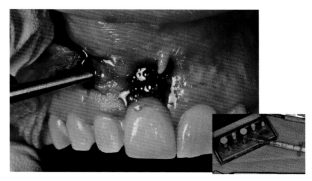

图 30.23 磨光成形后种植体表面并用大量的生理盐水冲洗

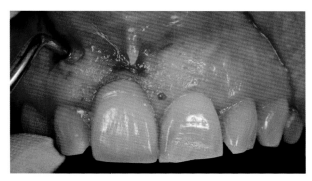

图 30.21 在距种植体相隔一颗牙的近中牙间龈乳头 5mm 处做 5mm 的垂直切口。采用手术骨膜剥离器翻开全厚袋状瓣，分离盲袋越过膜龈联合并向侧方延伸保证结缔组织移植通道充足的活动性

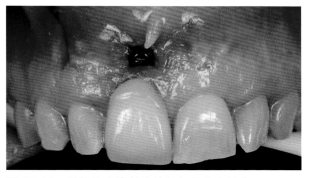

图 30.24 图片展示清创后的组织瓣和种植体

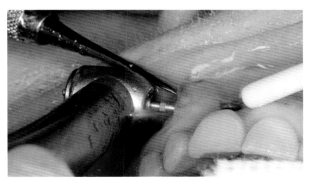

图 30.22 使用带有冲洗和高速手机的金刚砂车针通过隧道所做的切口小心地进行种植体磨光成形术

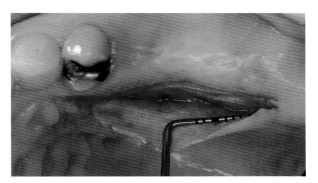

图 30.25 前磨牙区单个腭侧切口用于获得结缔组织移植瓣

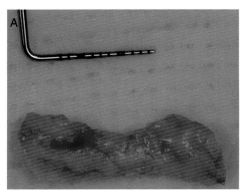

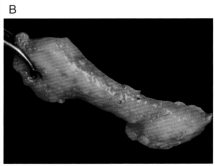

图 30.26 从腭侧获得的厚的结缔组织移植瓣

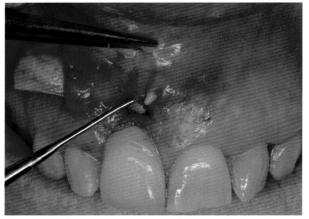

图 30.27 在移植瓣的一侧末端穿有一条 5-0 薇乔线的帮助下，移植瓣通过垂直切口和现有的裂口被小心地放入移植部位

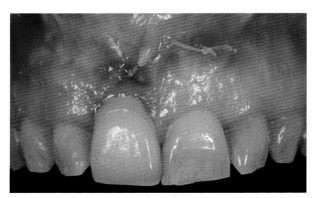

图 30.29 术后 8 周的临床照片

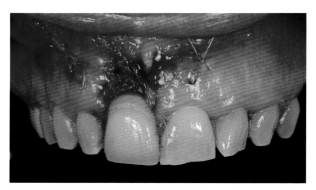

图 30.28 缝合移植瓣和关闭垂直切口，颊侧中部裂口用 peri-acryl 胶封闭

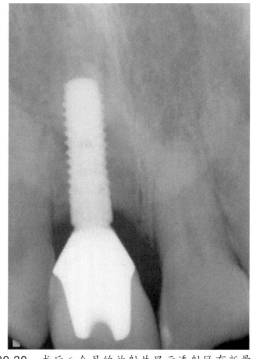

图 30.30 术后 6 个月的放射片显示透射区有新骨形成且透射区密度增高

的手术目标，临床医生必须明确诊断种植体周围软组织畸变的潜在病因。种植体周围炎的发生归因于种植体位置的不正确和角化组织的缺乏。本病例的手术目的是应用种植体清创原则消除现有的炎症，并通过结缔组织移植进行软组织增量。

本病例运用种植体清创原则消除了现有的感染和炎症，又同时运用结缔组织瓣和隧道技术进

行了软组织的增量。使用全厚隧道瓣是因为它能够稳定结缔组织瓣并提供充足的血供。与覆盖的黏骨膜组织瓣一样，结缔组织瓣从邻牙区暴露的

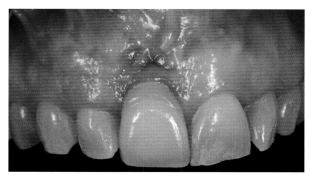

图 30.31　术后 6 个月的临床照片：注意到在之前的裂口部位，裂口已关闭，周围组织也已增厚，但是仍然有组织形态学的下沉

骨面和种植体暴露表面的周围区域获得血供。对隧道瓣进行全厚设计并将其延伸至邻牙区域，可以增加结缔组织瓣和与其下方骨面的接触面积。在暴露的种植体区域，软组织移植瓣不能完成再血管化，因此为了提高移植瓣的存活率，可以增加与血供区域直接接触的组织瓣大小并将移植床延伸至邻牙。在本病例中，移植瓣被直接放在颊侧皮质骨上能够得以存活的原因在于，皮质骨内含有的哈弗斯管直接与其下方血供丰富的松质骨相通，且 2~4d 后哈弗斯管就会发生内吸收并造成管径的增大，允许血液从骨髓内流出到组织瓣中[22]。在愈合早期，下方骨来源的血供还较少，此时结缔组织瓣更加依赖于覆盖黏骨膜瓣的血供。为了增加组织瓣的血液供应，选用隧道技术而不是开放性组织瓣的原因是由于隧道瓣具有可收缩性。尽管面临种植体暴露部位的血供缺乏和覆盖瓣穿孔的挑战，但只要通过适当维护可预防种植体部位未来炎症的发生，结缔组织瓣便能存活并持续生长。

总　结

以上 3 个病例分享了一个共同的主题：牙种植体植入的偏差和软硬组织支持的缺乏将导致种植体周围炎症的诱发。遵循前面章节中所描述的种植体植入基本原则，所有这些病例的并发症本可以避免。犯错是可以理解的，但是需要对这些错误进行适当的处理。对于并发症发生后的处理，需要基于每一个病例的实际情况来衡量拔除并替

换种植体的利弊。补种 1 例不成功的种植病例存在很多风险，更需要花费大量的时间和费用，但也应注意到通过上述方法进行手术矫正同样也存在很高的技术敏感性。这要求临床医生既要有很高的手术技能，还必须对炎症和创伤愈合的过程进行深入的理解。为了预防复发，在矫正所造成的损害之前，应该进行正确的诊断并彻底消除炎症。建议任何一位手术医生都应当仅仅在熟练掌握了软组织处理方法及理解了创伤愈合和血管形成过程之后再采取上述的技术。在之前的三章里，笔者已经详细阐述了种植体周围软组织移植的技术细节。每一位临床医生都应将其作为一个完美的出发点，在临床操作中灵活掌握所有的种植体覆盖技术。

参考文献

[1] Mombelli A, Lang NP. The diagnosis and treatment of peri-implantitis. Periodontology, 2000, 1998, 17(1):63–76
[2] Bauman GR, Rapley JW, Hallmon WW, et al The peri-implant sulcus. The International Journal of Oral and Maxillofacial Implants, 1993, 8(3):273–280
[3] Ericsson I, Lindhe J. Probing depth at implants and teeth. An experimental study in the dog. J Clin Periodontol, 1993, 20:623–627
[4] Mombelli A, Muhle T, Frigg R. Depth-force patterns of periodontal probing. Attachment gain in relation to probing force. J Clin Periodontol, 1992, 19:295–300
[5] Lindhe J, Meyle J. Peri-implant diseases: Consensus Report of the Sixth European Workshop on Periodontology. J Clin Periodontol, 2008, 35(s8):282–285
[6] Persson LG, Berglundh T, Lindhe J, et al. Re-osseointegration after treatment of peri-implantitis at different implant surfaces. An experimental study in the dog. Clin Oral Implants Res, 2001, 12(6):595–603
[7] Persson LG, Ericsson I, Berglundh T, et al. Guided bone regeneration in the treatment of periimplantitis. Clin Oral Implants Res, 1996, 7(4):366–372
[8] Albrektsson T, Zarb G, Worthington P, et al. The long-term efficacy of currently used dental implants: a review and proposed criteria of success. Int J Oral Maxillofac Implants, 1986, 1(1):11–25
[9] Soltani L, Oshman S, El Chaar E, et al. Peri-implantitis Novel Treatment Protocol. San Fransisco, CA: Poster presentation AAP, 2014
[10] Kim CS, Choi SH, Chai JK, et al. Periodontal repair in surgically created intrabony defects in dogs: influence of the number of bone walls on healing response. J Periodontol, 2004, 75:229–235
[11] Nunamaker DM. Experimental models of fracture repair. Clin Orthop Rel Res, 1998, 355Suppl:S56–65

[12] Guiha R, Khodeiry SE, Mota L, et al. Histological evaluation of healing and revascularization of the sub-epithelial connective tissue graft. J Periodontol, 2001, 72(4):470–478

[13] Oliver RC, Loe H, Karring T. Microscopic evaluation of the healing and revascularization of free gingival grafts. J Periodont Res, 1968, 3:84–95

[14] James WC, McFall WT Jr. Placement of free gingival grafts on denuded alveolar bone-Part Ⅰ: Clinical evaluations. J Periodontol, 1978, 49(6),283–290

[15] Mörmann W, Ciancio SG. Blood supply of human gingiva following periodontal surgery: a fluorescein angiographic study. J Periodontol, 1977, 48(11):681–692

[16] Lindhe J, Lang NP, Karring T. Clinical Periodontology and Implant Dentistry. John Wiley & Sons Ltd, 2009

[17] Scharf DR, Tarnow DP. Modified roll technique for localized alveolar ridge augmentation. Int J Periodontics Restorative Dent, 1992, 12:415–425

[18] Zabalequi I, Sicilia A, Cambra J, et al. Treatment of multiple adjacent gingival recessions with the tunnel subepithelial connective tissue graft: a clinical report, Int J Periodontics Restorative Dent, 1999, 19:199–206

[19] Blanes RJ, Allen EP. The bilateral pedicle flap-tunnel technique: a new approach to cover connective tissue grafts. Int J Periodontics Restorative Dent, 1999, 19(5):471–479

[20] Allen AL. Use of the supraperiosteal envelope in soft tissue grafting for root coverage. Ⅰ. Rationale and technique. Int J Periodontics Restorative Dent, 1994, 14:217–227

[21] Tal H, Moses O, Zohar R, et al. Root coverage of advanced gingival recession: a comparative study between acellular dermal matrix allograft and sub-epithelial connective tissue grafts. J Periodontol, 2002, 73:1404–1411

[22] Wilderman MN. Exposure of bone in periodontal surgery. Dent Clin N Am, 1964, 8:23–36

（付 钢 译）

第七篇

牙种植术中的组织工程

第 31 章　原位组织工程牙槽骨增量

*Robert E. Marx**

引　言

原位组织工程是指不通过自体移植而直接使缺损处组织再生的方法。在骨增量方面,它能够满足种植体的理想植入标准,具体如下。

1. 骨质完好,无非活力骨颗粒残留。

2. 高度足够(至少有 10mm 植入长度)。

3. 宽度足够(没有进行皮质骨切开的情况下,至少 4mm 植入宽度)。

4. 骨密度足够,可获得初期稳定性。

原位组织工程,如同其他所有的组织工程一样,必须结合有组织再生能力的细胞,黏附于支架上,通过信号促进增殖和分化[1-2]。细胞、支架、信号常被称为组织工程三角(图 31.1)[3]。在骨增量中,经典的组织工程三角通过结合富血小板血浆(细胞)和重组人类骨形成蛋白 –2/ 可吸收胶原海绵(信号)及冻干同种异体松质骨颗粒(CCFDAB)。宿主骨的缺损区需提供富血小板血浆(PRP)中的骨原细胞和干细胞,PRP 中的细胞黏附分子(纤维蛋白、纤连蛋白和玻连蛋白)共同作用为骨再生建立支架[4-5]。

牙种植中牙槽嵴增量的外科手段(垂直和水平)

一般考虑

1. 因为不需要切取自体骨,原位组织工程移植可在局部麻醉或静脉麻醉下进行。

2. 由于必须维持原位组织工程移植物颗粒结构的空间,所以在愈合过程中须保持稳定,防止咬合力和(或)临时修复体的压力,可应用强化膜、钛网或可吸收网[6]。

3. 原位组织工程中骨再生是可预测的,而软组织愈合不可预测。术中应该意识到骨量不足往往伴随着软组织的不足。软组织通常会发生收缩、瘢痕、血供差。拔牙、前期牙周炎症和翻瓣过程都会损伤骨膜,因此骨膜的成骨和成血管功能并不可靠。外科医生必须广泛地潜行分离黏膜,妥善设计切口,以获得无张力的一期缝合(图 31.2、31.3)。

4. 对牙槽嵴增量涉及的 3 颗牙位区域或较少的病灶缺损,使用 3mL 的 PRP 即可足够,这就需要通过静脉切开术获得 20mL 的全血。使用指南中每个牙位需要 1mL 的富血小板血浆。当区域大于 3 颗牙位区域,应该使用 7mL 或 10mL 的 PRP,则需要通过静脉切开术获得 60mL 的全血。

5. 每个牙位使用 0.5mg 的重组人类骨形成蛋白 –2/ 可吸收胶原海绵(rhBMP-2/ACS)是正确的和最节省成本的方式[7]。最小的商用 rhBMP-2 / ACS 剂量是 1.05mg,可用于 1~2 个植骨牙位。2.1mg 的 rhBMP-2/ACS 可用于 3~4 个牙位。

6. 作为基质,松质骨矿化同种异体骨颗粒优于脱矿异体骨、皮质骨和异种骨。这是由于同种异体松质骨表面积大,具有黏附纤维蛋白的细胞黏附分子、纤连蛋白和玻连蛋白的能力[7]。

上下颌骨增量的特殊方法

用于制备富血小板血浆(PRP)的静脉血最好在手术前立即抽取,如果患者需要经静脉药物镇静,也可利用建立的静脉通道直接获取。建议通过双旋(double-spin)离心设备(如 Harvest-Terumo, Denver, CO)进行 PRP 的提取,该设备已被证实可收集到充足的血小板,使干细胞的增殖

*Division of Oral and Maxillofacial Surgery, University of Miami Miller School of Medicine, Miami, Florida, USA

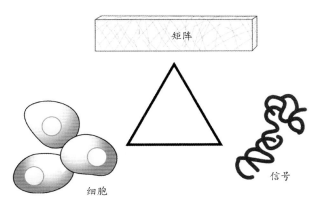

图31.1 经典的组织工程三角要求细胞－信号－矩阵共同完成再生组织

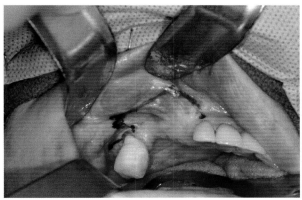

图31.2 切口的设计避开了牙槽嵴的瘢痕降低了伤口开裂的风险

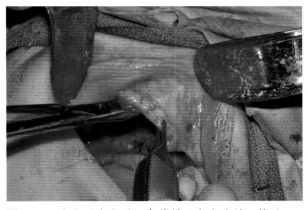

图31.3 充分游离黏膜以求获得无张力的创口封闭

速率提高4~7倍。

临床上最常使用牙槽嵴正中切口，但该切口可能遗留瘢痕、干扰血运，且切口位于水肿期的中心部位（图31.2）。笔者更倾向于采用前庭沟切口，该切口便于减张、血运良好、无瘢痕。

* 译者注：在黏骨膜瓣的基底部

在剥离黏骨膜瓣时，应从手术区域的牙槽骨唇侧面、牙槽嵴顶及腭侧进行骨膜的剥离。当骨面残留部分骨膜瘢痕时，应当使用球钻谨慎地将其去除；同时，在骨面使用球钻还能起到表面粗化的作用，而非去除骨皮质或在骨皮质上钻孔。翻瓣要尽可能地充分，以创造足够的可容纳钛网或加强膜的空间（图31.4）。

在放置钛网或加强膜之前，最好先进行瓣的潜行剥离以便于最终的关创（图31.3）。借此，可以为钛网或加强膜的反复插入创造最佳的入路，并在关瓣前找到和控制出血点。首先，在黏骨膜瓣的组织面做一条骨膜切口 *，然后使用组织剪在黏膜下（骨膜上）进行大幅度的潜行钝性剥离，最后在获得的空间内用组织剪进行锋利的切割。需要注意的是，剥离平面应该位于颊肌浅层、黏膜深层（图31.3）。通过对黏骨膜瓣的减张操作，能够避免手术后由于脸颊运动对伤口缝合处组织的牵拉。

随后放置钛网或加强膜。在此同时，手术团队的一名成员应该从离心装置里取出PRP，将PRP与CCFDAB进行混合，使细胞黏附分子黏附到同种异体骨的骨小梁网表面。混合5mL 10%氯化钙和5000单位局部牛凝血酶，吸取5滴该混合物激活PRP。该过程可刺激血小板分泌大量生长因子到周围移植材料中。如今牛凝血酶用途广泛且安全。20世纪90年代中期，一些牛凝血酶产品被因子Va污染，产生抗体，与人的因子Va交叉反应，导致一种罕见的群体大出血[8]。从1998年开始，净化的牛凝血酶消除牛的Va因子，即消除了这一并发症。

笔者经常使用可吸收网（如Resorb-X,KSLMartin, Tuttlingen, Germany）。该网硬度可以保持6个月，在6~9个月慢慢地吸收，不需过度水解，其优点是不需要再次翻瓣取除金属网，也消除了金属网和增强膜固有回缩对创口的继发张力（图31.5）。

为了让钛网/增强膜与术区达到理想的拟合状态，在移植物植入前应先将其在术区原位或经过消毒的预成（颌骨）模型上进行塑形。可吸收

315

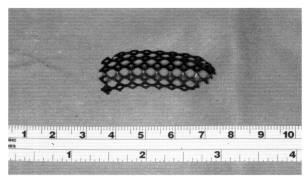

图 31.4 钛网支架床塑形为理想的牙槽嵴形态，为移植物骨再生获得良好的形态与足够的空间

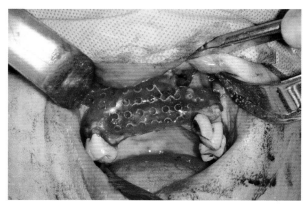

图 31.5 按比例混合聚乳酸/聚乳酸－聚乙醇酸共聚物的可吸收基床，为移植物获得良好的形态与足够空间的同时，不会对骨再生产生负面影响，也避免了在种植体植入过程中需要取出基床

聚合板（聚乳酸－聚羟基乙酸聚合物）可以先在热水浴中浸泡塑形，再放到术区在温水冲浴下进行精细的原位调整。

完成了 PRP 和 CCFDAB 的混合后，在进行钛网或增强膜的原位拟合时，进行 rhBMP-2/ACS 的预备。将适量的无菌水加入 rhBMP-2 冻干粉的瓶中，使其完全溶解。需严格按包装上的规定量加入无菌水，若剂量有误或加入其他液体（如生理盐水、D5W 等），都会改变溶液的 PH，并降低 rhBMP-2 的生物活性[9]。此外，rhBMP-2 是具有特定三级结构的蛋白质。因此，为了使冻干粉溶解而不破坏其活性位点，应该轻柔地回荡而非摇晃瓶子。rhBMP-2 干粉完全溶解后，将其均匀地滴加于可吸收（脱细胞）的胶原海绵（ACS）上（图 31.6），静置 15min，约 95% 的蛋白质结合于海绵上（图 31.7）。之后，将 rhBMP-2/ACS 切成约

5mm×5mm（图 31.8A）的小方块，将其与激活后的 PRP-CCFDAB 进行充分的混合（图 31.8B）。

此时，支架与移植物完成复合，组织工程的三要素皆已具备（图 31.9）。使用 1.5mm 钛钉进行支架的固定，若使用可吸收支架材料需要"超声波焊接螺钉"（sonic welt screw）。同类的复合移植材料也可用于其他骨缺损或上颌窦提升区域。

冠向推进黏骨膜瓣使其充分覆盖移植物，联合"水平褥式缝合法"与"连续锁边缝合法"进行双层缝合关创 (图 31.10A)。6 个月后，待再生骨充分成熟之时植入种植体 (图 31.10B)。

对青霉素过敏的患者，可在术中使用 3gm 优立新静脉注射，或服用 100mg 多西环素。服用 12mg 地塞米松以减少水肿。仅使用局部麻醉的患者应术前 1h 口服类似抗生素和地塞米松。

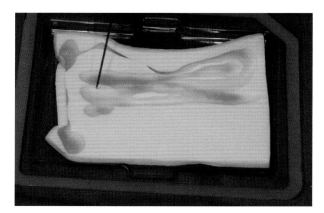

图 31.6 rhBMP-2 添加到无细胞的可吸收胶原海绵（ACS）中

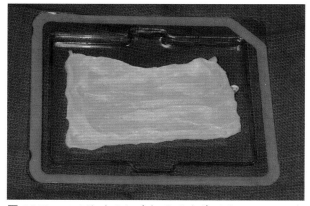

图 31.7 可吸收（无细胞）胶原海绵吸收 rhBMP-2 达到饱和；在 15min 内可达到 93% 饱和度

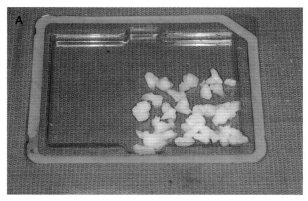

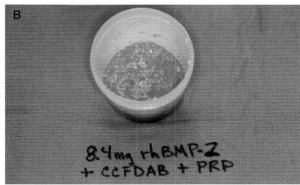

图 31.8 制备好的 rhBMP-2/ACS（A）切成小块并加入被打碎的同种异体冻干松质骨（CCFDAB）与 PRP 混合（B）

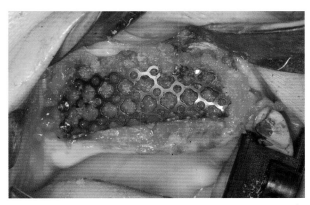

图 31.9 将制备好的 rhBMP-2/ACS-CCFDAB-PRP 复合物植入到钛网支架床内

移植物生物学及其随访的重要性

由于 rhBMP-2/ACS 可吸引和促使骨原细胞和干细胞增生，它本质上是高渗的，相比其他移植物会导致严重的水肿[10]。因此，应告诫患者术后 3 周内不可佩戴临时义齿，或者调改使其避免压迫移植部位。

在 21d 内，rhBMP-2 从 ACS 中逐步释放[11]，它可吸引骨原细胞和干细胞，诱导其增殖和

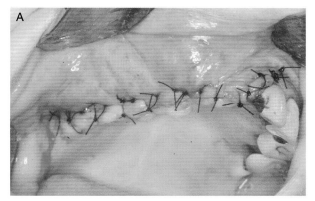

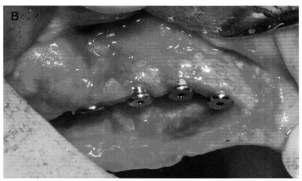

图 31.10 A. 水平褥式缝合是关闭包裹了移植材料基床创面的首选。B. 骨再生和在复合原位工程移植物上进行的种植体植入

分化为成骨细胞[12]。由于术者混合了 rhBMP-2/ACS 和移植骨复合体，可在移植物空间内形成大量的成骨中心。rhBMP-2 可上调血管内皮生长因子（VEGF），可与来源于 PRP 中的 VEGF 协同作用，联合血小板源生长因子（PDGFbb PDGFaa,PDGFab），转换生长因子 1、2（Tgfb-1，Tgfb-2）和 PRP 中的基质细胞衍生激活因子 1-α（SDF-1A），共同促进移植骨的快速血管化。

由这些生长因子所诱导的快速血管再生和细胞增殖，有助于移植物度过术后至关重要的前 2 周，在这段时间里伤口容易发生裂开、感染等不稳定状况。因此，外科医生应该告诫修复团队：由于术后 3 周的组织水肿，应推迟佩戴临时修复体或在移植物位点进行相应的缓冲。当伤口在术后前 14d 内发生裂开，增强膜或网发生暴露时，以上修复警告显得尤为重要。这种早期的网或膜的暴露很可能会引起感染，导致部分移植物丧失（图 31.11）；而超过术后 14d，由于移植物的血管化已经形成，并度过了关键的时间点，因此在暴

露区域的下方会出现上皮化过程，不会对移植的预后产生负面影响（图 31.12，31.13）。

在术后 14~21d，骨祖细胞及干细胞已经分化成为成骨细胞，并在同种异体松质骨表面附着的细胞黏附分子表面开始分泌骨基质[13]。在位于 rhBMP-2/ACS 海绵块位点上的若干独立骨形成中心融合在一起，将移植物固化为一个整体。从影像学上观察，可以发现颗粒状骨移植材料的消失和致密小骨影像的形成。

初始形成的新骨为类骨质，其组织学特点为缺乏板层结构和哈弗斯系统（骨单位）的细胞性骨结构（图 31.14）。这时的骨结构与胚胎骨及骨折后形成的骨痂（编织骨）非常类似。新生骨必将经历一个由破骨细胞介导的吸收改建周期，随着组织内细胞数量的减少和矿化的增强，其将被含有板层结构和早期哈弗斯系统的不成熟骨组织所取代（图 31.15）。6 个月后，移植物将形成 2 或 3 类骨，足以提供种植体的初期稳定性（图 31.16）。

一旦种植体植入后，影像学显示移植骨将快速成熟，矿化形成骨小梁结构。功能负荷会进一步加速这个成熟过程（图 31.17~31.20）。

原位组织工程垂直和水平增量的价值（优势）是在于缩短时间，避免二次手术及获取自体骨的并发症。笔者进行了原位组织工程和使用胫骨进行自体骨移植的随机开放研究（表 31.1）。研究结果显示两组的骨再生、骨结合、骨成熟和并发症发生率相似。此外，两者在时间成本和助手成本上并无统计学差异。

水平骨增量的技术改进

许多刃状牙槽嵴需同时进行垂直和水平骨增

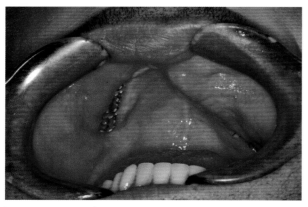

图 31.11　发生在第 3 天的牙槽嵴顶中分开裂，导致感染引起移植物丧失

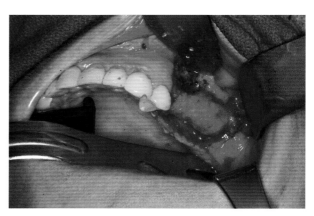

图 31.13　尽管在图 31.12 中牙槽嵴顶中分开裂且钛网暴露，但仍然能完成完全的骨再生

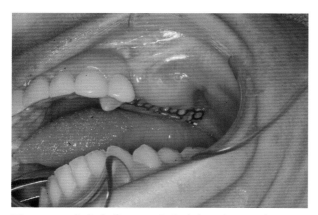

图 31.12　发生在第 21 天的牙槽嵴顶中分开裂，因为移植物已经在钛网下完成了血管重建，也能完成完全的骨再生

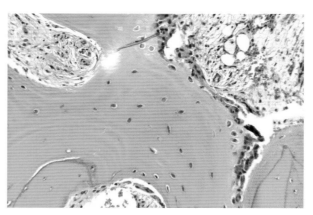

图 31.14　在前 2 个月中，我们可以观察到 rhBMP-2 诱导形态饱满的成骨细胞，在非活性的同种异体骨上，形成活性骨

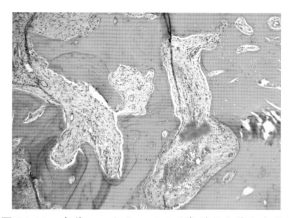

图 31.15　在第 2~6 个月，可以观察到成熟骨和未成熟骨的混合形态，以及一些至今没有被吸收的非活性的同种异体骨颗粒

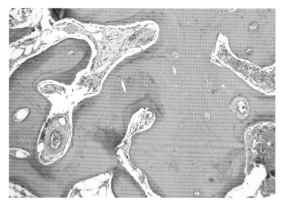

图 31.16　在第 6~9 个月，可以观察到原位组织工程化骨移植物成熟，其中已经没有残余的非活性的同种异体骨颗粒

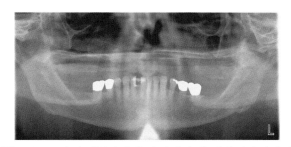

图 31.17　来自"综合征"患者上颌骨严重的垂直和水平吸收

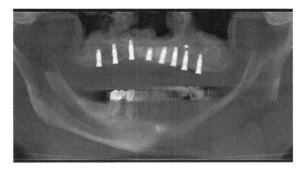

图 31.18　放置种植体后的原位组织工程化骨移植物

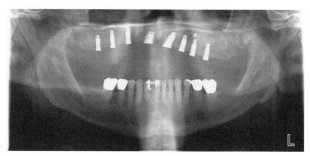

图 31.19　清晰的骨小梁结构的出现，证明了通过牙种植手术能刺激骨的成熟

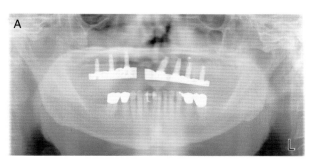

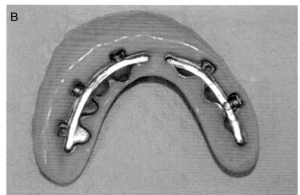

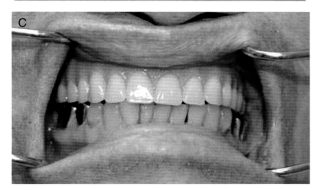

图 31.20　A.随访 6 年，在原位组织工程化骨移植物上的种植体支撑了一个磨制的上颌矫治器。B.为原位组织工程化骨移植物上的种植体制作的磨制杆式全口义齿。C.对一种稳定的上颌骨矫正器对抗天然牙列的临床观察

表 31.1　上颌骨垂直骨增量

	组织工程	自体移植	P
N	40	40	0.99
骨再生	37	37	0.99
骨小梁面积	72%	64%	0.95
完成骨结合的植入物	137/148（92.6%）	140/156（89.7%）	0.93
供体部位	N/A	40/40	-
平均成本	$5700	$5200	0.09
过程的平均时间	48 min	78min	$P=0.05$

量 (图 31.21)。这可以应用另一种形式的原位组织工程骨移植技术。修整松 – 皮质同种异体骨块的形状和大小以适应缺损区域，使其达到最大的骨面积接触，获得理想的水平骨增加量。

用球钻粗化受区，同种异体骨的骨松质一侧浸泡激活的 PRP，覆盖两层 rhBMP-2/ACS(图 31.22)。使用 2 颗 1.5mm 的拉力钛钉将移植骨固定于宿主骨上，使 PRP-rhBMP-2/ACS 夹在中间 (图 31.23)。

这种移植方法可确保同种异体骨块与宿主骨表面融合，并减少移植物的体积收缩。二期手术时，发现钛钉表面爬满骨，移植骨块表面和边缘变平滑，说明骨发生了重塑 (图 31.24)。种植位点预备过程中可观察到出血，说明移植骨有血管再生。

总　结

目前，通过一般的外科训练，牙医可以利用患者自身的骨细胞结合安全有效的信号和基质，

开展直接的原位骨再生技术。这样的原位组织工程为患者提供了福利，具有可预期的骨再生效果，大大减少了开放性自体骨移植的风险和并发症。

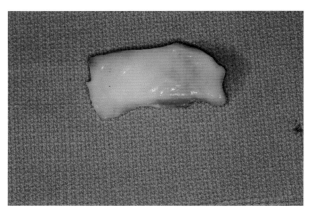

图 31.22　在移植前，将 rhBMP-2/ACS 覆盖在异体块状骨的骨松质表面

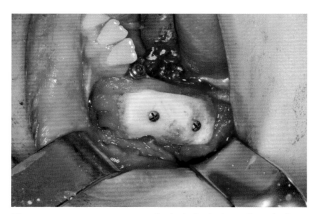

图 31.23　rhBMP-2/ACS 覆盖的异体块状骨，在宿主牙槽嵴与骨松质表面之间，运用拉力螺钉技术固定 2 颗螺钉

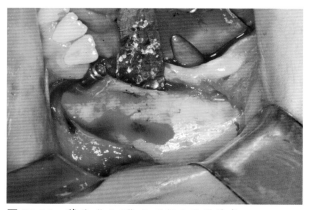

图 31.21　薄的"刀刃"状下颌无牙牙槽嵴

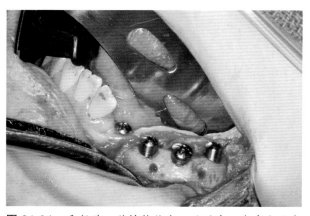

图 31.24　重新进入移植物位点，显现出一个完全融合的移植骨，既重建了牙槽嵴宽度，又能满足种植体植入的要求

参考文献

[1] Marx RE. Application of tissue engineering principles to clinical practice in tissue engineering//Lynch, SE, Marx RE, Nevins M, Lynch LAW. Tissue Engineering. Chicago, IL: Quintessence Publishing, 2008, 4:47–63

[2] Spector M. Basic principles of scaffolds in tissue engineering//Lynch SE, Marx RE, Nevis M, Lynch LAW. Tissue Engineering. Chicago, IL: Quintessence Publishing, 2008, 2: 26–35

[3] Sander GK, Suuronen R. Combining adipose derived stem cells, resorbable scaffolds and growth factors. An overview of tissue engineering. J Can Dent Assoc, 2008, 74(2):167–170

[4] Podor TJ, Campbell S, Chindemi P, et al. Incorporation of vitronectin into fibrin clots. Evidence for a binding interaction between vitronectin and gamma A/gamma' fibrinogen. J Biol Chem, 2002, 277(9):7520–7528

[5] Marx RE, Carlson ER, Eichstadt RM, et al. Platelet rich plasma: growth factors enhancement for bone grafts. Oral Surg, Oral Med, Oral Pathol, Oral Radiol, Endod, 1998, 85:638–646

[6] Marx RE, Armentano L, Olivera A, et al. rhBMP-2/ACS grafts (vs) autogenous cancellous marrow grafts of large vertical defects of the maxilla; an unsponsored randomized open label clinical trial. Oral Craniofac Tissue Eng, 2011, 1(1):33–41

[7] Martin RB, Burr DB, Sharkey NA. Skeletal biology//Martin RG, Burr DB, Sharkey NA. Skeletal Tissue Mechanics. New York: Springer-Verlag, 1998: 29–78

[8] Marx RE. Platelet rich plasma: evidence to support its use. J Oral Maxillofacial Surg, 2004, 62:489–496

[9] Seekerman H. The influence of delivery vehicles and their properties on the repair of segmental defects and fractures with osteogenic factors. J Bone Joint Surg Am, 2001, 83A Suppl:S79–81

[10] Fu TS, Chang YH, Wong CB, et al. Mesenchymal stem cells expressing baculovirus-engineered BMP-2 and VEGF enhance posterolateral spine fusion in a rabbit model. Spine J, 2014 11(13): Pii, S1529–9430(14)01693–3

[11] McKay WF, Peckham SM, Marotta JS. The Science of rhBMP-2. St Louis, MO: Quality Medical Publishing, Inc., 2006: 70–73

[12] Theis RS, Bauduy M, Ashton BA. Recombinant human bone morphogenetic protein-2 induces osteoblastic differentiation in W-20-17 stromal cells. Endocri-nology, 1992, 130:1318–1324

[13] Hollinger JO, Buck DC, Brudes S. Biology of bone healing. Its impact on clinical therapy//Lynch SB, Genco R, Marx RE. Tissue Engineering Applications in Maxillofacial Surgery and Periodontics. Chicago, IL: Quintessence Publishing, 1999, 107: 50–54

（王　涛　译）

第 32 章　生长因子与牙槽骨增量

R. Gilbert Triplett[1], Jay P. Malmquist[2], Sterling R. Schow[1]

引　言

牙槽骨会对各种损害如损伤或创伤、疾病、牙缺失、压力等做出反应，并且通常会导致骨的丧失和重塑。牙槽骨修复过程通过骨传导、骨诱导和骨生成来完成[1]。受伤后，产生一系列反应试图修复损害。伤口处会形成血凝块，并通过血小板脱颗粒作用释放生长因子如血小板源生长因子（PDGF）、转化生长因子 - β（TGF-β）等[2]。这些有丝分裂原吸引骨髓间充质干细胞（MSCs）和成纤维细胞到创伤部位，刺激成骨前体细胞的增殖分化。

修复和再生过程包括肉芽组织的形成，形成的肉芽组织可作为一种间质结缔组织细胞（成骨细胞、成纤维细胞等）的来源。间充质干细胞可通过局部表达骨形成蛋白（BMPs）的诱导，转化为成骨祖细胞。使用外源性生长因子刺激牙槽骨的修复已在再生医学 / 口腔医学领域中取得了重大进展。骨生长因子能吸引间充质干细胞并诱导其分化为成骨细胞，然后进行细胞分裂并成骨。组织工程学的一个主要焦点就是制造这些信号蛋白并且将他们应用到临床成骨治疗中，通过信号蛋白吸引合适的细胞，刺激它们分化、增殖，形成所需的组织以修复创伤[2]。

针对牙槽嵴骨缺损的修复技术较多，在某些情况下，有许多植骨材料可供选择并且可以预测是否使用屏障膜。但是应严格遵循伤口愈合的基本概念以达到良好疗效。一般认为，需要进行再生的缺陷越明显，移植材料就应越坚固。在新骨形成时，其他需要考虑的因素是空间形成和对变形及位移的抵抗力。血供是至关重要的，受植床的条件应能支持邻近细胞的招募聚集以利于再生。在某些情况下，如在受放射的组织，硬化骨或瘢痕密集区，骨难以再生。然而，在大多数情况下，通过使用具有更大成骨潜能的材料和对受植区的精细处理可以明显改善疗效。最终牙槽骨缺损修复方案的决定将受缺损的部位和条件、可预期性、成本、骨再生 / 成熟的时间、患者的期望、治疗程序不健全的影响。

目前，生长因子已得到了广泛的研究。信号蛋白(生长刺激因子)已在牙槽骨增量技术中得到应用，重组人骨形成蛋白 -2 (rhBMP-2) 和 PDGF-BB 已被美国食品和药品管理局（FDA）批准。骨增量材料的选择应考虑风险收益的百分比和患者的期望。PDGF-BB 仅被 FDA 批准用于牙周组织再生，在此不会再被提及。

Infuse®（Medtronic, Sofamor Danekm, Memphis, TN）骨移植物，是由 rhBMP-2 加入到可吸收胶原海绵（rhBMP-2/ACS）的载体共同组成，已在动物和人体中得到广泛研究。在已进行的人类多中心随机试验研究中显示在适当的情况下可得到极好的结果。Infuse® 已被批准作为骨科中脊柱和胫骨骨折及颌面骨骼中的上颌窦底提升，以及上颌骨颊侧壁缺损治疗的植入材料。虽然许多病例报道表明其在颌骨其他部位的治疗中的有效性，但这些应用尚未提交给 FDA 以得到正式批准。因此，在其他部位使用该产品属于超范围使用，应当在病例中放入相关医疗文书以证明其使用的合法性。

牙槽窝 / 牙槽嵴保存术被经常使用以使牙槽

1 Department of Oral and Maxillofacial Surgery, Texas A&M University, Baylor College of Dentistry, Dallas, Texas, USA
2 Private Practice, Portland, Oregon, USA

骨的吸收最少化，维持颌骨颊侧骨板的完整性，并减少今后在传统修复或种植修复治疗之前的牙槽骨增量的需求。目前拔牙后引导性骨再生（GBR）的方法包括使用自体骨移植材料或同种异体移植材料、人工合成移植材料、异种移植材料、骨移植替代材料和骨信号蛋白（Infuse®）材料等。引导性组织再生（GTR）的原则涉及牙周支持组织（牙骨质、牙周膜和牙槽骨）的再生。而GBR基于两个原则：促进骨原细胞的生长和阻止来自于外层组织的"不良"细胞迁移到伤口处生长。通过屏障膜的使用阻止增长更快的上皮细胞和结缔组织细胞进入到骨位点，而保证使移动较慢的多能干细胞和成骨细胞来占据GBR成骨位点。要得到成功的GBR疗效需遵循以下4项原则：①排除隔绝上皮细胞和结缔组织细胞；②空间的维持；③血凝块的稳定性；④伤口的一期缝合（重要的是无张力缝合）[3]。

　　骨的再生依赖于创造新生的血管，从而将骨祖细胞和营养带到GBR治疗位点。毛细血管先于新骨形成，血管生成是一个伴随毛细血管从现有血管网扩张的多步过程。血凝块释放生长因子如PDGF和细胞因子，这些生长因子作为诱导肉芽组织生成的前体并最终被肉芽组织取代。肉芽组织中含有大量的血管，可将细胞和营养素转运到创口处。成骨细胞形成类骨质，再矿化形成编织骨，经过进一步的骨改建后，最终形成板层骨[4]。

　　骨形成蛋白作为分化因子，是转化生长因子-β超家族（TGF-β）的一部分，具有多重功效，包括促进骨祖细胞的分化。新骨生长是来自于多功能间充质干细胞向成骨细胞的分化。

　　RhBMP-2自从被克隆并被Wozney等报道以来，已得到广泛的研究[5]。大量的动物和人体的试验表明了这种生长因子的安全性和有效性。Fiorellini等人报道了一项使用RhBMP-2对80例患者进行牙槽骨骨增量的多中心[8]前瞻性研究，该研究采用随机双盲临床对照试验的研究方法[6]。研究者选取拔牙位点颊侧壁缺损≥50%的患者，并且这些研究位点均位于双侧的上颌第二前磨牙之前。患者被随机分配到4个试验组的其中之一：

①无处理；②仅可吸收胶原海绵（ACS）；③剂量为0.75mg/mL的rhBMP-2/ACS载体；④剂量为1.5mg/mL的rhBMP-2/ACS载体。RhBMP-2悬浮在无菌水并吸附在无菌胶原海绵Helistat®（Integra Life Sciences，Plainsboro，NJ）上（图32.1）。在对多种载体进行研究后，胶原海绵被认为是最佳的材料，其释放蛋白既不过快也不过慢。随后对牙槽窝的愈合进行了临床和影像学随访评估，收集了拔牙和治疗后4个月中牙槽骨高度和宽度变化的数据。与使用Infuse®骨移植物组相比，无处理组和仅给予胶原海绵组的牙槽骨高度丧失存在显著差异，并且在使用了Infuse®骨移植物组中被发现仅有极少的高度丧失（图32.2）。同样的，在4个月时无处理组和仅给予胶原海绵组的骨丧失量显著多于Infuse®骨移植物组。移植后的6~12个月，从使用了Infuse®骨移植物组的骨移植材料的核心部位获取的样本组织学标本证实存在至关重要的骨细胞（图32.3），并在新形成的骨中无炎症或海绵的残余胶原基质，其诱导形成的新骨与天然骨无显著性差异。该研究的结论是，使用rhBMP-2能刺激宿主对愈合反应能力的增强，这种增强就使得其产生的骨再生效果更具可预测

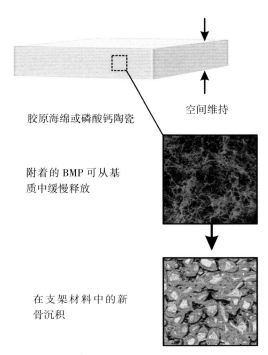

胶原海绵或磷酸钙陶瓷

空间维持

附着的BMP可从基质中缓慢释放

在支架材料中的新骨沉积

图 32.1　Helistat®胶原海绵的结构中含有Ⅰ型小牛胶原。由 Medtronic Inc. 提供，经其授权转载

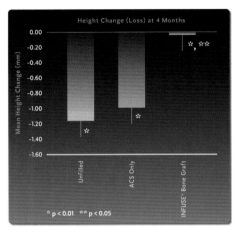

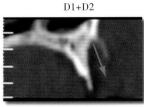

D1+D2

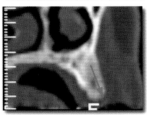

图 32.2 牙槽窝颊侧骨壁缺损时骨嵴高度的变化，显示相比空白组和可吸收胶原海绵（ACS）充填组，使用 Infuse® 骨移植材料组的牙槽骨得到了维持和再生。由 Medtronic Inc. 提供，经其授权转载

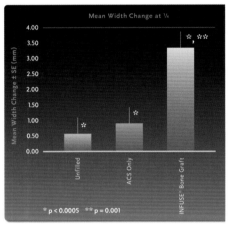

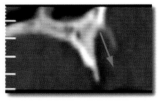

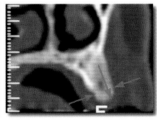

图 32.3 牙槽窝颊侧骨壁缺损时骨嵴宽度的变化。相比空白组和可吸收胶原海绵（ACS）充填组，使用 rhBMP-2 充填组的牙槽骨宽度变化最小。由 Medtronic Inc. 提供，经其授权转载

性，并能改善成骨的高度和体积。这项随机、双盲、安慰剂对照研究证实了 rhBMP-2/ACS 对新骨形成的有效性，最终保证了牙种植体的植入和功能的维持[6]。

Infuse® 移植材料非常柔软、呈海绵状、可压缩、可移动，因此在空间和体积能被更好维持的植骨位点成骨更加有效。屏障膜已和 Infuse® 联合使用，但使用的屏障膜必须强度足够，足以抵抗外力导致的植入物的移位和压迫变形。仅单独使用临床上常用的可吸收胶原膜通常不能达到令人满意的上述目的。帐篷钉/螺纹钉技术在一些病例中已被成功应用于空间的有效维持，但要求外科医生需做到创口无张力关闭及植入材料在口腔正常行使功能时或修复体戴入后不会发生移动。如钛网、微型骨板和钛增强膜等刚性材料，因能提供安全的隔离空间和保证最小的位置移动，是使用 Infuse® 移植材料时的首选。然而，在使用

这些刚性性能较好的材料时，尤其是钛网，常会发生伤口的开裂和钛网的暴露，如果发生了这种情况，不仅会降低成骨的效果也会使得最终的治疗结果变得复杂。Louis 等报道了在自体骨移植增量中使用钛网时，钛网的暴露率为 52.27%（44 例患者中的 23 例发生了暴露），其中 7 例（占 15.9%）为钛网的早期暴露而需要移除钛网[7]。在我们的临床经验中，钛网的暴露率和不理想的成骨结果也较高。而其他一些关于使用钛网的研究报道其临床结果的满意度较高，这些研究还指出早期的钛网暴露（手术后 2 周以内）是会导致骨再生的成骨不足，但晚期钛网暴露对成骨效果的影响不大。另外，临床观察还发现在使用了钛网的病例中，钛网的下方都会不可避免地长入一层较厚的结缔组织，占据本应是新生骨生长的空间。而这种现象在 20 世纪 60 年代到 80 年代间使用的钛支架加不可吸收膜（e-PTFE）的病例中并未观

察到。此外，钛网下出现的致密的结缔组织层会使钛网的移除变得比较麻烦。

改善各种植骨材料疗效的临床策略还在不断发展完善。通过最大限度地减少硬质空间维持器件的使用和采用其他有效维持再生空间体积的方法，已经显著减少了临床的手术并发症和失败率。Infuse® 已成功应用于采用其他植骨材料进行骨增量治疗失败后的再植病例。一种可吸收、易塑形的聚合物（Poly-DL-lactic acid）膜 Sonic Weld Rx®（KLS Martin, Tuttlingen, Germany）[8] 作为一种植骨用空间维持器最近受到了关注，其可导致更少的反应性软组织应答和破坏。然而，迄今为止已报道病例数远远不足以推荐 Sonic Weld Rx® 作为一种具有循证医学支持的技术。

骨再生中经常被忽视的部分——颌面骨移植基本原则。

1. 优秀、精准的外科技术是无可替代的。

2. 正确的组织瓣设计对带血管蒂黏骨膜瓣非创伤性反应的重要性，以确保充足的血液供应。

3. 足够的骨组织和优质骨质状态的植骨床以支持和营养移植物。

4. 足够的空间以容纳移植物。

5. 移植物的稳定性。

6. 创缘外翻的黏骨膜瓣无张力缝合和天然骨支持的严密切口缝线，尽可能使缝线不在移植材料上。

7. 适当调整和缓冲修复体以减少 / 消除它对移植位点上的压力干扰。

8. 对术后水肿、胀张的处理计划或适应。

9. 适当合理地使用抗感染药物。

Infuse® 骨移植物的准备

Infuse® 的浓度为每毫升无菌水 1.5mg。该骨移植材料由无菌水和冻干 rhBMP-2 在注射器中混合后，并注射分散于胶原海绵中构成。这种将蛋白与胶原附着在一起的方法有利于将整个骨移植材料运送到植骨位点（图 32.4）。在使用该材料之前，蛋白和海绵复合体应至少保证 15min 不被干扰。必须确保蛋白与胶原结合绑定，只有这样

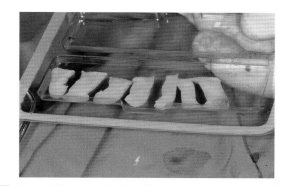

图 32.4　将可吸收胶原海绵（ACS）用 rhBMP-2 溶液进行浸泡，静置 15min 等待海绵与其发生结合

才可保证把蛋白分子运送到植骨位点。现已确定 15min 的静止能保证大约 95% 的活性 BMP-2 结合到海绵上，并且在递送过程中不被取代。由于蛋白可能会发生降解，rhBMP-2 可吸收性明胶海绵材料植入植骨位点的时间最迟不应超过二者混合好的 2h。该骨移植材料一旦被放置到植骨位点，海绵中的信号蛋白（rhBMP-2）将会分两个阶段释放：植入后数小时内最初的爆发释放阶段和由可吸收性明胶海绵载体（ACS）及其几何特征控制的长期释放阶段[7]。ACS 载体是一种惰性材料，用于在骨缺损部位蛋白的传递和容纳，所以维持足够 BMP-2 的生理浓度才能促进临床上显著的成骨反应。然而，除了蛋白与载体结合和释放能力外，仍有其他化学和机械因素影响生长因子，如 BMP-2 的可预期的诱导骨形成能力，这些因素包括：移植部位诱导骨愈合的微环境，细胞和生长因子迁移或扩散到移植位点的能力，是否有足够的空间以利于细胞增殖、细胞分化和成骨能力，以及有利于骨重塑的恰当的机械和生物因素。富含大量细胞的自体骨和被置入缺损处的 rhBMP-2 都不能完全克服较差的骨质量带来的不利结果[9]。

在过去的三十多年里，水平性骨缺损的再生一直是临床医生关注的焦点问题。自从骨结合概念和种植技术在口腔修复重建中出现和应用后，水平性骨丧失的再生问题就变得更为重要。引导性组织和骨再生的概念对修复缺失骨的能力产生了积极而深远的影响，在这个概念中，尤其强调代替或补充自体骨移植的移植材料和生长因子选择的重要性。在 GBR 中为细胞迁移和生长提供

隔离的空间的概念同样适用于 Infuse® 的使用。Infuse® 骨移植材料中除了信号蛋白（rhBMP-2/ACS）外，基质也已被认为是再生的关建组成部分。临床观察到在较大的骨缺损移植位点，单独使用 Infuse® 时得到了临床效果令人失望，随后的临床观察发现，将 Infuse® 与同种异体移植材料、自体骨移植材料和人工合成移植材料结合，就能达到预期临床效果[10]。在最终被新骨取代之前，基质一致维持了骨再生区域的空间和体积。若骨缺损处构型不能维持住成骨空间，大都数学者建议含有 rhBMP-2 增量移植材料应该由基质材料和具有空间维持能力的材料组成。天然有利的骨再生空间维持缺损区，如拔牙窝、上颌窦底和骨内缺损。在大多数情况下，牙槽骨水平增量或连续性缺损重建会要求使用到具有空间维持能力的材料。

外科医师应该预见使用 Infuse® 会比采用传统骨移植或引导性骨再生后术后的水肿更明显，并且术前应告知患者。水肿的程度视移植物的大小和所使用 Infuse®（mg）的剂量，通常其水肿程度是常为传统骨移植后的 2~3 倍，并会持续 3 周的时间。使用 Infuse® 后出现的这种临床水肿状况并不只是一个炎症反应，还与蛋白质的作用机制有关。

需要用到多少移植材料？

临床经验会指导外科医生去判断在任何特定的缺损处所需要的 Infuse® 用量。如果附加使用了如同种异体松质骨为基质的骨移植材料将会减少骨增量所需的 Infuse® 用量。目前，在外科医师所用的 Infuse® 临床用量中约有 1/3 并没有与基质一起共同使用。我们会根据牙齿缺失所占范围大小进行材料多少的推荐选择，从 1 到 10 段分别会使用到极小到大尺寸的试剂盒（rhBMP-2，1.05~12mg），见表 32.1。中等和大尺寸的试剂盒通常用于大范围移植如连续性缺损、全牙弓骨增量、重度牙槽骨萎缩时。矿化的同种异体移植材料或其他骨替代材料可成功作为 Infuse® 的基质，以增加移植物的体积而不影响骨形成。这些材料应提供足够大的颗粒以制造空间，并且不会被外层组织或修复装置轻易取代。小于 1mL 的颗粒在缺损较大处不能提供充足的抵抗力和体积。大于 4mm 的松质颗粒能被轻易碎裂，是较为理想的空间维持材料（图 32.5）。

限制移植物的方法

由于钛网的刚性结构、组织耐受力和相对"易用性"，使用钛网已成为在颌面部容纳骨移植物的一种常用方法。市面上已有数种构型的钛网可供购买。术前应对钛网塑形，尽可能减少手术时间，减少术区污染，提高钛网对移植部位的适应性。

图 32.6~32.12 展示了一个临床病例。患者的左上侧切牙和尖牙区有失败的种植体。左上颌中切牙也可见明显骨丧损（图 32.6）。移植团队计划去除左上尖牙和左上中切牙和侧切牙的种植体，随后进行骨缺损区域的重建。拔牙和移除种植体 3 个月后获取影像和研究模型（图 32.7，也可使用电脑模拟模型代替石膏模型）。手术团队使用石膏模型来模拟骨损区骨增量后的构型并再此构型上对钛网塑形以使二者形态相互适合（图 32.8）。术中掀起全厚黏骨膜瓣充分暴露骨缺损。

表 32.1　牙槽骨缺损中 Infuse® 规格选择指导

牙位数量	试剂盒规格	无菌水	Infuse®
1~2	XXS	0.7 mm	1.05mg
3~4	XS	1.4 mm	2.10mg
5~7	S	2.8 mm	4.2mg
8~10	M	5.6 mm	8.4mg
较大	L	8.0 mm	12mg

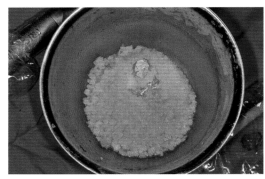

图 32.5　利用同种异体松质骨颗粒作为 Infuse® 骨移植材料的支架并维持其体积

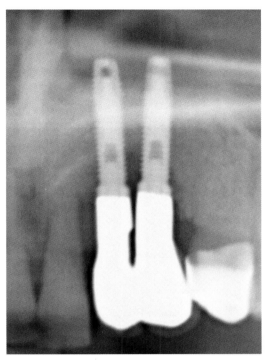

图 32.6　放射线检查显示左侧上颌侧切牙与尖牙位点上的种植体，以及左侧上颌中切牙到尖牙区域的骨缺失情况

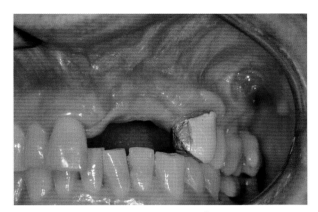

图 32.7　上颌前牙区骨缺损的临床表现

充分翻开的组织瓣以便于对缺损部位彻底清创并安放和固定钛网（图 32.9）。这种充分翻瓣的操作在上颌的腭侧和下颌的舌侧进行是比较困难。首先将 Infuse® 骨移植物和同种异体移植材料装载到准备好的钛网上，然后使用骨螺钉将钛网固定在边缘骨上。外科医生确定好移植物的位置后，消除钛网上所有的锐利或凸出的边缘。充分释放黏骨膜瓣底部张力并使用骨膜松解切口以确保瓣的动度能很好地达到无张力闭合。在这些病例中，组织瓣的设计至关重要。在进行手术计划时，外科医生应充分考虑软组织瓣的血供。选择合适的缝合材料保证术后至少两周的缝线稳定。应预料到术后会出现明显水肿，因此应在水肿消退后再

佩戴修复体。移植术后 5 个月时的影像显示网状钛网的适合性和移植物的稳固性。软组织最终愈合（图 32.10）。移植术后 6 月计划再次手术打开移植位点，移除钛网并且植入种植体。再次切开的软组织瓣其暴露的移植部位范围与第一次手术的瓣暴露的范围相同，这样以利于术区的暴露和移除钛板（图 32.11A）。钛网下方可见一层致密纤维结缔组织性被膜，应切除并丢弃该膜，暴露再生骨（图 32.11B）。使用种植手术导板来定位牙种植体的计划位点（图 32.11C）。在中切牙和尖牙位的位点点植入两颗种植体，随后经过 5 个月的骨结合期，6.5 个月后最终安装修复体（图 32.12）。

微型骨板和螺钉可用来帮助维持软组织覆盖的体积，限制 Infuse® 骨移植物，并且防止位移和变形。这些微型钛板有数种构型，配合使用各种长度的单皮质骨螺钉，易适应和固定于宿主骨，见图 32.13。联合使用矿化的同种异体移植材料片、块和微型钛板较为可取，以维持空间，阻止覆盖的软组织塌陷并消除无效腔。4mm×4mm 尺寸的松质立方体易于破碎和填充缺损。Infuse® 可在同

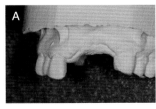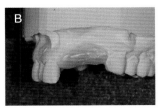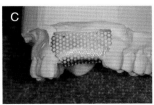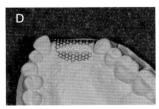

图 32.8　A. 用于制订手术计划的上颌石膏模型，可用于调整钛网的形状。B. 用蜡模拟骨增量的范围。C，D. 按照骨增量范围调整之后的钛网（颊侧及嵴顶观）

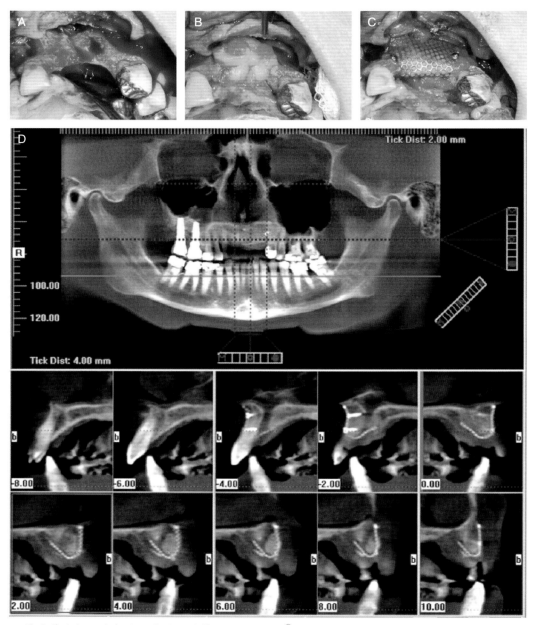

图 32.9 A.暴露骨缺损区准备植入骨移植材料。B.将 Infuse® 骨移植材料放置到骨缺损区域。C.钛网固位于骨移植区域，在骨增量过程中限制并保护骨移植材料。D.显示钛网和移植骨材料的位置

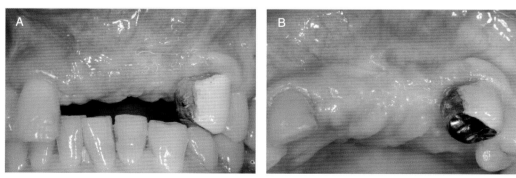

图 32.10 A.植骨 6 个月后临床口腔照片显示骨增量效果。B.咬合面观显示骨增量的宽度

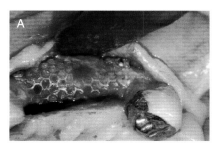
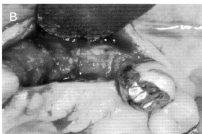
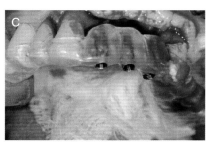

图 32.11　A. 植骨后 6 个月暴露钛网。B. 去除钛网暴露植骨的牙槽区域，注意骨增量获得的新骨中份没有达到双侧靠近邻牙的新骨体积。C. 戴入种植导板以便植入 3 颗种植体，种植体植入于中切牙和尖牙的位点区域

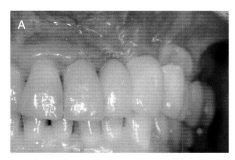
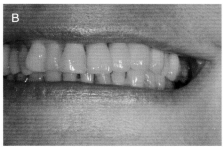

图 32.12　A. 最终修复体显示缺损牙槽嵴的高度和宽度都得到了恢复。B. 患者微笑时的美学效果

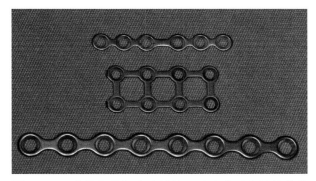

图 32.13　迷你钛骨板易于调整可用于封闭并保护骨移植材料（图 32.14）

种异体移植材料颗粒间分层堆积，以均匀混合同种异体移植材料和 Infuse®。这种结合物可以很好地维持空间，较为稳定，并且减少了并发症发生率。在缝合时，需注意组织瓣的设计和足够的软组织动度，便可将软组织裂开和移植物暴露的风险降低到最小。图 32.14A 显示使用即刻重建板桥接成釉细胞瘤切除术造成的连续性缺损。2 个微型骨板固定于下颌骨的外侧缘和下缘以在巩固和骨再生期间限制和保护移植物。用于骨再生的 Infuse® 骨移植物在置有松质同种异体移植材料颗粒的缺损处分层堆积（图 32.14B），缝合伤口，愈合良好。图 32.14C 示术后 X 线片，截骨术后 11 个月时完

成最终修复（图 32.15）。

Sonic Weld Rx® 膜（KLS Martin LP, Jacksonville, FL）可用来在骨诱导和成熟期间限制和保护骨移植物。可吸收膜的优势不仅是植骨愈合后不需去除，而且还是因为 Sonic Weld Rx® 很少或完全不会产生像钛网下方的纤维瘢痕带那样的组织，从而使得有更多的空间以形成骨。使用 Sonic Weld Rx® 膜的早期经验令人鼓舞。图 32.16~32.18 展示其在下颌前牙区的使用。该患者有水平和垂直性骨缺损，在尝试对牙周骨丧失的中切牙区作引导性组织再生失败后。这些牙被拔掉了，对缺损部位进行了清创，并且移植 Infuse® 和同种异体移植材料到该位点。Sonic Weld Rx® 膜被用于限制和保护移植物。使用同样可吸收的聚合物钉来固定该膜。待移植部位愈合 6 个月后植入种植体。尽管有一些残留物存在，但并未干扰种植体的植入，且该膜也没有被去除。极好的骨增量效果被达到，在移植术后 9 个月种入种植体，之后的 3 个月安装最终修复体。

总　结

骨生长因子作为骨再生过程中的一种辅助或替代物，可以被有效地且高效地利用以骨移植手

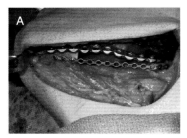
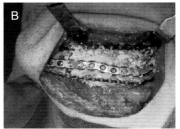
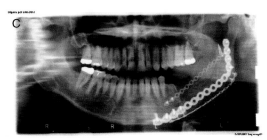

图 32.14　A. 用较宽大的钛骨板稳定下颌骨，而迷你钛骨板则用来支撑并保护骨增量所需的移植物。B. 将含有 Infuse® 和矿化同种异体松质骨的骨移植物填入骨缺损区，可根据需要填入尽可能多的骨移植物。C. 术后的全景片显示钛骨板的位置，以及填入的 Infuse® 骨移植物和颗粒状同种异体骨基质

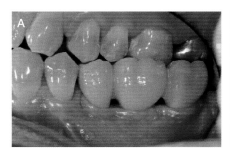
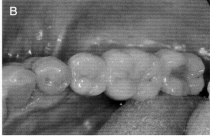
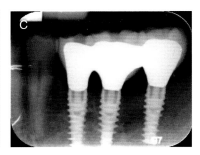

图 32.15　A. 最终修复体恢复左侧下颌第一、第二磨牙及第二前磨牙 。B 修复体的咬合面观。C. 种植体支持桥体的 X 线片检查

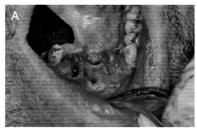
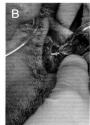
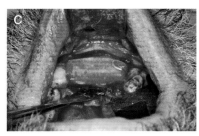

图 32.16　A. 下颌前牙区拔除不可修复的下颌切牙后暴露出的骨缺损。B. 在该位点完成搔刮后，用 Infuse® 骨移植材料和 Sonic Weld RX® 膜进行骨增量手术，并使用可吸收固位钉固定生物膜。C. 下颌前牙区移植位点（可见 Sonic Weld RX® 膜）

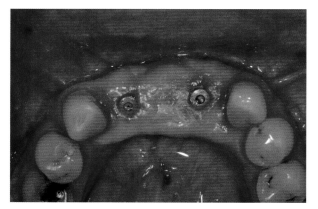

图 32.17　下颌前牙区种植位点的骨增量效果，骨宽度的增加非常明显

术过程。许多病例已经证明骨生长因子对牙槽骨的重建和自体骨一样有效。材料的正确使用是取得理想结果的关键，植入到牙槽骨缺损区的植骨材料必须自身能提供一定的机械强度以保护移植物，以防止植入材料被压缩、被位移和体积丧失，如果同时还使用生长因子，那就更要保证必需的细胞聚集和骨再生的空间维持了。基质如同种异体松质骨移植材料的使用能帮助维持空间和扩展 Infuse® 骨移植物应用的范围，特别是在修复较大的缺损处。在使用 Infuse® 骨移植物时对材料位置、

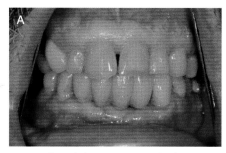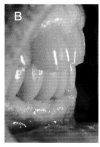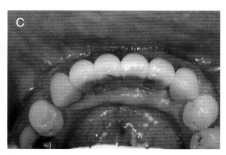

图32.18　A.最终修复体显示的咬合情况及种植牙的软组织穿龈形态。B.侧面观显示骨增量获得的牙槽嵴宽度。C.咬合向显示牙槽嵴宽度

轮廓、体积及移动等的限制和保护，对最终的骨增量效果至关重要。微型钛网、钛板和可吸收刚性膜都表现出了较好地限制移植物塌陷或移动的实用性。外科医生的经验、细致的手术和患者的依从性也是取得理想疗效的重要因素。

参考文献

[1] Rios HF, Gianno WV. Principles of bone biology and regeneration//Sonick M, Hwang D. Implant Site Development. Wiley-Blackwell, 2012: 1–3

[2] Okudz K, Kawase M, Momdse M, et al: Platelet-rich plasma contains high level of platelet-rich factor and transforming growth factor-beta and modulates the pro-liferation of periodontally related cells in vitro. J Periodontal, 2003, 74:849–857

[3] Krauser JT, Schetritt A. Implant site development: socket preservation//Sonick M, Hwang D. Implant Site Development. Wiley-Blackwell, 2012: 121–135

[4] Marcopoulou CE, Vavouraki HN, Derek XE, et al. Proliferative effect of growth factor TGF-β 1PDGF-BB and rhBMP2 on human gingival fibroblast and periodontal ligament cells. J Int Acad Periodontal, 2003, 5:63–70

[5] Wozney J. Bone morphogenetic proteins and their gene expression. In: Nova M. Cellular and Biology of Bone. New York: Academic Press, 1993: 131

[6] Fiorellin JP, Howell TH, Cochran D, et al. Randomized study evaluating recombinant human bone morphogenetric protein-2 for extraction socket augmentation. J Periodontol, 2005, 76(4):605–613

[7] Ulndag H, Gao T, Porter TJ, et al. Delivery system for BMPs:factors contributing to protein retention at an application site. J Bone Joint Surg Am, 2001, 83ASuppl1(Pt 2):S128–135

[8] Iglhaut G, Schwarz F, Grundel M, et al. Shell technique using a rigid resorbable barrier system for localized alveolar ridge augmentation. Clin Oral Implant Res, 2014, 25:149–154

[9] Triplett RG, Wong ME. Efficacy of rhBMP-2 in association with dental implants//Bagheri SC, Bell RB, Kahn HA. Current Therapy in Oral and Maxillofacial Surgery. 1st ed. St. Louis: Elsevier Saunders, 2012: 189–193

[10] Marx RE, Harrell DB: Translational Research: Title CD34+cell is crucial for large-volume bone regeneration from the milieu of bone narrow progenitor cells in craniomandibular reconstruction. Int J OralMaxillofac Implants, 2014, 29:e201–e209

（王　涛　译）

第33章　富血小板纤维蛋白：天然血液提取浓缩物

Joseph Choukroun [1], *Alexandre-Amir Aalam* [2]

引　言

创伤愈合是一个复杂的生物过程，在该过程中，多种细胞、结缔组织、细胞外基质（ECM）、可溶性因子积极参与并相互作用。研究发现，局部加载多种生长因子可以促进软、硬组织的形成。由于血管的生成与成骨密切相关，在理想状态下，我们应提供多种生长因子以共同诱导骨的形成。

在正常的伤口愈合过程中，受创后会立刻形成纤维蛋白血凝块，它由血小板、纤维蛋白和细胞外基质蛋白构成。富血小板纤维蛋白（PRF）是在血小板聚集区域，由离心旋转获得的纤维蛋白凝块。 与PRF凝胶结合的生长因子和细胞因子为细胞迁移和快速血管化提供了一个良好的环境。本章描述了PRF在骨移植术和牙种植中的生物学效益。

富血小板纤维蛋白（PRF）：天然纤维蛋白基质

Choukroun等2001年在法国首先发明了PRF技术[1]，制备具有自体生长因子聚集的浓缩纤维蛋白凝块。该技术需要有离心机和血液采集系统。PRF的制取过程非常简单。抽取血液标本置于10 mL无抗凝管中，取750g立即离心12min。试管的无抗凝特性和其特殊设计使血液样本中的血小板与试管壁接触，促发生理性凝血级联反应，从而促使血小板快速激活。纤维蛋白原首先集中在试管的顶层，在循环凝血酶转化为血纤维蛋白之后，纤维蛋白凝块在中间层，介于底部的红细胞和顶层的无细胞血浆（贫血小板血浆或PPP）之间（图33.1）。

该技术的成功取决于血液收集速度和血液转移到离心机的速度。由于没有经过抗凝处理，血液样本一旦与玻璃管壁接触几乎立即开始形成血凝块，同时，它需要至少8min离心处理以将试管顶层及中层的纤维蛋白原进行浓缩。快速处理是获得临床使用PRF的唯一途径。

通过去除纤维蛋白基质中的流体，可以得到自体纤维蛋白膜。

什么是纤维蛋白？

纤维蛋白是纤维蛋白原被激活的产物，具有可溶性。它在血浆和血小板 α 颗粒中大量存在，在止血过程的血小板聚集中起着决定性的作用。它在建立初始血小板聚集过程中被转化为生物胶，并为破裂的血管内壁形成防护墙。纤维蛋白原被凝血酶转化为不溶性纤维蛋白，而聚合的纤维蛋白凝胶构成的受伤部位第一道愈合防线[2]。

血小板和细胞因子
血小板

血小板被包绕在大量的纤维蛋白网格中，它们在骨髓中由破裂的巨核细胞细胞质片段进入血液循环中形成，为盘状的无核结构，寿命8~10d。血小板中含有 α 颗粒、致密颗粒和其他在激活时分泌的颗粒。α 颗粒包含血小板特异性蛋白（α-血小板球蛋白）、非血小板特异性蛋白（纤粘蛋白、凝血酶敏感蛋白，纤维蛋白原）和其他凝血因子，以及生长促进剂、纤维蛋白溶

1 SYFAC (International Symposium of Growth Factors), Nice, France
2 Herman Ostrow School of Dentistry of USC, Los Angeles, California, USA

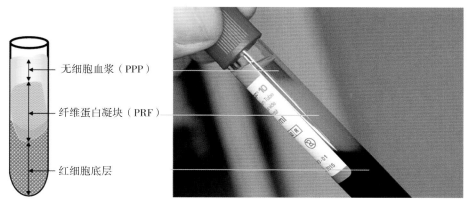

无细胞血浆（PPP）

纤维蛋白凝块（PRF）

红细胞底层

图 33.1　离心后的血液试管

解抑制剂和免疫球蛋白。致密颗粒中含有二磷酸腺苷（ADP），三磷腺苷（ATP）、钙离子、组胺、5-羟色胺和血小板。血小板的磷脂双层膜含有糖蛋白，它是胶原蛋白和其他分子的受体。由于血小板聚集在损伤部位及凝血机制的相互作用，因此，血小板的激活是启动止血的基础[3-4]。

细胞因子

细胞因子和生长因子是血小板 α 颗粒凝固后释放的小蛋白，其功能通过特定的细胞受体介导。脱颗粒过程中细胞因子的释放刺激了纤维蛋白基质内细胞的迁移和增殖，从而启动了第一阶段的愈合[2]。

·TGF β-1：纤维化剂。转化生长因子 β β β（TGF-β β）是 TGF-β β 家族 30 多个成员中的一员。在体外，其效果因需求量、基质环境和细胞类型有很大不同。研究表明它可以刺激或抑制成骨细胞增殖。对于绝大多数类型的细胞，它是所有的细胞因子中最强大的纤维化剂。可诱导成骨细胞、成纤维细胞中 Ⅰ 型胶原和纤粘蛋白等基质分子的合成。它的调控机制非常复杂，TGF β-1 能够产生纤维瘢痕，可以被视为是一种炎症调节因子。

·PDGF：间充质细胞的有丝分裂原。PDGF（血小板源性生长因子）是骨髓间充质细胞的迁移、增殖和存活的重要调节因子。根据其特定的受体分布，PDGF 能够调控靶细胞的发育。这种调节能力在胚胎发育的过程和所有的组织重塑机制中起着主要作用。因此，PDGF 在生理性愈合、动脉粥样硬化及其他许多纤维增生性疾病的发病

机制（即肿瘤、肺、肾纤维化）中同样重要。

·IGF 轴：细胞保护剂。胰岛素样生长因子（IGFs）Ⅰ 和 Ⅱ 是正常生理性细胞增殖与分化的调节器，同时也是肿瘤细胞病理性增殖的调节器，肿瘤细胞可以利用 IGF 系统增加其存活潜能。这些细胞因子不仅能够促进细胞增殖，它们还可以传递存活信号以抑制细胞的程序性死亡（细胞凋亡）。尽管胰岛素样生长因子是在血小板脱颗粒过程中释放的，它们也大量地出现在血液循环中[5-6]。

·PRF 膜的生长因子缓释。我们的研究清楚地表明，PRF 膜可持续缓慢释放关键生长因子至少 1 周[7]。生长因子对周围组织重塑的刺激作用中，最重要的因素并非生长因子的量，而是其作用时间的长短[8]。

这种天然纤维生物材料的独特的性质，在伤口愈合中有巨大的潜力。此外，PRF 膜释放的大量 TSP-1 为这种生物调节器打开一个新应用领域。

白细胞和纤维蛋白：两个关键物质

研究血小板聚集的文献往往忽略了白细胞和纤维蛋白的作用，这二者是血小板聚集的重要参与者。研究表明，白细胞具有抗感染和免疫调节的作用。此外，白细胞能够产生大量的 VEGF 和 PDGF，它们对于促进血管发生至关重要。白细胞占 PRF 体积的 50% 左右[9-10]。

临床应用及适应证

所有已知的对 PRF 的临床应用都突出强调了其加速伤口愈合的特性，它通过促进新生血管形

成、新组织的形成，从而加速伤口的愈合，并且未见感染发生。这些初步的研究成果激励了 PRF 未来在医学和牙科学方面的循证医学临床应用[10]。

PRF 膜能够同时为创伤愈合和软组织成熟提供三大关键因素：血管发生、免疫和上皮细胞生长支架。纤维蛋白基质的血管生成特性是由纤维蛋白凝胶的三维结构和机制内细胞因子的同时作用决定的。此外，主要的血管生成因子，如成纤维细胞生长因子（FGF）、血管内皮生长因子（VEGF）、血管生成素和血小板衍生生长因子（PDGF）等存在于纤维蛋白凝胶中。一些研究表明，FGF 和 PDGF 能以高亲和力与纤维蛋白结合。因此，纤维蛋白的血管生成诱导可以解释成纤维蛋白结合了许多不同的生长因子的共同作用。

细胞外基质由胶原、蛋白多糖、硫酸肝素、硫酸软骨素硫酸、透明质酸、弹性蛋白、纤维蛋白、纤粘蛋白和层粘连蛋白等多分子构成，能够为细胞和组织提供结构和功能的支持。一些血浆来源的蛋白如纤维蛋白、凝血酶敏感蛋白和纤粘蛋白等可作为临时 ECM。可溶性因子包括细胞因子、趋化因子、激素、核苷酸、电解质、自由离子和生长因子。本文主要关注血小板源性生长因子 PDGF、EGF、VEGF、TGFβ，碱性成纤维细胞生长因子（bFGF）和 IGF-1，这些是已知的在组织修复和再生中发挥重要作用的生长因子。

在临床上，PRF 被用来作为组织基质和生长因子受体床。血凝块在金属的 PRF 容器中制备，在容器内轻微加压，将其压缩为膜状或栓状，进行临床应用[11]（图 33.2，33.3）。

1. 牙槽嵴保存　拔牙后，在牙槽窝中填塞栓状 PRF。PRF 是一种自然的基质，不需要组织瓣覆盖，手术部位不必完全闭合，纤维蛋白也可以暴露，缝线仅用于维持空隙中 PRF 的稳定，手术部位初期愈合并不重要。随后，纤维蛋白基质将被转化成牙槽窝中的骨组织及表面的软组织。手术部位的愈合将在 3 个月内完成（图 33.4~33.6）。

2. 植骨　PRF 作为临时的 ECM，它富含生长因子，可促进快速血管化。它必须与骨代用品

相结合。用剪刀将 PRF 膜剪成小碎片和骨移植材料充分混合。使上颌窦的容积因种植体的植入及 Schneiderian 黏膜的提升而保持稳定，为骨形成 / 骨再生创造一个稳定的空间，PRF 可以单独作为上颌窦腔内的移植材料（图 33.7，33.8）。

图 33.9 演示了一个关于即刻种植中的双侧窦底提升手术的案例。单独使用 PRF 作为移植材料（每个窦 4 个膜），并用 2 个 PRF 膜覆盖骨窗。内、外侧都没有放置胶原膜，4 个月后开始植入种植体，此时窦底区骨的质和量均达到了理想的效果。

3. 软组织的管理　PRF 基质可以用来治疗牙龈退缩，PRF 可以作为结缔组织移植以及腭侧供区敷料。当治疗多个牙位的牙龈退缩时，PRF 也可能是另一种结缔组织移植的方式，这种方式能够用减少手术步骤。将 PRF 膜缝合在暴露的腭侧供区能够减少愈合时间和减轻损伤（图 33.10~33.12）。

图 33.13 和 33.14 显示了一个关于在下颌骨使用单一的 PRF 膜的进行牙根覆盖的临床病例报道。该技术可用于牙根退缩的微创治疗，能够减轻患者的术后反应。图 33.14 显示了 6 个月后的随访情况。

PRF 治疗方案的演变与发展
A-PRF 技术

在 2012 年，已经有相当多的证据表明白细胞在血管发生和骨形成中的作用[12]，其中，粒细胞在血管生成和提高单核细胞功能方面起主要作用，

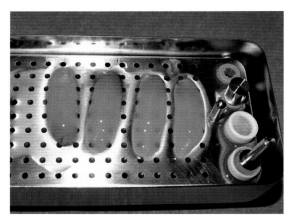

图 33.2　PRF 容器上的纤维蛋白凝块

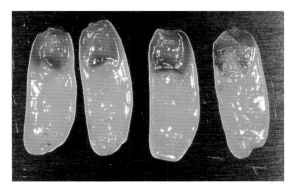

图 33.3　PRF 膜压缩数分钟后

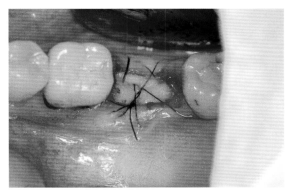

图 33.4　用 PRF 填充牙槽窝

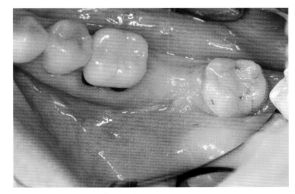

图 33.5　3 周后的愈合情况

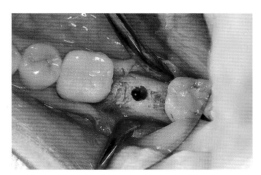

图 33.6　3 个月后植入位置的情况

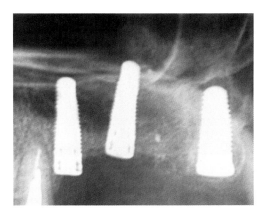

图 33.7　窦内充满 PRF：种植体植入

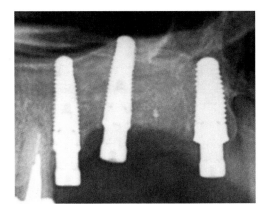

图 33.8　6 个月后骨形成

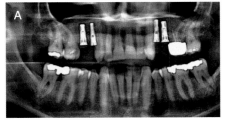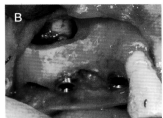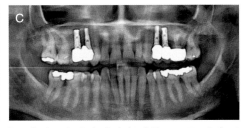

图 33.9　A. 该全景片显示 1 例由 PRF 作为唯一的植入材料的即刻种植病例中的双侧上颌窦底提升情况。B. 术中照片显示上颌窦提升成功。PRF 作为唯一的"移植"材料放在完整的上颌窦底黏膜之下。PRF 也用于覆盖骨窗。C. 全景 X 线片显示：2 例上颌窦提升术中使用 PRF 作为唯一的"移植"材料的即刻种植手术，均无并发症，且具有满意的骨填充效果

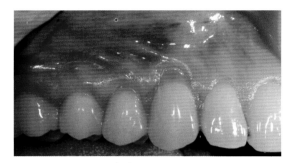

图 33.10　A-PRF 治疗牙龈退缩

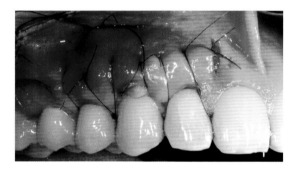

图 33.11　缝合：PRF 暴露

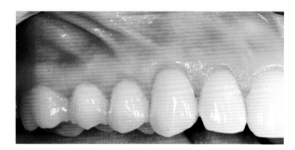

图 33.12　4 个月后的随访

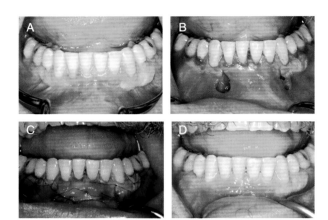

图 33.13　A. 如图显示一个临床病例报告，数颗下颌牙牙根暴露并伴龋坏，治疗计划用 PRF 膜覆盖牙根。B. 术中照片展示游离的下颌颊侧牙龈皮瓣覆盖牙根。C. 图片为该病例完成以后，展示了使用单一的 PRF 膜进行牙根覆盖后的情况。D. 用 PRF 膜覆盖的下颌龋坏牙齿的牙周治疗术后早期照片

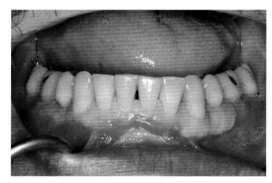

图 33.14　用 PRF 膜覆盖的下颌龋坏牙齿牙周治疗术后早期的照片（6 个月后的随访）

因此被命名为 "骨再生的超级细胞"[13]。单核细胞和巨噬细胞能够分泌 BMP-2[14]，纤维蛋白和单核细胞的具有明显的协同作用。由于重力会造成旋转过程中的白细胞丢失，于是减缓了离心速度。当 200g 时，血凝块中的白细胞数目增加。特殊的玻璃试管（A-PRF 试管）可使其能够更快速凝固，将旋转时间减少到 8min。纤维蛋白凝块中就含有丰富的白细胞，而血纤维蛋白密度较低，且很快被细胞入侵，从而使得基质的功能得到了提高[15]。

I-PRF 技术

I-PRF 技术是抽取血液置于特定试管中，以非常低的速度（60g 的力量）在短时间（3min）内进行离心处理。目的是经过几分钟的旋转离心得到 PFR 的液体形态。这项技术能够将液体注射至牙龈或牙周的特定位点或骨移植区域。当 I-PRF 注射至植骨区域（此时已与 A-PRF 片段相混合）后，它将会很快的凝结（1min），此时的移植骨将具有更高的内聚力和可塑性。

这种技术尤其适用于上颌窦提升，稳固的移植骨能够减少骨移植颗粒在上颌窦腔内的迁移，含有血纤维蛋白凝块骨移植颗粒的稳定的性质使得其更容易地改建并且能够加快血管化。

总　结

PRF 是一项简单并且价格低廉的技术，它可以提供一种缓释生长因子的自体纤维蛋白基质。PRF 具有剂量依赖性，纤维蛋白的数量直接影响其诱导新组织形成的能力。

经过对 15 年的经验及 300 余篇相关文章的查阅，我们可以说 PRF 技术具有充分的科学依据。然而，它仍然是一项正在不断发展中的技术，随着组织工程的进一步发展它将得到更加长足的进步。

参考文献

[1] Choukroun J, Adda F, Schoeffler C, et al. Une opportunité en paro-implantologie: le PRF. Implantodontie, 2001, 42:55–62

[2] Mosesson MW, Siebenlist KR, Meh DA. The structure and biological features of fibrinogen and fibrin. Ann NYAcad Sci, 2001, 936:11–30

[3] Weibrich G, Kleis WK, Kunz-Kostomanolakis M, et al. Correlation of platelet concentration in platelet-rich plasma to the extraction method, age, sex, and platelet count of the donor. Int J Oral Maxillofac Implants, 2001, 16:693–699

[4] Weibrich G, KleisWK, Hafner G, et al. Comparison of platelet, white blood cells, and growth factor levels in point-of-care platelet-enriched plasma, prepared using a modified Curasan kit, with preparations received from a local blood bank. Clin Oral Implants Res, 2003, 14:357–362

[5] Giannobile WV, Hernandez RA, Finkelman RD, et al. Comparative effects of platelet-derived growth factor-BB and insulinlike growth factor-I, individually and in combination, on periodontal regeneration in Macaca fascicularis. J Periodontal Res, 1996, 31:301–312

[6] BorderWA, Noble NA. Transforming growth factor beta in tissue fibrosis. N Engl J Med, 1994, 331:1286–1292

[7] Dohan D, De Peppo M, Doglioli P, et al. Slow release of growth factors and thrombospondin-1 in Choukroun's platelet-rich fibrin (PRF): a gold standard to achieve for all surgical platelet concentrates technologies. Growth Factors, 2009, 27(1):63–69

[8] Shamloo AI, Xu H, Heilshorn S. Mechanisms of vascular endothelial growth factor-induced pathfinding by endothelial sprouts in biomaterials. Tissue Eng Part A, 2012, 18(3–4):320–330

[9] Maciel J, Oliveira MI, Colton E, et al. Adsorbed fibrinogen enhances production of bone-and angiogenic-related factors by monocytes/macrophages. Tissue Eng Part A, 2014, 20(1–2):250–263

[10] Choukroun J, Diss A, Simonpieri A, et al. Platelet-rich fibrin (PRF): a second-generation platelet concentrate. Part Ⅳ: Clinical effects on tissue healing. Oral Surg Oral Med Oral Pathol Oral Radiol Endod, 2006, 101:E56–60

[11] Dohan Ehrenfest DM. How to optimize the preparation of white blood cells and platelet-rich fibrin (L-PRF, Choukroun's technique) clots and membranes: intro-ducing the PRF box. Oral Surg Oral Med Oral Pathol Oral Radiol Endod, 2010, 110(3):275–278; author reply 278–280

[12] Kawazoe T, Kim HH. Tissue augmentation by white blood cell-containing platelet-rich plasma. Cell Transplant, 2012, 21(2–3):601–607

[13] Soltan M, Rohrer MD, Prasad HS. Monocytes: super cells for bone regeneration. Implant Dent, 2012, 21(1):13–20

[14] Pirraco RP, Reis RL, Marques AP. Effect of monocytes/macrophages on the early osteogenic differentiation of hBMSCs. J Tissue Eng Regen Med, 2013, 7(5):392–400

[15] Ghanaati SI, Booms P, Orlowska A, et al. Advanced platelet-rich fibrin: a new concept for cell-based tissue engineering by means of inflammatory cells. J Oral Implantol, 2014, 40(6):679–689

（王　涛　译）

第34章　干细胞技术的实际应用：利用生物工程器官再生及生物复合人工器官替代技术实现功能性牙修复

Masamitsu Oshima [1,2,3], *Takashi Tsuji* [2,3,4]

引　言

　　口腔功能包括咀嚼、发音及吞咽，其对于口腔和全身健康状况至关重要[1]。牙齿生理功能的有效行使是由其特征性的三维多细胞结构决定的，该结构由独特的硬组织和结缔组织构成，并与颌面部区域建立功能性协作[2-3]。由龋齿，牙周炎和创伤等原因造成的牙齿缺失不利于口腔功能的行使，进而影响全身健康状况[1]。对于牙齿缺失后咬合功能及美学问题的修复，已经形成了一系列常规的牙科治疗程序，主要涉及到人工材料对缺失牙的替代，如固定桥和可摘义齿修复[4-5]。此外，不依赖于牙周膜而是直接与牙槽骨发生骨性结合的牙体种植已被广泛用于牙齿缺失的修复[6-7]。尽管上述治疗方法已经广泛用于当前的口腔修复治疗，但我们仍期待基于生物学研究进展的技术改进及创新，以达到完全恢复牙齿生理功能的治疗目的[8]。

　　由于胚胎发育学、干细胞生物学和组织工程技术等相关理论和认识的不断加深及积累，近年来有关牙再生医学领域已经取得一些进展[9-13]。利用组织源性干细胞、胚胎干细胞（ES）或诱导多能干细胞（iPS）的细胞移植技术作为一种新的再生方式，已经尝试用于结构和功能性疾病所致的组织损伤的修复[14,17]。在口腔医学领域，牙源性干细胞为干／祖细胞的基础研究提供了新的内容，包括牙髓干细胞（DPSCs）、人类乳牙干细胞（SHED）以及从牙髓组织中分离出来的牙根尖干细胞（SCAP），其中，自牙髓中分离的牙根尖干细胞被认为是干细胞介导的牙髓—牙本质再生中极具潜力的细胞来源[18-21]。此外，在移植后可分化为各种类型牙周细胞的牙周膜干细胞（PDLSCs）在组织再生中的功能也已经明确，且临床实验已经开始尝试在细胞膜片工程中运用牙周膜源性干细胞[22]。尽管上述治疗有助于组织的部分修复，但是研究人员仍然希望随着未来治疗科技的提高，可以利用牙源性干细胞技术实现全牙再生[23-24]。

　　与干细胞移植不同，器官替代再生医学是利用三维的细胞培养重新构建生物工程器官，以通过再生的治疗策略替代失功器官[13,22]。根据预期，新一代生物工程技术将通过多种细胞成分的合理配置以及与人工器官的功能适配，最终实现全功能生物工程器官的构想。在牙科领域，牙再生医学的治疗策略涉及两种富有吸引力的理念——缺牙部位生物工程化牙齿的移植或生物复合人工牙的构建[25-28]（图34.1）。相信在不久的将来，全牙替代治疗将作为一种成熟的生物治疗方法，以代替缺牙并行使缺牙的基本功能，同时满足其美学和生理学的要求[26-27]。研究者率先研发了一种与天然牙功能相近的生物工程化牙，当其移植到牙齿缺失部位后，将拥有完整的牙齿结构、咀嚼效能、对机械应力的响应以及潜在的感知能力[29,31]。最近，研究者报道了一个功能性人工牙案例，它是一种生物混合牙种植体，可以将正常的牙周组织包括

1 Department of Oral Rehabilitation and Regenerative Medicine, Graduate School of Medicine, Dentistry and Pharmaceutical Sciences, Okayama University, Okayama, Japan
2 Research Institute for Science and Technology, Tokyo University of Science, Noda, Chiba, Japan
3 RIKEN Center for Developmental Biology, Kobe, Hyogo, Japan
4 Organ Technologies Inc., Tokyo, Japan

牙骨质、牙周膜、牙槽骨结合到种植体表面[28]。在这一章中，笔者将介绍全牙替代这一新型生物工程技术，它在实现牙齿功能恢复方面具有巨大潜力，有可能完全取代传统的口腔治疗模式。

通过复制牙齿器官发育过程实现牙齿再生的治疗策略

未来再生医学的最终目标是发展器官替代再生医学，通过全功能生物工程器官复合物的构建修复严重受损的组织[13, 22]。为实现生物工程器官的重建，一种生物学的方法是模拟器官发育过程中上皮－间充质的相互作用，以重现器官形成过程[27, 32]。

在胚胎发育中，通过上皮和间充质的相互作用调节牙齿器官的形成是最重要的发育机制，其过程主要涉及干细胞和信号分子通路[33-34]。在小鼠颅颌面发育发的早期（胚胎发育的第 10~11 天），首先发生牙板增厚，随后在未来的牙齿发生的位置发生上皮增厚；进而，上皮向神经嵴来源的外胚间充质伸出芽状结构。在小鼠胚胎发育的第 11.5 天，口腔上皮细胞延伸至间充质区域，然后通过神经嵴来源的间充质细胞诱导形成牙蕾。在胚胎发育的第 13.5~14.5 天，出现瞬态上皮信号中心，称为釉结，该结构表达重要的信号分子如 Shh、Wnts、BMPs 和 FGFs，普遍认为这一结构可以通过上皮－间充质的相互作用协调单个细胞的转归及上皮细胞形态的发生[33-34]。牙胚中的上皮间充质细胞在小鼠胚胎发育的第 16.5~18.5 天最终分化为牙齿组织祖细胞，包括成釉细胞、成牙本质细胞和牙囊细胞，这些祖细胞在上皮和间充质交界面形成牙釉质和牙本质基质[35]，而牙囊细胞则分化为牙周组织，包括牙骨质、牙周膜及牙槽骨[36]。牙冠形成后，伴随着牙根的伸长，牙齿开始在口腔内萌出，同时牙囊细胞形成根端牙本质表面的牙周组织[37-38]。由于对上述生物学过程研究的不断深入，通过新型生物工程技术进行三维细胞培养和处理、重现牙齿发育过程以创造出一个全功能的生物工程牙的再生医学治疗策略颇具希望。

运用新型三维细胞操作技术进行全牙替换

当前三维器官再生生物工程技术是基于胚胎发育过程中的上皮－间充质的相互作用，通过对未成熟干细胞的体外培养和三维细胞操作技术，模拟器官形成过程，从而确保全功能生物工程器官的建立[32, 39]。在牙科领域中，将生物工程牙胚移植到缺牙区并使其逐渐发育成为有功能牙齿的设想极富吸引力[30]（图 34.1A 上）。同时，我们也希望能够实现生物工程牙单元的移植，这一单元包括可以与受体颌骨上生理性骨发生结合的成熟的牙齿、牙周膜及牙槽骨[31]（图 34.1A 下）。

一种新的、关于生物工程牙胚的三维细胞操作技术："器官胚芽法"

要实现全牙替代这一技术，首要问题是开发一种体外培养的、完全解离的上皮细胞与间充质干细胞的三维细胞操作技术。目前，研究者已利用两种传统方法，即可降解生物支架法[40-45]和细胞聚集法[46-48]，尝试生物工程牙胚的构建。通过上述方法可以重现牙齿器官形成的部分过程，然而关于牙齿形成概率低颇及形成的牙齿组织结构异常的根本问题尚未得到有效解决。

为了实现对器官形成过程的精确再现，研究人员最近建立了一种新型体外三维细胞操作技术，即生物工程器官胚芽法[29, 49]。这种方法使高密度的上皮和间充质细胞在胶原凝胶中形成三维空间内的隔离分布（图 34.2A）。生物工程牙胚基于上皮－间充质的相互作用和天然牙在体外器官培养条件下的发育情况，运用上述方法重现牙的多细胞组成部分，包括成釉细胞、成牙本质细胞、牙髓细胞和牙囊细胞[29]（图 34.2A）。生物工程牙胚所产生的结构正确的牙齿单元包括：成熟的牙齿、牙周膜和牙槽骨，即生物工程牙单元，移植入体内肾被膜下[29, 31]（图 34.2B，C）。大量生物工程牙单元周围包绕着同样由移植的牙胚所产生的牙槽骨，并且每个生成的生物工程牙都有着成熟的牙结构，包括牙髓和部分牙周组织[31]（图 34.2B，C）。这些技术在功能性牙再生领域颇具潜力，同时也是生物工程器官替代再生医学的实质性进展[29, 31]。

A. 器官置换再生疗法

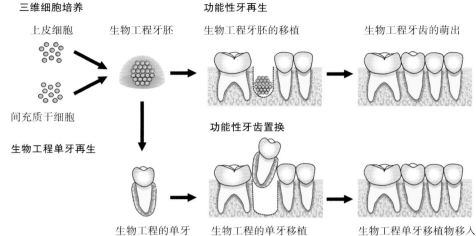

B. 生物复合人工器官疗法

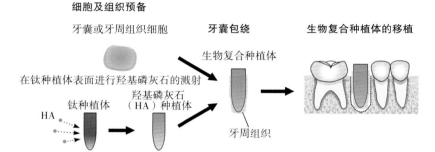

图 34.1　牙再生治疗的策略。A. 全功能牙可以通过由上皮及间充质细胞重组形成生物工程牙胚的体内移植——通过器官胚芽法或移植带有牙周膜和牙槽骨（来自生物工程牙胚）的生物工程牙单元——从而实现牙齿再生。B. 将一种表面具有羟基磷灰石涂层的种植体和牙囊干细胞的生物复合种植体移植入体内可以使该植入物表面产生类似牙周膜的纤维连接

基于生物工程牙胚或成熟生物工程牙单元移植的全牙替代治疗

生物工程牙胚移植到缺牙区的牙再生治疗取得成功，其关键在于生物工程牙胚在成人口腔中是否可以正常萌出且与对颌建立正常的咬合关系。天然牙的萌出是涉及牙胚细胞成分及周围牙槽骨/颌骨在内的一种自主机制调节[50-51]。据报道，移植的天然牙胚能在小鼠的缺牙间隙区萌出[39, 52]。最近，研究者报道一种生物工程牙胚可以在口腔内发育为正常的牙齿结构，并且在移植后49d完全萌出[29-30]（图34.3A）。随之，这一生物工程牙不仅能够萌出达到咬合平面，同时也能够维持与对颌天然牙齿建立的正常咬合关系[30]（图34.3B）。

一个成熟的生物工程器官植入体内后会即刻表现其完整的生物学性能[53]。在牙科治疗中，最关键的考量是由成熟的牙齿结构、牙周膜及牙槽骨组成的生物工程牙单元能否植入涉及骨改建的缺牙区。研究者已经证实一个成功的生物工程牙单位移植40d后，会发生植入区牙槽骨的整合（图34.3B，C）。努普显微压痕硬度实验显示，生物工程牙牙釉质和牙本质成分的硬度与天然牙相当[30-31]。上述研究表明，通过再生医学构建的牙齿具有成功恢复咀嚼功能的潜力。

生物工程牙齿的生物学功能

牙与颌面部通过牙周韧带的生物学连接产生协作，这种协调关系对于完整的口腔功能发挥是必不可少的。牙周组织的结构特性有助于发挥牙

A. 器官胚体三维细胞培养操作

胶原凝胶细胞培养法　　　　　　　　切牙胚　　磨牙胚

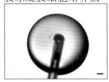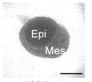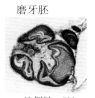

比例尺：400μm　　　　比例尺：500μm

B. 生物工程的单个牙单位

照片　　　　　显微 CT　　　　　照片　　　　　显微 CT

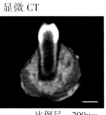

比例尺：200μm　　　　　　　　比例尺：200μm

C. 生物工程的单牙　　　　　　　　生物工程的多牙单位

苏木精 – 伊红染色（HE）分析　　　苏木精 – 伊红染色（HE）分析

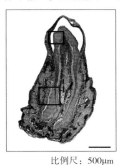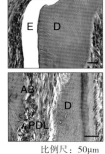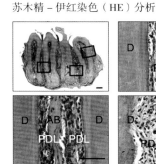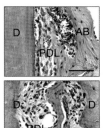

比例尺：500μm　　比例尺：50μm　　　　比例尺：200μm

图 34.2　器官胚芽法：三维细胞操作技术。A. 分离出的高密度的间充质细并注入胶原蛋白滴的中心。牙胚来源的高密度上皮细胞和间充质细胞注入胶原滴的中心（左）。器官培养 1d，上皮细胞和间充质细胞间适当分区和压缩的生物工程牙胚形成（中间偏左）。由切牙和磨牙胚分离出的细胞重组的生物工程牙胚，在体外培器中培养 14d（中间偏右及右图）。B. 生物工程牙胚移植在肾被膜下 30d。由牙槽骨包绕多个生物工程牙单元也可以通过移植多个牙胚实现再生。C. 由成熟的牙齿、牙周膜和牙槽骨构成的生物工程牙单元能够形成正常牙齿结构，如牙釉质（E）、牙本质（D）、牙周膜（PDL）和牙槽骨（AB）

齿的生理功能，包括吸收咬合负荷、维持牙槽骨高度和涉及骨重塑的正畸牙移动等[37]。因此，对于生物工程牙而言，牙与颌面部通过牙周韧带的生物连接所产生的相互协调的关系也是必不可少的[2, 5, 54]。研究者已经知道生物工程牙能够像天然牙一样，基于破骨细胞和成骨细胞对于机械应力的正确定位，成功地进行牙齿的功能性移动[30-31]。这些发现表明生物工程牙齿可以重现牙周韧带的功能，进而在颌面部区域完成功能性牙齿的重建[30-31]。

　　牙齿是三叉神经感觉核和交感神经的外周器官，颌面部传入神经系统对牙齿生理机能和伤害性刺激感受调节起着重要的作用[55]。神经再生，包括神经纤维重新长入移植后的牙胚或牙体，在未来牙齿再生治疗中伤害性刺激感受的功能性恢复是必需的[53]。研究表明，感觉和交感神经纤维可以同时支配植入的生物工程牙的牙髓和牙周膜区[30-31]（图 34.3D、E）。生物工程牙能够产生疼痛刺激，这些刺激包括由于牙髓损伤和正畸移动带来的刺激感受，并且能够将这些外部刺激通过 c-Fos 免疫活性神经元传递到中枢神经系统[30-31]。这些结果表明，生物工程牙可以建立本体感觉以

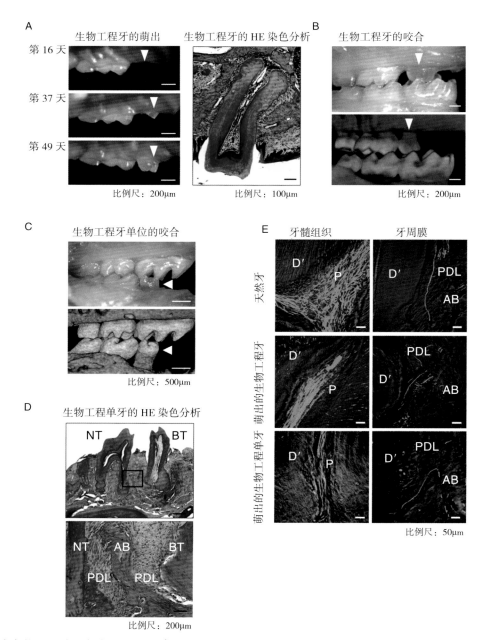

图 34.3 通过生物工程牙胚或生物工程牙单元的移植实现功能性牙再生。A. 移植术后 49d，生物工程牙胚萌出（左），生物工程牙齿形成了一个由牙釉质、牙本质、牙髓及牙槽骨构成的结构正常的牙齿（右）。B. 移植术后 49d，生物工程牙达到咬合平面，与对颌相对较低的第一磨牙建立咬合关系。C. 移植术后 40d，生物工程牙单元完成骨结合并到达咬合平面与对颌第一磨牙建立咬合关系（箭头所示为生物工程牙单元）。D. 移植的生物工程牙单元表现为正常的牙齿结构。NT：天然牙；BT：生物工程牙；AB：牙槽骨；PDL：牙周膜。E. 由神经丝 H 免疫组化染色检测到的天然牙牙髓、牙周膜（上）及生物工程牙（中、下）的神经分布情况。D'：牙本质；P：牙髓；PDL：牙周膜；AB：牙槽骨

应对颌面部的伤害性刺激。

由生物工程牙胚或生物工程牙单元移植形成的再生牙已经成功地展示了牙的生理功能，包括完整的咀嚼功能，牙周组织的生物协调作用，以及对伤害性刺激的传入反应。完全功能性牙再生的生物工程技术，有助于全牙替代再生治疗的实现[29, 31]。

生物工程复合种植体的移植——功能性牙修复

种植牙能够在独立存在于颌骨中且不损伤邻

牙的前提下，有效恢复由于牙缺失造成的咬合功能障碍，目前已广泛用于牙缺失的治疗[6-7]。然而，由于缺乏天然的牙周组织，目前使用的种植体直接与周围的牙槽骨发生骨结合，因此不具有与天然牙相同的生理功能，例如分散过大的咬合力，通过骨改建进行正畸治疗和感知伤害性刺激等[6-7, 56]。种植牙是一种有效的缺牙修复方式，它代表传统的牙科治疗（如冠桥和义齿）观念的转变，但是在对年轻患者的治疗中仍然有一些基本的问题尚待解决，如该年龄段患者的颌骨仍然处于生长发育期[7, 56]。因此，很有必要开发一种功能性牙种植体，其能够通过与生物工程牙周韧带形成生物性连接，从而与颌面部组织相协调，以满足一定的生理功能（图 34.1B）。

由牙囊干细胞和牙种植体成功构建的生物复合种植体

生物复合种植体构建成功的关键是在人工材料表面形成再生牙周组织的细胞来源的确定。在牙发育阶段，牙胚周围形成的牙囊组织分化为全部的牙周组织，包括牙骨质、牙周膜和牙槽骨。之前研究者已经证实生物工程牙能够形成正常的牙周组织，其来源于生物工程牙胚周围形成的牙囊组织[31]。因此，研究者推测可以通过在生物工程牙技术中运用牙囊组织，进而得到生物复合种植体[28]。

最近，研究者报道了在胚胎第 18.5 天，牙胚来源的牙囊组织能够在羟基磷灰石（HA）的表面形成牙周组织（图 34.4A）。接下来，研究者将表面 HA 涂层的种植体与胚胎第 18.5 天的牙囊组织一并移植到成年小鼠缺牙区，以观察其是否可以形成具有牙周组织的生物复合种植体使用。生物复合种植体通过将正确形成的牙周组织结构移植到缺牙区，这些结构包括 HA 涂层种植体上的牙骨质、牙周膜以及牙槽骨（图 34.4B，C）。移植的生物复合种植体的牙周组织纤维结构与天然磨牙相同，同时，我们观察到生物复合种植体的 Sharpey 纤维长入了牙骨质中（图 34.4D）。这些研究结果表明生物复合种植体在植入物表面形成了正确的牙周组织构架，并形成适当的纤维连接

结构[28]。

生物工程复合种植体对机械应力的生物学反应

牙周韧带通过纤维连接牙骨质和牙槽骨以协调颌面部区域，其对于牙的生物学功能至关重要，例如吸收咀嚼压力和通过骨改建实现牙移动[2]。研究者假定能够在口腔环境中建立如下关键功能因素，如生物复合种植体与口腔颌面部相协调，对机械应力的特异性响应和对体内伤害性刺激的感知能力等，纤维结缔组织生物复合植入体的构建就能得以实现[28]。最近研究者发现，通过机械应力进行适当的破骨细胞和成骨细胞的局部转化，生物复合种植体的牙周韧带能够成功介导骨重建（图 34.4E）。此外，植入的生物复合种植体不仅能够被种植体周围的牙周膜中的外周神经识别，同时也能够对周围的刺激和中枢神经的系统信号转导做出反应。这些结果表明，植入的生物复合种植体能够恢复牙的基本生理功能，包括对机械应力和颌面部伤害性刺激的响应和感知能力[28]。

联合应用移植生物工程牙单元和生物工程复合种植体进行三维的骨再生

牙周韧带在维持牙槽骨周围骨质的高度和骨量方面具有重要作用。牙根折裂或牙齿缺失可引起较明显的垂直型和水平型骨吸收[57-58]。口腔疾病会导致牙槽骨的吸收，尤其是颊侧骨板，在不采用牙再生治疗的前提下，诸如种植体植入联合自体骨移植的常规牙科治疗方法都难以使吸收的牙槽骨得以改善[57-58]。尽管骨再生治疗已经尝试多年，具体包括引导骨再生技术的各种应用、自体骨或细胞移植以及细胞因子治疗[59]等，目前骨再生尚缺乏可用的临床指南[60]。

有研究报道，已有研究者将一个生物工程牙单元移植到大量骨缺损模型，通过受体骨改建获得了移植和整合的成功（图 34.5A，B）。之后，我们观察到受体牙槽骨垂直型骨吸收的骨高度与在生物工程牙单元中牙周组织的高度持平[31]（图 34.5B）。研究者也证实了采用生物复合技术的种植体可在小鼠三壁骨缺损模型中诱导垂直骨再生（图 34.5C，D）。与非移植组及单纯骨结合种植

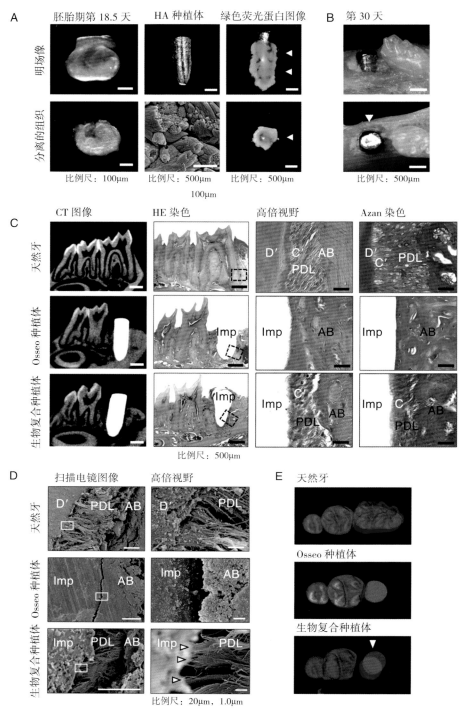

图34.4　基于生物复合种植体的功能性牙修复。A.胚胎发育第18.5天的牙胚（左上）及分离出的牙囊组织（左下）；羟基磷灰石涂层种植体的大体观（中上）及扫描电镜图（中下）；运用来自GFP转基因小鼠牙囊所形成的生物复合种植体的照片（右）。B.利用从绿色荧光蛋白转基因小鼠（右）中分离出的ED18.5牙囊形成的生物复合种植体植入术后30d的图片。箭头所示即生物复合种植体。C.植入术后30d的天然牙（上）、骨性结合种植体（中）、生物复合种植体（下）的显微CT图像和组织学分析。如图显示了显微CT图像及HE和Azan染色。D.植入术后30d的天然牙（上）、骨性结合种植体（中）以及生物复合种植（下）的电子扫描显微镜（SEM）图像。E.正畸治疗第0天（红色）和第14天（绿色）天然牙（上）、骨性结合种植体（中）和生物复合种植体（下）的显微CT水平叠加图像。D′：牙本质；C′牙骨质；AB：牙槽骨；PDL：牙周膜；IMP：种植体

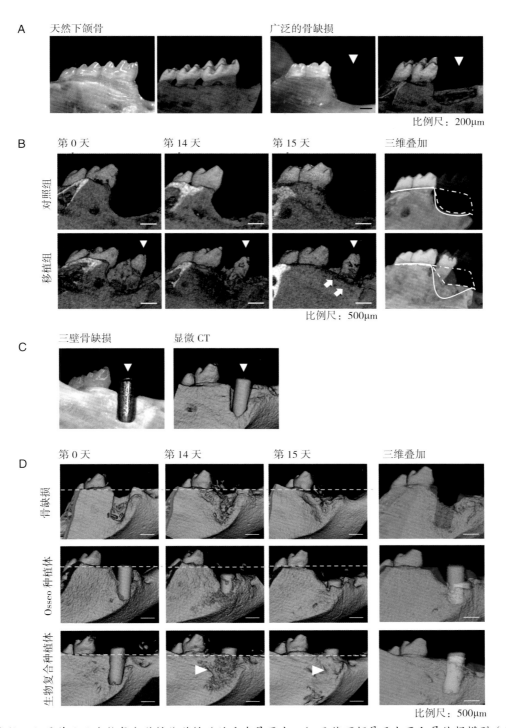

图 34.5　生物工程牙单元及生物复合种植体移植后的垂直骨再生。A. 天然下颌骨及大面积骨缺损模型（箭头所示）的大体观（左）和显微 CT 图像（右）。B. 自然牙列的三维 CT 图像叠加（灰色的双虚线），显示了骨缺损区域的移植的生物工程牙单元（下）和未移植的对照组（上）在移植第 0 天（红色直线）和第 45 天（绿色，虚线）的情况。受区牙槽骨上界由虚线表示。C. 小鼠三壁骨缺损模型及种植体的影像学表现（箭头所示植入的种植体）。D. 牙槽骨再生过程的显微 CT 图像：未植入种植体的骨缺损模型（上），骨性结合种植体骨缺损模型（中），以及植入生物复合种植体的骨缺损模型（下）。可以观察到生物复合种植体植入术后的垂直骨生成情况，骨组织愈合周期约为50d，受区牙槽骨的上缘由虚线表示。三壁骨缺损无植入物的对照组（右上）、骨性结合种植体（右中）和生物复合种植体（右下）的植入第 0 天（红）和第 50 天（绿色）的显微 CT 的三维叠加图像

体组相比，生物复合种植体周围的骨再生范围明显较大[28]（图34.5D）。这些结果表明生物工程技术，包括移植生物工程牙或生物复合种植体，对于未来全牙替代疗法和因牙槽骨缺损导致的牙齿缺失临床病例的治疗具有巨大的潜力[28]。

总结与未来研究方向

再生医学技术发展势头迅猛，而且大量患者都在等待不久的将来能够获益于全牙替代疗法，但是，有关合适的细胞来源的若干问题亟待解决[32]。应优先使用病人自体细胞进行再生治疗，以避免免疫排斥反应。在牙科领域，近年来基于牙器官发生的干细胞生物学的深入研究实现了候选细胞的识别[25-26]。全牙替代疗法，包括重建生物工程牙胚、牙诱导潜能细胞复制上皮–间充质相互作用进行全牙再生尚未得到确认。未来，细胞来源必定是从患者不同组织来源的干细胞群中分离提取的，这些细胞来源能够复制上皮和间充质在牙齿器官形成的相互作用[32]。多能干细胞包括ES胚胎干细胞和iPS诱导多能干细胞，其都能分化为内胚层、外胚层和中胚层细胞类型[61]。最近，已经从一些口腔组织中发现iPS细胞，且这些细胞显示出分化成牙上皮细胞和间充质细胞的潜能[62-64]。

实现未来生物工程复合种植体的临床应用，来源于年轻患者的智齿（阻生第三磨牙）牙囊的干细胞，在这里讨论的是对应ED18.5的牙囊干细胞，被认为是在牙周组织再生的生物工程复合种植体的潜在的候选干细胞[65-66]。对于成人干细胞组织，如关于牙周组织再生的牙周膜干细胞和牙囊干细胞的工程优化和识别，也有利于下一代生物工程复合种植体对牙齿缺失的临床治疗[65-66]。这种生物复合技术整合了干细胞介导的组织再生策略、工程结构材料和传统的牙科治疗方法，可能成为新的医疗技术的基础。这种生物工程复合种植体的概念在全牙再生的临床应用之前也拥有巨大的潜力[28]。全牙替代和生物工程复合种植体在未来的牙再生技术上颇具潜力，尚需在大动物模型上进行进一步的前期临床研究或者通过应用病人组织来源的细胞进行人体临床实验，牙再生治疗现在被认为是一种未来器官替代再生治疗研究的可行性模型并且可适用于多个复杂的器官，它将大大有助于器官再生的认识与技术的发展[26, 32]。

致　谢

以下基金项目对本研究提供经费支持，日本厚生劳动省授予Akira Yamaguchi（东京医科齿科大学）科学研究基金项目（21040101号），授予T.Tsuji（2008—2010）科学研究的基金项目（A；20249078号），授予M.Oshima日本文部科学省青年科技研究基金项目（B）。这项工作也得到Organ Technologies等公司的支持。

参考文献

[1] Proffit WR, Fields HW Jr, Sarver DM. Contemporary Orthodontics. Mosby Press St. Louis, MI, 2004: 78–83
[2] Avery JK. Oral Development and Histology. New York: Thieme Press, 2002
[3] Nanci A. Ten Cate's Oral Histology: Development, Structure, and Function. St. Louis, MI: Mosby Press, 2012
[4] Rosenstiel SF, Land MF, Fujimoto J. Contemporary Fixed Prosthodontics. St. Louis, MI: Mosby Press, 2001: 209–430
[5] Pokorny PH, Wiens JP, Litvak H. Occlusion for fixed prosthodontics: a historica perspective of the gnathological influence. J Prosthet Dent, 2008, 99:299–313
[6] Branemark PI, Zarb GA//Albrektsson T. Tissue-Integrated Prostheses Osseointegration in Clinical Dentistry. Berlin: Quintessence Publishing Co. Press, 1985: 211–232
[7] Burns DR, Beck DA, Nelson SK. A review of selected dental literature on contemporary provisional fixed prosthodontic treatment: Report of the Committee on Research in Fixed Prosthodontics of the Academy of Fixed Prosthodontics J Prosthet Dent, 2003, 90:474–497
[8] Tucker A, Sharpe P. The cutting-edge of mammalian development; how the embryo makes teeth. Nat Rev Genet, 2004, 5:499–508
[9] Korbling M, Estrov Z. Adult stem cells for tissue repair – a new therapeutic concept? N Engl J Med, 2003, 349:570–582
[10] Brockes JP, Kumar A. Appendage regeneration in adult vertebrates and implications for regenerative medicine. Science, 2005, 310:1919–1923
[11] Watt FM, Hogan BL. Out of Eden: stem cells and their niches. Science, 2000, 287:1427–1430
[12] Langer RS, Vacanti JP. Tissue engineering: the challenges ahead. Sci Am, 1999, 280:86–89
[13] Atala A. Tissue engineering, stem cells and cloning: current concepts and changing trends. Expert Opin Biol Ther, 2005, 5:879–892
[14] Copelan EA. Hematopoietic stem-cell transplantation. N Engl J Med, 2006, 354:1813–1826

[15] Lindvall O, Kokaia Z. Stem cells for the treatment of neurological disorders. Nature, 2006, 441:1094–1096

[16] Segers VF, Lee RT. Stem-cell therapy for cardiac disease. Nature, 2008, 451:937–942

[17] Wang X, et al. The origin and liver repopulating capacity of murine oval cells. Proc Natl Acad Sci USA, 2003, 100:11881–11888

[18] Huang GT, Gronthos S, Shi S. Mesenchymal stem cells derived from dental tissues vs. those from other sources: their biology and role in regenerative medicine. J Den Res, 2009, 88:792–806

[19] Gronthos S, Mankani M, Brahim J, et al. Postnatal human dental pulp stem cells (DPSCs) in vitro and in vivo. Proc Natl Acad Sci USA, 2000, 97:13625–13630

[20] Miura M, Gronthos S, Zhao M, et al. SHED: stem cells from human exfoliated deciduous teeth. Proc Natl Acad Sci USA, 2003, 100:5807–5812

[21] Sonoyama W, Liu Y, Yamaza T, et al. Characterization of the apical papilla and its residing stem cells from human immature permanent teeth: a pilot study. J Endod, 2008, 34:166–171

[22] Seo BM, Miura M, Gronthos S, et al. Investigation of multipotent postnatal stem cells from human periodontal ligament. Lancet, 2004, 364:149–155

[23] Mantesso A, Sharpe P. Dental stem cells for tooth regeneration and repair. Exper Opin Biol Ther, 2009, 9:1143–1154

[24] Yen AH, Sharpe PT. Stem cells and tooth tissue engineering. Cell Tissue Re, 2008, 331:359–372

[25] Purnell B. New release: the complete guide to organ repair. Introduction. Science, 2008, 322:1489

[26] Volponi AA, Pang Y, Sharpe PT. Stem cell-based biological tooth repair and regeneration. Trends in Cell Biology, 2010, 20:715–722

[27] Sharpe PT, Young CS. Test-tube teeth. Sci Am, 2005, 293:34–41

[28] Oshima M, Inoue K, Nakajima K, et al. Functional tooth restoration by next-generation bio-hybrid implant as a bio-hybrid artificial organ replacement therapy Scientific Reports, 2014, 4:6044

[29] Nakao K, Morita R, Saji Y, et al. The development of a bioengineered organ germ method. Nat Methods, 2007, 4:227–230

[30] Ikeda E, Morita R, Nakao K, et al. Fully functional bioengineered tooth replacemen as an organ replacement therapy. Proc Natl Acad Sci USA, 2009, 106:13475–13480

[31] Oshima M, Mizuno M, Imamura A, et al. Functional tooth regeneration using a bioengineered tooth unit as amature organ replacement regenerative therapy. PLoS One, 2011, 6:e21531

[32] Ikeda E, Tsuji T. Growing bioengineered teeth from single cells: potential for denta regenerative medicine. Expert Opin Biol Ther, 2008, 8:735–744

[33] Jussila M, Juuri E, Thesleff I. Tooth morphogenesis and renewal. In: Huang GTJ Thesleff I. Stem Cells in Craniofacial Development and Regeneration. Wiley-Blackwell, New Jersey, 2013: 109–134

[34] Thesleff I. Epithelial–mesenchymal signalling regulating tooth morphogenesis J Cell Sci, 2003, 116:1647–1648

[35] Fukumoto S, Yamada Y. Review: extracellular matrix regulates tooth morphogen-esis. Connect Tissue Res, 2005, 46:220–226

[36] Saito M, Nishida E, Sasaki T, et al. The KK-Periome database for transcripts of periodontal ligament development. J Exp Zool B Mol Dev Evol, 2009, 312B:495–502

[37] Foster BL, Popowics TE, Fong HK, et al. Advances in defining regulators of cementum development and periodontal regeneration. Curr Top Dev Biol, 2007, 78:47–126

[38] Yang Z, Jin F, Zhang X, et al. Tissue engineering of cementum/periodontal-ligament complex using a novel three-dimensional pellet cultivation system for human periodontal ligament stem cells. Tissue Eng Part C: Methods, 2009, 15:571–581

[39] Young CS, Terada S, Vacanti JP, et al. Tissue engineering of complex tooth structures on biodegradable polymer scaffolds. J Dent Res, 2002, 81:695–700

[40] Duailibi MT, Duailibi SE, Young CS, et al. Bioengineered teeth from cultured rat tooth bud cells. J Dent Res, 2004, 83:523–528

[41] Honda M, Morikawa N, Hata K, et al. Rat costochondral cell characteristics on poly (L-lactide-co-epsilon-caprolactone) scaffolds. Biomaterials, 2003, 24:3511–3519

[42] Iwatsuki S, Honda MJ, Harada H, et al. Cell proliferation in teeth reconstructed from dispersed cells of embryonic tooth germs in a three-dimensional scaffold. Eur J Oral Sci, 2006, 114:310–317

[43] Yelick PC, Vacanti JP. Bioengineered teeth from tooth bud cells. Dent Clin North Am, 2006, 50:191–203

[44] Sumita Y, Honda MJ, Ohara T, et al. Performance of collagen sponge as a 3-D scaffold for tooth-tissue engineering. Biomaterials, 2006, 27:3238–3248

[45] Honda MJ, Tsuchiya S, Sumita Y, et al. The sequential seeding of epithelial and mesenchymal cells for tissue-engineered tooth regeneration. Biomaterials, 2007, 28:680–689

[46] Hu B, Nadiri A, Kuchler-Bopp S, et al. Tissue engineering of tooth crown, root, and periodontium. Tissue Eng, 2006, 12:2069–2075

[47] Yamamoto H, Kim EJ, Cho SW, et al. Analysis of tooth formation by reaggregated dental mesenchyme from mouse embryo. J Electron Microsc, 2003, 52:559–566

[48] Song Y, Zhang Z, Yu X, et al. Application of lentivirus-mediated RNA in studying gene function in mammalian tooth development. Dev Dyn, 2006, 235:1334–1344

[49] Ishida K, Murofushi M, Nakao K, et al. The regulation of tooth morphogenesis is associated with epithelial cell proliferation and the expression of Sonic hedgehog through epithelial–mesenchymal interactions. Biochem Biophys Res Commun, 2011, 405:455–461

[50] Wise GE, Frazier-Bowers S, D'Souza RN. Cellular, molecular, and genetic deter-minants of tooth eruption. Crit Rev Oral Biol Med, 2002, 13:323–334

[51] Wise GE, King GJ. Mechanisms of tooth eruption and orthodontic tooth move-ment. J Dent Res, 2008, 87:414–434

[52] Ohazama A, Modino SA, Miletich I, et al. Stem-cell-based tissue engineering of murine teeth. J Dent Res, 2004, 83:518–522

[53] Gridelli B, Remuzzi G. Strategies for making more organs available for transplan-tation. N Engl J Med, 2000, 343:404–410

[54] Lindhe J, Lang NP, Karring T. Clinical Periodontology and Implant Dentistry. 5th ed. New Jersey: Blackwell, 2008

[55] Luukko K, Kvinnsland IH, Kettunen P. Tissue interactions in the regulation of axon pathfinding during tooth morphogenesis. Dev Dyn, 2005, 234:482–488

[56] Shimono M, Ishikawa T, Ishikawa H, et al. Regulatory mechanisms of periodontal regeneration. Microsc Res Tech, 2003, 60:491–502

[57] AraújoMG, Lindhe J. Dimensional ridge alterations following tooth extraction. An experimental study in the dog. J Clin Periodontol, 2005, 32:212–218

[58] Van derWeijden F, Dell′Acqua F, Slot DE. Alveolar bone dimensional changes of post-extraction sockets in humans: a systematic review. J Clin Periodontol, 2009, 36:1048–1058

[59] Bueno EM, Glowacki J. Cell-free and cell-based approaches for bone regeneration. Nat Rev Rheumatol, 2009, 5:685–697

[60] Clementini M, Morlupi A, Canullo L, et al. Success rate of dental implants inserted in horizontal and vertical guided bone regenerated areas: a systematic review. Int J Oral Maxillofac Surg, 2012, 41:847–852

[61] Yan X, Qin H, Qu C, et al. iPS cells reprogrammed from human mesenchymal-like stem/progenitor cells of dental tissue origin. Stem Cells Dev, 2010;19:469–480

[62] Egusa H, Okita K, Kayashima H, et al. Gingival fibroblasts as a promising source of induced pluripotent stem cells. PLoS One, 2010, 5:e12743

[63] ArakakiM, IshikawaM, Nakamura T, et al. Role of epithelial–stem cell interactions during dental cell differentiation. J Biol Chem, 2012, 287:10590–10601

[64] Otsu K, Kishigami R, Oikawa-Sasaki A, et al. Differentiation of induced pluripotent stem cells into dental mesenchymal cells. Stem Cells Dev, 2012, 21:1156–1164

[65] Kémoun P, Laurencin-Dalicieux S, Rue J, et al. Human dental follicle cells acquire cementoblast features under stimulation by BMP-2/-7 and enamel matrix derivatives (EMD) in vitro. Cell Tissue Res, 2007, 329,283–294

[66] Mehmet E, Ramazanoglu M, Gumru OZ, et al. Comparison and optimisation of transfection of human dental follicle cells, a novel source of stem cells, with different chemical methods and electroporation. Neurochem Res, 2009, 34:1272–1277

（王 涛　陈 陶　译）